Heidelberger Taschenbücher Band 166

Basistext Medizin

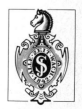

E. Habermann H. Löffler

Spezielle Pharmakologie und Arzneitherapie

Dritte, verbesserte und erweiterte Auflage

Mit 37 Abbildungen und 54 Tabellen

Springer-Verlag
Berlin Heidelberg New York 1979

Prof. Dr. Ernst Habermann
Pharmakologisches Institut der Justus Liebig-Universität
Frankfurter Straße 107, 6300 Gießen

Prof. Dr. Helmut Löffler
Zentrum für Innere Medizin am Klinikum der
Justus Liebig-Universität
Klinikstraße 36, 6300 Gießen

ISBN 3-540-09341-9 Springer-Verlag Berlin Heidelberg New York
ISBN 0-387-09341-9 Springer-Verlag New York Heidelberg Berlin

ISBN 3-540-08175-5 2. Auflage Springer-Verlag Berlin Heidelberg New York
ISBN 0-387-08175-5 2nd edition Springer-Verlag New York Heidelberg Berlin

CIP-Kurztitelaufnahme der Deutschen Bibliothek. *Habermann, Ernst:* Spezielle Pharmakologie und Arzneitherapie / E. Habermann; H. Löffler. – 3., verb. u. erw. Aufl. – Berlin, Heidelberg, New York: Springer, 1979.
(Heidelberger Taschenbücher; Bd. 166: Basistext Medizin)
ISBN 3-540-09341-9 (Berlin, Heidelberg, New York)
ISBN 0-387-09341-9 (New York, Heidelberg, Berlin)
NE: Löffler, Helmut

Das Werk ist urheberrechtlich geschützt. Die dadurch begründeten Rechte, insbesondere die der Übersetzung, des Nachdruckes, der Entnahme von Abbildungen, der Funksendung, der Wiedergabe auf photomechanischem oder ähnlichem Wege und der Speicherung in Datenverarbeitungsanlagen bleiben, auch bei nur auszugsweiser Verwertung, vorbehalten. Bei Vervielfältigungen für gewerbliche Zwecke ist gemäß § 54 UrhG eine Vergütung an den Verlag zu zahlen, deren Höhe mit dem Verlag zu vereinbaren ist.
© by Springer-Verlag Berlin · Heidelberg 1975, 1977, 1979
Printed in Germany
Die Wiedergabe von Gebrauchsnamen, Handelsnamen, Warenbezeichnungen usw. in diesem Werk berechtigt auch ohne besondere Kennzeichnung nicht zu der Annahme, daß solche Namen im Sinne der Warenzeichen- und Markenschutz-Gesetzgebung als frei zu betrachten wären und daher von jedermann benutzt werden dürften.
Herstellung: Oscar Brandstetter Druckerei KG, 62 Wiesbaden. 2124/3140–543210

Hinweise zur Verwendung dieses Buches (anstelle eines Vorwortes)

> I look forward to the great advances in knowledge that lie around the corner, but I do sometimes wonder whether the vast sums of money now being spent in many countries on research, might not produce more rapid and spectacular improvement in world health if devoted to the application of what is already known.
>
> Lord Rosenheim

Das Buch ist entstanden aus der gemeinsam von Gießener Internisten, Dermatologen, Psychiatern und Pädiatern gehaltenen Vorlesung über Arzneitherapie. Zunächst war es als Skriptum für den *Kursus der speziellen Pharmakologie* des 2. klinischen Studienabschnitts gedacht. Dieser Kursus weist zu viele klinische Aspekte auf, als daß er den Pharmakologen allein überlassen werden könnte. Dementsprechend sieht die neue Approbationsordnung vor, daß seine Lehrinhalte in die Abschlußprüfung der klinischen Medizin (nach dem 3. Abschnitt des klinischen Studiums) einfließen. Dort wird aber auch das im letzten Studienabschnitt gewonnene arzneitherapeutische Wissen geprüft. Das Buch trägt dem Rechnung, indem es – stärker als andere Bücher zur Klinischen Pharmakologie – auf die *Nutzung* pharmakologischen Wissens abhebt. Es sollte sich also für den zweiten *und* den dritten klinischen Studienabschnitt eignen.

Was dieses Buch *nicht* ist:

- Es ist nicht vollständig, sondern zeigt nur die *Grundzüge* der Arzneitherapie im Sinne der „Exemplarischen Lehre" auf; es ist also kein therapeutisches Kochbuch.
- Es ist *kein Ersatz für Vorlesungen und Kurse,* weil die Darstellung stichwortartig gedrängt ist und, möglichst im Kleingruppenunterricht, vertieft werden muß.
- Es ist vor allem kein Ersatz für den *Kursus der allgemeinen Pharmakologie* des ersten Studienabschnitts, sondern führt ihn weiter. Pharmaka sind im 1. klinischen Studienabschnitt vorwiegend unter wissenschaftlichen Gesichtspunkten, im 2. klinischen Studienabschnitt vorwiegend als ärztliche Mittel (unter anderen möglichen) abzuhandeln. Lehrgegenstände aus früheren Studienabschnitten werden hier nur insoweit wiederholt, als sie zum Verständnis unbedingt erforderlich sind. In diesem Zusammenhang ist auf den Basistext „Allgemeine und systematische Pharmakologie und Toxikologie" zu verweisen, als dessen Fortfüh-

rung unsere „Spezielle Pharmakologie und Arzneitherapie" zu verstehen ist. Wir hoffen jedoch, daß unser Text durch Hinweise auf Pathophysiologie, experimentelle Pharmakologie und Klinik auch als Einzelband nützlich ist.
- Es ist *niemals völlig aktuell,* da es nur in jährlichen Abständen überarbeitet werden kann.
- Es *beschränkt sich* weitgehend auf die *Arzneitherapie,* gibt also nur gelegentliche Hinweise auf andere, z. B. physikalische, diätetische, chirurgische oder psychosomatische Therapieverfahren.

Nur wer regelmäßig den Kursus der speziellen Pharmakologie bzw. die arzneitherapeutischen Lehrveranstaltungen des dritten klinischen Studienabschnitts besucht, wird aus dem Buch vollen Nutzen ziehen. Die optimale Gruppengröße im Kurs sollte bei ca. 30 Studierenden liegen. Stets sollte ein Kliniker anwesend sein, der mit dem gerade behandelten Gebiet besonders vertraut ist. Die Kontinuität wird dadurch gewahrt, daß eine einzige, weniger spezialisierte Lehrperson die Gruppe durch den gesamten Kursus geleitet. Weil das Buch eine Übersicht über die wichtigsten Lehrgegenstände bietet, kann auf Vollständigkeit im mündlichen Unterricht verzichtet werden. Vielmehr bieten wir die einzelnen Kapitel in lockerer Folge dar. Die Lehrpersonen arbeiten durch Vortrag und im Frage- und Antwortspiel mit den Studenten die wichtigsten Gesichtspunkte heraus. Die Studenten übernehmen einzelne Fragestellungen zur gesonderten Bearbeitung anhand von Original-Literatur. Schier unerschöpliche Themen liefern die Werbematerialien der Pharmazeutischen Industrie, deren Angaben durch Studium der dort angegebenen, aber auch weiterer Publikationen nachzuprüfen sind. Die Studenten erhalten ferner Krankengeschichten und Verlaufsdiagramme, anhand derer sie die medikamentöse Therapie beurteilen und Alternativen erwägen.

Gliederung, Kürze der Sprache und Begrenzung des Stoffes sind aus der Entstehungsgeschichte des vorliegenden Textes zu verstehen, der als Lehrhilfe konzipiert ist. Der Studierende wird bald bemerken, daß wir ihm Informationen in hochkonzentrierter Form verabreichen. Er möge sich Zeit lassen, jedes Wort bedenken und im Zweifelsfall seine Lehrer oder ein dickes Buch (das wir gerade *nicht* schreiben wollten) befragen.

Den Abschnitt „Lernziele" der 1. Auflage haben wir gestrichen, weil der offizielle Lernthemenkatalog inzwischen erschienen ist. Bis auf den Komplex „Vergiftungen" haben wir alle dort aufgeführten Themen des Kurses der speziellen Phamakologie berücksichtigt. Die Vergiftungen sind im „Wellhöner" abschließend dargestellt, so daß wir darauf verweisen.

An manchen Stellen bieten wir deutlich mehr Stoff, als für den zweiten klinischen Studienabschnitt benötigt wird, weil
- wir den zweiten und den dritten Studienabschnitt als didaktische Einheit sehen,
- die Arzneitherapie stets in die therapeutische Gesamtsituation eingebettet sein muß, also z. B. ohne Hinweise auf diätetische oder physikalische Verfahren unverständlich wäre.

Neu eingefügt haben wir – in Zusammenarbeit mit Doz. Dr. Rauskolb – ein Kapitel über gynäkologische Hormontherapie. Wir begründen dies mit ihrer besonderen praktischen Bedeutung für den Allgemeinarzt. Zudem ist diese Form der Therapie logisch und einprägsam darstellbar, wie unsere Lehrveranstaltungen gezeigt haben.

Der Student tut sich besonders schwer mit den zahlreichen Namen der Arzneimittel. Wir helfen ihm, indem wir im Text jetzt nur noch Freinamen verwenden; diese haben wir als gesondertes Register dem Sachverzeichnis angegliedert und mit geläufigen geschützten Namen verbunden. Zur Beruhigung der Studenten sei festgehalten:

- Warenzeichengeschützte Namen sind weder Lehr- noch Prüfungsgegenstand.
- Warenzeichengeschützte Namen prägen sich bei der späteren ärztlichen Tätigkeit ganz von selbst ein – leider nur allzu gut.

Unser Pharmaka-Verzeichnis beschränkt sich auf Beispiele für die im Buch genannten ca. 400 Substanzen. Ein nahezu vollständiges Verzeichnis der hierorts üblichen Spezialitäten sowie der Kurzbezeichnungen ist in der „Roten Liste" enthalten, die 1978 neu erschienen ist und im ärztlichen Alltag griffbereit zu sein pflegt.

Zum Schluß danken wir allen Lehrpersonen und Studenten, welche der ersten Auflage ihre konstruktive Kritik angedeihen ließen. Vor allem haben wir Professor Prüll dafür zu danken, daß er das weitgehend neugeschriebene Kapitel 15 durchsah, und Doz. Dr. Rauskolb für das erstmals in dieser Form dargebotene Kapitel 16. Zahlreiche Diskussionen mit Gießener Kollegen, vor allem Professor Wellhöner, Professor Glossmann und Doz. Dr. Breithaupt waren überaus hilfreich.

Zur dritten Auflage

Schneller als erwartet waren die ersten beiden Auflagen vergriffen. Das Autorengremium ist sich der Verantwortung bewußt, welche die Verbreitung dieses praktisch wichtigen Buches mit sich bringt. Sämtliche Kapitel wurden daher verbessert und auf den neuesten Stand gebracht. Das Kapitel „Externe Dermatotherapie" wurde durch Professor Hundeiker (Gießen) neu geschrieben. Bei der Neufassung der Abschnitte über Antiarrhythmica und Angina pectoris wirkte Dr. Breithaupt (Gießen) entscheidend mit. Außerdem wurde ein Verzeichnis hilfreicher, aus den letzten Jahren stammender Literaturstellen angefügt. Es handelt sich dabei teils um Übersichten, teils um Originalarbeiten zu neuen oder kontroversen Themen.

Inhaltsverzeichnis

1 Einige Prinzipien der Arzneitherapie ... 1

1.1 Historische Entwicklung ... 1
1.2 Definition und Gang der Entwicklung eines Arzneimittels ... 2
1.3 Regulative zur Arzneimittelsicherheit ... 8
1.4 Information und Werbung bei Arzneimitteln ... 10
1.5 Placebo-Effekte ... 14
1.6 Neun Thesen zum Umgang mit Arzneimitteln ... 15
1.7 Wechselwirkungen zwischen Arzneimitteln ... 17
1.8 Unerwünschte Arzneimittelwirkungen (sog. Nebenwirkungen, s. hierzu auch 1.3) ... 25

2 Arzneimittel bei Patientengruppen ... 31

2.1 Pharmakokinetische Grundlagen ... 31
2.2 Arzneimittel in der Schwangerschaft ... 39
2.3 Arzneimittel im Kindesalter ... 43
2.4 Arzneimittel im Alter ... 46
2.5 Arzneimittel und Niere ... 49
2.6 Arzneimittel und Leber ... 52
2.7 Beispiele für pharmakogenetische Faktoren in der Arzneitherapie ... 54
2.8 Arzneimittel, welche die Sicherheit im Straßenverkehr beeinträchtigen ... 55

3 Verschreibung von Arzneimitteln ... 56

3.1 Abgabe von Arzneimitteln (Apotheken) ... 56
3.2 Das Rezept ... 57
3.3 Kosten der Arzneiverschreibung ... 59
3.4 Betäubungsmittelverschreibung (BTMV) ... 61
3.5 Typische Arzneizubereitungen ... 66

4 Äußerliche Behandlung von Hautkrankheiten und Verordnung von Externa ... 69

4.1 Grundlagen der externen Therapie ... 69
4.2 Zubereitungsformen (Vehikel) ... 71
4.3 Wichtige Wirkstoffe für Externa-Rezepturen ... 76
4.4 Unerwünschte Wirkungen von Externa ... 78
4.5 Bausteine für Rezepte: Einfache Grundlagen und geeignete Zusätze ... 80
4.6 Anwendungsbeispiele ... 83
4.7 Cutane Nebenwirkungen bei der systemischen Therapie ... 87

5	**Mittel zur Behandlung von Infektionen**	88
5.1	Prinzipien der Auswahl antimikrobieller Substanzen	88
5.2	Typische Fehler	95
5.3	Hinweise auf einzelne antibakterielle Mittel	98
5.4	Behandlung einiger Infektionskrankheiten	112
5.5	Mittel zur Behandlung der Tuberkulose	118
5.6	Mittel zur Behandlung von Wurmkrankheiten	123
5.7	Mittel zur Behandlung von Erkrankungen durch Protozoen	124
5.8	Mittel zur systemischen Behandlung von Mykosen	127
6	**Mittel zur Therapie maligner oder immunologisch bedingter Erkrankungen**	128
6.1	„Chemotherapie" maligner Erkrankungen	128
6.2	Mittel zur Immunsuppression	133
6.3	Mittel zur Behandlung allergischer Reaktionen	134
7	**Mittel zur Behandlung von Anämien**	139
7.1	Eisenmangel-Anämien	139
7.2	Megaloblasten-Anämien	141
7.3	Sonderformen	143
7.4	Arzneimittelbedingte Blutschäden und ihre Vermeidung	144
8	**Mittel zur Verbesserung des Elektrolytstoffwechsels**	145
8.1	Deckung des normalen Bedarfs	148
8.2	Ausgleich von Störungen des Haushalts von Natrium und Wasser	149
8.3	Störungen des Kalium-Haushalts	152
8.4	Störungen des Säure-Basen-Haushalts	155
8.5	Diuretica	158
9	**Mittel zur Beeinflussung von Blutgerinnung und Fibrinolyse**	164
9.1	Kurzzeittherapie und Kurzzeitprophylaxe mit Heparin	166
9.2	Langzeittherapie mit oralen Anticoagulantien	167
9.3	Thrombolytica-Therapie	170
9.4	Substitution von Gerinnungsfaktoren	171
10	**Mittel zur Normalisierung von Kreislauffunktionen**	173
10.1	Mittel zur Behandlung des akuten Kreislaufversagens	173
10.2	Mittel zur Therapie der Myokardinsuffizienz	179
10.3	Mittel zur Therapie kardialer Arrhythmien	190
10.4	Mittel zur Therapie ischämischer Herzerkrankungen	199
10.5	Mittel zur Therapie von Hochdruckkrankheiten	207

10.6 Mittel zur Therapie der unspezifischen orthostatischen
    Hypotonie 219
10.7 Mittel zur Therapie bei peripheren und cerebralen
    Durchblutungsstörungen 220

11 Mittel zur Behandlung von Störungen der Respirationsorgane 224

11.1 Mittel zur Therapie chronisch-obstruktiver
    Atemwegserkrankungen 224
11.2 Mittel zur Behandlung der allergischen Rhinitis 235

12 Mittel bei Störungen der Magen-Darmfunktionen ... 236

12.1 Antiemetica 236
12.2 Abführmittel und Obstipation 236
12.3 Mittel zur Behandlung von Diarrhoen 238
12.4 Mittel zur Behandlung des Ulcus pepticum 241
12.5 Mittel zur Behandlung von Koliken und Steinleiden.. 245
12.6 Sonstige Hilfsmittel 246

13 Mittel zur Behandlung einiger Stoffwechselkrankheiten . 249

13.1 Medikamentöse Prophylaxe und Therapie der
    Hyperlipidämien 249
13.2 Gicht und Nephrolithiasis urica 252
13.3 Therapie des Diabetes beim Erwachsenen 256
13.4 Mittel zur Therapie einiger Schilddrüsenerkrankungen . 264
13.5 Mittel zur Behandlung des gestörten
    Calciumstoffwechsels 271

14 Mittel zur Behandlung von Entzündungen und Gelenkserkrankungen 276

14.1 Glucocorticoide 276
14.2 Nicht-steroidale Antiphlogistica 282
14.3 Specifica in der Arzneitherapie der rheumatoiden
    Arthritis 284
14.4 Behandlung einiger Krankheiten des
    Bewegungsapparates 286

15 Mittel zur Beeinflussung zentralnervöser Funktionen ... 289

15.1 Psychopharmaka 291
15.2 Therapie der Cyclothymie mit Lithiumsalzen 305
15.3 Mittel zur Förderung des Schlafes (Sedativa und
    Hypnotica) 306
15.4 Mittel zur Behandlung von Anfallskrankheiten 312
15.5 Mittel zur Therapie des Parkinsonismus 319
15.6 Analgetica 322

16	**Arzneimittel zur Beeinflussung der Sexualfunktionen**	**333**
16.1	Mittel zur Modulation des Sexualtriebes	333
16.2	Arzneimittel, welche die Sexualfunktion des Mannes beeinflussen	333
16.3	Arzneimittel, welche die Sexualfunktion der Frau beeinflussen	335
16.4	Hormonale Behandlung der gestörten Ovarialfunktion	338
16.5	Amenorrhoe	340
16.6	Hormonale Behandlung geschlechtsspezifischer Beschwerden	342
16.7	Hormonale Kontrazeption	344
16.8	Sonstige Anwendung der Sexualhormone	349
17	**Die wichtigsten Arzneimittel in der Bereitschaftstasche des Arztes**	351
	Literaturverzeichnis	353
	Pharmakaverzeichnis	362
	Sachverzeichnis	369

1 Einige Prinzipien der Arzneitherapie

1.1 Historische Entwicklung

Die Arzneitherapie ist nur z.T. naturwissenschaftlich faßbar. Nicht weniger wichtig sind psychologische und soziologische Faktoren. Die Zusammenhänge lassen sich am besten anhand der historischen Schichtung darstellen.

1. Schicht: *Magie*

   Stichwort: Heilung durch Glauben.

   Schwerpunkt: Alle Zeiten starker und selbstverständlicher Unterordnung (Stamm, Religion, Fortschrittsglaube).

   Heutige Residuen: Volksmedizin; Wallfahrtsorte; Akupunktur; Person des Arztes; wissenschaftliche Verbrämung; Arzneimittelwerbung.

2. Schicht: *Signaturen* („deduktive Therapie")

   Stichwort: Oberflächliche Entsprechung als Zeichen der Wirksamkeit.

   Schwerpunkt: Renaissance bis Romantik (z.B. Alchemie des Eisens oder Quecksilbers).

   Heutige Residuen: Homöopathie; suggestive Namen von Heilpflanzen (z.B. Leberblümchen) und Arzneimitteln (z.B. Heparhorm®); zahlreiche Symbole der Arzneimittel-Werbung.

3. Schicht: *Oudenotherapie*

   Stichwort: Verzicht auf jede Arzneitherapie infolge übermäßiger Kritik.

   Schwerpunkt: Wiener Schule des 19. Jahrhunderts.

   Heutige Residuen: Keine.

4. Schicht: *Klassisch-naturwissenschaftliche Arzneitherapie*

   Stichwort: Chemische oder physikalische Wechselwirkung zwischen Arzneimittel und Organismus, welche objektivierbar und quantifizierbar ist.

   Schwerpunkt: Seit Ende des 19. Jahrhunderts.

5. Schicht: *Verbindung zwischen naturwissenschaftlicher und Psychotherapie*

   Stichwort: Bewußte Anwendung *objektivierbarer* naturwissenschaftlicher, psychologischer und soziologischer Faktoren.

   Schwerpunkt: Seit Ende des 19. Jahrhunderts.

   Ziel dieses Buches ist die Einführung in Schicht 4 und 5 („induktive Therapie").

1.2 Definition und Gang der Entwicklung eines Arzneimittels

Definition

Arzneimittel sind Stoffe oder Zubereitungen aus Stoffen, die dazu bestimmt sind, durch Anwendung am oder im menschlichen oder tierischen Körper therapeutisch, diagnostisch oder prophylaktisch zu nützen.

Anmerkungen zur Definition
1. Ein Arzneimittel ist *nur selten identisch* mit dem zugrundeliegenden Pharmakon. So wäre Morphin in Reinsubstanz kein Arzneimittel; es müßte hierzu z. B. als Lösung vorliegen.
2. *Fließende Übergänge* bestehen z. B. zu den Kosmetica, Lebensmittelzusätzen, Desinfektionsmitteln.
3. Ob die Benennung einer Zubereitung als Arzneimittel gerechtfertigt ist, prüft und entscheidet das *Bundesgesundheitsamt* (vgl. hierzu S. 9).

Anstöße zur Entwicklung

Sie erwachsen aus
- *Bedarf* (ethischer-sozialer-finanzieller Nutzen). Beispiel: Sulfonamide, Antimalariamittel;
aber: Lücken sind heute nur schwer zu schließen (z. B. cytostatische Therapie; Behandlung von Alters- oder Abnutzungskrankheiten) oder sehr schmal (Therapie seltener Krankheiten erbringt kleinen Markt).
- „Zufall". Beispiel: orale Antidiabetica;
aber: Zufallsentdeckungen werden immer seltener. Man hilft nach durch Screening, d. h. methodologische Überlistung des Zufalls.
- *Konkurrenz*. Beispiel: Analogpräparate;
aber: ihr Neuheitswert ist meist gering.

Ablauf der Entwicklung

Details werden festgelegt in den „Richtlinien über die Prüfung von Arzneimitteln" der Bundesregierung, sowie in den „Hinweisen auf die Besonderheiten für die Prüfung von Arzneimitteln beim niedergelassenen Arzt" des Bundesverbandes der Pharmazeutischen Industrie. Rahmenrichtlinien für die Schritte c) und e) (s. u.) gibt das Arzneimittelgesetz.

(a) *Synthese* (evtl. Patentierung).
  Federführend: Chemiker.
  Name: Chemische Bezeichnung.

(b) *Pharmakologisch-toxikologische Prüfung* am Tier.
  Federführend: Pharmakologe.
  Name: Code-Nummer.

Ablauf der Prüfung:
- Screening an gesunden Tieren und Krankheitsmodellen.
- Genauere Analyse an mehreren Tierspecies bezüglich
  Pharmakodynamik,
  Pharmakokinetik (ADME = *A*bsorption, *D*istribution, *M*etabolismus, *E*xkretion),
  akuter und subakuter Toxizität.
- Langfristige Versuche auf chronische Toxizität, Teratogenität, Mutagenität, Carcinogenität, Fertilitätsstörung.

(c) *Untersuchungen am Menschen.*
Federführend: Klinischer Pharmakologe.
Name: Code-Nr.
Die Prüfung verläuft in vier Phasen:
- Phase I („Tolerance trials"):
  Versuch am Gesunden oder an wenigen ausgewählten Patienten auf Wirksamkeit, Verträglichkeit und Pharmakokinetik.
- Phase II („Controlled evaluation trials"):
  Kontrollierter Versuch mit beschränkter Patientenzahl, Vergleich mit oder zusätzlich zu bereits etablierter Therapie. Gründliche Überwachung und Untersuchung!
- Phase III („Broad clinical trials"):
  Feldversuch an zahlreichen Patienten. Erforderlich zur statistischen Absicherung von Wirksamkeit und Unbedenklichkeit, besonders hinsichtlich seltener Nebenwirkungen.
- Phase IV („Controlled release"):
  Laufende Überwachung hinsichtlich Erfolg, Nebenwirkungen und Kosten-Nutzen-Relation bei bereits eingeführten Arzneimitteln. Sie zählt allerdings nicht mehr zur Entwicklung und läuft daher parallel mit ⓕ.

(d) Anmeldung unter *Warenzeichen-geschütztem Namen*®.

(e) Zulassung durch das Bundesgesundheitsamt. Sie erlischt nach 5 Jahren. Einzelheiten regelt das Arzneimittelgesetz (vgl. S. 8).

(f) *Verbreitete Verwendung.* Einführung des „generic name"[1] (= Freiname, z. B. Hexobarbital), der nicht immer identisch mit dem „official name" der Pharmakopoen ist.
Das zugelassene Arzneimittel durchläuft von seiner Herstellung bis zum klinischen Effekt mehrere Stationen (vgl. Abb. 1.2–1). Auch wenn man seine Chemie und Pharmakologie erschöpfend kennt, müssen seine Zubereitung und sein klinischer Effekt laufend überwacht werden.

Einige Zahlen zur Entwicklung von Arzneimitteln
Erfolgsquote: 6000:1; d. h. von ca 6000 ad hoc synthetisierten chemischen Verbindungen wird nur eine einzige marktfähig.

---

[1] Genauer: „non-proprietary name".

Dauer der Entwicklung: mehrere Jahre.
Kosten: 10–100 Mill. DM pro Neueinführung.
Lebensdauer eines Arzneimittels: derzeit 5–10 Jahre. „Evergreens" sind selten. Künftig (bei Erschwerung der Zulassung) wird die Lebensdauer steigen.
Wieviel arzneitherapeutisch wirksame Einzelsubstanzen werden benötigt? Die Minimal-Liste der WHO nennt ca. 200. Das vorliegende, mehr auf europäische Verhältnisse zugeschnittene Buch beschäftigt sich mit ca. 400 Substanzen, nicht immer im positiven Sinn. Die wissenschaftliche Arzneitherapie liefert also keine Begründung für das verwirrende Angebot, z. B. von ca. 8000 Präparaten in der Roten Liste.

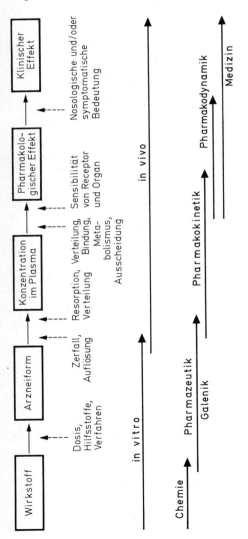

Abb. 1.2-1. Stationen zwischen Herstellung und Nutzung eines bereits zugelassenen Arzneimittels. Man beachte die Überlappung der zuständigen Disziplinen (modifiziert nach Meyer: Triangel, Sandoz Zeitschrift für medizinische Wissenschaft *14*, 131–141, 1975)

Methodologisches zur Arzneimittelprüfung

Pharmakologie und Toxikologie sind in Experiment und Klinik nur auf der Basis von Dosis-Wirkungs-Beziehungen möglich. Auch unsere Aussagen über therapeutische Brauchbarkeit und toxikologische Risiken beziehen sich immer und nur auf *Dosisbereiche*. Korrelationen zwischen den Dosis-Wirkungs-Kurven therapeutischer und toxischer Effekte lassen sich in verschiedener Weise herstellen (vgl. Abb. 1.2-2).

Der resultierende *therapeutische Quotient* sollte möglichst günstig sein.

„Seltene" Arzneimittelnebenwirkungen und Therapieversager bedingen, daß sich die Dosis-Wirkungsbeziehungen dem Wert 100 oder 0 asymptotisch nähern. Dies ist der graphische Ausdruck für die grundsätzlich beschränkte Wirksamkeit und Sicherheit von Arzneimitteln.

Die Wahrheitsfindung beim therapeutischen Versuch erfolgt fast stets durch quantitativen Vergleich von Kollektiven. Die durch Zählen und/oder Messen erhaltenen Daten müssen meist statistisch ausgewertet werden; dadurch gewinnt man Anhalte über die Vertrauenswürdigkeit der Aussagen. Die „ärztliche Erfahrung" steht nicht im Gegensatz zur Statistik, sondern ist deren (methodologisch primitiver) Vorläufer.

Jede Therapie besitzt grundsätzlich experimentellen Charakter. Der *therapeutische Versuch* hebt sich lediglich durch seine wissenschaftliche Zielsetzung heraus. Er sollte auf einer möglichst einfachen und klaren Fragestellung beruhen. Technik und Kontrollen sind den Fragestellungen anzupassen (vgl. Abb. 1.2-3).

Die Möglichkeiten und Grenzen des therapeutischen Versuchs werden durch die nachfolgende Gegenüberstellung von Tierversuch und Versuch am Menschen besonders deutlich.

Tierversuch

Vorteile

– Viele, ähnliche Objekte verfügbar.
– Toxische Dosen anwendbar.
– Extreme Manipulation des Objekts.

Probleme

– Die Verhältnisse am kranken Menschen sind oft nicht reproduzierbar.
– Z. T. bestehen beträchtliche *quantitative* Unterschiede zwischen Tier und Mensch bezüglich Pharmakokinetik und Pharmakodynamik. Dennoch ist die *qualitative* Übereinstimmung zwischen Versuchen am *gesunden* Tier und am *gesunden* Menschen meist befriedigend.

Der prädiktive Wert eines Tierexperiments ist desto geringer, je neuartiger die Substanz ist; dann fehlen nämlich die standardisierten Modelle. Beispiel: Nach Neuroleptica wird im Tierversuch häufig anhand ihrer extrapyramidalen Wirkungen gefahndet. So findet man keine Neuroleptica *ohne* extrapyramidale Wirkungen!

Versuch am Menschen

Vorteil: Hohe Aussagekraft.

Probleme
- Die Versuchspersonen reichen oft nicht zur Bildung hinreichend großer und homogener Kollektive aus.
- Toxische Dosen sind möglichst zu vermeiden, und nicht-invasive Versuchstechniken sind zu bevorzugen. *Die ärztliche Ethik rangiert vor dem Zugewinn an Wissen.*
- Alle Versuchspersonen sind voll zu informieren, und ihre Zustimmung ist zuvor einzuholen. Dieser „informed consent" kann als Selektionsfaktor für bestimmte Patientengruppen wirken und dadurch die Verallgemeinerung der Ergebnisse erschweren.
- Kontrollierte therapeutische Studien (s. u.) bedeuten stets einen mindestens zeitweisen Verzicht auf eine individuelle Therapie. Das kann zu falsch negativen Resultaten der Studie führen und den betroffenen Patienten benachteiligen.

Regeln für experimentelle und therapeutische Versuche am Menschen hat der Weltärztebund in den Deklarationen von Tokio bzw. Helsinki aufgestellt; das Arzneimittelgesetz enthält entsprechende Bestimmungen.

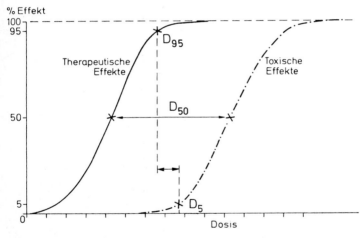

Abb. 1.2-2. Gegenüberstellung der Dosis-Wirkungsbeziehungen therapeutischer (—) und toxischer (– –) Effekte. Auf der Ordinate ist die prozentuale Wirksamkeit, auf der Abscisse die jeweilige Dosis aufgetragen. Da die Kurven gegen 100 und gegen 0 Prozent asymptotisch verlaufen, sind weder D_{100} noch D_0 exakt meßbar. Am genauesten läßt sich der Quotient aus Dosis toxica$_{50}$ und Dosis therapeutica$_{50}$ ermitteln. Da jedoch bei Arzneimitteln ein höheres Maß an Sicherheit und Unbedenklichkeit angestrebt wird, zieht man „schärfere" Quotienten vor, z. B. den aus Dosis toxica$_5$ und Dosis therapeutica^{95}. Nicht immer laufen die beiden Kurven parallel, wie für diese Abbildung unterstellt! Neben dem therapeutischen *Quotienten* (s. o.) benutzt man auch den Begriff des therapeutischen *Bereiches,* der als der Abstand zwischen der therapeutischen und der toxischen Dosis definiert ist

Statistische Vergleichsdaten erhält man:

a) durch Verarbeitung vorgegebener Daten *(retrospektive Studie)*. Ihre Aussagen sind weniger sicher als die einer prospektiven Studie; nur massive Effekte sind erkennbar (z. B. bei Einführung von Penicillin oder Salvarsan). Oft wechselt das Krankheitsbild durch andere Ursachen. Das „natürliche" Krankheitsbild ist heute oft unbekannt.

b) durch vorgeplanten therapeutischen Versuch (*prospektive* Studie).
   Beispiele
   – Gruppenbildung durch Zufallsverteilung der Patienten (bes. bei akuten Krankheiten).
   – Vergleich verschiedener Behandlungsperioden (gelegentlich bei chronischen Krankheiten).

Jede *prospektive* Studie sollte den Bedingungen einer *kontrollierten* Studie entsprechen, also abgesichert sein durch:

● Bildung von zwei oder mehr vergleichbaren Gruppen durch zufällige (randomisierte) Verteilung einer hinreichenden Zahl von Individuen auf diese Gruppen;
● Ausschaltung der Voreingenommenheit von
   – Patient (einfacher Blindversuch), oder
   – Patient und Untersucher (doppelter Blindversuch);
● Korrekte statistische Verarbeitung der Ergebnisse.

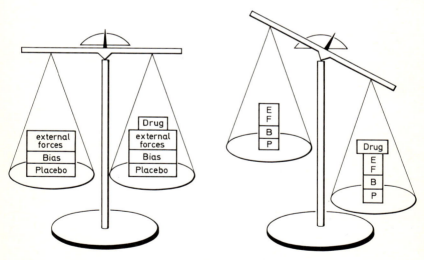

Abb. 1.2-3. Relative Bedeutung einzelner Faktoren bei der Wertbestimmung von Arzneimitteln.
Je geringer die Voreingenommenheit des Patienten (Placebo) oder der Versuchsanordnung (Bias), je geringer der Einfluß sonstiger Maßnahmen oder Umstände (external forces), desto stärker tritt die Arzneimittelwirkung hervor (nach Modell und Houde: J. Amer. med. Ass. **167**, 2190 (1958); Copyright AMA 1958)

> **Merke:** Der Patient darf keinen Schaden durch Weglassen eines wirksamen Mittels erleiden.

Also vergleicht man nur gelegentlich gegen ein Placebo, meist gegen die bisherige Therapie. Aufgrund derartiger Versuche wagte man z. B., das bewährte, aber toxische Salvarsan durch das überlegene Penicillin in der Luestherapie zu ersetzen. Hauptsächliche Gefahr beim Weglassen der Placebo-Serie: Wenn die Untersuchungstechnik unbrauchbar ist, könnten *alle* angewandten Substanzen als gleich wirksam befunden werden!

Die Statistik sagt nichts über das Verhalten von Individuen (oder kleinen Gruppen) innerhalb größerer aus. Daraus ergibt sich
- eine statistische Verwischung von Minoritäten, die in größere Gruppen eingebracht sind;
- die Pflicht, therapeutische Maßnahmen anhand der besonderen Situation des Einzelfalles auszuwählen, auch wenn dadurch der therapeutische Versuch beendet wird.

> Eine Mißachtung der Regeln oder Ergebnisse des therapeutischen Experiments ist gleichwohl mit ärztlicher Ethik nicht vereinbar; denn die Anwendung ungeprüfter Arzneimittel benachteiligt den Patienten stärker als die Arzneimittelprüfung es tun würde.

Je höher der zu erwartende Nutzen und das therapeutische Risiko sind, und je geringere Unterschiede man gegen bestehende Therapieformen erwartet, desto wichtiger ist die Gewinnung statistisch gesicherter Vergleichsdaten. Hingegen lohnt es sich nicht, kontrollierte Studien über bedeutungslose Arzneimittel anzustellen. In (leider) seltenen Fällen liegt der Nutzen einer Therapieform auch ohne kontrollierte Studien auf der Hand, z. B. als man mit Streptomycin die bis dahin tödliche tuberkulöse Meningitis heilen konnte.

1.3 Regulative zur Arzneimittelsicherheit

> Eine absolute Arzneimittelsicherheit kann es nicht geben. Anzustreben ist dagegen die Unbedenklichkeit („safety"): Das mit der Verwendung des Arzneimittels verbundene Risiko muß in vertretbarem Verhältnis zum erwarteten therapeutischen Erfolg stehen.

Während der Wissenschaftler in der Regel positive Ergebnisse (z. B. den therapeutischen Nutzen) anstrebt, soll der Toxikologe nicht selten zeigen, daß ein Schaden ausbleibt. Das ist aus Gründen der Statistik und der Versuchstechnik nur näherungsweise möglich. Die „Non-Toxicology" betrifft nicht nur Probleme der Arzneitherapie, sondern auch der Ernährung, Umwelt, Arbeit. Sie kann auch bei höchstem Einsatz von Geld und Personal nur Entscheidungshilfen liefern. Ob ein Risiko annehmbar ist, entscheidet im Einzelfall der Arzt, im Grundsatz aber die Gesellschaft.

Je *zwingender* die Indikation für ein Arzneimittel ist, desto größerer Wert ist auf seine *Wirksamkeit* zu legen (Beispiel: Cytostatica). Je *weicher* die Indikation, desto wichtiger ist die Vermeidung seiner *unerwünschten Wirkungen* (Beispiele: Tranquilizer, Laxantien). Da aber bei allen Substanzgruppen eine Beziehung zwischen pharmakodynamischer Wirksamkeit und Risiko besteht, gilt als wichtigster Satz zur Arzneimittelsicherheit:

> Ein rezeptiertes Arzneimittel wird erst durch die Tätigkeit des Arztes zum Risiko. Infolgedessen ist der Arzt das wichtigste Regulativ zur Arzneimittelsicherheit.

Folgende Institutionen sind in der BRD mit der Arzneimittelsicherheit befaßt:

1. Die *Herstellerfirma*. Auf sie wird das Verursacherprinzip angewandt, falls durch ihr Verschulden die Arzneimittelsicherheit beeinträchtigt wurde. Das Arzneimittelgesetz sieht eine Haftung auch für den Fall vor, daß der arzneimittelbedingte Schaden nicht vorhersehbar war, z. B. bei der klinischen Prüfung eines neuen Mittels oder bei neuartigen Nebenwirkungen.

2. Die *Arzneimittelkommission der deutschen Ärzteschaft* hat beratende und empfehlende Funktionen. Sie informiert frühzeitig über mögliche Schäden (Deutsches Ärzteblatt) und gibt Empfehlungen zu bestimmten Kapiteln der Arzneitherapie heraus.

3. Der *Staat*

   a) durch das *Arzneimittelgesetz*. Dieses schreibt z. B. vor
   - wie Arzneimittel kenntlich zu machen sind (Beschriftung, Inhalt der Packungsbeilage, Verbot der Täuschung);
   - wer Arzneimittel herstellen darf (Sachkenntnis, Eignung des Betriebes);
   - welche Bedingungen für die Zulassung bzw. Registrierung von Arzneimitteln erfüllt sein müssen;

     Die Zulassung erfolgt auf Grund der eingereichten Unterlagen und unter Heranziehung von Sachverständigen. Sie ist nicht gleichzusetzen mit Wirksamkeit. Die Zulassung darf u. a. erst dann versagt werden, wenn das Arzneimittel zweifelsfrei unwirksam ist. Dies nachzuweisen, ist jedoch häufig unmöglich, meist schwierig und immer undankbar. Die Verdrehung der Beweislast wirkt grotesk und macht das zuständige Bundesgesundheitsamt gegenüber arzneitherapeutischem Nonsens zum zahnlosen Löwen.

     Homöopathische Mittel werden nicht zugelassen, sondern nur registriert; Angaben über Wirksamkeit werden hierfür nicht benötigt.

   - auf welchem Wege und unter welchen Bedingungen Arzneimittel abgegeben werden dürfen (Vertriebswege, Apothekenpflicht, Verschreibungspflicht). Wichtig ist für den Arzt u. a., daß alle neuartigen Arzneimittel mindestens drei Jahre lang der Verschreibungspflicht unterliegen;
   - unter welchen Voraussetzungen eine klinische Prüfung statthaft ist; hierbei werden besonders scharfe Auflagen für die Prüfung am Gesunden erteilt. Die Prüfung am Kranken ist nur gestattet, wenn diesem daraus keinerlei Nachteile entstehen. Möglichst umfassende Information und freiwillige, stets widerrufliche Zustimmung des Patienten bzw. seines Vertreters werden vorausgesetzt (s. S. 5–8);

– daß das Bundesgesundheitsamt arzneimittelbedingte Risiken zentral erfaßt. Gegebenenfalls muß es nach einem Stufenplan die Verwendung des angeschuldigten Arzneimittels zunächst überwachen, dann einschränken oder schließlich verbieten.
b) durch *Rechtsverordnungen*, z. B.
  – Betäubungsmittel-Verordnung (s. 3.4),
  – Verschreibungs-Verordnungen,
  – Verordnungen zur Apothekenpflicht,
  – Ordnungen für Betriebe der Herstellung und des Verkaufs.
c) durch das *Gesetz über das Apothekenwesen* (s. 3.1).

Eine weitere Verbesserung der Arzneimittelsicherheit wäre durch Beachtung der folgenden Thesen möglich.
– Der deutsche Arzt kümmert sich erschreckend wenig um Nebenwirkungen. Die automatische Rezeptpflicht ist nicht als Privileg für einen Berufsstand gedacht; sie ist nur sinnvoll, wenn ein Verdacht auf Nebenwirkungen auch gemeldet wird.
– Die Benennung der Arzneimittel müßte durch konsequente Verwendung *einfacher Freinamen* erleichtert werden und sollte vor Verwechslungen schützen.
– Der eher wirtschaftlich als wissenschaftlich bedingte *schnelle Wechsel* der Arzneimittel sollte *gebremst* werden; dann würden mehr Erfahrungen pro Arzneimittel gewonnen (vgl. 1.8).

1.4 Information und Werbung bei Arzneimitteln

> One of the duties of the physician is to educate the masses *not* to take medicine.
>
> Osler

Das *Gesetz über die Werbung auf dem Gebiet des Heilwesens*
– schränkt zwar die in der Werbung zulässigen Aussagen ein; so müssen die behaupteten Wirkungen durch wissenschaftliche Erkenntnisse oder durch belegbare praktische Erfahrungen hinreichend gesichert sein.
Aber: Der Ermessensspielraum ist so groß, daß irreführende Werbung kaum jemals gerichtlich geahndet wird;
– schreibt Vollständigkeit in der Arzneimittelwerbung vor, z. B. bezüglich Zusammensetzung, Indikationen, Kontraindikationen, Risiken;
Aber: Erinnerungswerbung (d. h. ausschließlich mit den Namen des Arzneimittels und der Herstellerfirma) ist gleichfalls gestattet.
– engt den Kreis der Umworbenen ein; z. B. darf für verschreibungspflichtige oder Schlafmittel außerhalb der Fachkreise nicht geworben werden;
– verbietet Werbegeschenke, die über Kleinigkeiten hinausgehen, und auch die unaufgeforderte Abgabe von Ärztemustern.

Wichtig ist die **Selbstkontrolle** durch den Bundesverband der Pharmazeutischen Industrie.

Faktoren, welche den Arzneimittelverbrauch bestimmen

- Der Patient (sein „Arzneimittelbewußtsein" wird gefördert durch Massenmedien).
- Der Arzt und der Apotheker (als „Mediatoren").
- Das Angebot der pharmazeutischen Industrie.

Der *Anstieg des Arzneimittelverbrauchs* ist im wesentlichen mit dem Zivilisationsgrad verknüpft. Er tritt dementsprechend in kapitalistischen *und* sozialistischen Ländern hervor. Er ist Mitursache und Folge der erhöhten Lebenserwartung, ferner der verbreiteten Psychologie

- des „Probierers",
- des Konsumenten,
- des Sicherheitsbedürftigen,
- des maximal Fortschrittsgläubigen (s. u.).

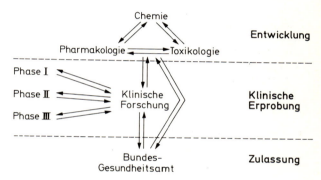

Abb. 1.4-1. Informationsfluß über Arzneimittel *vor* der Ausbietung

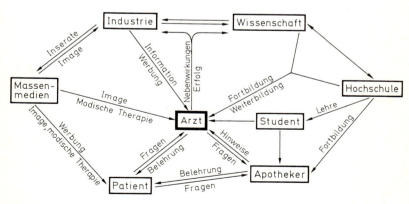

Abb. 1.4-2. Informationsfluß über Arzneimittel *nach* der Ausbietung

Informationsquellen für den Arzt sind
a) Fortbildungskurse.
b) Publikationen. Cave einseitige Darstellung! Besonders empfehlenswert sind Übersichten in medizinischen Zeitschriften.
c) Ärztebesucher.
d) Postsendungen.
e) Anzeigen in Zeitschriften.
c)–e) sind produktbezogen und oft erschreckend informationsarm. Unterscheide: Information – Einführungswerbung – Erinnerungswerbung (vgl. Abb. 1.4-1 und 1.4-2; Tabelle 1.4-1).

Auch die sogenannte *wissenschaftliche Information* kann irreleiten. Stets werden sich einzelne Ärzte finden, die einem Mittel Sicherheit, Zuverlässigkeit oder Überlegenheit bescheinigen. Selbst die beliebte Aussage „geprüft im Doppelblindversuch" ist noch kein Gütesiegel, weil auch Doppelblindversuche falsch geplant, durchgeführt oder ausgewertet sein können. Wichtiger als eine interessante Einzelinformation ist der Konsens der wissenschaftlichen Gemeinschaft.

Der Arzt ist das wichtigste Ziel der **Werbung**, weil er in arzneitherapeutischen Dingen der Vormund des Patienten ist. Der Arzt verschreibt das Mittel, der Patient erhält das Mittel und die Krankenkasse bezahlt es. Daher ist hier der Preis (im Gegensatz zur Werbung für andere Gebrauchsgüter) kein zugkräftiges Argument. Die Werbung spricht den Arzt besonders an auf
– seine Teilnahme am wissenschaftlichen Fortschritt;
– Vorteile, wie Zuverlässigkeit, Unbedenklichkeit und bequeme Handhabung des Arzneimittels;
– seine Vater-Rolle gegenüber dem Patienten.

„Fortschritt" ist zwar als Wort werbewirksam, als Begriff jedoch vieldeutig.
Beispiele
● Der Fortschritt in der Arzneitherapie ist geringer, als die Werbung behauptet; die Werbung bezieht sich, wie in der Automobilindustrie, vor allem auf Sicherheit, Bequemlichkeit, „Styling".

Tabelle 1.4-1. Charakteristika der auf Arzneimittel gerichteten Informationssysteme

	Richtigkeit	Einfachheit	Aktualität	Obligat für alle	Erfolgskontrolle
Studium	ja	erreichbar	ja	ja	weitgehend
Eigene Erfahrung des Arztes	ja	nein	nein	ja	teilweise
Lektüre von Zeitschriften und Büchern	wechselnd	nein	ja	nein	nein
Fortbildungskurse	ja	ja	ja	nein	nein
Information durch die Pharmazeutische Industrie	ja, aber produktbezogen	ja, aber produktbezogen	ja, aber produktbezogen	nein	nein

- Die Industrie ist an der Fortschrittsgläubigkeit des Arztes interessiert („neues", „einmaliges" Produkt).
- Der Arzt ist an der Fortschrittsgläubigkeit des Patienten interessiert (Magie der Arzneitherapie; s. 1.1).

Der *Student* ist erfahrungsgemäß noch nicht imstande, Wichtigkeit und Risiken der Arzneitherapie abzuschätzen.
Auch in den ersten Jahren nach der Approbation besteht ein Defizit an Wissen. Die Lizenz, Arzneimittel zu verschreiben, sollte also vom regelmäßigen und erfolgreichen Besuch von Fortbildungsveranstaltungen abhängig gemacht werden. Dieser – wichtigste – Beitrag zur Arzneisicherheit wäre von den Ärzten zu erbringen.

Die finanzielle Basis der produktbezogenen Information ergibt sich aus folgenden Zahlen (für 1974):
Arzneimittelumsatz in der Bundesrepublik $7 \cdot 10^9$ DM,
Ausgaben der Pharma-Industrie für Informationen $5 \cdot 10^8$ DM,
Ausgaben der Pharma-Industrie für Werbung $3 \cdot 10^8$ DM.

Je gewissenhafter der Arzt, desto mehr wird er sich durch Information und Werbung verunsichert fühlen. Er sollte daher folgende ***Notwehr-Regeln*** anwenden:

- Nur Mittel verschreiben, die quantitativ und qualitativ *deklariert* sind (Cave: Tricks der Herstellerfirmen!). Bestehe auf Freinamen!
- Nur Mittel verschreiben, die *an größerem Patientengut kritisch getestet* wurden (Cave: „Wir haben Gutes gesehen von …"; „Über 10 Fälle von …"). Der praktisch tätige Arzt ist aus psychologischen und statistischen Gründen in der Regel nicht imstande, den Stellenwert eines neuen Mittels anhand seines Patientengutes zu ermitteln. Man akzeptiere nur solche Mittel, welche gegenüber den verfügbaren einen deutlichen Fortschritt bedeuten; denn jedes neue Mittel bedeutet neue, oft noch unbekannte Risiken.
- *Abwarten,* bis genügend Berichte vorliegen. Nicht der erste, aber auch nicht der letzte sein, der ein neues Mittel verschreibt. Nicht selten sind neue Mittel schlechter als alte.
- Nur solche Mittel verschreiben, bei denen *Angaben über Nebenwirkungen und Risiken* gemacht werden.

> *Merke:* Wenn keine Nebenwirkung bekannt ist, fehlt in der Regel auch die Hauptwirkung.

- Weniger die benötigte Gewichtsmenge (Absolutwert), vielmehr der *therapeutische Index* (Relativwert) ist entscheidend. Beispiel: Glucocorticoide. Cave anders lautende Werbung!
- *Kombinationen* beflügeln die Phantasie der Werbefachleute, der Arzt halte sich besser an S. 24.

> Es gibt zwei untrügliche Zeichen für Unsicherheit in arzneitherapeutischen Dingen: Medikamentöse Polypragmasie und schneller Wechsel von Medikament zu Medikament.

1.5 Placebo-Effekte

Hierunter faßt man alle erwünschten und unerwünschten Arzneimittelwirkungen zusammen, soweit sie subjektiv bedingt sind. Man unterscheide:

Placebos 1. Art („reine Placebos") sind pharmakodynamisch völlig unwirksam. Beispiel: Milchzucker. *Placebos 2. Art* („unreine Placebos") sind pharmakodynamisch wirksam, aber nicht im Sinne der Indikation. Vorsicht beim therapeutischen Versuch; der Patient kann diese Art von Placebos an ihren pharmakodynamischen Eigenschaften (z. B. Geschmack oder Sedation) erkennen!

Differente Mittel dürfen keinesfalls als Placebos eingesetzt werden, weil neben den erwünschten psychologischen Effekten auch unerwünschte, pharmakodynamisch bedingte Nebenwirkungen zu erwarten sind.

Bedeutung

- Im *klinischen Experiment* kann man Placebos der unbehandelten Kontrollgruppe verabreichen. Wenn eine ernste Erkrankung vorliegt, gegen welche bereits wirksame Medikamente existieren, muß jedoch die bisherige Therapie der Kontrollgruppe zugute kommen.
- Placebos als *Diagnostica* sind höchst unsicher, weil psychogene Zustände resistent, somatogene Zustände Placebo-empfindlich sein können.
- *Therapeutisch* sind Placebos niemals ein Ersatz für rationale Arzneitherapie oder Psychotherapie (das Placebo verbaut den weiteren Zugang!). Andererseits ist der Nutzen von Placebos im Vergleich zu therapeutischem Nihilismus bei sovielen Erkrankungen und Beschwerden erwiesen, daß der Placebo-Effekt zu den wichtigsten Arzneimittelwirkungen zu zählen ist. Zahlreiche Patienten leiden, ohne im naturwissenschaftlichen Sinne krank zu sein. Ihnen ist mit einem suggestiv verabreichten Placebo besser gedient als mit einem differenten und daher riskanten Mittel. – Bedenke aber, daß Placebos auch psychologisch bedingte unerwünschte Wirkungen auslösen können. Meist sind diese subjektiv, wie Müdigkeit, Kopfschmerz, Obstipation; doch sind auch urticarielle Reaktionen beschrieben worden.

Multivitaminpräparate, naturheilkundliche Mittel, leichte Tranquilizer sind unter Praxisbedingungen meist Placebos. Bewußt und mit psychologischem Akzent einsetzen! Keinesfalls verächtlich machen! Besonders bei Schwangeren sollte man mit Placebos oder „Beinahe-Placebos" auszukommen suchen, weil die pharmakodynamisch bedingten Nebenwirkungen differenter Mittel auf den Fet nicht überschaubar sind.

Folgende Umstände *fördern* den psychologischen Effekt von Placebos, aber auch von im naturwissenschaftlichen Sinne wirksamen Mitteln:
- hoher Preis, den der Patient selbst zu zahlen hat;
- suggestive Verpackung und Benennung;
- ungewöhnliche Verabreichungsform;
- positive Suggestion durch Arzt und Umgebung;

– psychische Bereitschaft des Patienten, die wiederum durch die Art seines Leidens oder seine Persönlichkeit (Typ des „Placeboreaktors") bedingt sein kann.

1.6 Neun Thesen zum Umgang mit Arzneimitteln

1. Der Begriff „Arzneimittel" umfaßt mehr als nur den zugrundeliegenden Wirkstoff (s. S. 2). Die Wertigkeit eines Arzneimittels wird mitbestimmt durch seine Zubereitung (Galenik) und seine psychologischen Effekte.
Beim Umgang mit Arzneimitteln sind also drei Schichten zu bedenken, welche sich gegenseitig beeinflussen können:
   – Die zugrundeliegenden Wirksubstanzen bestimmen Pharmakodynamik und (weitgehend) Pharmakokinetik.
   – Die Zubereitung beeinflußt Pharmakokinetik, Verträglichkeit und wirkt suggestiv, besonders bezüglich Annehmbarkeit.
   – Die psychologischen Effekte (s. Placebo).
2. Der Arzt muß *voll* über das anzuwendende Arzneimittel *informiert* sein:
   – Er muß Pharmakodynamik und Pharmakokinetik verstehen.
   – Er muß Indikationen, Kontraindikationen und Nebenwirkungen kennen.
   – Nicht weniger wichtig ist die *bewußte* Ausnutzung des psychologischen Faktors gegenüber dem Patienten (ohne ihm selbst zum Opfer zu fallen!).

3. *Falsche Verwendung von Arzneimitteln ist die häufigste Ursache iatrogener Erkrankungen.* Todesfälle sind bekannt z. B. durch Anticoagulantien, Steroide, Chloramphenicol, Phenylbutazon, Herzglykoside. Daher Vermeidung jeder Polypragmasie. Wenn man im Zweifel ist, ob man ein Arzneimittel verabreichen soll, tue man es besser nicht.

4. Qualität und Konstanz der Zubereitungstechnik (Galenik) müssen gesichert sein. Das wachsame Auge der Konkurrenz sorgt dafür, daß Fehler in der Galenik auch bei Billigfirmen heute kaum mehr ins Gewicht fallen.
   Beispiele für die Bedeutung der Galenik
   – Die Zubereitung beeinflußt die Resorption oral angewandter Pharmaka entsprechend der Reihung Dragée < Tablette < Kapsel < Pulver < Suspension < Lösung.
   – Lösungsvermittler beeinflussen die Verträglichkeit parenteral angewandter Pharmaka, sowie die Resorption nach i. m. Injektion.
   – Über Externa s. S. 69.

   Generell ist auf die *Normierung der oralen Resorbierbarkeit* zu dringen. Zerfallsgeschwindigkeit und Auflösungsgeschwindigkeit von Oralpräparaten in vitro liefern zwar Hinweise auf ihre Resorbierkeit, gestatten aber in der Regel keine sichere Voraussage. Prüfungen am Menschen sind unumgänglich. Selbst die Verwendung eines Markenpräparates schützt nicht vor Schwankungen in der oralen Resorbierbarkeit, solange keine Deklarationspflicht für die Resorptionsdaten besteht.

5. Achte darauf, daß die Mittel *tatsächlich* und in der *richtigen Dosierung* eingenommen werden. Hier liegt der häufigste Grund für Versager bei Langzeittherapie (z. B. Anämie, Epilepsie, Diabetes). Abhilfe:
   ● Genaue Instruktionen – jedoch versteht sie der Patient oft nicht.
   ● Vertrauenspersonen einschalten – jedoch muß selbst das Pflegepersonal in Kliniken zur präzisen Abgabe von Arzneimitteln angehalten werden.
   ● Parenterale Zufuhr sollte bei Langzeitmedikation bevorzugt werden, wenn diese streng indiziert ist, der Patient aber nicht zuverlässig erscheint.

   So ist bei der Metaphylaxe des rheumatischen Fiebers parenterales Penicillin dem oralen überlegen; bei chronischen Schizophrenien sind parenterale Depotpräparate den oral gegebenen Neuroleptica vorzuziehen.
   Daß die Nichteinnahme für den Patienten vorteilhaft sein kann, wenn er einem arzneitherapeutischen Polypragmatiker in die Hände fiel, steht auf einem anderen Blatt.
   Die Nichteinnahme von Arzneimitteln läßt sich nur selten durch Befragen feststellen, eher durch Kontrolle der Ausscheidung im Harn.

6. *Verschreibung laufend überprüfen, ob sie noch sinnvoll ist.*
   Beliebte Fehler sind
   ● Ungeprüfte Fortsetzung der von anderer Seite begonnenen Therapie.
   ● Ungeprüfte Fortsetzung der in der eigenen Praxis begonnenen Therapie durch Hilfskräfte.
   ● Zu große Packungen.
   ● Unfreiwillige Kombination dadurch, daß der Patient *mehrere* Ärzte aufsucht und sämtliche Rezepte befolgt.

7. Zu tadeln ist die *Rezeptur für Abwesende*. Die Rezeptpflicht soll das arzneimittelbedingte Risiko möglichst niedrig halten. Daher muß eine Rezeptur stets mit einem Gespräch, meist mit einer Beratung, oft mit einer Untersuchung des Patienten einhergehen. Überdies zerstört die anonyme Rezeptur einen für die Arzneitherapie äußerst positiven suggestiven Faktor (siehe Placebos!). Schließlich ist der Arzt kein Selbstbedienungsautomat!

8. Jeder Patient, der dauernd Arzneimittel einnimmt, steht unter *erhöhtem Risiko* durch
   ● Störung der normalen Verrichtungen (Beispiele: Sedativa und Verkehrssicherheit, Teratogene und Schwangerschaft).
   ● arzneimittelbedingte körperliche Schäden (Beispiel: Phenacetin-Niere).
   ● Verschlimmerung von Krankheiten (Beispiel: Infektionen bei Steroidtherapie).
   ● Wechselwirkung mit anderen Fremdstoffen (Beispiel: Zentralnervös wirkende Arzneimittel und Alkohol).
   ● Gewohnheitsbildung, psychische und physische Dependenz (vom Laxans bis zum Opiat!).

Ebenso wie der Chirurg sollte auch der Arzneitherapeut nur ausnahmsweise die *maximal mögliche* Therapieform anstreben; stets sollte er eine *angemessene* Therapie durchführen, die sich unter Berücksichtigung von Indikation, Erfolgsaussicht und Risiken ergibt.

9. Der *Patient* ist in arzneitherapeutischen Dingen oft *sein eigener Feind*. Noch stärker als viele Ärzte unterliegt er dem Irrglauben, jede Verstimmung sei mit einem Psychopharmakon, jede Schlaflosigkeit sei mit einem Schlafmittel, ein gewöhnlicher Virusinfekt sei mit einem Antibioticum zu behandeln. Viele arzneitherapeutische Fehler werden unter dem Druck des Patienten begangen. Er erwartet, daß etwas geschieht und zwar mit Hilfe von (möglichst neuen) Arzneimitteln. Erziehung erscheint dringend erforderlich (s. Motto über 1.4).

1.7 Wechselwirkungen zwischen Arzneimitteln

Fast jeder hospitalisierte Patient erhält mehrere Arzneimittel. Zahlreiche Fertigpräparate sind Kombinationen. Daher besteht eine hohe Wahrscheinlichkeit für Wechselwirkungen. Sie können erwünscht sein (z. B. bei sinnvollen Kombinationen); meist sind sie unbeabsichtigt und unerwünscht.

Eine Wechselwirkung kann sich äußern in der
- Zunahme der Wirkung eines oder mehrerer Wirkstoffe (im Sinne von Synergismus oder Potenzierung), oder der
- Abnahme der Wirkung eines oder mehrerer Wirkstoffe (fälschlich auch als Interferenz bezeichnet).

Die Änderung kann sich spezifisch auf einen Teil des Wirkungsspektrums beziehen.

So wirkt die Gabe von K^+ der ektopischen Reizbildung unter Herzglykosiden entgegen, fördert aber den glykosidbedingten AV-Block.

Unerwünschte Wechselwirkungen sind zwar theoretisch häufig zu erwarten. Klinisch gewichtig ist aber nur eine beschränkte Anzahl. Man denke stets an Wechselwirkungen, wenn man Arzneimittel mit geringer therapeutischer Breite anwendet, so bei Herzglykosiden, oralen Anticoagulantien, oralen Antidiabetica, Steroiden, Cytostatica.

Die klinisch relevanten Wechselwirkungen sind im folgenden mit einem * versehen.

Pharmazeutische Wechselwirkungen

Sie treten außerhalb des Organismus auf. Sind sie unerwünscht, bezeichnet man sie als *Inkompatibilitäten*.

Sie sind keine Angelegenheit des Arztes, außer
- er verschreibt unkonventionelle Salben etc.* (vgl. 4.1);
- er mischt Arzneimittel in der gleichen Spritze*. Sogenannte „Mischspritzen" sind also zu untersagen!
- er setzt Arzneimittel komplexen Infusionsflüssigkeiten zu* (z. B. Penicilline zu

alkalischen Lösungen; Tetracycline reagieren mit Ca^{2+}; Catecholamine sind oxidabel). Besser in den Schlauch spritzen oder über T-Stück infundieren! Fertige Gemische bevorzugen! Stets Beipackzettel konsultieren!

Pharmakokinetische Wechselwirkungen

Beeinflussung der Resorption

Hierbei handelt es sich stets um Grenzfälle zur pharmazeutischen Wechselwirkung, denn das Magen-Darm-Lumen und die Hautoberfläche stellen extracorporale Kompartimente dar.

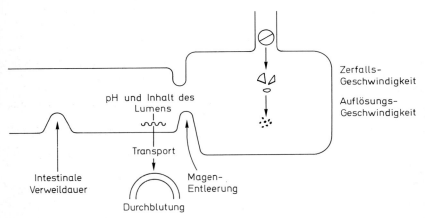

Abb. 1.7-1. Faktoren, welche die enterale Resorption beeinflussen und bei Wechselwirkungen beteiligt sein können

a) *Enterale Resorption*

● Wechselwirkungen mit Inhaltsstoffen der Nahrung sowie oral angewandten Arzneimitteln.
Eisen* reagiert mit Phosphat, Antacida und Tetracyclinen.
Tetracycline* bilden Chelate mit Antacida (Ca^{2+}, Mg^{2+}, Al^{3+}) sowie mit Fe^{2+}. Zwischen der oralen Gabe von Tetracyclinen bzw. Antacida und Eisen sollte man daher einen Abstand von mindestens drei Std einhalten.

Schon Natriumbicarbonat verschlechtert die Resorption von Tetracyclinen aus festen Zubereitungen, weil es deren Löslichkeit herabsetzt. Alle untersuchten nicht-systemischen Antacida mindern die Resorption von Digoxin.

Gibt man ein Arzneimittel auf vollen Magen, so hat man in der Regel mit einer *Verzögerung* der Resorption zu rechnen (Retard-Effekt), wie dies für Digoxin gezeigt wurde. Die Resorptions*quote** wird durch Nahrung meist vermindert, manchmal aber auch erhöht; oft wird sie unsicher. – Gut verträgliche Arzneimittel, welche genau dosiert werden sollen, gibt man also auf leeren Magen (z. B. Oralpenicilline oder Thyroxin). Schlecht verträgliche Arzneimittel (z. B. Fe^{2+}) gibt man lieber auf vollen Magen und nimmt eher eine verminderte Resorption als eine Verweigerung durch den Patienten in Kauf.

● Die gastrointestinale Resorption hängt davon ab, wie lange ein Medikament in dem für seine Resorption entscheidenden Abschnitt bleibt. Verlängerung dieser *Verweildauer* würde die Resorption fördern, Verkürzung sie hemmen.

Beispiele: Laxantien oder Metoclopramid hemmen, das Parasympatholyticum Propanthelin fördert die Digoxin-Resorption aus Tabletten. Bei anderen Arzneimitteln, z. B. Paracetamol, ist jedoch mit einer Hemmung der Resorption durch Propanthelin zu rechnen.

● Unterbrechung des *Gallensäurecyclus**, z. B. durch Cholestyramin → erschwerte Resorption lipophiler Arzneimittel. So wird gleichzeitig die Resorption oraler Anticoagulantien *und* von Vitamin K herabgesetzt!

● Nicht interpretierbare Wechselwirkungen, z. B. Hemmung der Aufnahme von Griseofulvin oder Dicumarol durch Barbiturate, Hemmung der Folsäureaufnahme durch Phenytoin und andere Antiepileptica.

● *Erwünschte* Wechselwirkungen resultieren z. B.
  – aus der Kombination von Eisen mit saurem Magensaft (→ verbesserte Löslichkeit; s. hierzu jedoch S. 141);
  – aus der Gabe von Aktivkohle oder Paraffinöl bei oralen Vergiftungen.*

b) *Die parenterale Resorption* aus i. m. oder s. c. Depots wird beeinflußt durch

● Änderung der Durchblutungsverhältnisse. Beispiele:
  – Besserung der Schocksituation → bessere Durchblutung → bessere Resorption aus Arzneimitteldepots (etwa von subcutan verabreichtem Insulin bei erfolgreich behandeltem Coma diabeticum)*.
  – Lokalanaestheticum mit Vasoconstringens → verlängerte lokale und verminderte systemische Wirkung*.

● Änderung der Löslichkeit. Beispiele:
  – Penicillin mit Procain → schwerer lösliches Depot*. Das hat nichts mit Lokalanaesthesie zu tun, sondern folgt aus der Salzbildung zwischen der Säure Penicillin und der Base Procain.
  – Diverse Depot-Insuline* (s. 13.3).
  – Bestimmte Basen (z. B. Chinidin) oder Säuren (z. B. Phenytoin) sind nur in unphysiologischem pH-Bereich löslich. Injiziert man ihre Lösungen i. m., so wird sich der pH-Wert im Depot allmählich dem Gewebs-pH nähern, und die Wirkstoffe werden ausfallen. Die Resorption wird dadurch langsam und unsicher*.

c) *Cutane Resorption*

Über die unendlich vielfältigen pharmazeutischen, pharmakokinetischen und pharmakodynamischen Wechselwirkungen unterrichtet auszugsweise Abschnitt 4.4.

Beeinflussung der Verteilung

● Kompetition um Bindung an Plasmaproteine: Sie ist zwar vielfältig möglich, wird aber in ihrer Bedeutung kräftig überschätzt. Sie kann nur kurzfristige Wirkungsverstärkungen eines Arzneimittels erklären, weil das freigesetzte Mittel sogleich in andere Kompartimente verteilt wird, wo es abgebaut, ausgeschieden oder erneut gebunden wird. In der üblichen Dosierung besetzen Arzneimittel überdies nur einen Teil der möglichen Bindungsstellen. Die Verdrängung kann nur bei hochgradiger (90–99%) Bindung des zu verdrängenden Arzneimittels relevant sein. Sie wird von der Affinität und der Dosierung *beider* Kompetitoren bestimmt. Nicht selten stören verdrängende Arzneimittel auch den Metabolismus der verdrängten Substanz (s. u.), was in praxi meist wichtiger ist.

Beispiele

– Manche Sulfonamide verstärken die blutzuckersenkende Wirkung von Sulfonylharnstoffen, was auf einer Freisetzung des gebundenen Arzneimittels beruhen soll.
– Orale Anticoagulantien können durch Phenylbutazon*, Sulfonylharnstoffe, vielleicht auch durch Clofibrat, Acetylsalicylsäure, Phenytoin aus ihrer Proteinbindung verdrängt werden (→ verstärkte Anticoagulation).
– Bilirubin kann durch Sulfonamide oder Salicylate verdrängt werden (→ Kernikterus).

Beeinflussung des Arzneimittel-Metabolismus

Lies hierzu auch Kap. 2.6, ferner den Abschnitt über Alkohol und Arzneimittel!

● Der Arzneimittel-Abbau kann *induziert* werden, vor allem durch Barbiturate*, Rifampicin*, Phenytoin*.
Induktion ist aber erst dann zu erwarten, wenn der Induktor mindestens *eine Woche lang regelmäßig* eingenommen wurde.

Beispiele: Induktion fördert den Abbau von

– Anticoagulantien (s. S. 168) → ungenügende Einstellung bei oraler Thromboseprophylaxe*.
– Phenytoin (s. 15.4) → ungenügende Einstellung bei Epilepsie*.
– Glucocorticoiden → z. B. erhöhten Bedarf bei Asthma bronchiale*.
– Sexualhormonen. Orale Contraceptiva sind dann weniger zuverlässig (s. S. 347).
– Desipramin → Beeinträchtigung der antidepressiven Therapie.
– Digitoxin bzw. Chinidin → ungenügende Einstellung bei Herzinsuffizienz.

Auch proteinreiche Diät, Rauchen oder Alkoholgenuß scheinen zu induzieren; doch ist die praktische Bedeutung dieser Faktoren nicht gesichert.

- Der Arzneimittelabbau kann *gehemmt* werden.
  Hierzu genügt bereits eine einmalige Gabe des Inhibitors!

  Beispiele: Hemmung des Abbaus von
  - Phenytoin durch orale Anticoagulantien, Isoniazid (bei *langsamen* Acetylierern*, s. S. 53) Phenylbutazon, Chloramphenicol, einige Sulfonamide, Barbiturate.
  - Tolbutamid durch orale Anticoagulantien, Phenylbutazon, Chloramphenicol, einige Sulfonamide.
  - Azathioprin und Mercaptopurin durch Xanthinoxidase-Hemmer* (Allopurinol; s. 6.1).
  - Isoniazid durch Hydralazine.
  - oralen Anticoagulantien (s. 9.2)*.
  - biogenen Aminen durch MAO-Hemmer.
  - Cholinestern durch Cholinesterase-Hemmer*.
  - Bei der Therapie des M. Parkinson ist die periphere Hemmung der Dopa-Decarboxylase* erwünscht (s. 15.5). Daraus ergibt sich eine verlängerte HWZ für Dopa *und* eine Erniedrigung der extracerebralen Dopamin-Konzentration.

Beeinflussung der renalen *Arzneimittel-Ausscheidung* (lies hierzu auch 2.5!)
- durch Änderung der *Harn-Menge* (Diuretica, Infusionen). Beispiel: forcierte Diurese fördert die Ausscheidung nierengängiger Substanzen*.
- durch Änderung des *Harn-pH's*. Zur Erinnerung: Je stärker polar die Substanz, desto weniger diffundiert sie durch die Tubulusepithelien zurück. Dissoziation erhöht die Polarität. Daher werden schwache Säuren, z. B. Barbiturate, PAS, Acetylsalicylsäure, Sulfonamide besser im alkalischen Harn ausgeschieden, während Ansäuern die Ausscheidung von Chinidin, Amphetamin und Trimethoprim fördert. Klinisch genutzt* wird dieses Verhalten bei Vergiftungen mit langwirkenden (!) Barbituraten oder Acetylsalicylsäure.
- durch *Hemmung des aktiven Transportes* in den proximalen Tubulus. Beispiel: Probenecid hemmt die tubuläre Sekretion von Penicillinen und Cephalosporinen → erwünschte Wirkungsverstärkung*.

Pharmakodynamische Wechselwirkungen

- Direkt am Receptor treten therapeutisch verwendete Antagonisten in Wechselwirkung mit den physiologischen Transmittern oder deren Analoga (s. Kursus der Allgemeinen Pharmakologie).
- Einige der zahllosen indirekten Wechselwirkungen sind in Tabelle 1.7-1 und 1.7-2 aufgeführt.

Tabelle 1.7-1. Praktisch wichtige Beispiele für unerwünschte Wirkungs-*Verstärkungen* an Erfolgsorganen

Kombination	Zu befürchten ist
Muskelrelaxantien bei Behandlung mit Aminoglykosidantibiotica	verstärkte curareähnliche Wirkung
Morphin und Sauerstoff	weitere Abschwächung des Atemantriebs
Ca^{2+} bei digitalisierten Patienten	verstärkte Glykosidwirkung
K^+ bei digitalisierten Patienten mit partiellem AV-Block	Komplettierung des Blocks
K^+-Mangel (z. B. durch chronische Gabe von Saluretica oder Laxantien) beim digitalisierten Patienten	verstärkte Glykosidwirkung
Cephalosporine mit Gentamicin oder Cephalosporine mit hohen Dosen Furosemid	Tubulusschäden in der Niere
β-Sympathomimetica und Halogenkohlenwasserstoffe (z. B. Halothan)	Extrasystolen durch Sensibilisierung des Herzens für Catecholamine
Clofibrat bei gleichzeitiger Gabe von Anticoagulantien	verstärkte Blutungsneigung
Antisympathotonica, z. B. Guanethidin, Methyldopa, Reserpin; tricyclische Antidepressiva	verstärkte Wirkung „direkter" Sympathomimetica (Blutdruckanstieg, Arrhythmien)

Tabelle 1.7-2. Praktische wichtige Beispiele für unerwünschte Wirkungs-*Abschwächungen* am Erfolgsorgan

Kombinationen	Zu befürchten ist
Saluretica (chronische Zufuhr) beim medikamentös behandelten Diabetes oder bei der Gicht	verschlechterte Einstellung des Diabetes oder der Gicht
Antisympathotonica mit peripherem (Guanethidin) oder zentralem (Clonidin) Angriff, bei gleichzeitiger Gabe von tricyclischen Antidepressiva	antihypertensive Wirkung ist herabgesetzt
Bacteriostatische mit bactericid wirkenden Mitteln	verminderte antibakterielle Wirkung (vgl. 5.1)
β-Blocker mit Insulin oder mit oralen Antidiabetica	Hypoglykämie durch Blockade der Gegenregulation
Sulfonamide mit Procain oder Procainamid	Hemmung der antibakteriellen Wirkung durch den Metaboliten p-Aminobenzoesäure
Zentralwirkende, zugleich sedierende Antihypertensiva (Reserpin, Clonidin, *a*-Methyldopa) bei antidepressiver Behandlung	psychopharmakologische Wirksamkeit tricyclischer Antidepressiva ist herabgesetzt

Wechselwirkungen zwischen Alkohol und Arzneimitteln

Pharmakokinetische Wechselwirkungen

- Förderung der Resorption von Arzneimitteln ist bei sonst schwerlöslichen Substanzen zu erwarten. So erhöht Äthanol die Resorption von Diazepam, was bei Suicid-Versuchen wichtig sein kann.
- Hemmung des Abbaus von Arzneimitteln durch akute Gaben von Alkohol wurde wahrscheinlich gemacht für Barbiturate, Meprobamat, orale Anticoagulantien.
- Förderung des Abbaus von Arzneimitteln beim chronischen Alkoholismus wurde wahrscheinlich gemacht für Barbiturate, Phenytoin, Tolbutamid, orale Anticoagulantien. Alkohol induziert aber vergleichsweise nur schwach; die nach langfristiger Gabe zu erwartende Leberschädigung sollte der Induktion entgegenwirken.
- Akute Unverträglichkeit von Alkohol oder Arzneimittel (Disulfiram-ähnliche Wirkung) wurde beschrieben für Chlorpropamid, Metronidazol.
- Förderung des Abbaus von Alkohol durch hohe (!) Gaben von Fructose (1–2 g/kg); dies begünstigt die Wirkbedingungen von Alkoholdehydrogenase. Gleichwohl kann Fructose nicht zur Behandlung der akuten Alkoholvergiftung empfohlen werden; sie wirkt zu schwach und steigert die Konzentration von Lactat und Urat im Serum.

Pharmakodynamische Wechselwirkungen

- Akute Alkoholgabe kann die Wirkung **sämtlicher** zentralnervös wirksamer Mittel in nicht vorhersagbarer Weise verstärken, modifizieren oder abschwächen (dies gilt z. B. für Sedativa und Schlafmittel, sämtliche Psychopharmaka, Analgetica, Mittel gegen Reisekrankheit (!), Antiepileptica, Antihistaminica).
- Chronische Alkoholgabe kann zu unspezifischer Toleranzentwicklung des ZNS nicht nur gegen Alkohol, sondern auch gegen andere zentral dämpfende Mittel führen (z. B. Barbiturate, Inhalationsanaesthetica).

Multiple Wechselwirkungen

Sie sind überaus häufig.

Beispiele:		
Sulfonamide bzw. Phenylbutazon	{	verdrängten Tolbutamid aus der Eiweißbindung hemmen den Abbau von Tolbutamid verdrängen Tolbutamid bei der tubulären Sekretion
Probenecid	{	verdrängt Penicilline aus der Eiweißbindung verkleinert das Verteilungsvolumen von Penicillinen verdrängt Penicilline bei der tubulären Sekretion
Phenobarbital	{	induziert den Abbau von Griseofulvin stört die Resorption von Griseofulvin
Phenobarbital oder Äthanol	{	induzieren den Abbau von Phenytoin bei chronischer Gabe und hemmen ihn (kompetitiv?) bei akuter Gabe

Zur Problematik der Arzneimittelkombinationen

> Je zusammengesetzter unsere Rezepte sind, desto finsterer wird es in der Arzneimittelkunde.
>
> Samuel Hahnemann

Jedes, auch das chemisch einheitliche Arzneimittel erzeugt eine Kombination von Wirkungen, da es streng spezifische Mittel nicht gibt und wohl nicht geben kann. Kombinationen zwischen Arzneimitteln verbreitern manchmal das Spektrum der erwünschten, stets aber das der unerwünschten Wirkungen.

Vorteile der Kombinationen sind nur gegeben, wenn *alle* Inhaltsstoffe der Kombination benötigt werden:
– Man vermutet eine größere Zuverlässigkeit der Einnahme, wenn nur *eine* Tablette zu nehmen ist (z. B. antihypertensive Therapie); dies ist jedoch nicht belegt.
– Einstellung eines experimentell belegten Optimums (z. B. zwischen Oestrogen und Gestagen in Contraceptiva; G-Penicillin und Procain-G-Penicillin).
– Synergismus des therapeutischen Effekts ohne Synergismus der Nebenwirkungen (z. B. Cotrimoxazol).
– Aufhebung unerwünschter Wirkungen (z. B. durch Kombination zwischen Spasmolyticum und spasmogenem Opiat).

Nachteile der Kombinationen sind *immer* gegeben:
– Fixe Kopplung; daher Gefahr der Fehldosierung eines Inhaltsstoffes (z. B. Glucocorticoide + Phenylbutazon; alle fixen Kombinationen mit Herzglykosiden).
– Häufung der möglichen Nebenwirkungen (z. B. Analgetica-Kombinationen).
– Verschleierung wichtiger Symptome (z. B. folsäurehaltige Eisenpräparate bei beginnender Perniciosa).
– Komplizierung der Therapie, etwa durch Arzneimittel-Wechselwirkungen.
– Falsches Gefühl der Sicherheit; s. hierzu Antibiotica, S. 90!

Merke: 1. Die meisten fixen Kombinationen sind historisch oder kommerziell bedingt.
2. Je riskanter ein Arzneimittel bereits bei alleiniger Gabe ist, desto weniger eignet es sich zur Kombination.

Allgemeine Regeln zur Minderung der Wahrscheinlichkeit von Wechselwirkungen:

Verschreibe nur solche Arzneimittel, welche der Patient benötigt.
Überzeuge Dich von der Zusammensetzung von Kombinationspräparaten. Wenn diese u. a. ein nicht benötigtes Arzneimittel enthalten, sollen sie nicht verschrieben werden.
Besondere Vorsicht bei Herzglykosiden, Cytostatica, oralen Antidiabetica, Steroiden, Anticoagulantien.

Die Zahl der möglichen Interaktionen ist so groß, daß Auswendiglernen nicht mehr angemessen erscheint. Computertechniken drängen sich auf.

1.8 Unerwünschte Arzneimittelwirkungen
(sog. Nebenwirkungen, s. hierzu auch 1.3)

Motto: „Wir haben nur Gutes gesehen".

Die Klassifizierung in (erwünschte) Haupt- und (unerwünschte) Nebenwirkungen ergibt sich aus der ärztlichen Anwendung.

Beispiel: Verwendet man Atropin in der Ophthalmologie (Pupillen-Erweiterung), so sind seine Herzwirkungen (Tachykardie, verkürztes P-Q) unerwünscht. Benutzt man es dagegen in der Kardiologie, so werden seine ophthalmologischen Effekte als Nebenwirkungen klassifiziert.

Nebenwirkungen sind *häufig;* ca 2–4% der stationären Aufnahmen in internistische Abteilungen sind durch schwere Nebenwirkungen bedingt, und etliche hiervon enden letal. Sie liegen also den häufigsten „iatrogenen Erkrankungen" zugrunde. Sie können jede Krankheit bzw. jedes Syndrom imitieren. Im Alter sind sie gehäuft, weil mehr Arzneimittel genommen werden, die Pharmakokinetik weniger günstig ist, und die Regelmöglichkeiten eingeschränkt sind. Statistisch stehen im Vordergrund Analgetica-Antipyretica, Herzglykoside, orale Anticoagulantien, Glucocorticoide, Diuretica, Cytostatica, Antibiotica.

Unerwünschte Arzneimittelwirkungen sind im Tierversuch oft nur mit Mühe oder garnicht zu reproduzieren; daher *schützt der Tierversuch nicht* sicher vor späteren Nebenwirkungen am Menschen (Beispiele: Contergan-Katastrophe, Lupus-Syndrom bei Hydralazin). Andere Nebenwirkungen treten nur im Tierversuch auf, nicht beim Menschen. *Beispiele:*
– Tödliche Darminfektion des Meerschweinchens unter Penicillin.
– Lebertumoren bei Mäusen unter Griseofulvin.
– Dextranbedingtes akutes Ödem bei Ratten.

Seltene Nebenwirkungen sind nur an einem großen Patientengut zu finden. Sie sind am ehesten durch prospektive Studien zu entdecken. Man sieht mit ~ 95% Wahrscheinlichkeit eine Nebenwirkung mit einer Häufigkeit von
1% bei ca. 400 Patienten,
0,1% bei ca. 4000 Patienten,
0,01% bei 40 000 Patienten.

In der Phase III der Arzneimittelprüfung (vgl. S. 3) sind möglichst viele Wirkungen im Rahmen kontrollierter Studien zu erfassen. Nach der Freigabe des Mittels sind Ärzte und Behörden weitgehend auf anekdotische Berichte angewiesen; manche seltenen, aber schweren Nebenwirkungen sind so gefunden worden. *Melde* daher jeden Verdacht auf eine noch nicht geläufige Nebenwirkung auf dem dafür vorgesehenen Formblatt (im Deutschen Ärzteblatt); der Erfolg derartiger retrospektiver Aktionen ist aber vergleichsweise bescheiden. Wegen der mangelnden Meldefreudigkeit der deutschen Ärzte sind zuverlässige Zahlen über die Häufigkeit geläufiger Nebenwirkungen in der Bundesrepublik kaum zu erhalten; Berichte über neue Nebenwirkungen findet man eher in der angelsächsischen Literatur.

Klassifizierung der Nebenwirkungen

1. Scheinbare Nebenwirkungen („Nebenwirkungen der Placebos"; s. S. 14).
2. Allergische Reaktionen. (s. S. 27).
3. Von der Hauptwirkung abhängige oder unabhängige Nebenwirkungen bei
   - absoluter Fehldosierung,
   - relativer Fehldosierung wegen
     – eingeschränkter Organfunktion,
     – individueller, z. B. genetisch bedingter Überempfindlichkeit (Idiosynkrasie),
     – Wechselwirkung mit anderen Arzneimitteln, mit Giften oder mit Inhaltsstoffen der Nahrung.

An vielen Stellen der Arzneitherapie wird von „leichten" und „starken" Mitteln gesprochen (vgl. Laxantien, Diuretica, Antitussiva, Schlafmittel, Analgetica). Diese Benennung hat nichts mit der absoluten Menge des Wirkstoffes zu tun, welche zur Auslösung eines definierten Effekts (z. B. Schlafeintritt) erforderlich ist, sondern mit der Dosis-Wirkungs-Beziehung. Der Effekt eines „starken" Mittels folgt also der Dosis bis zur Überdosierung im klinischen Sinn (z. B. akute Schlafmittelvergiftung). Vgl. hierzu Abb. 1.8-1.
Nebenwirkungen, die von der Hauptwirkung unabhängig sind, sind selbstverständlich auch von „leichten" Mitteln zu befürchten. Beispiel: Schwere Nierenschäden durch das „leichte" Analgeticum Phenacetin.

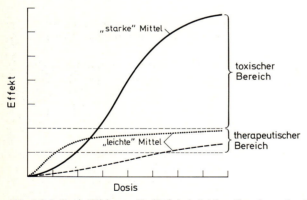

Abb. 1.8-1. Dosis-Wirkungs-Verläufe bei „leichten" und „starken" Mitteln (schematisiert)

Wie vermeidet man Arzneimittelschäden?

1. Der größte Teil der Arzneiverschreibungen ist unzureichend begründet. Wer also Arzneimittel *zurückhaltend einsetzt*, vermeidet den größten Teil der Nebenwirkungen.

2. Die verbleibenden Nebenwirkungen sind meist vorhersagbar, nur wenige beruhen auf individueller Disposition. Daher kein Arzneimittel ohne Arzneimittel-Anamnese anwenden!
3. Bei ,,heiklen" Arzneimitteln sorgfältig den Patienten beobachten; evtl. Plasmakonzentration messen.

Das Gros der Arzneimittelschäden ist vom Arzt zu verantworten (s. auch 1.6).

Arzneimittelallergie

Definition

Arzneimittelallergien sind eine besondere Form von unerwünschten Wirkungen, bei denen das Immunsystem eine maßgebliche pathogenetische Rolle spielt. Sie lassen sich von toxischen Arzneimittelwirkungen anhand folgender Kriterien unterscheiden:

- *Zeitlicher Ablauf:* Eine Latenzphase tritt bei toxisch bedingten Reaktionen nur gelegentlich auf; sie beruht auf der Kumulation der Substanz bzw. der Wirkung. Bei erstmaligen allergischen Reaktionen ist eine initiale Latenzphase obligat; sie repräsentiert die Sensibilisierung. Anamnestische Reaktionen nach wiederholter Exposition laufen hingegen beschleunigt ab.
- Die *Dosisabhängigkeit* ist bei allergischen Reaktionen gering, weil der Verstärker-Mechanismus des Immunsystems entscheidend ist. Bei toxischen Reaktionen ist sie hoch.
- Das *klinische Bild* ist bei allergischen Reaktionen vor allem durch die Immunantwort bestimmt, bei toxischen Reaktionen durch die pharmakologischen Eigenschaften der Substanz.
- Die *Disposition* des Patienten ist bei allergischen Reaktionen von größter Bedeutung. Bei toxischen Reaktionen tritt sie gegenüber der Bedeutung des Arzneimittels zurück, außer bei Idiosynkrasie infolge genetischer Defekte (s. 2.7).

Zur Pathogenese (s. auch 6.3)

Niedermolekulare Haptene, wie es die meisten Arzneimittel sind, müssen zunächst zum Vollantigen ergänzt werden, z. B. durch möglichst feste Bindung an ,,Träger" in Serum oder Gewebe. Da die Antikörper nicht nur mit dem ursprünglichen Hapten, sondern auch mit Teilen des körpereigenen hochmolekularen Trägers reagieren, sind *Autoimmunphänomene* zu erwarten.

Die wichtigsten allergenen Arzneimittel sind

- Penicilline und Cephalosporine. Sie erzeugen die häufigsten (Antikörper wahrscheinlich in fast allen Fällen) und gefährlichsten (Anaphylaxie!) Reaktionen.
- Acetylsalicylsäure. Besonders bekannt ist das Aspirin-Asthma; nicht allergische Prozesse dürften mitspielen.

- Barbiturate, Pyrazolone, Sulfonamide, Thyreostatica. Sie verursachen nicht selten dermatologische und hämatologische Manifestationen.
- Insulin (s. d.) und andere Proteo- bzw. Peptidhormone.

Manche Substanzen werden erst durch den Stoffwechsel (Penicilline) oder durch Licht (s. S. 29) zu reaktionsbereiten Haptenen.

Kreuz-Allergien sind praktisch bedeutsam bei
- Penicillinen untereinander,
- Cephalosporinen untereinander,
- zwischen Penicillinen und Cephalosporinen,
- Phenothiazinderivaten untereinander,
- Mitteln mit substituiertem Anilinrest (sogenannte „Para"-Gruppe), z. B. Sulfonamiden, Procain, Anilinfarbstoffen. Selten bestehen Kreuzallergien zwischen dieser Gruppe und Estern der p-Hydroxybenzoesäure (sog. Parabenen), die zahlreichen Zubereitungen als Konservierungsstoffe zugesetzt sind.

Das Risiko der Allergisierung steigt mit der Applikationsart: oral < parenterale Injektion < cutan.

Syndrome der allergischen Reaktionen (s. auch 6.3)

● *Anaphylaktischer Schock*. Pathogenese: Sofortreaktion vom Typ I. Er ist die gefährlichste Form der Arzneimittelallergie, z. B. nach Penicillinen.
Die *anaphylaktoide Reaktion* entspricht nach klinischem Bild und therapeutischen Erfordernissen dem anaphylaktischen Schock. Sie ist aber nicht antikörperbedingt, hängt also stark von der Menge der verabreichten Substanz ab. Hierher gehören die Reaktionen auf Kontrastmittel, Dextrane und Acetylsalicylsäure.
Weitere Einzelheiten s. 6.3 und 10.1.
● *Serumkrankheit*. Pathogenese: Mischform, vor allem aus Typ I und III. Neben den (heute bedeutungslosen) artfremden Seren sind Penicilline, Thiouracilderivate und Röntgenkontrastmittel als auslösende Agentien geläufig.
● „*Arzneimittelfieber*" ohne weitere Symptomatik sollte stets differentialdiagnostisch bei unklaren Fieberzuständen erwogen werden.
● *Cutane* Reaktionsformen.
Ein großer Teil der Reaktionsweisen der Haut kann allergisch bedingt sein. Entscheidend ist die Anamnese.

Durch *interne* Verabreichung ergeben sich bevorzugt folgende generalisierte Manifestationen:
- Typ I als Urticaria und „rashes" (häufig!) – vor allem durch Penicilline und Cephalosporine, aber auch durch viele andere Mittel, z. B. Aminoglykoside, Corticotropin, Heparin, Barbiturate, Sulfonamide. – Die (nicht antikörperbedingte) anaphylaktoide Urticaria entsteht nach Kontrastmitteln, Dextranen und Acetylsalicylsäure.
- Typ II als thrombocytopenische Purpura (s. S. 134).
- Typ III als anaphylaktische Purpura, Schönlein-Henoch-Syndrom, Panarteriitis nodosa, Exanthem vom Typ der Serumkrankheit, z. B. nach Salicylaten oder Penicillin.

– Typ IV als fixe Arzneiexantheme (durch Barbiturate, Pyrazolone, Sulfonamide); Insulinspätreaktion (s. S. 262); hämatogen ausgelöstes Kontaktekzem; Purpura pigmentosa progressiva (durch Bromcarbamide).
Durch *externe* Verabreichung entwickelt sich, wahrscheinlich über eine Immunreaktion vom verzögerten Typ gegen „verfremdete" Haut das
– Kontaktekzem.
Unter seinen zahlreichen möglichen Ursachen treten hervor: Penicilline, Sulfonamide, Aminoglykosid-Antibiotica, die daher sämtlich in arzneitherapeutischen Externa nichts zu suchen haben; Lokalanaesthetica der Paraaminobenzoesäuregruppe (desgleichen!); dazu kommen zahllose nichtmedikamentöse potentielle Noxen. Kreuzallergien sind besonders häufig. Diese Substanzklassen (vor allem Ampicillin) können auch beim Pflegepersonal Kontaktekzeme hervorrufen.
Einen Sonderfall bieten *medikamentöse Photodermatosen*. Unter Lichteinfluß (320–400 nm, also langwelliges UV) entsteht
– bei den *phototoxischen* Reaktionen ein toxisches Agens. Beispiele: Phenothiazinderivate, Tetracycline. Bei Psoriasis wird die phototoxische Reaktion auf Psoralene therapeutisch genutzt. Die Manifestationsformen phototoxischer Reaktionen sind monoton und ähneln einem Sonnenbrand.
– bei den *photoallergischen* Reaktionen ein Hapten, welches sich zum Vollantigens mit einer körpereigenen Substanz verbindet. Beispiele sind die lokalchemotherapeutisch angewandten halogenierten Salicylanilide. Die Manifestationen sind vielfältig.
● Hämatologische Reaktionen. Mechanismus: Typ II und III.
Während toxische Reaktionen kumulativ zustande kommen und nur langsam abklingen, lassen sich allergische Reaktionen durch kleinste Mengen des Arzneimittels auslösen. Allergische Reaktionen sind gut reversibel, wenn der Patient die akute Phase überlebt.
– Thrombocytopenien sind äußerst häufig, werden meist nicht diagnostiziert. Beispiele: Chinidin, Thiazid-Diuretica, Phenylbutazon, Rifampicin.
– Leukopenien und Agranulocytose. Beispiel: Pyrazolon- und Pyrazolidin-Derivate, wahrscheinlich auch Thyreostatica.
– Hämolytische Anämien. Beispiel: Penicillin, α-Methyldopa, Phenacetin, Chinidin. Die unter Methyldopa entstandenen Antikörper sind auch gegen normale Erythrocyten gerichtet, d. h. hier liegt ein Übergang zu den Autoimmunkrankheiten vor.

Zur Diagnostik

Entscheidend sind *subjektive* Feststellungen, nämlich
– das klinische Bild,
– die sorgfältige Anamnese.
Objektive Verfahren sind nur in vivo zuverlässig, z. B.
– der Läppchentest beim Kontaktekzem,
– der Auslaß- und Expositionsversuch *(Vorsicht!)*. Intracutantests bei anaphylaktischen Reaktionen vermeide man, weil Penicilline, Dextrane oder Kontrastmittel bereits in kleinsten Dosen den sensibilisierten Menschen töten können.

Beweisend ist beides Mal nur die positive Reaktion, weil das zu testende Arzneimittel nicht notwendigerweise mit dem Antigen identisch sein muß (Biotransformation!).
In vitro-Verfahren haben nur beschränkte Aussagekraft und sind Spezialisten vorbehalten.

Zur Prophylaxe

- Denke stets an allergische Reaktionen bei Penicillinen, Acetylsalicylsäure, Pyrazolonderivaten, Barbituraten.
- Bedenke, daß auch Trägerstoffe schuld sein können, vor allem bei Externa.
- Frage nach vorausgegangenen Expositionen und Reaktionen; suche dabei nach verborgenen Identitäten. So findet man Chinin nicht nur in Grippemitteln, sondern auch in Tonic Water und manchen Bieren!
- Sei extrem vorsichtig bei atopischen Patienten (sogenanntes endogenes Ekzem, endogenes Asthma); sie neigen besonders zu anaphylaktischen Reaktionen.
- Vermeide die Gabe riskanter Externa (s. o.).
- Bemühe Dich um eine exakte Identifizierung des Allergens, wenn eine Arzneimittelallergie vorliegt. Das Allergen ist dann *lebenslang* zu meiden.
- Wenn ein allergenes Arzneimittel (z. B. Penicillin) oder Diagnosticum (z. B. Kontrastmittel) trotz positiver Anamnese eingesetzt werden *muß*, sollte eine Schnell-Desensibilisierung unter Glucocorticoid- und Antihistaminica-Schutz versucht werden. Die Behandlung eines anaphylaktischen Schocks ist vorzubereiten.

2 Arzneimittel bei Patientengruppen

2.1 Pharmakokinetische Grundlagen

Pharmakokinetik im weiteren Sinne ist die Lehre von der Einwirkung des Organismus auf Fremdstoffe (Abb. 2.1-1). *Pharmakokinetik im engeren Sinne* (mathematische Pharmakokinetik) beschreibt die quantitativen Beziehungen zwischen Aufnahme, Verteilung und Elimination eines Pharmakons. Sie rechnet hierbei mit drei Größen: Volumen, Konzentration und Zeit.

Die meisten der in Abschnitt 2.1 besprochenen Beziehungen ergeben sich aus dem pharmakokinetischen Grundmodell:

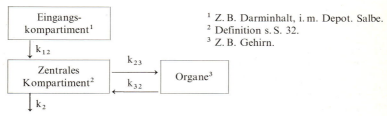

[1] Z. B. Darminhalt, i. m. Depot. Salbe.
[2] Definition s. S. 32.
[3] Z. B. Gehirn.

Die einzelnen Blöcke bedeuten Kompartimente (s. S. 32), die Pfeile bedeuten Substanzverschiebungen mit den jeweiligen Geschwindigkeitskonstanten k (s. S. 34).

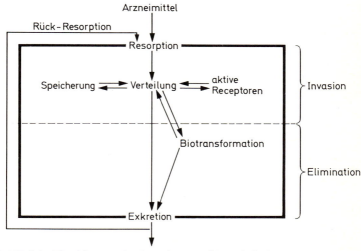

Abb. 2.1-1. Mögliche Einwirkungen des Organismus auf Arzneimittel

„Räume"

- Das *Verteilungsvolumen* ist eine (meist fiktive) Größe (V), die sich aus der Verdünnung einer vorgegebenen Dosis (D) errechnet

  $V = \dfrac{D}{y_0}$ (y_0 = Stoffkonzentration unmittelbar nach Durchmischung).

  Änderungen der Verteilungsvolumina lassen auf Änderungen des Zustandes des Organismus schließen.

  Beispiel: Man kann durch Injektion von ^{131}J-Albumin das Plasmavolumen bestimmen.

- Der *Verteilungskoeffizient* setzt das Verteilungsvolumen zum Körpergewicht in Beziehung $\dfrac{V[ml]}{KG[g]} = \Delta$ (KG = Körpergewicht).

  Würde sich z. B. die Substanz nur im extracellulären Wasser verteilen, so wäre $\Delta = 0{,}2$ (vgl. S. 145). Der Verteilungskoeffizient wird dagegen größer als 1, wenn ein stark konzentrierendes Kompartiment (s. u.) im schnellen Gleichgewicht mit dem Blutplasma steht.

- *Kompartimente* (englisch: Compartments) sind Verteilungseinheiten, welche in gegenseitigem Austausch stehen. „Tiefe" Kompartimente tauschen langsam aus, „oberflächliche" hingegen schnell.

  Kompartimente können also nicht nur Räume sein (z. B. der Liquorraum), sondern auch Organe (z. B. Niere) oder sogar Bindungsstellen (z. B. an Plasmaproteinen).
  Beispiel für hintereinander angeordnete („catenäre") Kompartimente:
  → Plasma ⇆ Interstitieller Raum ⇆ Fettgewebe.
  Beispiel für nebeneinander angeordnete („mammilläre") Kompartimente:

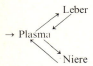

  Die Kompartimente sind durch morphologische und/oder Energieschranken getrennt, welche durch passive oder aktive Prozesse überwunden werden können.

  Beispiel: Jonale und Wasserbewegungen bei der Elektrolyttherapie.

  Die physikalisch-chemischen Eigenschaften von Kompartiment und Arzneimitteln beeinflussen nach dem Massenwirkungsgesetz (Eiweißbindung) bzw. der Löslichkeit (Lipid/Wasser) die Anreicherung in den einzelnen Kompartimenten.

  Beispiel 1: Starke *Eiweißbindung* (d. h. Anreicherung im Kompartiment „Plasmaprotein") bedeutet in der Regel
  – relativ geringere Konzentration im Receptor-Kompartiment (→ verminderte Wirksamkeit),
  – verminderte glomeruläre Filtration und verlangsamten Abbau (→ längere Verweildauer).

Beispiel 2: Deutliche *Lipidlöslichkeit* bedeutet in der Regel
- gute Penetration durch Epithelien bei der Resorption;
- gute Penetration durch Zellmembranen in die Erfolgs- bzw. Eliminationsorgane; aber auch
- verstärkte Eiweißbindung (s. o.!);
- Anreicherung in lipidreichen Organen (Fettgewebe, Gehirn);
- verstärkte renale Reabsorption → verlangsamte renale Elimination.

Die größte theoretische und praktische Bedeutung besitzt das *„zentrale" Kompartiment* (= Blutplasma + damit in schnellem Austausch stehende Organe); denn die Wirkungsstärke hängt weniger von der Dosis als von der Konzentration des freien, d. h. nicht-proteingebundenen Pharmakons im zentralen Kompartiment ab, sowie von der Zeit, für die sie besteht.
Beispiel: Antibiotica (s. S. 88).

Diese Regel gilt allerdings nur bei
- *reversiblen* Prozessen (Gegenbeispiel: Alkylphosphate),
- *stetigen* Dosis-Wirkungs-Beziehungen (Gegenbeispiel: Immunreaktionen),
- *Korrelation* zwischen den Konzentrationen im Plasma und im Receptorkompartiment.
  Die pharmakodynamisch entscheidende Konzentration im *Receptor-Kompartiment* ist jedoch beim Menschen nicht direkt meßbar.
- Verwendung des pharmakologischen *Primäreffekts* als Meßgröße. Gegenbeispiel: Man mißt die *Konzentration* des Prothrombins, nicht die *Geschwindigkeit* seiner Synthese bei der Therapie mit Anticoagulantien.

Die Plasmakonzentration darf also nur unter Berücksichtigung weiterer pharmakokinetischer und pharmakodynamischer Daten als Kriterium der Wirksamkeit herangezogen werden. So kann die Plasmakonzentration eines Cephalosporins deshalb besonders hoch sein, weil es schlechter als andere ins Gewebe eindringt.

Elimination und Invasion

● Die *Elimination* umfaßt Umwandlung (Metabolismus) und Ausscheidung (Exkretion).

Verschiedene Eliminationsprozesse können *parallel geschaltet* sein. Beispiel: Exkretion von Tetracyclinen durch Harn *und* Kot.
Sie können *hintereinander* geschaltet sein. Beispiel: Chloramphenicol wird zunächst in der Leber glucuronidiert, dann im Harn ausgeschieden.
Kreisprozesse sind häufig. Beispiel: Zunächst Ausscheidung der Tetracycline mit der Galle in den Darm, gefolgt von Rückresorption.

Bei beschränktem Eliminationsvermögen kann die Eliminationsgeschwindigkeit konstant sein (virtuelle Reaktion nullter Ordnung). Beispiel: Abbau von Alkohol.
In der Regel ist jedoch die Beziehung zwischen Plasmakonzentration und Zeit als (virtuelle) Reaktion erster Ordnung, also als **Exponentialfunktion** zu beschreiben (vgl. Abb. 2.1-2). Sie wird charakterisiert durch die Eliminations-Halbwertszeit.

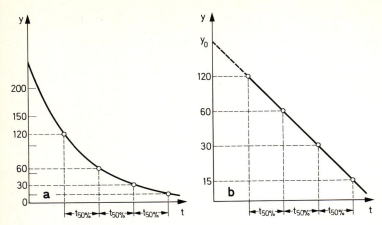

Abb. 2.1-2. Darstellung eines typischen Konzentrationsverlaufes im Blut
Ordinate: y = Konzentration im linearen (a) bzw. logarithmischen (b) Maßstab
Abscisse: t = Zeit im linearen Maßstab (nach Gladtke und v. Hattingberg)

Unter *Eliminations-Halbwertszeit* ($t_{\frac{1}{2}}$) versteht man diejenige Zeit, in welcher jeweils die Hälfte der Substanz aus einem Kompartiment (in der Regel Plasma) verschwindet. Anhand dieser wichtigen Größe untergliedert man zahlreiche Arzneimittelgruppen, z. B. Sulfonamide, Diuretica, Barbiturate, Allgemeinanaesthetica.
Die erforderliche Dosierung/Zeiteinheit bei wiederholter Arzneimittelzuführung steht in direkter Beziehung zur Eliminationsgeschwindigkeit. Im Gegensatz hierzu steht die erforderliche Initialdosis (priming dose) in direkter Beziehung zum Verteilungsvolumen (vgl. S. 37).

Man unterscheidet
- die *Plasma*-Halbwertszeit, in welcher die Konzentration im Plasma halbiert wird,
- die *biologische* Halbwertszeit, in welcher die Konzentration im Organismus halbiert wird. Wenn zwischen den Kompartimenten des Organismus ein Verteilungsgleichgewicht besteht, ist die biologische Halbwertszeit identisch mit der Plasma-Halbwertszeit.

Der biologische *Effekt* hat gelegentlich eine noch andere Halbwertszeit [s. bei Digitalis (10.2)].

Die *Eliminationskonstante* (k_2) gibt den Bruchteil der in einem Kompartiment vorhandenen Substanz an, welcher pro Zeiteinheit eliminiert wird. Die eliminierte Menge ist der Konzentration proportional; also $\frac{dy}{dt} = -k \times y$ (1/Zeit).

Anmerkungen: a) Die Eliminationskonstante ist in der Regel (Ausnahme s. S. 33) eine Geschwindigkeitskonstante für einen Prozeß erster Ordnung. Daher steht sie in Beziehung zur Eliminations-Halbwertszeit: $k_2 = 0{,}693/t_{\frac{1}{2}} = \ln 2/t_{\frac{1}{2}}$.

b) Halbwertszeiten gelten in strengem Sinn jeweils nur für ein einziges Kompartiment. Die Zahl der Kompartimente wird jedoch oft nicht angegeben, so daß den mitgeteilten Halbwertszeiten, auch in diesem Buch, eine erhebliche Willkür anhaftet.

Anhand von Eliminationskonstante und Verteilungsvolumen läßt sich eine wichtige weitere Größe errechnen, die *Totale Clearance* (Cl): $Cl = k_2 \times V$ [ml/Zeit].
Sie gibt das (virtuelle) Plasmavolumen an, welches pro Zeiteinheit von der Substanz (auf irgendeinem Wege) geklärt wird. Erfolgt die Elimination auf einem einzigen Wege (z. B. Inulin durch die Niere), so läßt sich über die totale Clearance ein Anhalt für die Funktion des betreffenden Organs (hier: der renalen Clearance) gewinnen.

- Die *Invasion* umfaßt Aufnahme und Verteilung
  Die Invasion ist formal (mit umgekehrten Vorzeichen) der Elimination gleichzusetzen, im Gegensatz zu dieser aber nur indirekt zu ermitteln, weil mit der Invasion bereits die Elimination beginnt.

  Als *Resorption* bezeichnet man eine Invasion in das zentrale Kompartiment, z. B. aus dem Darm oder einem injizierten Depot. Resorption im pharmakokinetischen Sinn ist also mehr als nur die Penetration des Arzneimittels in bzw. durch die Schleimhaut.

  Folgende Definitionen werden oft benötigt:
  – Die *Bioavailability* (biologische Verfügbarkeit) ist bestimmt durch das Ausmaß *und* die Geschwindigkeit der Resorption aus einer spezifischen Arzneimittel-Zubereitung. Das Zeit-Konzentrationsprofil soll therapeutisch optimal sein.
  Der finale Charakter des Begriffes „Biologische Verfügbarkeit" wird durch folgende Gegenüberstellung deutlich: Zur Behandlung eines Angina-pectoris-Anfalls wünscht man ein Mittel, das *schnell* und vollständig resorbiert wird. Hingegen wird man bei Mitteln, die lange wirken sollen, obwohl sie schnell eliminiert werden, auf eine *verzögerte* Resorption Wert legen. So besitzt die Retard-Form des Uricostaticums Allopurinol (s. S. 254) eine bessere biologische Verfügbarkeit als die schneller resorbierbare Normal-Form.
  – Unter „*first pass-Effekt*" versteht man einen Elimination im Verlauf der Resorption.
  Beispiel: Intestinal angebotene Pharmaka können bereits bei erstmaliger Passage der Darmschleimhaut (z. B. zahlreiche Sympathomimetica) oder der Leber (z. B. organische Nitrate) abgefangen werden. Sie werden daher das zentrale Kompartiment kaum unverändert erreichen.

Der Konzentrationsverlauf bei gleichzeitiger Invasion und Elimination wird durch die sog. *Bateman-Funktion* beschrieben, sofern es sich dabei um Prozesse erster Ordnung handelt. Diese Funktion wurde ursprünglich entwickelt, um den Zerfall einer radioaktiven Muttersubstanz in eine ebenfalls radioaktive Tochtersubstanz mit eigener Halbwertszeit zu beschreiben (Abb. 2.1-4).

Die von der Bateman-Funktion umschlossene Fläche ist unabhängig von der Geschwindigkeit der Invasion. Darauf beruht das Prinzip der korrespondierenden Flächen, anhand dessen die Invasion bei unterschiedlicher Zufuhr (z. B. i. v. gegenüber oral) verglichen werden kann.

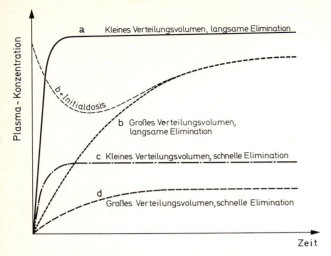

Abb. 2.1-3. Einfluß der Eliminationsgeschwindigkeit und des Verteilungsvolumens auf die Plasmakonzentration bei konstanter Zufuhr (z. B. durch Infusion). Das Fließgleichgewicht besteht, sobald die Plasmakonzentration konstant ist. Beachte bei diesem Beispiel, daß die Invasion als Prozeß nullter Ordnung, die Elimination als Prozeß erster Ordnung eingesetzt ist

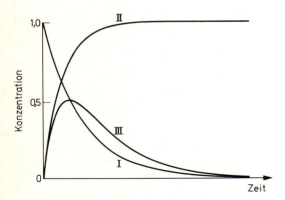

Abb. 2.1-4. Bateman-Funktion in linearem Maßstab. I = reine Elimination (bei i. v. Gabe). II = reine Invasion. III = Kurvenverlauf bei gleichzeitig stattfindender Invasion und Elimination. $k_{12} : k_{20} = 1 : 2$. Beachte, daß hier (im Gegensatz zu Abb. 2.1-3) nicht nur die Elimination, sondern auch die Invasion als Prozeß erster Ordnung eingesetzt ist! Ordinate: Konzentration im Blut; Abscisse: Zeit (nach Gladtke und v. Hattingberg)

Fließgleichgewichte zwischen mehreren Kompartimenten

Im *Fließgleichgewicht* ist die Invasionsgeschwindigkeit gleich der Eliminationsgeschwindigkeit. Die beim Fließgleichgewicht erreichte Konzentration (y*) im Verteilungsvolumen wird also um so höher sein, je größer die Invasions- und je geringer die Eliminationsgeschwindigkeit ist. Diese stationäre Konzentration wird sich desto schneller einstellen, je kleiner (bei vorgegebener Invasionsgeschwindigkeit) das Verteilungsvolumen ist (vgl. Abb. 2.1-3).

Der *austauschbare Pool* errechnet sich zu Pl = y* V [mg].

Bei Kurzzeit-Versuchen tritt nur der „leicht austauschbare Pool" in Erscheinung, nicht die langsam austauschenden „tiefen Kompartimente". Das bedeutet, daß das Verteilungsvolumen stets mit der Versuchsdauer größer wird.

Beispiel: Infusion von Hexobarbital führt zu einer *schnellen* Verteilung im Blut, zu einer *langsameren* Verteilung zwischen Blut und Gehirn, zu einer *noch langsameren* Verteilung zwischen Blut und Fettgewebe.

Beispiele für die Bedeutung der Fließgleichgewichte bei der Dosisfindung

1. Führt man ein Arzneimittel schneller zu, als es eliminiert wird, so reichert es sich im Organismus an, d. h. es *kumuliert*. Bei gleichmäßiger Verabreichung, z. B. durch Infusion, kumuliert das Arzneimittel stetig (vgl. Abb. 2.1-3), bei fraktionierter Verabreichung (z. B. als Injektion) stoßweise. Kumulation kann ärztlich erwünscht sein, z. B. bei Korrektur von Elektrolytstörungen (vgl. 8.2) oder bei der Digitalisierung (vgl. 10.2). Meist, z. B. bei Schlafmitteln oder zahlreichen Vergiftungen, ist Kumulation unerwünscht. Zwar wird ein langsam eliminiertes Arzneimittel eher kumulieren; der Arzt möge sich jedoch an die Formulierung halten:

> Jedes Arzneimittel kann kumulieren, aber kein Arzneimittel kumuliert ohne das Zutun des Arztes.

2. Eine Arzneimitteldosierung ist dann *richtig* gewählt, wenn sie die Plasmakonzentration für die gewünschte Zeit in die gewünschte Höhe bringt. Häufig kann oder will man nicht das Mittel mit einer Dauerinfusion (Abb. 2.1-3) oder einer einzigen Gabe (Abb. 2.1-4) zuführen. Meist wird ein Arzneimittel *wiederholt* zugeführt werden müssen. Es sei nochmals daran erinnert, daß sich die *richtige Initialdosis* aus dem Verteilungsvolumen errechnet, die *richtige Geschwindigkeit der Zufuhr* hingegen aus der Geschwindigkeit der Elimination. Daraus ergibt sich, daß bei wiederholter Zufuhr besonders auf die *Dosierungsintervalle* zu achten ist. Nicht selten ist der Arzt versucht, die Dosierungsintervalle zu verlängern, indem er zugleich die Einzeldosis erhöht. Mit dem Dosierungsintervall nimmt aber auch die Differenz zwischen Maximum und Minimum der Plasmakonzentration zu. Die Differenz liegt bei 30%, wenn das Dosierungsintervall die Hälfte der biologischen Halbwertszeit beträgt. Nun gibt man Arzneimittel häufig in 12stündigem Abstand, d. h. morgens und abends. So verabreichte Arzneimittel müßten eine Halbwertszeit von 24 Std haben, wenn man innerhalb der genannten Schwankungsbreite bleiben wollte.

> Aus dieser Betrachtung ergibt sich, daß die so beliebte Anordnung „3 × täglich" unlogisch ist. Schwere Fehler werden begangen, wenn man entscheidende Arzneimittel mit kurzer Halbwertszeit nur als morgendliche und abendliche Infusion verabreicht.

3. Viele oral anzuwendende Präparate besitzen eine so kurze Halbwertszeit, daß „3 × täglich" nicht einmal tagsüber eine hinreichende Plasmakonzentration gewährleistet. Solche Arzneimittel werden häufig in Retard-Form angeboten, d. h. man versucht, die zu schnelle Elimination durch Verlangsamung der Resorption zu kompensieren.

> Jedoch Vorsicht! Das Verhältnis zwischen Invasion und Elimination kann bei Retard-Präparaten so ungünstig liegen, daß therapeutisch hinreichende Plasmakonzentrationen ausbleiben.

4. Auch intramusculäre oder subcutane Injektionen führen zu Fließgleichgewichten: Je schneller die Resorption aus dem gesetzten Depot abläuft, desto höher wird (bei gleichen Eliminationsverhältnissen) die Konzentration im zentralen Kompartiment ansteigen. Die Resorption hängt ab
   – von der Löslichkeit des injizierten Materials. Beispiel: Diazepam und Phenytoin liefern bei i. m. Injektion niedrigere Plasmakonzentrationen als bei intravenöser und sogar oraler Gabe.
   – Von den Durchblutungsverhältnissen. Subcutan gegebenes Insulin senkt die Blutglucose für längere Zeit als i. m. gegebenes.

Merke zur Beurteilung aller pharmakokinetischen Quantifizierungen

● Tierversuche liefern nur Anhaltswerte, die von den Verhältnissen beim Menschen oft sehr verschieden sind. Sie müssen am Menschen bestätigt werden. Die klinische Wertigkeit von am Menschen gewonnenen Daten ist dagegen nicht geringer als die anderer klinisch-chemischer Befunde.

● Pharmakokinetische Rechnungen haben stark abstrahierenden und deskriptiven Charakter; die eingesetzten Größen sind häufig fiktiv und müssen dann für die konkrete arzneitherapeutische Situation interpretiert werden. Pharmakokinetische Daten sagen zunächst nichts oder nur Negatives über den zugrunde liegenden Mechanismus aus.

● Pharmakokinetische Berechnungen setzen ein Kontinuum der biologischen Reaktionsabläufe voraus. Extrapolationen in experimentell nicht studierte Konzentrations- oder Zeitbereiche sind nicht gestattet.

● Ungeachtet dieser Einschränkungen sind die pharmakokinetischen Daten unentbehrlich
   – für die Kennzeichnung eines Arzneimittels,
   – für die Errechnung von Dosierungs-Schemata,
   – für das Verständnis unterschiedlichen „Ansprechens" sowie mancher Arzneimittel-Wechselwirkungen,

- für die Prüfung von Körperfunktionen,
- für die Erziehung des Studenten zu einer kritischen Haltung gegenüber Arzneimittelwerbung und Arzneimittelkombinationen.

2.2 Arzneimittel in der Schwangerschaft

Prinzipien
- Der Arzt ist *nie sicher,* ob bei Frauen im gebärfähigen Alter eine Schwangerschaft vorliegt oder nicht.
- Der mütterliche Organismus entwickelt eine *veränderte Pharmakokinetik* (erhöhter Extracellulär-Raum, erhöhter Wasserdurchsatz, Fruchtwasser als Depot).
- Der Fetus stellt einen *Ort des geringsten Widerstandes dar,* auch gegenüber Arzneimitteln. Es gibt keine zuverlässige Möglichkeit, das Risiko teratogener Effekte durch Tierversuche zu sichern oder auszuschließen. Nur retrospektive Studien am Menschen gewährleisten die Unbedenklichkeit.

> Möglichst wenige, bewährte Arzneimittel anwenden; strenge Indikation; aber auch kein therapeutischer Nihilismus. Je länger und öfter ein Mittel in Gebrauch war, desto unbedenklicher kann es Schwangeren gegeben werden. Also: keine neuen Mittel an Schwangere!

- *Psychologische Faktoren* sind während der Schwangerschaft besonders wichtig, auch bei der Anwendung von Arzneimitteln. Häufig sind *Placebos* sinnvoll (z. B. Honigpräparate statt Codein bei Husten; Baldrian oder Hopfen als Sedativa).
- Jede Mißbildung bei vorhergegangenem Arzneimittelgebrauch melden!

Frühschwangerschaft (1. Trimenon; Placenta fehlt)

Zur Pharmakokinetik

Über die embryonale Pharmakokinetik im 1. Trimenon ist praktisch nichts bekannt. Extreme Zurückhaltung mit Arzneimitteln in dieser Phase!

Hauptsächliches Risiko: Mißbildungen.

Mittel, deren teratogene Wirkung gesichert erscheint, sind
- Thalidomid,
- Cytostatica. Co-Trimoxazol vorsorglich weglassen, weil es Trimethoprim als Folsäure-Antagonisten enthält. Pyrimethamin (zur Toxoplasmose-Behandlung) ist während der ersten 5 Schwangerschaftsmonate nur bei strengster Indikation gestattet.
- Alkohol → Alkohol-Embryopathie (Mikrocephalie, angeborene Herzfehler).

Verdacht auf teratogene Wirkung besteht bei
- Phenytoin. Der Kausalbezug ist umstritten. Evtl. auf anderes Antiepilepticum umstellen; reichlich Vitamin D, Calcium und Folsäure zuführen (vgl. 15.4);
- Glutethimid (weil Thalidomid-ähnliche Stuktur);
- Rifampicin (bis 12. Woche Kontraindikation!);
- Glucocorticoide (nur im Tierversuch Mißbildungen);
- Benzodiazepine, sowie Vitamin A: Berichte über Mißbildungen an Auge und Gaumen. Der Kausalbezug ist bei Benzodiazepinen umstritten;
- Vitamin D: Häufung von supravalvulärer Aortenstenose, wenn in excessiven Dosen gegeben;
- Gestagen-Oestrogen-Kombinationen, wie sie zu Schwangerschaftstests benutzt werden. Weglassen; denn eine Schwangerschaft läßt sich auch anders diagnostizieren.

Contraceptive *Maßnahmen* sind erforderlich, wenn eine riskante Arzneitherapie unumgänglich ist, z. B. bei cytostatischer, antituberculöser oder oraler Anticoagulantien-Therapie. Das teratogene Risiko der antiepileptischen Therapie ist zu gering, als daß es eine Schwangerschaft verböte.

Was tun bei *Hyperemesis gravidarum?* Über Antihistaminica als Antiemetica ist nichts Nachteiliges bekannt. Werden Phenothiazine als Antiemetica benötigt, muß die Patientin ohnehin in die Klinik eingewiesen werden. Dort pflegt sich die Hyperemesis auch ohne Phenothiazine zu bessern.

Spätschwangerschaft (Placenta vorhanden)

Zur Pharmakokinetik

In starker Vereinfachung läßt sich die Verteilung der Arzneimittel in der Schwangeren als *4-Kompartiment-Modell* darstellen. Es gibt die auch pharmakokinetisch bedeutsame „materno-feto-placentare Einheit" wieder. In den ersten drei Kompartimenten ist (in sehr unterschiedlichem Ausmaß!) eine Metabolisierung von Arzneimitteln (M) möglich. Die Placenta ist vor allem für Arzneimittel in apolarem Zustand durchgängig, in geringem Maß auch für polare Pharmaka und sogar für hochmolekulare Substanzen. Entscheidend ist die Frage, wie schnell das Pharmakon (im Vergleich zur mütterlichen und fetalen Elimination) auf den Feten übertritt.

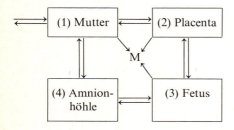

Weitere bedeutsame Faktoren
- Das *Extracellulärvolumen* und die *glomeruläre Filtrationsrate* sind in der Schwangerschaft erhöht.
- Die *Blut-Hirnschranke* des Feten ist leichter durchgängig.
- Hydroxylierung von Arzneimitteln durch den Feten ist schon ab 4. Monat zunehmend möglich, Glucuronidierung erst ab 8.–9. Monat; beides steigt um die Geburt steil an.
- Das Fruchtwasser wirkt als zusätzliches Depot wasserlöslicher Arzneimittel; die Placenta vermag, allerdings in stark wechselndem Maß, Arzneimittel zu metabolisieren.

Hauptsächliche Risiken: Störungen von Organfunktionen.

Beispiele

● Hormonale Faktoren
  - Androgene oder virilisierende Gestagene → Maskulinisierung.
  - Oestrogene (für Diäthylstilboestrol wahrscheinlich gemacht) in hohen Dosen → Vaginalcarcinom im späteren Leben („Zeitbombe"). Noch häufiger scheinen benigne Veränderungen an den Geschlechtsorganen männlicher oder weiblicher Nachkommen zu sein. Cave!! Auch hormonale Contraceptiva sollten bei Verdacht auf eine Schwangerschaft alsbald abgesetzt werden.
  - Thyreostatica → Kropf (kleinstmögliche Dosis geben!); T_3 geht besser in den Feten über als T_4.
  - Orale Antidiabetica → Stimulation auch des fetalen Pankreas. Sie sind nur beim Altersdiabetes und deshalb nicht in der Schwangerschaft indiziert. Schwangere mit Insulin möglichst genau einstellen, sonst „Riesenkinder", erhöhtes Risiko von Mißbildungen sowie höhere Säuglings-Sterblichkeit.
● Antibakterielle Mittel
  - Tetracycline → Einlagerung in Zähne (Entwicklungsstörungen) und Knochen;
  - Aminoglykosid-Antibiotica → Innenohrstörungen;
  - Ethambutol nur bei strenger Indikation, weil Risiko der Opticusschädigung besteht;
  - Cotrimoxazol ist während der gesamten Schwangerschaft verboten, weil es einen Folsäure-Antagonisten enthält.
● Orale Anticoagulantien → Gefahr von Blutungen; grundsätzlich über die ganze Schwangerschaft hin Heparin verwenden, weil Heparin kaum placentagängig und besser steuerbar ist.
● Barbiturate werden gelegentlich zur perinatalen Induktion des mikrosomalen Enzymsystems empfohlen, um dadurch den Neugeborenen-Ikterus abzuschwächen. Allerdings kann der Fetus konjugiertes Bilirubin nicht eliminieren.
● Umweltgifte, welche den Fetus schädigen, sind Blei und Quecksilber; neurologische Schäden herrschen vor.
● Starkes Rauchen und/oder reichlich Alkohol (s. S. 39) → gehäuft „small-for-date babies" mit lang anhaltendem Entwicklungsrückstand und wahrscheinlich auch höherer Sterblichkeit. Starkes Rauchen erhöht auch die Abort-Häufigkeit.

Vor und während der Geburt (perinatal)

Hauptsächliche Risiken
- Beeinflussung des Geburtsvorgangs,
- Vergiftung des Neugeborenen.

Beispiele
- Anticoagulantien → Blutungen im Fetus oder retroplacentar.
- Opiate → Entzugserscheinungen nach der Geburt; ab 6. Monat sollte man nicht entziehen, sondern mit Methadon substituieren.
- Alle Opiate, Anaesthetica, Sedativa und Schlafmittel → Atemdepression, Trinkschwäche; wenn unbedingt erforderlich, sollte man kurzwirkende Mittel verabreichen (z. B. Pethidin als Opiat, Hexobarbital als Schlafmittel, Suxamethonium zur Muskelrelaxation).
- Reserpin → verstopfte Nase, Trinkschwäche.
- Sulfonamide → erhöhtes Risiko des Neugeborenenikterus (Kompetition mit Bilirubin für Glucuronidierung und Albuminbindung). Auch Salicylate verdrängen Bilirubin.
- Phenacetin → Methämoglobinämie.
- Salicylate → Hemmung der Plättchen-Aggregation bei Mutter und Neugeborenem.

Spezielle gynäkologische Therapieprobleme

Gestose-Behandlung mit milden Antihypertensiva, also kein Hydralazin oder Guanethidin. Erprobt sind Furosemid, Chlorthalidon, Reserpin, α-Methyldopa.
Wehen-Hemmung ab 12. Woche: mit β-Adrenergica; heute meist zusammen mit Verapamil (verbesserte Relaxation, verminderte kardiale Wirkung). Der Nutzen von Gestagenen ist nicht erwiesen.
Wehen-Förderung zwecks Abort ab 13. Woche:
Prostaglandin E_2 oder $F_{2\alpha}$, bevorzugt intraamnial; bei Blasenmole i. v. Ob Prostaglandine (i. v.) dem Oxytocin (i. v.) ad terminum überlegen sind, steht noch dahin. Im Gegensatz zu Oxytocin wirken sie während der *gesamten* Schwangerschaft.
Unerwünschte Wirkungen der Prostaglandine: Blutdruckabfall, Übelkeit, Durchfälle.
Kontraindikation: Asthma bronchiale.

In der Lactation

Fremdstoffe können auf den Säugling übergehen. Grundsätzlich erscheinen alle Arzneimittel, besonders die schwachen Basen, in der Milch (pH $\sim$ 6,5). Die Mengen sind aber zu gering, als daß man daraus Kontraindikationen ableiten könnte. Vorsorglich sollten solche Mütter nicht stillen, welche riskante Arzneimittel erhalten (z. B. radioaktive Substanzen, orale Anticoagulantien, Thyreostatica, Antimetaboliten, Dihydrotachysterin). – Quecksilbervergiftung der Mutter (Minimata-Krankheit) kann auf den Säugling übertragen werden.

Erythromycin und seine Verwandten sind in der Lactation unerwünscht, weil sie bis 40fach in der Milch konzentriert werden.
Reserpin soll bei Säuglingen behandelter Mütter Sedation und Trinkschwäche erzeugen.

In allen Phasen wichtig ist die *Substitutionstherapie:* Schwangere und Stillende brauchen mehr Eisen, Ca^{2+}, Vitamine — am besten als Kombinationspräparat routinemäßig anwenden.

2.3 Arzneimittel im Kindesalter

Ausgangssituation

● Wachstumsstoffwechsel und Gedeihstörungen fallen besonders ins Gewicht.
● Die Arzt-Patient-Beziehung ist anders, weil
  – Simulation und Dissimulation entfallen,
  – Eigendiagnose und Eigentherapie entfallen,
  – die Beurteilung des Therapieerfolgs erschwert ist.
● Akute Krankheiten sind häufiger als chronische.
● Weniger Arzneigruppen sind erforderlich.
  Bedeutsam sind: Antibiotica – Corticosteroide – Sedativa + Hypnotica – Analgetica + Antipyretica – Hustenmittel (eigentlich nur Expectorantien) – Nasentropfen – Vitamine – Cytostatica.
● Die Mitarbeit der Mütter ist entscheidend. Sie sind über Sinn und Risiken (auch der Unterlassung!) der Arzneitherapie aufzuklären.

Prinzip der „werdenden pharmakokinetischen Funktionen" bei jungen Säuglingen

Die Pharmakokinetik ändert sich mit dem Lebensalter:
– *Sprunghaft* ändert sie sich bei der Geburt durch Aufhebung der „materno-fetoplacentaren Einheit". Das Neugeborene muß jetzt resorbieren und eliminieren!
– *Schnell* ändert sie sich durch Reifung der Elimination und Verschiebung der Kompartimentierung beim jungen Säugling, vor allem beim Frühgeborenen.
– *Immer langsamer* ändert sie sich bis hin zum Greisenalter.
„Startpunkt" der *Arzneimittelelimination* ist die Geburt. Frühgeborene sind initial schlechter gestellt, holen aber auf. Beispiele:

● *Leber:* Zahlreiche Prozesse des Arzneimittelabbaus sind während der 1. Lebenswoche verlangsamt. Am stärksten ist die Glucuronidierung eingeschränkt; denn Glucuronidierungen durch den Fetus wären eher nachteilig wegen der geringeren Placentargängigkeit der stärker hydrophilen Metaboliten.

● *Niere*
  - Die glomeruläre Filtration ist herabgesetzt. Die Basalmembran ist dicker, nicht alle Glomeruli filtrieren. Dadurch ist z. B. die Streptomycin-Elimination auf das Dreifache verlängert. Erwachsenenwerte sind etwa nach dem ersten Trimenon erreicht.
  - Die tubuläre Sekretion reift erst binnen 7 Monaten. Beispiel: Penicilline, Kontrastmittel werden langsamer ausgeschieden.

Aus beidem ergibt sich: Extreme Vorsicht bei Chloramphenicol (prinzipiell analog: Sulfonamide). Seine Halbwertszeit beträgt
  beim Erwachsenen und Säugling   4–6 Std,
  beim Neugeborenen   26–28 Std,
  beim Frühgeborenen   > 28 Std.
Der Übergang Neugeborener → Säugling ist variabel, daher ist Chloramphenicol im frühen Säuglingsalter und davor nicht exakt dosierbar (Grau-Syndrom als Ausdruck iatrogener Vergiftung, s. S. 105).

Die geringe Eliminationsgeschwindigkeit im 1. Lebensmonat wird bei manchen Arzneimitteln, z. B. Antiepileptica, zum Teil dadurch kompensiert, daß auch die enterale Resorption verlangsamt ist.

Die *altersspezifische Kompartimentierung* bedingt eine andersartige Verteilung von Arzneimitteln. Beispiele:
● Das Kompartiment „*Proteinbindung*" ist kleiner; dazu kommt seine Belastung durch die
  „*Blutmauserung*" → stärkere Belastung mit Bilirubin → Kompetition mit Arzneimittelbindung. Konsequenzen:
  - Arzneimittel verdrängt Bilirubin → Risiko des Kernikterus;
  - Bilirubin verdrängt Arzneimittel → höhere Konzentration an freiem Arzneimittel.
● Das Kompartiment „*Flüssigkeit*" ist relativ vergrößert; dazu kommt, daß auch das Verhältnis Extracellulär-Raum/Intracellulär-Raum größer als beim Erwachsenen ist.
● Beim „*Lipid*"-Kompartiment ist der Anteil des Fettgewebes vermindert, der Anteil des Zentralnervensystems erhöht.

Zu bedenken sind ferner
● Geringeres Reduktionsvermögen der Erythrocyten fördert die *Methämoglobin*-Bildung, auch nach Phenacetin.
● *Unreifes Abwehrsystem* macht höhere Dosierung von Antibiotica erforderlich. Bactericid wirkende Antibiotica bevorzugen!
● Das *Atemzentrum* ist besonders labil, daher (und wegen der verminderten Glucuronidierung!) in diesem Lebensalter keine Opiate; später sind sie aber durchaus in Dosen/kg ~ Erwachsene gestattet.

● Einige *Besonderheiten*
  - Naphazolin-Nasentropfen können Sedation und Kollaps bei Säuglingen auslösen. Sie sind daher kontraindiziert!

– Die erhöhte O_2-Empfindlichkeit führt zu retrolentaler Fibroplasie bei Frühgeburten, die in conc. O_2 gehalten werden. Längerfristig erhöhte O_2-Zufuhr bei Säuglingen unter 9 Mon. muß anhand des arteriellen pO_2 dosiert werden.

Früh- und Neugeborene erhalten also *kein* Sulfonamid, Cotrimoxazol, Salicylat, Phenacetin, Naphazolin, Morphin. Chloramphenicol oder reines O_2 sind nur ausnahmsweise gestattet.

Dosierung beim Kind (gilt etwa ab 4. Lebensmonat)

Als *Dosierungsbezüge* dienen Alter, Körpergewicht, Körperoberfläche, stets gemischt mit einem kräftigen Schuß Empirie.

Es gibt keine allgemeingültige Formel; besser ist das „statistisch-kompilatorische Mittel", nachzuschlagen in den Dosierungstabellen von *v. Harnack*. Heute gibt es zunehmend Spezialitätenpackungen für die Pädiatrie mit beigefügten Tabellen.

Stets Alter des Kindes auf das Rezept schreiben!

Pharmakokinetische Anmerkungen

● Der Körperoberfläche sind nicht nur der Stoffwechsel und die Wärmeabgabe proportional, sondern auch das Volumen der Extracellulär-Flüssigkeit. Die Konzentration am Receptor ist wiederum der Konzentration im Extracellulär-Raum annähernd proportional. „Die Organe des Kindes hängen in einem größeren Organbad". Daher benötigen Säuglinge oft die doppelte Arzneimittel-Menge pro Gewichtseinheit im Vergleich zu Erwachsenen.

Relativer Extracellulärraum des Neugeborenen: 38%,
des Erwachsenen: 17%.
Der Wasserdurchsatz/kg ist im 1. Lebenshalbjahr 3–4 × größer als beim Erwachsenen,
im 7. Lebensjahr 2 × größer als beim Erwachsenen.

● Die Relation zwischen Fettgewebe und Körpergewicht ist beim älteren Säugling höher als beim Erwachsenen. Daher sind auch apolare Pharmaka beim Säugling relativ schwächer wirksam.
● Die Eliminations*konstante* ändert sich nur während des 1. Trimenons. Der Extracellulär-*Raum* ändert sich (relativ und absolut) bis ins Erwachsenenalter; Fieber, Durchfälle, Infusionen können ihn in kurzer Zeit massiv verändern.

Typische arzneitherapeutische Risiken beim Kind

– Keine radioaktiven Isotope (Gefahr genetischer Schäden).
– Keine oralen Antidiabetica (sind wirkungslos).

- Tetracycline vor dem 5. Lebensjahr nur, wenn vitale Indikation vorliegt (Zahnverfärbung).
- Vorsicht bei Aminoglykosid-Antibiotica (Hörstörungen werden zu spät erkannt).
- Vorsicht bei Hydantoinen (reversible und irreversible Kleinhirnschäden).
- Vorsicht bei Piperazin-substituierten Phenothiazinen und Metoclopramid (exogene Psychosen, Zwangsbewegungen; Therapie: Biperiden i. v.).
- Gefahr des Zugriffs zu Tabletten, Behältern mit potentiell giftigen Stoffen (weitaus am wichtigsten!).

2.4 Arzneimittel im Alter

- Man muß alte Menschen *zurückhaltend* und *kontrolliert* therapieren, weil die Reaktionsweise des Patienten besonders schlecht voraussagbar ist.
- Eine *spezifische* Therapie des Alter(n)s oder bei alten Patienten gibt es nicht.

Sie wäre auch nur ausnahmsweise nötig; denn die meisten Menschen sterben *nicht am Alter*, sondern an *definierbaren Krankheiten*, die eine spezifische Therapie verlangen.
- Beim alten Menschen liegen folgende (nur *quantitative!*) Besonderheiten vor:
  - Das Extracellulärvolumen ist häufig vermindert, d. h. „die Organe des alten Menschen hängen in einem kleineren Organbad".
  - Die glomerulären und tubulären Nierenfunktionen sind bereits physiologisch ab etwa dem 60. Lebensjahr eingeschränkt.
  - Die Albuminkonzentration im Plasma und damit die Proteinbindung von Arzneimitteln (s. S. 20) ist vermindert.
  - Die Regelmöglichkeiten sind geringer, auch wegen vorhergehender oder gleichzeitiger Erkrankungen (Diabetes, Herzinsuffizienz, Arteriosklerose); bedenke „Multimorbidität"!
  - Die Multimorbidität, vor allem aber psychologische und soziologische Gründe bedingen, daß nicht wenige alte Patienten mehrere Arzneimittel einnehmen und dadurch möglichen Wechselwirkungen besonders ausgesetzt sind.
- Für *qualitative* Änderungen der Pharmakodynamik gibt es keine Hinweise.

Beispiele für veränderte Pharmakokinetik

Die renale Ausscheidung von Penicillinen, Aminoglykosiden, Tetracyclinen, Digoxin ist erwartungsgemäß verlangsamt.
Der Stoffwechsel von Aminopyrin, Phenytoin, Phenobarbital, Phenylbutazon ist herabgesetzt.
Das Verteilungsvolumen für Propicillin ist verkleinert.

Beispiele für eingeschränkte Regelmöglichkeiten

Zentralnervensystem
Die altersbedingte *Schlaf-Wach-Störung* ist physiologisch sinnvoll (bei Tag → „Nickerchen" infolge Inaktivität; bei Nacht → Aufwachen als Schutz gegen zu weitgehenden Blutdruckabfall).
Opiate und Barbiturate können Verwirrtheitszustände verstärken. Opiate können beim Altersemphysem eine schwere Atemdepression auslösen. Cave!

Elektrolythaushalt
Er ist instabil; daher bestehen
- Tendenz zu hypertoner Dehydratation im Fieber.
- Acidose-Neigung, mitbedingt durch Cor pulmonale, pulmonale Obstruktion.
- Entmineralisierung → Osteomalacie.
- Tendenz zu hypotoner Dehydratation durch mangelhafte Rückresorption.

Besonders gefährlich wäre die Kombination von massiver NaCl- und Flüssigkeitseinschränkung mit Diuretica!

Hormone
Anabolica oder gar Sexualhormone sind nur ausnahmsweise indiziert. (Bezüglich ihrer Risiken, s. S. 334.) Androgene können die Entwicklung eines Prostata-Carcinoms begünstigen! Cortisol: Es wird weniger gebildet, aber auch langsamer ausgeschieden. Glucocorticoide vorsichtig dosieren, Nebenwirkungen, vor allem Osteoporosen, sind besonders häufig (s. S. 280).

Antihypertensiva
Orthostasereaktionen vermeiden, weil Risiko der Hirn-Ischämie besteht. Daher **milde** Mittel bevorzugen (Reserpin, Clonidin, α-Methyldopa).
Störungen des Elektrolythaushalts vermeiden (s. S. 160).

Herzglykoside
Vorsichtig dosieren; denn die Halbwertszeit für Digoxin ist jenseits des 70. Lebensjahres verdoppelt. Gleichzeitig K^+-reiche Nahrung verordnen, weil die Hypokaliämie besonders häufig und riskant ist. Bradykarde Arrhythmien sind bereits ab 50 Schlägen pro min gefährlich; sie erfordern evtl. Implantation eines Schrittmachers.

Antibiotica
Vorsicht bei Aminoglykosid-Antibiotica (Ausscheidungsstörung + Vorschädigung des Ohres → Hörstörung!);
Vorsicht bei Penicillin in höchsten Dosen (Cerebralsklerose → Focusentladungen bis zur Epilepsie);
Vorsicht bei Sulfonamiden (Ausscheidungsstörung → Störung der Hämatopoese und der Leberfunktion).

Immunsystem
Die Titer spezifischer antiviraler, antitoxischer und antibakterieller Antikörper fallen, obwohl die Gesamtkonzentration an IgG und IgA ansteigt. Wegen der Resistenzschwäche bevorzuge man bactericide Antibiotica.

Applikationsformen

Oral applizierte Arzneizubereitungen bevorzugen; die enterale Resorption ist im allgemeinen nicht beeinflußt. Achte darauf, daß der Patient seine Arzneimittel tatsächlich einnimmt. Vertrauensperson einschalten.
I.m. Injektionen → evtl. sterile Infiltrate; daher möglichst vermeiden!

Behandlung von Verwirrtheitszuständen im Alter

Symptome: Störung der Orientierung und der Bewußtseinslage (amnestisches Syndrom) bei psychomotorischer Unruhe.
Pathogenese: Cerebralsklerose ≫ hirnatrophische Prozesse > sonstige Ursachen.

Therapie
- Zunächst normalisiere man den Kreislauf durch
  – Digitalis, wenn indiziert;
  – blutdrucksteigernde Mittel, wenn die nächtliche Blutdrucksenkung stört.
  „Paradoxer" Coffein-Schlaf ist therapeutisch nutzbar; Mutterkornalkaloide erscheinen diskutabel.
- Falls eine Sedierung erforderlich, geht man möglichst vorsichtig nach den in der Tabelle 15.1-1 wiedergegebenen Leitsymptomen vor.
  – Als *Tranquilizer* und leichte Schlafmittel sind Benzodiazepine (s. S. 300) nützlich. Die als Nebenwirkung bekannte Muskelrelaxation kann eine vorbestehende Hypotension verstärken!
  – Bei starker Unruhe greift man zu *Neuroleptica*, z. B. Haloperidol-Tropfen, Fluphenazin-Tropfen, Chlorprothixen, Thioridazin.
  – Unter den stärkeren *Hypnotica* ist Clomethiazol vorteilhaft, weil es schnell eliminiert wird. – Chloralhydrat ist auch beim alten Menschen ein gutes Schlafmittel; doch stört die erforderliche rectale Verabreichung.

Tabelle 2.4-1. Für die Arzneitherapie relevante Abweichungen gegenüber Erwachsenen

	Bei Kindern[a]	Bei Greisen
Resorption	normal	meist normal
Arzneimittel-Abbau	normal	normal bis vermindert
Relatives Extracellulär-Volumen	größer	normal bis kleiner
Albumingehalt (= Plasmaprotein-Bindung)	normal[b]	vermindert
Renale Elimination	größer	kleiner
Wahrscheinlichkeit permanent vorliegender Organschäden	gering	sehr groß
Langfristige oder multiple Arzneitherapie erforderlich	selten	häufig

[a] Etwa ab 4. Monat. [b] Bei jungen Säuglingen vermindert.

Schlaflosigkeit im Alter beruht häufig auf einer Störung des Tagesrhythmus. Man kann seine Wiederherstellung anstreben, indem man morgens und mittags Coffein, am Abend ein leichtes Schlafmittel (z. B. Ethinamat) verabreicht.

Mildere Verwirrtheitszustände, aber auch die im Alter gestörte Vigilanz und Gedächtnisleistung sind das Hauptziel der *Geriatrica*. Sie enthalten, nicht selten als Kombination. Hormone, gefäßaktive Mittel. Vitamine, Psychopharmaka, oder auch völlig Obskures (z. B. Procain). Selbst wenn einige Mittel, z. B. Pyrithioxin oder Piracetam, als psychopharmakologisch wirksam eingestuft werden, so sollten Geriatrica doch nur als placeboartige Hilfsmittel betrachtet werden. Dazu sind sie wiederum zu teuer. Viel wichtiger ist es, dem Alten eine angemessene Umwelt zu schaffen, die sein Interesse und seine Sympathie weckt.

2.5 Arzneimittel und Niere

1. Welche Maßnahmen *beschleunigen* die renale Elimination?
- Allgemeine *Förderung der Diurese*. Hierzu gibt man reichlich Flüssigkeit (mit Elektrolyten!) und sog. loop diuretics, wie Furosemid oder Ethacrynsäure.
  Beispiel: Therapie zahlreicher Vergiftungen.
  Die sog. *forcierte Diurese* (Ziel: ca. 20 l Harn/die!) wird unabhängig davon angewandt, ob das Gift vorwiegend hepatisch oder renal eliminiert wird; denn die aktuelle Funktionsfähigkeit der Leber kann man weder voraussagen noch beeinflussen. Eine Hämodialyse bietet gegenüber der forcierten Diurese keine Vorteile, es sei denn bei Niereninsuffizienz oder in Kombination mit Adsorptionsverfahren.
- *Erhöhung des Dissoziationsgrades* (d. h. der Polarität)
  – schwacher Säuren mittels Alkalizufuhr (als $NaHCO_3$);
  Beispiel: Phenobarbital, Salicylate.
  – schwacher Basen mittels Säurezufuhr (als NH_4Cl); jedoch besteht bei den meisten Vergiftungen ohnehin eine Acidose. Beispiel: Chinidin.
- *Hemmung aktiver Transportmechanismen*.
  Beispiel: Hemmung der Rückresorption von Harnsäure durch Uricosurica.
- *Täuschung der Regelmechanismen*.
  Beispiel: Förderung der Li^+-Ausscheidung durch Gabe von Na^+; Förderung der Br^--Ausscheidung durch Gabe von Cl^-.

2. Eine *Verlangsamung* der renalen Elimination ist zu erwarten bei:
- *verminderter* Nieren- und/oder Gewebs*durchblutung;*
  Beispiel: Schock, Herzinsuffizienz.
- *verminderter Diurese* (Gegenstück zu 1.); Beispiel: Niereninsuffizienz, Alter.
- *Erniedrigung des Dissoziationsgrades* (Gegenstück zu 1.);
- *Hemmung aktiver Transportmechanismen* (Gegenstück zu 1.);
  Beispiel: Hemmung der Sekretion von Penicillinen durch Probenecid.
- *Täuschung der Regelmechanismen* (Gegenstück zu 1.);
  Beispiel: verminderte Li^+-Ausscheidung bei Na^+-Mangel.

3. Richtlinien zur Arzneitherapie bei Patienten mit Niereninsuffizienz

Grundsätzlich sollten die Plasmakonzentrationen riskanter Arzneimittel bei Niereninsuffizienz *gemessen* werden. Solange dies noch nicht möglich ist, gilt:
- *Vermeide jede arzneimittelbedingte zusätzliche Schädigung der Niere*, z. B. durch antibakterielle Mittel (Aminoglykosid-Antibiotica, Polymyxine, Amphotericin, Sulfonamide, vgl. Tabelle 2.5-2), Analgetica (Phenacetin), Schwermetalle (Gold), Penicillamin.
- *Belaste die renalen Funktionen nicht unnötig!*
  Beispiele
  - Arzneimittelbedingtes Erbrechen (durch Herzglykoside) vermeiden.
  - Elektrolytverschiebungen (durch ansäuernde, alkalisierende, K^+-reiche Mittel) vermeiden; Vorsicht mit Antacida! Laxantien → Kaliumverluste!
  - Keine Uricosurica (sind unwirksam bzw. gefährlich wegen drohender Gichtniere), sondern Allopurinol!
  - Antihypertensive Therapie mit großer Vorsicht (→ evtl. weitere Minderung der renalen Durchblutung).
- *Dosiere Arzneimittel, welche zu mehr als $1/3$ renal eliminiert werden, mit Zurückhaltung.* Evtl. Tabellen konsultieren. Die Kreatininclearance kann über weite Strecken als Maßstab dienen (vgl. Tabelle 2.5-1); denn eine insuffiziente Niere eliminiert Arzneimittel wie eine normale Niere, die einen Teil ihrer Nephrone eingebüßt hat. Urämie kann aber auch die *hepatische* Arzneimittel-Elimination mindern!

> Je höher die Nephrotoxizität und/oder Allgemeintoxizität des Medikaments, desto mehr müssen seine Ausscheidungsverhältnisse in Rechnung gestellt werden.

Tabelle 2.5-1. Faustregel für die Dosierung vorwiegend renal ausgeschiedener Pharmaka (nach Gillmann)
Die Dosis soll der Kreatininkonzentration umgekehrt proportional sein. Also:

Kreatininkonzentration (mg/100 ml)	Fraktion der Normdosis
bis 1,2	1
1,2–2,0	$1/2$
2–3	$1/3$
3–4	$1/4$
4–5	$1/5$
über 5	$1/10$

Noch besser ist die Beziehung zwischen renaler Ausscheidung und Kreatininclearance; denn die Kreatininkonzentration kann bei mäßig eingeschränkter Clearance noch im Normbereich liegen.

- Dosiere *Arzneimittel mit erheblicher Proteinbindung* zurückhaltend; denn die Bindung saurer Arzneimittel könnte, z. T. infolge Kompetition mit retinierten Stoffwechselprodukten, eingeschränkt sein.
- Bedenke die Möglichkeit verschlechterter intestinaler Resorption (z. B. von Eisen → Anämie) sowie gestörter renaler Aktivierung von Vitamin D (→ urämische Osteodystrophie).
- Welche *Antibiotica* wählt man bei Niereninsuffizienz?

Tabelle 2.5-2. Antimikrobielle Mittel bei Nierenschäden

Nephrotoxische. Nur bei vitaler Indikation geben!
- Alle Aminoglykosid-Antibiotica;
- Polymyxine;
- Cephaloridin (normal dosiert);
- Amphotericin B;
- Kurzzeit-Sulfonamide.

Beschränkt anwendbare
- Tetracycline (Kumulation könnte Leberschäden hervorrufen); Doxycyclin oder Minocyclin sind vorzuziehen, weil ihre Plasmakonzentration nur langsam ansteigt.
- Cotrimoxazol.

Gut geeignete
- Alle Penicilline;
- die neueren Cephalosporine;
- Clindamycin;
- Chloramphenicol (nur die glucuronidierte Form kumuliert!); aber: nur bei zwingender Indikation geben.

Bei Niereninsuffizienz (Kreatinin > 2 mg%) *sinnlos* sind Nitrofurantoin und Nalidixinsäure, weil sie nur vom Lumen her wirksam sind.

- Welche *Diuretica* (vgl. S. 158) bevorzugt man bei Niereninsuffizienz?
  - Loop-Diuretica (z. B. Furosemid) benötigt man bei stärker eingeschränkter Filtration (Kreatinin > 2 mg%).
  - Thiazid-Diuretica sind bei mäßiger Einschränkung (1–2 mg%) noch brauchbar.
  - Aldosteron-Antagonisten sind nur bei normaler Nierenfunktion wirksam und unbedenklich (besondere Gefahr der Kaliumretention bei Niereninsuffizienz!).
- Welche *Antihypertensiva* (vgl. S. 209) bevorzugt man bei Niereninsuffizienz? Hierzu gibt es keine strikte Regel, wenn auch einzelne Mittel die Filtration steigern (z. B. Hydralazin), andere sie senken (z. B. Clonidin oder β-Blocker). Man suche den Kompromiß zwischen erwünschter Blutdrucksenkung und unerwünschter Einschränkung der Nierenfunktion. Auf besonders streng Na-arme Diät achten!

Tabelle 2.5-3. Fremdstoffe, welche eine Nierenschädigung hervorrufen können.

Schwermetalle	Blei, Quecksilber, Cadmium
Organische Zellgifte	Phenole, Amanitin (im Knollblätterpilz)
Manche Halogenkohlenwasserstoffe	Tetrachlorkohlenstoff, Methoxyfluran
Störungen im Ca-Haushalt	Hypercalcämie; Oxalsäure, Äthylenglykol
Analgetica-Abusus	Bes. Phenacetin

2.6 Arzneimittel und Leber

Die gezielte Beeinflussung der hepatischen Arzneimittel-Elimination befindet sich noch im experimentellen Stadium. Induktion und Hemmung des Arzneimittel-Abbaus zählen einstweilen zu den unerwünschten Arzneimittelwechselwirkungen (s. 1.7)

Folgende Faktoren ändern den Arzneimittelmetabolismus bei Lebererkrankungen in häufig gegensinniger Weise:
– Parenchymvermehrung fördert;
– Verfettung mindert, was aber z. T. durch Parenchymvermehrung kompensiert wird;
– Degeneration mindert;
– Hypalbuminämie begünstigt die Elimination proteingebundener Arzneimittel;
– Cirrhose mindert u. a. durch Beeinträchtigung der Leberdurchblutung, dürfte aber auch die Resorption beeinträchtigen.

Richtlinien zur Arzneitherapie bei Patienten mit Leberinsuffizienz

Der Arzneimittelabbau bleibt bei Leberschädigungen erstaunlich lange intakt. Eine Dosisreduktion ist im allgemeinen nicht erforderlich.
Bedenke aber:
1. *Jede arzneimittelbedingte zusätzliche Schädigung ist zu vermeiden* (vgl. Tabelle 2.6-1)!
2. Schwere Störungen der Leberfunktion beeinträchtigen den
   – Hirnstoffwechsel; daher kein (!) Morphin; möglichst kleine Dosen zentralwirkender Substanzen;
   – Elektrolytstoffwechsel, z. B. durch Störung des Aldosteron-Abbaus, der Albuminsynthese, des Portalkreislaufs. Als Diuretica werden folgerichtig Aldosteron-Antagonisten bevorzugt.

Sedativa bei Lebererkrankungen
– Barbiturate sind nicht lebertoxisch, jedoch ist verlängerte Schlafdauer nicht ausgeschlossen. Daher beim Schwerkranken vorsichtiger dosieren.
– Phenothiazin-Derivate, bes. Chlorpromazin, Triflupromazin, Promethazin: Längere Anwendung bei Leberpatienten ist kontraindiziert, auch weil die Diagnostik gestört werden kann (vgl. Tabelle 2.6-1).
– Für Benzodiazepinderivate ist keine Beziehung zur Leber bekannt; daher *Mittel der Wahl* bei Leberpatienten.
– Halothan-Narkosen.
Halothan ist bei *einmaliger* Gabe nicht gefährlicher als andere Narkotica beim Leberpatienten.

Mehrmalige Gabe erhöht bei *allen* Patienten das Risiko, vielleicht über Sensibilisierung. Halothan sollte grundsätzlich bei Leberpatienten nicht wiederholt gegeben werden. Die zahlreichen Vorteile des Halothan rechtfertigen es, seine (ohnehin äußerst seltene) Hepatotoxizität in Kauf zu nehmen.

Tabelle 2.6-1. Gliederung hepatotoxischer Substanzen[a]

Fremdstoffe *mit* eindeutiger Dosisabhängigkeit
– Cytotoxische, hoher Krankheitswert: Alkohol, Knollblätterpilz-Gifte, Tetrachlorkohlenstoff
– Reine Cholestase, geringer Krankheitswert: anabole oder contraceptive Steroide.

Fremdstoffe *ohne* eindeutige Dosisabhängigkeit
– Virushepatitis-ähnlich, hoher Krankheitswert: Iproniazid, Isoniazid, Oxyphenisatin, Halothan, α-Methyldopa
– Entzündliche Cholestase, geringer Krankheitswert: Phenothiazine

---

[a] Die Gliederung soll nur einen Rahmen liefern; sie wird von zahlreichen Ausnahmen durchbrochen. So ruft Alkohol manchmal ein Hepatitis-ähnliches Bild hervor; und auch die Entstehung biliärer Cirrhosen aus zunächst harmlos erscheinenden Cholestasen wird diskutiert. Bezüglich Erythromycin s. S. 107.

Tabelle 2.7-1. Beispiele für pharmakogenetisch bedingte Änderungen der Arzneimittel-*Elimination*

Die genetische Änderung drückt sich aus an	Bei Gabe des Medikaments	entstehen die Symptome
Pseudocholinesterase des Plasmas – qualitative (zahlreiche Varianten) oder quantitative Minderleistung – erhöhte Aktivität	Suxamethonium	Verlängerte Wirkung (Apnoe) Verkürzte Wirkung
N-Acetyl-Transferase der Leber – „langsame Acetylierer" – „schnelle Acetylierer"	Isoniazid, Hydralazin, Procainamid, Salazosulfapyridin	Erhöhte Toxizität bei „langsamen" Acetylierern[a]
Glucuronyltransferase der Leber (abgeschwächt beim Crigler-Najjar-Syndrom)	Salicylate, Menthol, manche Glucocorticoide	Verlängerte Wirkung
Mikrosomaler Hydroxylierung (Leber) – langsame Hydroxylierung – schnelle Hydroxylierung	Zahlreiche Substrate, besonders wichtig bei oralen Anticoagulantien, Phenytoin, Phenylbutazon, Imipramin	Wirkungen und Nebenwirkungen verstärkt bzw. abgeschwächt
Hydroxylierung von Vitamin D_3 (abgeschwächt)	Vitamin D_3	Vermindertes Ansprechen → Vitamin D-resistente Rachitis

[a] Die antituberkulöse Wirkung des Isoniazid scheint bei schnellen Acetylierern nur dann eingeschränkt zu sein, wenn man sich auf eine intermittierende Gabe (1 mal/Woche) beschränkt.

2.7 Beispiele für pharmakogenetische Faktoren in der Arzneitherapie

Pharmakogenetische Faktoren sind in stark wechselndem Ausmaß bei allen *Arzneimittel-Nebenwirkungen* beteiligt. Manche der als „Idiosynkrasie" eingestuften Nebenwirkungen sind in Wirklichkeit pharmakogenetisch bedingt. Viele

Tabelle 2.7-2. Beispiele für pharmakogenetisch bedingte Änderungen der Arzneimittel*wirkung*

Die genetische Änderung drückt sich aus in	Bei Gabe des Medikaments	entstehen die Symptome
Enzymdefekten des Erythrocyten – meist Varianten der Glucose-6-Phosphat-Dehydrogenase, aber auch anderer Enzyme des Pentosephosphat-Stoffwechsels, der Glykolyse oder der Glutathion-Reduktion	Zahlreiche Antimalaria-Mittel. Zahlreiche Sulfonamide. Zahlreiche Antipyretica. Zahlreiche Nitrofurane. Zahlreiche gewerbliche Gifte, ferner Vitamin K, ferner Chloramphenicol. Auch „spontan" oder synergistisch	NADPH-Mangel → zu wenig Glutathion-SH → Hämolyse
– Mangel an Diaphorase-Aktivität	Potentielle Methämoglobinbildner, z. B. Sulfonamide Nitrite, Analgetica vom Phenacetin-Typ	Verminderte Met-Hb-Reduktion → Methämoglobinämie
Zahlreichen Hämoglobin-Varianten	Sulfonamide, Nitrite, Primaquin	Methämoglobinämie
Vermindertem Ansprechen der Sammelrohre auf Vasopressin	Keine Reaktion auf Vasopressin im Gegensatz zum hypophysären oder hypothalamischen Diabetes insipidus	Vasopressin-Resistenz (gib stattdessen Chlorothiazid!)
Vermindertem Ansprechen der Leberzelle auf Anticoagulantien	Dicumarol, Warfarin. Vitamin K	Besonders geringer Effekt Besonders starker antagonistischer Effekt
Neigung zu Diabetes mellitus	Glucocorticoide, Thiazid-Diuretica	Manifestierung des Diabetes
Neigung zu Glaukom (flache vordere Augenkammer)	Glucocorticoide, Atropin	Anstieg des intraocularen Druckes
Hepatischer Porphyrie	Barbiturate	Induktion der Porphyrinbildung
Mangel an Fructose 1-Phosphat-Aldolase oder Fructose 1,6-diphosphatase	Fructose, Sorbit	Anstau von Fructose-1-phosphat → hepatocellulärer Icterus und Tubulus-Schäden, evtl. Tod.

genetische Andersartigkeiten werden erst bei Anwendung der Arzneimittel erkannt. Sie betreffen die Pharmakokinetik (Tabelle 2.7-1) oder die Pharmakodynamik (Tabelle 2.7-2).

2.8 Arzneimittel, welche die Sicherheit im Straßenverkehr beeinträchtigen

Die meisten diesbezüglichen Arzneimittel tragen einen deutlichen Warnhinweis. Der Arzt sollte jedoch auch mündlich warnen und auf die besonderen Gefahren der Kombination zwischen zentralwirksamen Arzneimitteln und Alkohol hinweisen.
- Allgemeinanaesthetica.
  In den ersten 24 Std. nach i.v. Allgemein-Narkose darf der Patient nicht ohne Begleitung aus dem Haus. Er darf keinesfalls ans Steuer!
- Schlafmittel und Sedativa.
  Nur kurzwirkende Mittel verschreiben, um ,,Überhang" zu vermeiden. An sedierende Zusätze in Analgetica-Kombinationen denken! Vor rezeptfreien Schlafmitteln warnen! Viele Mittel sedieren ,,nebenbei", z. B. Antihistaminica, Mittel gegen Reisekrankheit (!), zentral wirkende Antihypertensiva, zahlreiche Psychopharmaka, manche β-adrenerge Blocker.
- Psychopharmaka und spinale Muskelrelaxantien.
  Der Arzt muß sein Einverständnis zum Lenken eines Kraftfahrzeugs davon abhängig machen, daß das Leistungsvermögen des Patienten nicht beeinträchtigt ist. Andererseits kann eine erfolgreiche psychopharmakologische Behandlung das Verkehrsverhalten bessern.
- Antiepileptica.
  Von den Medikamenten *und* von der Grundkrankheit her strikt vom Steuern eines Kraftfahrzeugs abraten!
- Antihistaminica.
  Bei erstmaliger Therapie striktes Fahrverbot, später tritt oft eine ,,Gewöhnung" an die Sedation ein. Die häufig anzutreffenden Coffein-Zusätze mögen die Sedation vermindern, jedoch ist der zeitliche Ablauf der Coffein- und der Antihistaminica-Wirkung nicht hinreichend synchron. Bedenken, daß zahlreiche Mittel gegen Reisekrankheiten die Fahrtüchtigkeit herabsetzen!
- Stimulantien (hierher gehören auch ,,Appetitzügler!"). Unruhe und Koordinationsstörungen wirken sich negativ auf das Verkehrsverhalten aus. Cave Kombination mit Alkohol!
- Hochdruckmittel.
  Rauwolfia-Alkaloide, Clonidin, α-Methyldopa sedieren. Nur der optimal eingestellte, sein Verhalten kennende Hochdruckpatient darf fahren!
- Arzneimittel, welche das Sehvermögen beeinträchtigen, machen dosisabhängig verkehrsuntüchtig. Das gilt für alle Parasympathomimetica und Parasympatholytica, sowie tricyclische Antidepressiva wegen ihrer anticholinergen Begleitwirkungen.

3 Verschreibung von Arzneimitteln

3.1 Abgabe von Arzneimitteln (Apotheken)

Apotheken sind staatlich lizensierte Abgabestellen für Arzneimittel. Sie dienen der Normierung und Kontrolle der Arzneimittelabgabe.

Die Aufgaben von Arzt und Apotheker sind verschieden:
- Der *Arzt* ist allein zuständig für die *Anwendung* von Arzneimitteln. Also: Keine Therapie mit differenten Mitteln durch den Apotheker.
- Der *Apotheker* ist allein zuständig für die *Herstellung, analytische* Korrektheit und *Abgabe* von Arzneimitteln. Also: Kein Arzneimittelverkauf durch den Arzt.

Gesetzliche Grundlagen

- *Das Gesetz über das Apothekenwesen* und die *Apothekenbetriebsordnung* regeln Ausstattung (z. B. Offizin, Laboratorium, Nachtdienst-Zimmer), Personal, Betriebsführung, Verkehr mit Arzneimitteln, Kontrollen durch Standesorganisation.

- *Pharmakopoen* setzen „Normen" für Arzneimittel. Sie sind gesetzlich anerkannte Sammlungen von Regeln betreffend pharmazeutische Beschaffenheit und Prüfverfahren, Abgabe und Bezeichnung. Derart genormte Mittel nennt man offizinell. Derzeit gelten das Deutsche Arzneibuch (DAB VII) sowie das Europäische Arzneibuch.
Ideal wäre: *alles* ins Arzneibuch und nur noch offizinell definierte und bezeichnete Arzneimittel verwenden. Jedoch hinkt jede „Norm" der Anwendung um viele Jahre nach.

Der Apotheker muß

- vorrätig halten
  - ca. 27 „Prototypen" von Arzneimitteln,
  - eine Reihe von Arzneimitteln zur Behandlung von Notfällen (z. B. Mittel zur Volumensubstitution; Antidote bei Vergiftungen).
- Reinheit und Gehalt der offizinellen Mittel garantieren.
- Zweckmäßige Zubereitung und Verpackung (Klebezettel! Behältnisse!) garantieren.
- Die angeforderten Mittel eventuell beschaffen.
- Bei allen Unklarheiten, bes. bei Überschreitung der Maximaldosis ohne Kennzeichnung, den Arzt befragen.
- Er muß das *verschriebene* Mittel abgeben.

Tabelle 3.1-1. Gliederung der Arzneimittel nach den Erfordernissen beim Umgang

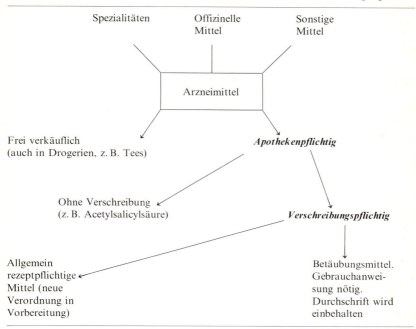

3.2 Das Rezept

Juristisch ist es eine Privaturkunde.
Medizinisch ist es eine schriftliche Anweisung zum Bezug eines Arzneimittels aus der Apotheke.
Es hat *grundsätzlich* zu enthalten: Ort, Datum, Heilmittel, Gebrauchsanweisung, Name des Kranken, Unterschrift und Adresse des Arztes.
Es muß *eindeutig* in seinen Angaben und sicher gegen Mißbrauch sein. Dazu dienen auch besondere Formulare für Betäubungsmittel (s. 3.4). Andere Rezepte gelten ohne besonderen Vordruck.

Apotheker empfehlen:

- *Deutlich* schreiben!
- *Keine römischen Ziffern.* Sie erleichtern Fälschungen, werden manchmal mißverstanden und sind bei Betäubungsmittel-Rezepten verboten.
- „Nr." vor Stückzahlen beibehalten, oder „Stück" dahinter setzen (zur Unterscheidung von z. B. „Valium 5")! Das Rezept-Latein ist unschön und bis auf einige Kürzel (s. Tabelle 3.2-2) überflüssig.

Gewichtsangaben macht man üblicherweise in Gramm *(ohne* das Symbol g); kleine Dosen gibt man besser in mg *(mit* Symbol) an, um Fehler zu vermeiden. Die Rezeptur ist also meist einfacher, als der in Tabelle und Abb. 3.2-1 wiedergegebene Formalismus erwarten läßt. Auch das linke Rezept kann ausreichend sein. Zur Begründung s. S. 66.

Tabelle 3.2-1. Formale Gliederung des Rezepts (Anwendungsbeispiele s. 3.4 und 3.5)

- Inscriptio (gedruckt oder gestempelt):   Ort, Datum; Name, Berufsbezeichnung und Anschrift des Arztes.
- Invocatio (überflüssig):   Rp.
- Praescriptio = Ordinatio: Basis ⎫ Aufschlüsselung wäre bei
  Adjuvans ⎪ offizinellen Präparaten
  Constituens ⎬ oder Spezialitäten
  Corrigens ⎭ unnötig bzw. unmöglich.
- Subscriptio: Anweisungen an den Apotheker (z. B. M.D.S.).
- Signatur: Anweisungen an den Patienten. Eine Signatur ist stets bei Betäubungsmitteln erforderlich. Sonst genügt oft die gedruckte Gebrauchsanweisung der Spezialitäten. Bei komplizierten Behandlungsformen schreibe man einen besonderen Zettel für den Patienten.
- Adresse des Patienten. Bei Kindern: Alter und Gewicht.
- Besondere Vermerke (s. 3.4).
- Unterschrift.

Handschriftlich-dokumentenecht muß sein: alles (außer Inscriptio und Adresse) bei Betäubungsmittel-Rezepten, sonst nur die Unterschrift.

Dosisangaben

- Wichtig für *Arzt* sind: ED = Einzeldosis, ND = Normdosis (meist [nicht immer!!] 1 Amp. oder 1 Tabl.), TD = Tagesdosis.
- Wichtig für *Apotheker* (kaum für Arzt) sind MED, MTD = Maximale Einzel- bzw. Tagesdosis. Überschreitung von Maximaldosen ist auf dem Rezept zu kennzeichnen durch ! und Wiederholung der entscheidenden Zahlengabe in Worten.
- Wichtig für *Juristen* ist die Höchstmenge (s. Betäubungsmittel, 3.4).

Sklavische Einhaltung von Dosisangaben kann ärztlich falsch sein, wie folgende Beispiele zeigen:
  – Falscher Applikationsweg für Adrenalin (Normdosis i. v. ohne vitale Indikation).
  – Häufige Wiederholung der TD von Digitoxin (Kumulation!).
  – Änderungen der Pharmakokinetik bei Ausscheidungsstörungen (s. 2.5).
  – Gleichzeitige Gabe mehrerer Arzneimittel (s. 1.7).

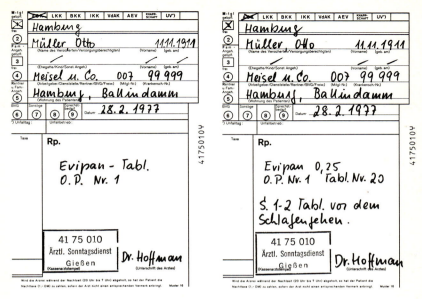

Abb. 3.2-1. Faksimile zweier Spezialitäten-Rezepte; links: Minimal-Rezept, rechts: komplettes Rezept

3.3 Kosten der Arzneiverschreibung

a) Erwägungen bei der Individualrezeptur

Der arzneitherapeutische Effekt sollte möglichst preiswert erzielt werden. „Preiswert" ist allerdings auch ein teures Arzneimittel, wenn es unersetzlich ist. Grobe Mißachtung wirtschaftlicher Verordnungsweise kann Regreßansprüche der Krankenkasse oder des Privatpatienten hervorrufen. Man beachte folgende Regeln:

– **Fertigpräparate** sind meist billiger als „Maßschneidereien" durch den Apotheker.
– Gelegentlich kann man von Warenzeichen-geschützten Präparaten auf *„generics"* ausweichen, die billiger sind (vgl. S. 15). Bei Mitteln mit beschränkter Resorptionsquote bedenke man jedoch, daß die biologische Verfügbarkeit (vgl. S. 35) nicht von allen Herstellern konstant gehalten werden kann.
– Richtige **Packungsgröße** verschreiben. Dies wirkt zugleich der „Apotheke im Küchenschrank" entgegen.
– **Preisvergleiche** anstellen!
– Oft stellt die Arzneiverschreibung die einzige **Beziehung zwischen Arzt und Patient** dar. Näheres Eingehen auf den Patienten, verbunden mit Hinweisen zur Lebensführung oder auf physikalische Maßnahmen, könnten sie oft ersetzen.

Tabelle 3.2-2. Gebräuchliche Abkürzungen in der Rezeptur (nach Lembeck)

Lateinisch	Abkürzung	Deutsch
	! Dosis in Worten anfügen	Höchstdosis absichtlich überschritten
ana	aa	zu gleichen Teilen
ad manum medici	ad man. med.	zu Händen des Arztes
ad usum proprium	ad us. propr.	zu eigenem Gebrauch
ad usum veterinarium	ad us. vet.	zu Tierarzneizwecken
ad vitrum { adlatum / guttatum / nigrum / pipettatum	ad vitr. { adl. / gutt. / nigr. / pip.	in eine Flasche { mitgebrachte / Tropf / dunkle / mit Pipette
aequalis	aeq.	gleich
Aqua destillata	Aq. dest.	destilliertes Wasser
Capsula { amylacea / gelatinosa / gelatinosa elastica / gelatinosa operculata	caps. { amyl. / gel. / gel. el. / gel. operc.	Oblatenkapsel / Gelatinekapsel / elastische Gelatinekapsel / Gelatinekapsel mit Deckel
cito!	cito!	eilig!
concentratus	conc.	konzentriert
Da (detur, dentur)	D.	gib, (es möge(n) gegeben werden)
Da tales doses Nr.	D. tal. dos. Nr.	gib (z. B. 6) solche Mengen (Dosen)
dilutus	dil.	verdünnt
Divide in partes aequales	Div. in part. aeq.	Teile in gleiche Teile
fiat (fiant)	f.	soll(en) werden
Gutta(ae), guttas	gtt., gtts.	Tropfen
Massa pilularum, suppositoriorum	Mass. pil., supp.	Pillenmasse, Zäpfchenmasse
Misce, da, signa	M.D.S.	Mische und verabfolge mit der Signatur
Misce fiat (fiant)	M.f.	Mische, so daß entsteht(en)...
Misce fiat (fiant) pulvis (pulveres)	M.f.pulv.	Mische, so daß (ein) Pulver entsteht(en)
Ne repetatur	Ne rep.	Keine Wiederholung der Abgabe
Numerus	Nr.	Zahl, Anzahl
	O.P.	Original-Packung
Pro ordinatione (statione)	Pro ord. (stat.)	Für die Praxis (Station)
quantum satis	q.s.	so viel wie notwendig ist, um...
Repetatur	Rep.	Wiederholung der Abgabe gestattet
Signa	S.	Signatur
Sine confectione		Ohne Verpackung
Spiritus (dilutus)	Spir. (dil.)	Äthylalkohol (90 Vol. %) bzw. (70 Vol. %)
Sterilisa!	Ster.!	Sterilisiere!
Suppositorium	Supp.	Zäpfchen
Tabuletta(ae)	Tabl.	Tablette(n)

b) Sozialmedizinische Erwägungen

Laut einer schwedischen epidemiologischen Studie erhielten 60% der Bevölkerung jährlich mindestens ein Arzneimittel verschrieben. Davon entfielen 21% auf antimikrobielle Mittel, 19% auf Analgetica, 18% auf psychotrope Mittel, je ca. 14% auf pulmonal bzw. gastrointestinal bzw. am Kreislauf angreifende Mittel. Da eine so hohe Morbidität wohl kaum unterstellt werden kann, müssen andere, arzneitherapeutisch nicht ableitbare Faktoren den Konsum bestimmen. Ein großer, vielleicht sogar der größere Teil der Arzneimittelkosten könnte eingespart werden, wenn es gelänge, die Verbrauchsgewohnheiten der Patienten und die damit zusammenhängenden Verschreibungsgewohnheiten der Ärzte zu ändern (vgl. S. 16).

3.4 Betäubungsmittelverschreibung (BTMV)

Definition und Zielsetzung

Betäubungsmittel sind Stoffe, welche der BTMV unterliegen. Sie sind also juristisch und nicht medizinisch definiert. Ziel der BTMV ist es, die Gesellschaft vor sog. sucherzeugenden Mitteln zu schützen.

Der gewissenhafte Arzt wartet jedoch nicht, bis eine „verdächtige" Substanz endlich der BTMV unterstellt ist. Er betrachtet z.B. jede Substanz mit der Wirk-Charakteristik des Morphins oder Amphetamins als suchterzeugend, bis das Gegenteil feststeht.

Den nachfolgenden Ausführungen liegt die Neufassung der Verordnung über das Verschreiben, die Abgabe und den Nachweis des Verbleibs von Betäubungsmitteln (Betäubungsmittel-Verschreibungs-Verordnung–BtMVV) – vom 25. April 1978 zugrunde.

Was ist *kein BTM*?

(§ 3)
Die Vorschriften dieser Verordnung gelten *nicht* für Zubereitungen, die ohne ein weiteres Betäubungsmittel

1. bis zu 2,5 vom Hundert oder je abgeteilte Form bis zu 100 mg[1]
   a) *Äthylmorphin,*
   b) *Codein,*
   c) Dihydrocodein,
   d) Pholcodin oder
   e) eines der Salze der unter a) bis d) genannten Stoffe,

---

[1] Höhere Konzentrationen oder größere Einzeldosen dürfen nicht abgegeben werden.

2. bis zu 10 vom Hundert eingestelltes Opium *und* mindestens die gleiche Menge gepulverte Brechwurzel[1] enthalten.

Wie wird verschrieben?

(§ 4)
Betäubungsmittel dürfen von Ärzten, Zahnärzten und Tierärzten nur mit den in dieser Verordnung vorgeschriebenen Beschränkungen und nur dann verschrieben werden, wenn ihre Anwendung am oder im menschlichen oder tierischen Körper begründet ist. Die Anwendung ist insbesondere dann *nicht begründet, wenn der beabsichtigte Zweck auf andere Weise erreicht werden kann.*

(§ 5)
(1) Bestimmte Betäubungsmittel, die in einer hier nicht wiedergegebenen Liste aufgeführt sind[2] dürfen überhaupt nicht verschrieben werden.
(2) Betäubungsmittel dürfen *als Stoff nicht* verschrieben werden.
(3) Betäubungsmittel dürfen als Zubereitungen nur verschrieben werden, wenn ihr Betäubungsmittelgehalt *20 vom Hundert,* in native Opiumalkaloide in ihrem natürlichen Mischungsverhältnis enthaltenden Zubereitungen 50 vom Hundert, nicht übersteigt.

(§ 6)
(1) Der Arzt darf für *einen* Patienten an *einem* Tag nur *eins* der folgenden Betäubungsmittel unter Einhaltung der nachfolgend festgesetzten Höchstmengen und sonstigen Beschränkungen über Bestimmungszweck, Gehalt, Darreichungsform und Zusätze verschreiben:

Zentrale Stimulantien	
(Amphetamin am Auge	500 mg
innerlich	200 mg)
Methamphetamin	100 mg
Methylphenidat	200 mg
Phenmetrazin-8-chlortheophyllinat	600 mg
Antitussiva	
Hydrocodon	200 mg
Normethadon	200 mg
Thebacon	200 mg
Analgetica	
Cetobemidon	100 mg*
D-Moramid	100 mg*
Hydromorphon	30 mg*
Levomethadon	60 mg*
Levorphanol	30 mg*

---

[1] Ohne den „vergällenden" Zusatz wäre dies ein BTM im Sinne von § 6 (1)
[2] Hierzu zählen z. B. Diacetylmorphin (Heroin) und Psychodysleptica, aber auch weniger gereinigte Produkte der BTM-Herstellung, wie razemisches Methadon.

Morphin	200 mg*
Opium, eingestelltes	2000 mg*
Oxycodon	200 mg*
Pethidin	1000 mg*
Piritramid	200 mg*
Tilidin[1]	1050 mg*
Lokalanaestheticum mit zentraler Stimulation	
(Cocain	obsolet)

Die in Klammern ( ) gesetzten Substanzen sind in der Bundesrepublik Deutschland derzeit nicht als warenzeichengeschützte Präparate im Handel.

(2) In besonders schweren Krankheitsfällen darf der Arzt für einen Patienten an einem Tag jeweils eins der in der Tabelle mit * gezeichneten Betäubungsmittel *über die dort festgesetzten Höchstmengen hinaus, jedoch nicht mehr als die zweifache Höchstmenge verschreiben*. In *diesen* Fällen hat er auf der Verschreibung den eigenhändigen Vermerk „*Menge ärztlich begründet*" anzubringen.

(3) Der Arzt darf für den Bedarf seiner *Praxis* an einem Tag nur verschreiben:
1. *eins* der in der Tabelle (außer Cocain; s.u.) genannten Betäubungsmittel bis zu den dort festgestzten *Höchstmengen,*
2. Cocain   1000 mg
zu Eingriffen am Auge, am Kehlkopf, an der Nase, am Ohr, am Rachen oder am Kiefer, und zwar
a) als *Lösung* bis zu einem Gehalt von *20 vom Hundert* oder
b) als *Augentablette* oder als Salbe bis zu einem Gehalt von *2 vom Hundert* oder
3. *Fentanyl*   5 mg
zur Prämedikation und Anaesthesie einschließlich der Neuroleptanalgesie.

(4) Der Arzt darf für den Bedarf
1. eines Krankenhauses oder *einer Teileinheit eines Krankenhauses (Station),* die seiner Leitung oder Aufsicht unterstehen, oder
2. seiner ärztlichen Hausapotheke[2]
nur die oben genannten Betäubungsmittel verschreiben[3].

(§ 9)
(1) Betäubungsmittel dürfen *nur auf einem dreiteiligen amtlichen Formblatt* (Teile I, II und III) im Durchschreibeverfahren verschrieben werden. Zur Verschreibung anderer Arzneimittel darf dieses Formblatt nur verwendet werden, wenn die Verschreibung neben einem Betäubungsmittel erfolgt.

---

[1] Nur als Kombination mit Opiatantagonist im Handel, die nicht der BTMVV untersteht.
[2] Der in Praxen übliche Arzneimittelvorrat ist noch keine Hausapotheke. Diese müßte behördlich genehmigt sein.
[3] Dabei darf natürlich pro Tag mehr als ein Betäubungsmittel verschrieben werden, und auch die Höchstmengen-Vorschrift entfällt.

(2) *Die Teile I und II des Formblatts sind zur Vorlage in der Apotheke bestimmt; Teil III verbleibt bei dem Verschreibenden.* Er hat diese Durchschriften drei Jahre, nach *Austellungsdaten geordnet, aufzubewahren* und auf Verlangen dem Bundesgesundheitsamt oder der nach Landesrecht zuständigen Behörde einzusenden oder Beauftragten dieser Behörde vorzulegen.

(3) Die Formblätter sollen *diebstahlsicher aufbewahrt* werden.

(§ 10)

(1) Die Verschreibung muß folgende Angaben enthalten
1. *Name*, Vorname und *Anschrift des Patienten*, für den das Betäubungsmittel bestimmt ist.
2. *Ausstellungsdatum*,
3. Bestandteile, Gewichtsmengen und Darreichungsform, bei abgeteilten Betäubungsmitteln ferner den Betäubungsmittelgehalt je abgeteilte Form und die Stückzahl; *bei Betäubungsmitteln in abgabefertiger Packung die Bezeichnung, die Darreichungsform, den Betäubungsmittelgehalt nach Gewicht je Packungseinheit, bei abgeteilten Formen je abgeteilte Form und die Stückzahl.*
4. *Gebrauchsanweisung* mit *Einzel- und Tagesgabe.*
5. *Name des verschreibenden Arztes*, Zahnarztes oder Tierarztes, dessen *Berufsbezeichnung und Anschrift;* im Vertretungsfall ferner die entsprechenden Angaben über den Vertretenen,
6. Falls erforderlich, den Vermerk „Menge ärztlich begründet" (vgl. § 6 (2)).
7. Bei Verschreibung für die Praxis den Vermerk „Praxisbedarf" anstelle der Gebrauchsanweisung.
8. *Ungekürzte Unterschrift* des verschreibenden Arztes, Zahnarztes oder Tierarztes.

(2) Die Angaben nach Absatz 1 müssen auf allen Teilen des amtlichen Formblatts übereinstimmen und von dem Verschreibenden *eigenhändig* mit Tintenstift oder Kugelschreiber vorgenommen werden. Die Angaben nach den Nummern 1, 2, 5 und 7 können auch maschinell oder mit Stempeln erfolgen[1]. *Die Mengen*[2] *sind in arabischen Ziffern anzugeben und in Worten zu wiederholen.*

(§ 11)

Betäubungsmittel dürfen nicht abgegeben werden auf eine Verschreibung, bei der irgendeine Vorschrift nicht beachtet wurde oder die vor mehr als 7 Tagen ausgestellt wurde.

> **Wie ist der Verbleib nachzuweisen?**
> . . .*für Kliniks- und Praxisbedarf?*

---

[1] Umgekehrt ausgedrückt: Nr. 3, 4, 6, 8, müssen vom Arzt dokumentenecht geschrieben sein.
[2] Gemeint ist die *Zahl* der Ampullen, Tabletten etc., nicht ihr Gewicht.

(§ 15)

(1) Über den Verbleib der Betäubungsmittel sind in
1. Apotheken,
2. ärztlichen und tierärztlichen Hausapotheken,
3. ärztlichen, zahnärztlichen und tierärztlichen Praxen,
4. Krankenhäusern,
5. Zahnkliniken,
6. Tierkliniken und
7. zoologischen Gärten

Karteikarten nach amtlichem Formblatt zu führen. Bestehen in den in den Nummern 4 bis 7 genannten Einrichtungen Teileinheiten (Stationen), ist der Nachweis in diesen zu führen. In Teileinheiten *(Stationen) können anstelle von Karteikarten auch Bücher* mit fortlaufend numerierten Seitenzahlen nach amtlichem Formblatt (Betäubungsmittelbücher) verwendet werden.

(2) Der *Apothekenleiter* und in den Fällen des Absatzes 1 Nr. 2 bis 7 *der jeweils verantwortliche Arzt, Zahnarzt oder Tierarzt* haben *mindestens einmal monatlich* die vorschriftsmäßige Führung der Karteikarten oder Betäubungsmittelbücher zu prüfen und, sofern eine Änderung eingetreten ist, ihr Namenszeichen und das Datum anzubringen.

(3) *Die Karteikarten oder Betäubungsmittelbücher sind drei Jahre, von der letzten Eintragung an gerechnet, aufzubewahren* und auf Verlangen dem Bundesgesundheitsamt oder der nach Landesrecht zuständigen Behörde einzusenden oder Beauftragten dieser Behörde vorzulegen.

. . . und bei Verschreibung für den einzelnen Patienten?

Diese Verschreibungen sind durch den beim Arzt verbliebenen Teil des dreifachen Rezeptes (vgl. S. 64) hinreichend belegt. Kommt der niedergelassene Arzt ohne Betäubungsmittel für den Praxisbedarf aus, so braucht er Karteikarten oder Betäubungsmittelbuch nicht zu führen.

Beispiele

Normales Rezept für BTM

Morphin Amp. 20 mg
10 (zehn) Stück
S. bei Schmerzen 1 Ampulle, aber nicht mehr als 3/Tag.

Komplikation: Verdopplung der Höchstmenge

Morphin Amp. 20 mg
20 (zwanzig) Stück
Menge ärztlich begründet
S. bei Schmerzen 1 Ampulle, aber nicht mehr als 3/Tag.

Komplikation: Überschreitung der MED, mögliche Überschreitung der MTD

Morphin Amp. 20 mg (MED = 0,03;
10 (zehn) Stück MTD = 0,1)
S. bei Schmerzen 2! (zwei) Ampullen,
aber nicht mehr als 6! (sechs) pro Tag.

3.5 Typische Arzneizubereitungen

Spezialitäten

Arzneimittelspezialitäten werden
- in gleichbleibender Zusammensetzung hergestellt,
- abgabefertig gepackt,
- unter besonderer Bezeichnung in den Verkehr gebracht.

Sie entsprechen bei manchen Apotheken bereits etwa 99% des Umsatzes. Achte auf Preis und angemessene Packungsgröße im Sinne einer wirtschaftlichen Arzneiverordnung! Wenn nichts anderes angeordnet wird, muß der Apotheker die kleinste Originalpackung (O.P.) abgeben. Ist eine größere Packung erforderlich, so *muß* man die Zahl der darin enthaltenen Einzeldosen (Amp. Nr. . . ., Tabl. Nr. . . .) angeben. Man *sollte* sie auch bei Verschreibung der kleinsten O.P. angeben. Die Angabe der zu verabreichenden Einzeldosis ist erforderlich, wenn mehrere Dosierungen angeboten werden oder wenn es sich um ein BTM-Rezept handelt. Häufig, aber nicht immer (z. B. nicht bei BTM-Rezepten), genügt die Gebrauchsanweisung auf der O.P. Beispiel:

Rp. Valium-Ampullen aber Rp. Valium-Tabletten 10 mg
5 Stück 20 Stück
(Gewichtsangabe überflüssig, weil nur *eine* (Gewichtsangabe nötig, weil *drei*
Ampullengröße im Handel!) Tablettengrößen im Handel!)

Gelegentlich, z. B. bei der Cytostatica-Therapie, soll der Patient Namen und Indikation der Spezialität nicht erfahren. Dem dient der Vermerk „Sine confectione" (s. Tabelle 3.2-2).

Zubereitungen durch den Apotheker (= Galenica)

a) Pulver

Unterscheide: *Schachtelpulver*

Beispiele: ZnO + Talcum Rp.: Zinci oxydati
 NaHCO$_3$; MgSO$_4$ Talci $\overline{aa}$ ad 50,0
  M.D.S. Wundstreupulver.

Abgeteilte Pulver

Rp. Codein-Phosphat	0,01	oder	Codein-Phosphat	0,12
Phenacetin	0,25		Phenacetin	3,0
Acetylsalicylsäure	0,25		Acetylsalicylsäure	3,0
M.f. pulvis			M.f. pulvis	
D.t. dos. Nr. 12			Divide in part. aeq. Nr. 12	
(= Dispensierverfahren)			(= Dividierverfahren)	

Die Verschreibung abgeteilter Pulver ist unpraktisch und nur selten psychologisch günstig.

Vereinfachung:

Gelonida Tabl.
Nr. 10
(hat die gleiche Zusammensetzung)

Pharmazeutische Besonderheiten:

- Füllmaterialien bei kleinen Wirkstoffmengen sind z. B.
  Saccharum lactis (innerlich),
  Talcum (äußerlich),
- Capsulae amylaceae bei schlecht schmeckenden Pulvern,
- Capsulae gelatinosae bei schlecht schmeckenden flüssigen, bes. öligen Substanzen, z. B.:
  Rp. Ol. Ricini 3,0
  D. tal. dos. Nr. 12 ad Capsul. gelatinos.
  (auch als Fertigpräparat).

- Mucilaginosa bei reizenden Substanzen:

			Einfacher:
Rp. Chlorali hydrati		3,0	Chloralhydrat-Rectiole
Mucilag. Gummi arabic.		10,0	(0,6 g/3 ml).
Aq. dest	ad	100,0	
S. für Klysma.			
(ED Erw. 1,5; Säugling 0,5)			

b) Pillen und Suppositorien

Eine Herstellung von Pillen und Suppositorien durch den Apotheker sollte unterbleiben, solange die biologische Verfügbarkeit der inkorporierten Wirkstoffe nicht angegeben wird.

Die Resorption aus Suppositorien (gleich welcher Herstellung) variiert stark. Daher: Keine starkwirkenden Arzneimittel in dieser Zubereitungsform!

c) Lösungen

Maße: 1 Eßlöffel = 15 ml; 1 Kinderlöffel = 10 ml; 1 Kaffeelöffel = 5 ml. 1 ml einer wäßrigen Lösung ergibt ca. 20 Tropfen.
1 ml einer alkoholischen Lösung ergibt ca. 40–50 Tropfen.

Zur genaueren Abmessung dienen Spezialgläser mit standardisierter Tropffläche
= Vitrum patentatum.

Beispiel für Verschreibung „eßlöffelweise"

Kalii jodati 20,0
Aq. dest ad 300,0
M.f.sol.
S. 3 × tgl. 1 Eßlöffel
(ED = 1,0 in 15 ml).

Beispiel für Verschreibung „tropfenweise"

Codein phosphoric. 0,5
Aq. dest ad 20,0
M.f.sol.
S. 3 × tgl. 20 Tropfen
(ED = 0,025).

Augentropfen

Cave Infektion, bes. Pseudomonas.
Zusätze: Nipagin 1 : 1000,
Merfen (Phenylmercuribenzoat) 1 : 50000.

Beispiele

Zincum sulfuric. 0,03/10,0
Physostigmin. salicylic. 0,2–0,5/10,0
Pilocarpin 0,1/10,0
Atropin 0,1/10,0.

Historische, oft noch verschriebene Lösungen

Infus. Ipecac. DRF
Mixt. solvens DRF
jeweils eßlöffelweise.

d) Externa

Sie sind (im Gegensatz zu a–c) auch heute noch aktuell. Ihre Verschreibung wird im Rahmen der Dermatotherapie gelehrt (s. Kap. 4).

4 Äußerliche Behandlung von Hautkrankheiten und Verordnung von Externa

Hautkrankheiten sind *häufig:* In der Allgemeinpraxis finden sie sich bei fast 20% der Patienten, vor allem als langwierige Mykosen, Ekzeme, Psoriasis, Venenleiden. Dermatica werden also sehr häufig verwendet.

4.1 Grundlagen der externen Therapie

Bei der lokalen Therapie spielen physikalische Wirkungen eine viel größere Rolle als bei einer systemischen Behandlung. Bei enteraler oder parenteraler Pharmakotherapie dienen Trägersubstanzen oder Lösungsmittel meist nur als indifferente Hilfsstoffe. In der äußerlichen Behandlung dagegen haben die „Grundlagen" (Vehikel) wesentlichen Anteil an der therapeutischen Gesamtwirkung. Dies bedingt zugleich, daß individuelle Zubereitungen häufig vorteilhaft gegenüber Fertigpräparaten sind.

Je akuter eine entzündliche Hautkrankheit, desto größer ist die Bedeutung der reinen „Grundlagen" (Extrembeispiel: feuchter Umschlag). Je chronischer die Krankheit, desto größer ist die Bedeutung des reinen „Wirkstoffes" (Extrembeispiel: reiner Teer ohne „Vehikel"). Den „Wirkstoffen" kommen dabei mehr echte pharmakologische Effekte, den „Grundlagen" mehr physikalisch-chemische Wirkungen zu. Hierzu zwei Beispiele:

Bei *akuten nässenden* Hautveränderungen strebt man eine Austrocknung an. Dies geschieht z. B. beim feuchten Umschlag („feucht auf feucht") ausschließlich physikalisch durch unterschiedliche Temperatur und Feuchtigkeit („Dochtwirkung") in Haut, Externum und Umgebung. Von eventuell zugesetzten „Wirkstoffen" sind keine wesentlichen Effekte zu erwarten; denn sie können kaum gegen den Wasserstrom in die Haut permeieren.

Bei *chronischen* Entzündungen hingegen soll die Grundlage einen geschlossenen Film auf der Haut bilden und die Abdunstung verhindern. Sie führt dadurch zur Aufquellung der Hornschicht, Aufhebung der „Barrierefunktion" der Epidermis und Umkehrung des Flüssigkeitsstromes. Infolgedessen dringen inkorporierte Wirkstoffe aus der Grundlage besser in die Haut. Man kann die Penetration noch verstärken, indem man mit einer Plastikfolie dichtschließend abdeckt (Okklusiv-Verband).

Vehikel mit den verschiedensten physikalisch-chemischen Eigenschaften und ihre Kombinationen sind im *Phasendreieck* (Abb. 4.1-1) dargestellt.

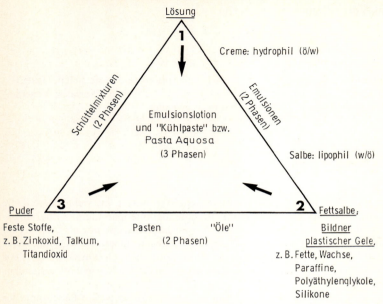

Abb. 4.1-1. Möglichkeiten der Zusammensetzung von Externa, dargestellt als Phasendreieck. Die Ecken (1, 2, 3) geben die „reinen" Phasen wieder; auf den Verbindungslinien sind die zwei- und dreiphasigen Zubereitungen aufgetragen

Aus den verfügbaren Vehikeln und dem Zustand der Haut ergeben sich die klassischen Prinzipien der externen Therapie entzündlicher Dermatosen:

Stadium	Vehikel
Akut (Bläschen, nässende Erosionen)	Feuchte Umschläge. Weniger macerierend sind feuchte Umschläge über „Öl" („Zinköl-feucht") oder feuchte Umschläge über Öl über Pinselung („Pyoctanin-Zinköl-feucht", bei Infektionen).
Subakut (Papeln, Erythem, Schwellung)	Feuchte Umschläge über Paste oder über Pinselung; dann Paste über Pinselung; schließlich Paste allein.
Chronisch (Lichenifikation, Schuppung)	Salben über Pinselung; dann allein Salben; dann wirkstofftragende Externa unter Okklusiv-Verband; schließlich z. B. reiner Teer (ein Beispiel für „Arznei als Vehikel").

4.2 Zubereitungsformen (Vehikel)

Die Einarbeitung von Wirkstoffen in Externa zwingt zu Kompromissen zwischen der für den jeweiligen Hautzustand physikalisch idealen Grundlage und den Löslichkeitsverhältnissen der Wirk-Substanz; denn Voraussetzung für ihre Wirkung sind die Freisetzung aus der Grundlage (Liberation), die Aufnahme in das Epithel (Absorption) und u. U. das Eindringen in tiefere Schichten (Permeation). So können z. B. Glucocorticoide gut in reine Paraffinkohlenwasserstoffe inkorporiert werden, werden daraus jedoch nicht so gut freigesetzt wie aus Emulsionen. Deshalb haben die meisten Fertigpräparate kompliziert zusammengesetzte Grundlagen als Vehikel für die jeweiligen Wirkstoffe. Dafür werden Hilfsstoffe der Galenik benötigt: Lösungsvermittler, Emulgatoren, Konservantien. Die unterschiedlichen Zubereitungsformen sind in Tabelle 4.2.1 zusammengestellt.

Tabelle 4.2-1. Äußerliche Arzneizubereitungen und ihre Anwendung

Darreichungsform	Definition und Charakteristika	Anwendungsgebiet	Vorteile	Nachteile
1. Lösungen	Dünnflüssige Lösungen von Arzneistoffen in hydrophilen Lösungsmitteln, wie Wasser oder niederen Alkoholen	Akut entzündliche Dermatosen (vesiculöses, nässendes Ekzem) oder entzündliche Schwellung	Hemmung der Krustenbildung, Kühleffekt („Dochteffekt" am Sekretfluß)	Starke Austrocknung, schmerzhafte Spannung, wenn die Flüssigkeit nicht stetig ersetzt wird
Feuchte Verbände (Feuchtigkeit muß verdunsten können)	Wasser ohne oder mit desinfizierendem oder Gerbstoffzusatz	s. o.	s. o.	Mazeration
2. Tinkturen	Dünnflüssige Lösungen von Arzneistoffen, oder Drogenauszüge mit alkoholischen oder anderen niedrig siedenden Lösungsmitteln; auch in Verdünnungen mit Wasser	Chronisch infiltrierte und lichenifizierte Herde; vesiculäre Veränderungen besonders im Palmar- und Plantarbereich, auch an behaarten Körperstellen, Nagelbett	Penetrationsbeschleunigung; schnelle Austrocknung; keine Auflagerungen	Manchmal Brennen beim Auftragen, vorübergehende Reizung; dann u. U. Alkoholkonzentration verringern durch Wasserzusatz

Tabelle 4.2-1 (Fortsetzung)

Darreichungs-form	Definition und Charakteristika	Anwendungs-gebiet	Vorteile	Nachteile
3. Lotionen	Frei fließende Suspensionen von Pulvern in hydrophilen Lösungsmitteln oder in Emulsionen, vorzugsweise des Typs O/W. Die Bezeichnung wird auch für mehrphasige Flüssigkeiten benutzt	Subakute Entzündung mit geringer Exsudation; von Maceration bedrohte Hautareale (z. B. submammär); auch bei flächenhaftem Pruritus	Wirkt wie ein „flüssiges Puder"; Kühleffekt, leichte Verteilbarkeit, geringere Austrocknung	Austrocknung, u. U. Krustenbildung mit Exsudat
Schüttelmixtur (mit Pinsel aufzutragen)	Feste Phase in wäßriger Phase aufgeschüttelt ohne stabilisierende Zusätze			
4. Öle	Bei Raumtemperatur frei fließende Lösungen, sowie Suspensionen von Pulvern, in fetten Ölen oder fettartigen Grundstoffen	Akute bis subakute Entzündung. Kombinierbar mit Farbstoff-Lösungen und feuchten Umschlägen	Kühlend, aber weniger mazerierend als feuchte Verbände allein, schnell austrocknend	Krustenbildung, schwer entfernbar, vor Therapiewechsel Abölen oder Abbaden nötig
5. Salben	Streichfähige, praktisch wasserfreie Zubereitungen, die Arzneistoffe enthalten können.	Hyperkeratotische Veränderungen. Erweichen und Ablösen von Krusten, Lichenifikation; alle Formen „trockener Haut"	Aufweichender Effekt auf die Hornschicht; abdeckend. Hydrophobe Salben können besonders einfach (ohne allergenpotente Hilfsstoffe) zusammengesetzt sein	Geringe Verdunstung, Wärmestau, Einschränkung der Perspiratio insensibilis (zu dicke Salbenschicht vermeiden!). Bei hydrophilen Salben mit Wollfettemulgatoren
Hydrophobe Salben	Salben, die aus fettartigen Grundstoffen bestehen, in die sich kaum Wasser einarbeiten läßt			

Tabelle 4.2-1 (Fortsetzung)

Darreichungs-form	Definition und Charakteristika	Anwendungs-gebiet	Vorteile	Nachteile
Hydrophile Salben	Salben aus unterschiedlichen Grundstoffen, die Emulgatoren enthalten und Wasser aufnehmen können			und Konservierungsstoffen besteht höhere Allergisierungsgefahr, besonders bei Dauerpatienten (Ulcus cruris!)
6. Cremes	Streichfähige, nichttransparente Zubereitungen aus Fetten oder fettartigen Grundstoffen und Wasser.	Dermatitiden ohne keratotische Veränderungen; subakute bis subchronische Dermatitiden	Gut dosierbar. Zuführung von Feuchtigkeit und „Fett" zugleich	Trotz „Fettanteil" durch Emulgatoren und Wasseranteil austrocknend. Galenisch komplizierter als Salben (Emulgatoren, Konservantien)
Lipophile Cremes	Cremes vom Typ Wasser in Öl			
Hydrophile Cremes	Cremes vom Typ Öl in Wasser			
Amphiphile Cremes	Cremes vom Typ einer Mischemulsion			
7. Gele	Streichfähige, transparente Zubereitungen aus Quellstoffen und Flüssigkeit, die Arzneistoffe enthalten können	Therapie an Stellen, die leicht abwaschbare optisch unauffällige Mittel erfordern, z. B. im Haar, oder festhaltenden mechanisch beanspruchbaren Wirkstoff-Film, z. B. an Extremitäten. Übergänge zu „flüssigen Pflastern"	Besonders leicht und gleichmäßig verteilbar, leicht abwaschbar. Ausgeprägt kühlende Wirkung nach Auftragen, verbleibender wirkstoffhaltiger Film, abwaschbar	Galenisch komplizierte Zubereitungsformen, bei organischen Quellstoffen mit Konservantien und allergenpotenten Hilfsstoffen; nur geringe Wirkstoffliberation nach Antrocknen
Lipogele	Wasserfreie „Gele" aus fetten oder fettartigen Grundstoffen.			
Hydrogele (Gel im engeren Sinne)	Wasserreiche Gele, die praktisch frei von Fetten oder fettartigen Substanzen sind. Evtl. Alkoholzusatz			

Tabelle 4.2-1 (Fortsetzung)

Darreichungsform	Definition und Charakteristika	Anwendungsgebiet	Vorteile	Nachteile
Emulsionsgele	Wasserhaltige Gele, die Fette oder fettartige Grundstoffe enthalten, also transparente Emulsionen darstellen			
8. Pasten	Noch streichfähige Zubereitungen mit hohem Gehalt an suspendiertem Pulver	Bei circumscripten akuten (z. B. Herpesbläschen) und bei flächigen erythematösen Herden; zur Langzeittherapie, Nachbehandlung chronisch verlaufender Hautkrankheiten und zur Anwendung an intertriginösen Stellen. Abdecken unbeteiligter Haut bei Ulcus- oder Warzenbehandlung	Vereinigt die Vorzüge von Schüttelmixtur und Salbe: Arzneiträger mit Oberflächenwirkung, langer Haftung und langsamer Wirkstoffabgabe. Keine Einschränkung der Perspiratio insensibilis. Aufnahme von Sekreten bei mäßiger Austrocknung (Kühleffekt)	Schlecht entfernbar, außer „Dreiphasenpasten". Bei Krustenbildung evtl. Wärmestau. Pasten müssen mindestens 1× tgl. aufgetragen werden
Lipophile Pasten	Pasten auf der Basis von Salbengrundlagen, fetten oder fettartigen Grundstoffen oder lipophilen Cremegrundlagen			
Hydrophile Pasten	Pasten auf der Basis hydrophiler Cremegrundlagen oder Grundstoffe.			
9. Puder	Pulver oder Pulvergemische, die geringe Mengen flüssiger oder halbfester Substanzen enthalten können	Wirkstoffhaltig auf Nähten und Wunden; sonst als Abdeckung, evtl. mit anderen (3.–8.) Grundlagen als Haftunterlage	Einfache Zusammensetzung und Applikation, austrocknend und abdeckend. Aufsaugvermögen für Sekrete	Haftet allein kaum, bildet mit Sekreten oder Blut harte Krusten. Wenig Permeation inkorporierter Wirkstoffe. Mineralpuder dürfen nicht in die Tiefe gelangen (Fremdkörperreaktion)
Streupuder	Rieselfähiges Pulver			
Kompaktpuder	Puder in Festkörperform, deren Abrieb appliziert wird			

Tabelle 4.2-1 (Fortsetzung)

Darreichungsform	Definition und Charakteristika	Anwendungsgebiet	Vorteile	Nachteile
10. Sprays und Aerosole	Versprühbare Dermatica, die neben der Arzneizubereitung Treibgase enthalten können. Grundlagen 2–9 und 12 können mit eingearbeitet sein	Gleichmäßiger Wirkstoffauftrag bei Hautkrankheiten, bei denen physikalische Grundlagenwirkungen nicht angestrebt werden	Gleichmäßige Stoffverteilung, auch ohne verbleibende Grundlagenanteile	Wenig gezielte Applikation, u. U. Irritation durch rasch verdunstende Lösungsmittel oder Treibgas; teuer
11. Pflaster	Zubereitungen, die als fester Film auf der Haut haften und Arzneistoffe enthalten können	Scharf umschriebene längeranhaltende Wirkstoffapplikationen; Befestigung anderer Wirkstoffträger, Verbände, Okklusion. Bei flüssigen Pflastern Übergang zu „Gelen"	Wirkstoffe werden einfach und genau angewandt.	Irritation durch Klebstoffe, Mazeration, bakterielle und Pilzinfektionen unter „feuchter Kammer"
Feste Pflaster	Gewebe oder Folien mit Klebemasse und evtl. Wundauflage aus Mull, Zellstoff o. ä. Wundauflagen wie auch Klebemassen können Arzneistoffe enthalten			
Flüssige Pflaster, Lacke, Firnisse	Dünnflüssige Zubereitungen filmbildender Substanzen, die nach raschem Verdunsten der Lösungsmittel einen elastischen Film auf der Haut hinterlassen und Arzneistoffe enthalten können			

Tabelle 4.2-1 (Fortsetzung)

Darreichungsform	Definition und Charakteristika	Anwendungsgebiet	Vorteile	Nachteile
12. Therapeutische Badezusätze	Zubereitungen von flüssiger bis fester Konsistenz, die in wäßriger Verdünnung als Teil- oder Vollbad verwendet werden und Arzneistoffe enthalten können	Großflächige Schuppen- und Krustenablösung, Aufbringen und gleichmäßige Einwirkung z. B. von Fetten oder Gerbstoffen, Vorbereitung anderer externer Maßnahmen (bessere Permeation)	Gleichmäßige Wirkstoffverteilung, Entfernung von Auflagerungen ohne mechanische Beanspruchung	Großer Verlustanteil, u. U. schwierige Anwendung bei wenig mobilen Patienten
13. Therapeutische Kopfwäschen	Zubereitungen waschaktiver Substanzen, die mit Wasser an der behaarten Kopfhaut angewendet werden, mit eingearbeiteten Wirkstoffen	Bei Kopfhautkrankheiten, Schuppen und Krustenlösung, Entfernung anderer Externa-Grundlagen aus dem Haar.	Gleichmäßige Stoffverteilung, angenehmste Anwendung gegenüber anderen Grundlagen	Großer Verlustanteil, z. T. nicht umweltfreundliche Bestandteile, wie incorporierte Kadmium- oder Selensalze

4.3 Wichtige Wirkstoffe für Externa-Rezepturen

Antimikrobiell, antimykotisch (unspezifisch): Schwefel (nur schwach), $KMnO_4$, $AgNO_3$, Rivanol; Chinoline (z. B. Vioform, Xeroform); vor allem aber Triphenylmethanfarbstoffe: Fuchsin, Brillantgrün, Pyoctanin (Gentianaviolett). – Zu vermeiden sind halogenierte Salicylanilide an lichtexponierten Stellen sowie organische Quecksilberverbindungen.

Antibakteriell (spezifisch): Tetracycline. Eigentlich sollten extern nur solche Mittel eingesetzt werden, die nicht systemisch verwendet werden; die Ausnahmestellung der Tetracycline beruht auf ihrer geringen allergenen Potenz. Weniger günstig sind Chloramphenicol oder Aminoglykosid-Antibiotica. Zu vermeiden ist die äußerliche Anwendung von Sulfonamiden an lichtexponierten Stellen sowie von Mafenid und Penicillin.

Antimykotisch (spezifisch): Miconazol, Econazol, Clotrimazol, Amphotericin B. Mit weniger breitem Spektrum wird gegen Dermatophyten lokal Tolnaftat, systemisch Griseofulvin angewendet, gegen Hefen Nystatin lokal (s. S. 127).

Antiparasitär: Hexachlorcyclohexan, Chorphenotan.

Antipsoriatisch: Dihydroxyanthranol (Cignolin). Vermeide Chrysarobin wegen toxischer Begleitstoffe.

Antiphlogistisch und antiproliferativ wirken *Teere* und *Glucocorticoide.*

● *Teere* sind Gemische von Phenolen und cyclischen Kohlenwasserstoffen. Sie wirken antiphlogistisch, vor allem bei chronisch-entzündlichen Infiltraten, daher stark antiekzematös und antipruriginös, auch leicht antimikrobiell. Wir ordnen sie in der „Teer-Reihe" nach ihrer Wirksamkeit (umgekehrt zur Verträglichkeit) ansteigend an: 1. Ichthyol (Ammonium sulfichthyolicum) aus Schiefer-Öl, 2. Naftalan (Erdölprodukt plus Schmierseife). 3. Tumenol (aus Schiefer-Öl), 4. Liquor carbonis detergens (L.c.d.), ein farb- und geruchloses, nicht lichtsensibilisierendes Teer-Derivat, nicht verträglich mit Ungt. molle oder Pasta zinci mollis; 5. Carboneol (reiner Steinkohlenteer), 6. Pix lithanthracis (ungereinigter Steinkohlenteer), 7. Ol. Rusci (Birkenteer). – Teere in Fettgrundlagen werden leichter resorbiert (toxische Nebenwirkungen!) als aus Pasten. Man vermeide auch Teeranwendungen auf großen Flächen. Die Anwendungsmöglichkeiten im Gesicht sind eingeschränkt durch lokale Nebenwirkungen wie Teerfolliculitis.

● *Glucocorticoide* wirken am Corium überwiegend *antiphlogistisch,* z.B. bei Ekzemen, Erythrodermien, Lupus erythematodes, Lichen ruber planus, an der Epidermis überwiegend *antiproliferativ,* z.B. bei chronischem Ekzem mit Lichenifikation oder bei Psoriasis. Die zahlreichen Glucocorticoide unterscheiden sich in ihrem Lösungs- und Penetrationsverhalten. Hinsichtlich der dermatologischen Wirksamkeit unterscheiden sie sich nur quantitativ, nicht hingegen qualitativ. Ihre Permeation läßt sich durch Folienverbände steigern. Man nimmt reines Cortison bzw. Prednison nicht, weil sie erst im Organismus aktiviert werden müßten. Routinemäßige Kombination mit antiinfektiösen Mitteln zur Verhütung einer Superinfektion ist umstritten (s. Multikombinationspräparate!).

Erwünschte und unerwünschte Wirkungen sind bisher nicht zu trennen. Je stärker ein Mittel, desto höher seine Risiken: Atrophie, Striae, Erytheme, Corticoidpurpura, Capillarektasien, Infektion. Bei langfristiger Anwendung im Gesicht Steroidrosacea, periorale Dermatitis, Steroidakne. Deshalb: Corticoidexterna niemals über mehrere Wochen ohne Pause anwenden!

Glucocorticoide sind „Zeitraffer". Sie wirken nicht kurativ, sondern nur symptomatisch-suppressiv. Rezidive sind nach Absetzen möglich, wenn die Ursache inzwischen nicht gefunden und beseitigt ist. Sie dürfen niemals ohne Diagnose angewendet werden, wie dies leider häufig zu beobachten ist nach dem Motto: „Erstmal 14 Tage Steroide. Wenn's bis dahin nicht besser ist, müssen Sie zum Dermatologen."

Antiekzematös, juckreizlindernd: Schwefel, (schwach), Hg-Präcipitat (nahezu Specificum gegen seborrhoisches Ekzem), Teere, Glucocorticoide. Zu vermeiden sind äußerliche Anwendungen von Antihistaminica, Lokalanaesthetica auf Paraaminobenzoesäurebasis, oder Daueranwendung von Glucocorticoiden (s. oben).

Schälend wirken Salicylsäure, Harnstoff, Resorcin, Sapo kalinus, Vitamin A-Säure, Selen-Disulfid. Zu vermeiden ist β-Naphthol wegen der Intoxikationsgefahr.

Die Effekte der *Salicylsäure* sind komplex. Sie wirkt
- breit antimikrobiell auf Bakterien, pathogene Hefen, Dermatophyten, Schimmelpilze ohne Resistenzerzeugung (bei Konzentrationen ab 0,5%);
- ansäuernd auf die Hautoberfläche;
- entzündungshemmend;
- in niedrigen Konzentrationen oberflächlich adstringierend und antipruriginös;
- in Konzentrationen von 5% bis 60% zunehmend stark keratolytisch (hornschichtabschälend) und schließlich epidermolytisch (macerierend, epidermisablösend), besonders bei längerer und okklusiver Applikation (z. B. Salicylpflaster bei Warzen). Von Konzentrationen um ca. 1% bis 4% werden parakeratotische Hornauflagerungen („Schuppen") erweicht und abgelöst. Eine überschießende Proliferation der Epidermis wird gebremst. Hingegen wird in Konzentrationen zwischen 0,5% und 2%, besonders in Pasten und Salbenformen, die Verhornung gefördert.

Je nach Konzentration, Vehikel und Hautzustand sind also unterschiedliche Wirkungen zu erwarten.

4.4 Unerwünschte Wirkungen von Externa

Sie beruhen auf Grundlagenbestandteilen, Konservantien oder Wirkstoffen. Zur Vermeidung bzw. leichteren Aufklärung ist es daher unbedingt erforderlich, daß jedes Externum voll deklariert ist.

- *Unspezifisch* wäre eine Reizung durch nicht dem Hautzustand entsprechende Grundlagen (s. 4.1) oder durch eine zu hohe Wirkstoffkonzentration.
- *Spezifische toxische Effekte* können auf Grundlagenbestandteilen (z. B. Vaselinakne) oder Wirkstoffen (Teerfolliculitis, Corticoidakne, Corticoidatrophie) beruhen.
- Häufiger sind in der Dermatologie *Sensibilisierungen.* Manche Stoffe sensibilisieren gegen *Licht* (Tetracycline, Teere) oder bilden unter der Lichteinwirkung hautreizende (z. B. Vioform) oder stark allergenpotente (z. B. bei extern aufgebrachten Antihistaminica oder halogenierten Salicylaniliden) Verbindungen. – Zahlreiche Stoffe sind von vornherein stärker *allergen,* was bei der Rezeptur in Rechnung zu stellen ist. Manche Stoffe führen kaum jemals zur Sensibilisierung, wie z. B. Vaseline, Tetracycline, Triphenylmethanfarbstoffe; sie sind im allgemeinen unbedenklich. – Andere sind nur mäßig potente Allergene, lösen aber bei häufiger Anwendung und/oder bestimmten Patientengruppen (Beinleiden!) oft Ekzeme aus, z. B. Wollwachsalkohole, Paraoxybenzoesäureester oder Neomycin. Sie müssen also unter Berücksichtigung von Anamnese und Zustand der Haut vorsichtiger eingesetzt werden. – Manche Mittel sind bei externer Anwendung an Haut oder Schleimhaut entweder so leicht durch weniger allergisierende Stoffe zu ersetzen oder mit einem so hohen Allergisierungsrisiko belastet, daß ihre Inkorporation in Externa nicht vertretbar ist. Hierzu zählen Sulfonamide sowie Antihistaminica an belichteten Stellen, Penicillin, Mafenid, Paraaminobenzoesäure-Lokalanaesthetica wie Benzocain oder Tetracain.

Dabei können die gleichen Substanzen in der systemischen Therapie unverändert nützlich, notwendig und u. U. viel weniger antigenpotent sein als bei äußerer Anwendung, wie z. B. Penicilline oder gar Antihistaminica. Antihistaminica sind im übrigen bei oraler oder parenteraler Gabe weit besser wirksam. Sie sedieren unterschiedlich stark, was anfangs im Straßenverkehr berücksichtigt werden muß (s. S. 55). Meist läßt bei kontinuierlicher Einnahme die Sedation innerhalb der ersten Woche wieder nach.

● *Inkompatibilitäten* von Wirkstoffen miteinander (z. B. Schwarzfärbung nach gleichzeitiger Anwendung von Bleiverbindungen, wie in Ungt. diachylon, und Schwefel) oder mit Grundlagenbestandteilen lassen sich vermeiden. Man hüte sich vor vermeintlich raffinierten neuen Rezepterfindungen oder Mischungen! Wohl aber können Wirkstoffkombinationen vielfach variiert werden.

> Wegen der stets drohenden Nebenwirkungen sind für den Nichtspezialisten wenige nebenwirkungsarme, einfach zusammengesetzte Externa-Rezepturen sicherer als eine Polypragmasie oder komplizierte „Universalpräparate" (s. Tabelle 4.4-1).

Unter solchen Multikombinationspräparaten finden sich Zusammenstellungen, für die eine rationale Begründung fehlt. Wer denkt schon daran, welch unsinniges Gemisch an Küchengewürzextrakten im gewohnten „Franzbranntwein" auf die Haut gebracht wird? Noch schlimmer sind Kombinationen, die für die betreffende Indikation unnütze, aber mit Nebenwirkungen belastete Bestandteile enthalten (z. B. Glucocorticoide in sog. „Hämorrhoidenzäpfchen"). Eine Extremsituation liegt aber bei Spezialitäten mit Inhaltsstoffen vor, welche geeignet sind, die als Indikation angegebene Krankheit hervorzurufen! Halogene, aber auch starkwirkende Glucocorticoidderivate können akneiforme Eruptionen auslösen; man wird also Aknetherapeutica mit solchen Zusätzen nicht verordnen!

Tabelle 4.4-1. Arten des Vorgehens bei der externen Therapie

	„Unspezifische" klassische Galenica, meist Eigenrezepturen (z. B. Farbstoffe)	„Spezifische" Therapeutica, meist Fertigpräparate (Glucocorticoide, Antibiotica)	Multikombinationspräparate („Schrotschußtherapie"), stets Fertigpräparate
Zusammensetzung	einfach, bekannt	meist kompliziert	unübersichtlich
Nebenwirkungsrisiko und Allergisierungsgefahr	gering	höher	sehr hoch
Vorauszusetzende Schärfe der Diagnostik	Gruppendiagnose, breiter Einsatz	spezifische Diagnose, gezielter Einsatz	keine Diagnose, ungezielter Einsatz
Verordnung	Einzelrezeptur	einfacher	ohne Nachdenken
Wirtschaftlichkeit	meist gut	meist geringer	meist geringer
Durchführung	oft weniger angenehm (Farbe, Geruch)	meist angenehm	angenehm, einfach
Behandlungserfolg	meist zuverlässig	meist zuverlässig	unvorhersehbar

4.5 Bausteine für Rezepte: Einfache Grundlagen und geeignete Zusätze

Die Darstellung folgt dem Prinzip des Phasendreiecks (Abb. 4.1-1). Sie ergänzt Tabelle 4.2-1.

Einphasige Zubereitungen

Flüssigkeiten

Feuchter Umschlag mit Wasser, physiologischer Kochsalzlösung oder verdünntem Alkohol. Antimikrobielle Zusätze: $KMnO_4$ wird rezeptiert als 20%ige wäßrige Lösung, zu verdünnen bis zu einer hellrosa Farbe; $AgNO_3$ wird rezeptiert als 5%ige wäßrige Lösung, 1 : 100 zu verdünnen. – Rezeptbeispiel 1.

Pinselung mit wäßriger oder alkoholischer Lösung. Antimikrobielle Zusätze sind vor allem Triphenylmethanfarbstoffe: Pyoctanin als 0,5%–2%ige wäßrige Lösung, evtl. mit 1%igem Na-Bicarbonat gepuffert (weniger reizend), für Mundschleimhaut auch in 70%igem Äthanol; Brillantgrün als 1%–2%ige wäßrige Lösung; Fuchsin als 1%ige alkoholische Lösung. – *Solutio Castellani DRF* enthält Acid. boric. 1,0, Aceton 6,0, Resorcin 10,0, alkoholische Fuchsinlösung 10,0, Aqua phenolat. ad 100. Sie ist breit antimikrobiell wirksam, aber nicht auf erosiven Flächen anwendbar; ihr Resorcin kann gelegentlich allergisieren. Als farbloser „Kompromiß" kann „Solutio Castellani DRF sine colore", d. h. ohne Fuchsin, verschrieben werden. – *Tinctura Arning* DRF wirkt ebenfalls antimikrobiell, auch antiphlogistisch. Sie enthält Tumenol 4,0, Anthrarobin 1,0, Äther 10,0, Tinct. Benzoes ad 30,0; vor Gebrauch schütteln. Achtung: Alkoholische Lösungen brennen auf erosiven Flächen! – Rezeptbeispiel 2.

Bildner plastischer Gele

Reine *Öle* oder *Fette* sind Oliven- oder Erdnußöl und Vaseline. Vaselinhaltige Salben nicht im Gesicht anwenden (Mineralölakne)! Zahlreiche Wirkstoffzusätze sind möglich. Tetracyclinvaseline z. B. ist die einfachste, risikolose Antibioticasalbe. – Rezeptbeispiel 3.

Gemische von Bildnern plastischer Gele (einphasig): Ungt. Alcoholum lanae DAB 7 aus Wollwachsalkoholen 6,0, Cetylstearylalkohol 0,5, Vaseline ad 100. – Ungt. emulsificans DAB 7 (hydrophile Salbe) aus emulgierendem Cetylstearylalkohol 30,0, Paraffin. subliquid. 35,0 und Vaseline ad 100,0. – Ungt. Diachylon DAB 6 aus Bleipflaster 40,0 und Vaseline ad 100,0. Häufige Wirkstoffzusätze sind Salicylsäure 3%–10%, Schwefel 2%–30% (nicht in Ungt. Diachylon: Pb-Sulfid-Bildung!), Teere bis zu Pix lithanthracis, jeweils ca. 2% bis 10% bei chronischen Ekzemen. – Rezeptbeispiel 4 und 5.

Feste Stoffe (Puder)

Zinkoxid, Talcum, Titandioxid, auch Stärke. Wo Fremdkörperreaktionen vermieden werden müssen, verwendet man Milch- oder andere Zucker, auch als Grundlage antimikrobieller Puder. Vorwiegend antimikrobielle Arzneizusätze sind Salicylsäure 3% bis 5%, Schwefel 5% bis 10%, Vioform 5%–10%. – Rezeptbeispiel 6.

Zweiphasige Zubereitungen

Schüttelmixturen („flüssige Puder"): Lotio alba aquosa DRF besteht aus Zinkoxid 20,0, Talcum 20,0, Glycerin 30,0, Wasser ad 100,0. – Lotio alba spirituosa DRF besteht aus Zinkoxid, Talcum, Glycerin, Spiritus dilutus, Wasser ana ad 100,0. Zusätze: Schwefel, Teere, Vioform.
Dermatologische *Öle* und *Pasten* (Puder in Öl oder Fett): Ol. zinci DRF besteht aus Zinkoxid und Olivenöl a̅a̅; häufige Arzneizusätze sind Brillantgrün 1%, Schwefel 5–10%, Teere 3–20%. – Pasta zinci DAB 7 besteht aus Zinkoxid 25,0, Reisstärke 25,0 Vaseline ad 100,0. Arzneizusätze sind Resorcin, Salicylsäure, Teere (z. B. Tumenol 2%–10% in der Ekzembehandlung). – Rezeptbeispiel 7 und 8.

Emulsionen aus hydrophilen und lipophilen Phasen (s. Tabelle 4.2-1, Nr. 5–7): Ungt. Alcoholum Lanae aquosum DAB 7 besteht aus Wollwachsalkoholsalbe und Wasser a̅a̅ (Wasser-in-Öl). Arzneizusätze: Glucocorticoide, Teere. – Ungt. emulsificans aquosum DAB 7 besteht aus Ungt. emulsificans (s. o.) 30,0. Wasser ad 100,0 (Typ Öl-in-Wasser). Arzneizusätze: Salicylsäure, Schwefel, Teere, Glucocorticoide. – Rezeptbeispiel 9.

Dreiphasige Zubereitungen

Pastae aquosae sind Kühlpasten: Pasta zinci mollis DRF besteht aus Zinkoxid 30,0, Olivenöl 20,0, Lanolin (wasserhaltig) ad 100,0. Arzneizusätze: antipsoriatisch Dihydroxyanthranol 0,125%–5% jeweils mit 0,4% Salicylsäure als Konservans, das zusätzlich antimikrobiell und antiekzematisch wirkt; Salicylsäure 2%–10%, Schwefel 5%–30%, Tannin 2%–10%, Teere (z. B. Tumenol) 5%–20%. – Insbesondere bei Patienten mit Beinleiden, die häufig gegen Wollwachsalkohole usw. allergisiert sind, kann als Pastengrundlage statt Pasta zinci mollis auch eine durch Zusatz von bis 20% Oleum arachidis (Erdnußöl) weicher gemachte und mit dem indifferenten Aerosil (SiO_2) stabilisierte harte Zinkpaste (DAB 7) benutzt werden; sie ist nahezu universal verwendbar. – Rezeptbeispiel 10.

Tabelle 4.5-1. Rezeptbeispiele

1. Silbernitrat 　Wasser ad 　M. f. Solut. D. ad. Vitr. nigr. 　S.: 1 : 100 verdünnen!	2,5 100,0	Bei akuten erosiv nässenden infizierten oder superinfektionsgefährdeten Dermatosen, rasch lindernd, breit antimikrobiell, ohne Allergiegefahr. Nachteil: Wäscheverfärbung. Umschlag stets feucht halten.
2. Pyoctanin 　Natr. bicarbon. 　Wasser ad 　M. f. Solut. 　S. zum Aufpinseln auf die Haut	1,0 1,0 100,0	Breit antimikrobiell gegen Bakterien wie Pilze, zugleich juckreizlindernd. Kann unter zahlreichen anderen Mitteln wie Ölen oder Pasten angewendet werden. Praktisch keine Allergiegefahr, gut verträglich. Nachteile: Nicht in offene Wunden (proliferationshemmend), intensive Färbung.
3. Pix Lithantracis 　Schwefel a̅a̅ 17,5 　Schmierseife 　Vaseline a̅a̅ ad 　M. f. Ungt. Wilkinson	 100,0	Stärkste „radikale" Salbe bei chronischen Ekzemen, ekzematisierten hyperkeratotischen Mykosen (über Farbstofflösung!), u. U. inveterierten Psoriasisherden. Bis zu 5 Tagen unter Verband einwirken lassen. Nachteile: Farbe, Geruch.

Tabelle 4.5-1 (Fortsetzung)

4. Dihydroxyanthranol	0,5	Typische Psoriasissalbe, sicherstes Präparat für diese Indikation. Dihydroxyanthranol (= Cignolin) wird von 0,125% bis zu mehreren Prozent immer erst dann verdoppelt, wenn kein Fortschritt der Besserung mehr erkennbar ist. Nachteile: Reizung, Verfärbung der Wäsche.
Salicylsäure	0,4	
Vaseline	100,0	
M. f. Ungt.		
S.: Psoriasissalbe zum Einreiben (nicht in die Augen bringen!)		
5. Salicylsäure	5,0	Zum Ablösen von Hyperkeratosen, besonders z. B. bei chronischen Ekzemen, Mykosen, Psoriasis an Händen oder Fußsohlen. Nicht mit Schwefel kombinieren! Bleigehalt!
Ricinusöl qu.s.		
Ungt. Diachylon ad	100,0	
M. f. Ungt.		
S.: zum Einreiben		
6. Vioform	3,0	Bei oberflächlichen nässenden infizierten Veränderungen. Achtung: Mineralpuder nicht unter die Oberfläche geraten lassen (Fremdkörperreaktion).
Zinkoxid		
Talkum āā ad	50,0	
M. f. Pulvis		
S.: Streupulver		
7. Tannin	2,0	Milde antiinflammatorische, antiekzematöse und antimikrobielle Paste, z. B. bei subakuten mikrobiell-entzündlichen Veränderungen, wie Windeldermatitis, Candidiasis, auch über Farbstofflösung.
Schwefel	5,0	
Zinkpaste DAB 7	75,0	
Olivenöl ad	100,0	
M. f. Past.		
8. Tumenol. ammon.	5,0	Milde „Ekzempaste" mit breiter Wirkung, besonders bei atopischer Dermatitis. Kann mit Farbstofflösungen unterlegt werden.
Zinkpaste DAB7	75,0	
Olivenöl ad	100,0	
M. f. Pasta		
S.: dünn einreiben		
9. Hydrocortisonacetat	1,0	Wirtschaftliches Glucocorticoidexternum (wie Fertigpräparate: nicht zur Daueranwendung!).
Ungt. Alcohol. lanae		
aquos. ad	100,0	
M. f. Ungt.		
10. Dihydroxyanthranol	0,5	Psoriasispaste bei akuten stark entzündlichen Veränderungen, bei denen eine Vaselingrundlage (Beispiel 4) nicht der Akuitätsphase (s. S. 84) entsprechen und zu stark reizen würde.
Salicylsäure	0,4	
Past. zinci moll. ad	100,0	
M. f. Pasta		
S.: Psoriasispaste, dünn einreiben (nicht in die Augen bringen)		

Die rezeptierten Mengen müssen dem Bedarf bis zur Wiedervorstellung entsprechen (vgl. „Salbenmännchen", Abb. 4.6-1).

4.6 Anwendungsbeispiele

„Beinleiden"

Zunächst muß nach der zugrundeliegenden Krankheit (z. B. postthrombotisches Syndrom, primäre Stamm-Ektasie, Perforanteninsuffizienz) gefahndet werden. Die Therapie zielt auf

- *Normalisierung von Richtung und Geschwindigkeit des Blutstromes* durch
  - operative Korrektur anatomischer Veränderungen,
  - Verödung peripherer Varicen (*jedes* insuffiziente, retrograd durchströmte Gefäß *belastet nur* die übrigen),
  - Kompressionsverband (textilelastische Binden, u. U. auch Kompressionsstrumpf oder -hose) und vor allem
  - Bewegung.
- Behandlung des manifesten *Ulcus* durch möglichst einfache nekrolytische (reiner Harnstoff, Zucker) oder granulationsfördernde oder indifferente (z. B. physiologische NaCl-Lösung) oder antimikrobielle (Tetracyclinvaseline, Brillantgrün, Argentum-nitricum-Verdünnung) Externa. Nach Reinigung evtl. plastische Deckung. *Nicht immobilisieren!*
- In der *Umgebungshaut* bzw. bei *Dermatopathia cruris* möglichst einfache Externa als Infektionsschutz (Farbstofflösungen, Tetracyclinvaseline). Bei Ekzematisation evtl. Pasten mit Teerzusatz. Keine Multikombinationspräparate!

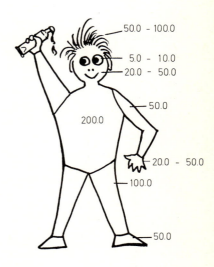

Abb. 4.6-1. Übliche Mengen bei der Verordnung von Salben (nach Lembeck). Bei der Behandlung des ganzen Körpers sind täglich 80,0 bis 100,0 erforderlich!

Patienten mit „Beinleiden" sind gegenüber potentiell allergenen Externa besonders exponiert. Sie entwickeln multiple iatrogene Allergien vom Spättyp gegen solche Stoffe, die durch die nicht intakte Haut besonders leicht eindringen: Vor allem Salben- und Cremekonservierungsmittel, Emulgatoren (s. unter 4.4).

Verödungsmittel schädigen die Gefäßwände, die danach unter Kompression miteinander verkleben sollen. Deshalb ist intensiver Kontakt mit der Wand nötig: Hochlagerung, Vorausspritzen einer sehr kleinen Luftmenge (Air-Block) zur Verdrängung des Blutes aus der Lichtung. Nach Injektion Kompressionsverband und reichlich Bewegung. Die handwerkliche Technik muß speziell geübt werden. Geläufige Verödungsmittel sind Oxypolyäthoxydodecan, Na-Tetradecylsulfat, Na-Salicylat, jodfreisetzende Komplexe.

Psoriasis

Wegen der genetischen Disposition ist keine Dauerheilung möglich. Die Therapie beschränkt sich auf die Beseitigung der cutanen Erscheinungen.

- *Akute Formen* (Psoriasis pustulosa, Erythrodermie) darf man nicht lokal reizen; daher Dihydroxyanthranol (s. u.) allenfalls in Paste.
Glucocorticoide lokal und evtl. allgemein dämpfen die Entzündung.

- *Stabilisierte, schuppende Formen* gestatten eine aggressivere Therapie, z. B. Cignolin-Vaseline 1 bis 2 × täglich mit ansteigenden Konzentrationen (0,0625%–4%); Salicyl-Schwefel-Teer-Salben; Ungt. Wilkinson mit oder ohne Zusatz von Dihydroxyanthranol (Cignolin). Neuere Cignolinderivate färben und reizen weniger.

  Auf dem behaarten Kopf wendet man besser Tioxolon-haltige (3-5%) Salbe an, intertriginös Hg-Präcipitat als 10%ige Salbe.

- *Inveterierte Formen:*

  – *Lokal* wirken Verbände mit speziellen Dihydroxyanthranol- und teerhaltigen Salben (z. B. Dreuwsche Salbe) oder kurzfristige Glucocorticoid-Okklusivverbände.

  – Breit anwendbar ist die *Photochemotherapie*. Die durch örtlich aufgebrachtes (ungleichmäßige Wirkung!) oder systemisch verabfolgtes Methoxypsoralen sensibilisierte Haut wird bis zur Erythembildung mit UV-A-Licht bestrahlt. Methoxypsoralen reagiert unter Lichteinwirkung mit dem genetischen Material. Langfristige Studien müssen noch klären, ob die Haut unter dieser Therapie vorzeitig altert. Psoriatiker tolerieren mehr Licht als andere Menschen, ehe Carcinome bzw. Präcancerosen auftreten.

  – Von den *Cytostatica* hat extern Schwefel-Lost-Vaseline größere Bedeutung erlangt (noch nicht als Arzneimittel registriert). Systemisch werden fast ausschließlich Folsäureantagonisten, z. B. Methotrexat angewendet. Weil die Psoriasis nicht das Leben bedroht, kommt eine solche Therapie bei jüngeren Patienten nur in Ausnahmefällen in Frage.

Ekzeme

Zunächst diagnostisch abklären: Was für ein Ekzem liegt vor? Bei Kontaktdermatitis auslösende Noxe erkennen und vermeiden!

- Allgemeinbehandlung
  - Juckreizkontrolle mit Antihistaminica oder Neuroleptica (s. S. 137 bzw. 294).
  - Erziehung des Patienten zur Vermeidung „kumulativer Reize", z. B. Kratzen. Vermeidung reizender Seifen und sonstiger Wasch- bzw. Spülmittel (zahlreiche Tätigkeiten der Hausfrau).
  - Wenn das Ekzem nicht heilt: Prüfen auf Sensibilisierung durch Therapeutica (Neomycin, Lanolin) und Ausschluß einer überlagernden Mykose.
  - In schweren Fällen, z. B. von Kontakt-Dermatitis, sind kurzdauernde Perioden von Glucocorticoiden oral gerechtfertigt.

- Lokalbehandlung

  Sie folgt den allgemeinen Regeln: Anpassung der Vehikel an das Stadium (Umschlag + Öl, dann Paste, dann Salbe, dann Okklusivverband und Teer). In subakuten Stadien eventuell Glucocorticoide lokal, bei Superinfektion Antibiotica (am besten systemisch).
  In chronischen Stadien Glucocorticoide unter Okklusivverbänden oder Teer (evtl. abwechselnd). Bei persistierenden Plaques auch Cortisol oder Triamcinolon intradermal, u. U. auch spezielle Röntgenweichstrahlbehandlung.

Hautmykosen

- Für *umschriebene Infektionsherde der Körperhaut* kommen in Frage Tct. Castellani, auch „sine colore", Tct. Arning (s. S. 80), ferner Präparationen mit Tolnaftat, Undecylensäure, Bromsalicylchloranilid (Vorsicht, Photoallergie!). An den Füßen: Puder für Schuhe und Strümpfe.

- *Infektionen der Nägel* haben hohe Rezidivquoten! Evtl. systemisch Griseofulvin für mehrere Monate und eine Lokaltherapie. Entfernung der Nägel und danach antimykotische Lokalbehandlung bringt weniger Dauererfolge als Okklusivverbände mit econazol- oder miconazolhaltigen Cremes (14 Tage täglich für 24 Std, dann monatelang 2tägig).

- *Ausgedehnte Infektionen* oder *Beteiligung von Kopf und Bart:* Verbände mit miconazolhaltigen Cremes, evtl. sogar über Farbstofflösungen. Kürzung der Haare. – Griseofulvin 0,75 g tgl. (mikronisierte Form) für ca. 3 Wochen bei Mykosen der Körperhaut, ca. 6 Wochen bei Befall der Kopfhaut ist nur bei tiefen Trichophytien nötig.

  Bedenke auch Wechselwirkungen mit anderen Arzneimitteln durch Induktion des Arzneimittelabbaues, z. B.:
  Barbiturate → verminderte Plasmakonzentration an Griseofulvin; Griseofulvin → beschleunigten Abbau von Dicumarolderivaten.

Candidiasis

- Bei *Infektionen der Körperhaut* sind Polyenantibiotica, wie Nystatin oder Amphotericin B lokal wirksam. Griseofulvin wäre wirkungslos.
- *Systemische Candidiasis* ist eine Indikation für Amphotericin B oder Miconazol.
- *Intestinale oder orale Candidiasis* reagiert auf Polyenantibiotica oral oder Chinolinderivate. Alkoholische Pyoctaninlösung ist oral und genital sehr gut wirksam; sie haftet besser als wäßrige.
- *Vaginale Candidiasis:* Zwar sind zahlreiche Lokal-Antimykotica verfügbar (Polyen-Antimykotica, heterocyclische Chemotherapeutica). Die gleichwohl sehr häufigen Rezidive beruhen auf
  - Persistenz der Erreger; daher langfristige Therapie!
  - Re-Infektion durch Geschlechtsverkehr; daher Partner behandeln!
  - Superinfektion aus dem Stuhl; daher nach Hefen im Stuhl suchen und evtl. intestinale Candidiasis behandeln.

Acne vulgaris

- *Vermeide chemische Noxen!*

  - Akneiforme Eruptionen erstehen durch langfristige innerliche Gabe von Bromid oder Jodid, gewerblich durch chlorierte Verbindungen sowie äußerliche Öl- und Teereinwirkung, aber auch nach Kosmetika und Salbengrundlagen, die Vaseline enthalten!
  - Steroide nach lokaler oder systemischer Anwendung → Steroid-Akne (s. unten).
  - Androgene und Gestagene fördern, Oestrogene hemmen die Tendenz zur Akne. Daher können bei einer schweren Akne der Frau Cyproteronacetat (s. 16.2) oder Oestrogenbetonte Contraceptiva versucht werden.

- *Gib kleine Dosen von Breitspektrum-Antibiotica oral!*

  Grundsätzlich sind alle Mittel dieser Art (auch Erythromycin und Clindamycin) wirksam. Am geläufigsten ist **Tetracyclin** (anfangs bei schweren Formen volle Dosen, sonst bis 500 mg, später u. U. nur 50 mg (!) täglich über Wochen bis Monate). Stuhl auf Candida kontrollieren (s. oben)!

- *Behandle lokal!*

  - Reichlich Wasser mit entfettendem Reinigungsmittel.
  - Oestrogen-haltige Emulsionen (Begründung s. o.).
  - Vitamin A-Säure läßt parakeratotische Hornlamellen entstehen, die leichter abgestoßen werden. Sehr dünn einreiben, sonst Reizung! Nicht auf Schleimhäute bringen!
  - Cysten öffnen, Comedonen entfernen.

Nie (!) Glucocorticoide wegen der Gefahr der Corticoid-Akne und anderer Nebenwirkungen (s. 4.4).

4.7 Cutane Nebenwirkungen bei der systemischen Therapie

Eine topische externe Dermatotherapie löst systemische Nebenwirkungen extrem selten aus – z. B. Cushingoid nach intensiver großflächiger Glucocorticoidbehandlung mit Okklusivverbänden oder eine Schockreaktion auf epicutan (im Test) aufgebrachte Präparate. Hingegen ist bei 90% der Nebenwirkungen einer internen Therapie die Haut mit betroffen. Dabei können verschiedenste Veränderungen auftreten:

Farbänderungen der Haut, z. B. durch Metalle (Silber, Quecksilber), Hormone, Antimalariamittel;
*Speicherungs*phänomene, z. B. durch Eisen, Polyvinylpyrrolidon.
Dermatochalasis, z. B. nach D-Penicillamin;
Toxische Reaktionen, z. B. Alopecie durch Cytostatica (s. S. 87).
Phototoxische Reaktionen, z. B. unter Tetracyclinen (s. S. 76).
*Pseudo-Lupus-erythematodes-*Syndrome, z. B. nach Paraaminosalicylsäure, Procainamid, Hydralazin, Chlorprothixen, Propylthiouracil.
Psoriasiforme Exantheme, z. B. nach Bleomycin, Practolol, Chloroquin;
Maculöse und papulöse Arzneimittelexantheme (z. B. Ampicillinexanthem, Goldpräparate);
Bromoderm und *Jododerm;*
*Pemphigus- oder pemphigoid*artige blasenbildende Dermatosen z. B. nach D-Penicillamin, Bleomycin, Goldpräparaten;
Nekrolytische Arznei-exantheme („medikamentöses Lyell-Syndrom") nach Barbituraten, Phenylbutazon, Sulfonamiden;
Multiforme Arnei-exantheme, z. B. nach Pyrazolonderivaten, Sulfonamiden, Barbituraten.

Bezüglich der cutanen Manifestationen *allergischer* Arzneimittelreaktionen s. S. 28.

5 Mittel zur Behandlung von Infektionen

5.1 Prinzipien der Auswahl antimikrobieller Substanzen

Sie ergeben sich aus
- der Empfindlichkeit des Erregers,
- der Pharmakokinetik der antimikrobiellen Substanz,
- den Besonderheiten des Krankheitsbildes.

Während alle anderen Bereiche der Arzneitherapie nur die Wechselwirkung zwischen Patient und Arzneimittel behandeln, ist bei der antimikrobiellen Therapie stets die nachfolgend dargestellte *Trias* zu bedenken:

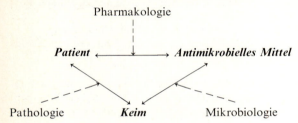

Empfindlichkeit des Erregers und Auswahl des Mittels

Ein Keim ist empfindlich, wenn hemmende Plasmakonzentrationen mit zulässigen Konzentrationen des antimikrobiellen Mittels in vivo erreicht werden. Da die Konzentration am Wirkort meist niedriger liegt als im Plasma, strebt man das 4–8fache der in vitro hemmenden Konzentration an.
Ideal wäre also eine Empfindlichkeitstestung vor Therapiebeginn, daraufhin Auswahl des Mittels. Oft wird sie jedoch nicht realisiert, weil
- die klinische Diagnose bereits die Wahl des Medikaments bestimmen kann (z. B. bei Scharlach, rheumatischem Fieber, Gonorrhoe, Lues, Typhus) oder weil
- auf das Ergebnis der Empfindlichkeitstestung nicht gewartet werden kann (z. B. Meningitis, Endokarditis, Tuberkulose).

Ein Flußdiagramm über den Zusammenhang zwischen Diagnose und Einsatz der antimikrobiellen Therapie ist auf S. 89 dargestellt.

Vor jeder systematischen Therapie mit antimikrobiellen Mitteln ist möglichst Material zur Erregertestung zu entnehmen. „Blinde" Therapie wäre teuer, weniger zuverlässig und daher auch riskanter. Dieser Satz gilt auch für Infekte des Rachens und der Harnwege.

Einsatz und Kontrolle der antimikrobiellen Therapie [nach Moessner]

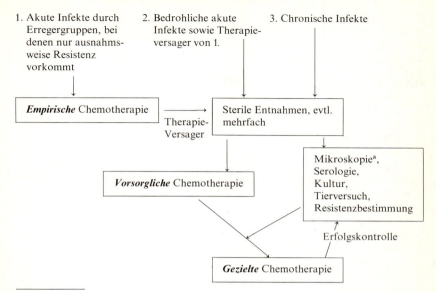

[a] Im Arztlabor möglich z. B. bei Lues, Gonorrhoe, A. Plaut-Vincent, Trichomonaden-Infektion.

Auch bei sogenannten unspezifischen Infektionen sind in Abhängigkeit von der Lokalisation bestimmte Erreger bevorzugt zu erwarten (Tabelle 5.1-1). Erhebliche geographische Variationen sind zu erwarten. Generell, und besonders in Kliniken, registriert man zunehmend Infektionen mit gramnegativen Stäbchen.

Tabelle 5.1-1. Mit großer Wahrscheinlichkeit zu erwartende Mikroorganismen

Haut und Weichteile	Staph. aureus, Strept. pyogenes (A + B), Dermatophyten, Candida
Decubitalgeschwüre	Staph. aureus, E. coli, Enterokokken
Sinus paranasales	D. pneumoniae, Strept. pyogenes (A), Staph. aureus
Mittelohr	Viren, Staph. aureus, D. pneumoniae, Ps. aeruginosa
Bronchien und Lunge	D. pneumoniae, H. influenza, Viren
Harntrakt	E. coli, Proteus, Klebsiellen, Enterobacter, N. gonorrhoeae (Urethra)
Meningen	D. pneumoniae, N. meningitidis, Haemophilus influenzae, Staph. aureus (nach Chirurgie), gramnegative Keime (seltener)
Knochen (Osteomyelitis)	Staph. aureus
Gelenke	Staph. aureus, Str. pyogenes
Endokard	Strept. viridans, faecalis

Zur Bewertung der Diagnostik gelten folgende Sätze:

- Keime aus sterilem Material (Blut, Liquor, Erguß) sind bei sachgerechter Entnahme praktisch immer ein Hinweis auf eine entsprechende Infektion.
- Obligat pathogene Keime (Salmonellen, Shigellen, Mykobakterien) sind auch in kleinen Mengen beweisend.
- Keime aus dem Harn, dem Sputum oder dem Duodenalsaft sind nicht unmittelbar beweisend. Gefahr der Fehlinterpretation von Resistenztests! Hier sind Keimzählung und Würdigung des klinischen Bildes besonders wichtig.

Wenn die Diagnose nicht klar, aber eine antimikrobielle Therapie dringend erforderlich erscheint, versucht man vorsorglich eine *bactericide Kombination*, bes. Ampicillin + Oxacillin + Aminoglykosid oder modernes Cephalosporin + Aminoglycosid (s. Meningitis-Therapie).

Bei Verdacht auf penicillinasebildende Staphylokokken liegt eine *Kombination mit Isoxazolyl-Penicillinen* nahe, bei Verdacht auf Beteiligung von Pseudomonas oder indolpositiven Proteusarten eine Kombination von Aminoglycosid *mit* Pseudomonas-Penicillin.

Kombinationen zwischen antimikrobiellen Mitteln sind sinnvoll
- bei *Synergismus*, z. B. Cotrimoxazol (s. 5.4);
- zur *Verzögerung der Resistenzentwicklung*, z. B. Tuberkulose (s. 5.6);
- zur *Verbreiterung des Spektrums* der antibakteriellen Wirkungen bei Therapie *vor* Diagnose in riskanten klinischen Situationen, z. B. Meningitis.

Der Wirktyp des jeweiligen Antibioticums bestimmt, welche Kombinationen zulässig sind (Tabelle 5.1-2).

Risiken der Kombinationstherapie

- Man wird zum Verzicht auf die Diagnose verführt, weil das ,,breite Abdecken" ein trügerisches Gefühl der Sicherheit verleiht.
- Häufigkeit und Vielgestaltigkeit der Nebenwirkungen nehmen zu.
- Routinemäßige, unkritische Anwendung von Kombinationen ist der sicherste Weg, die Ausbreitung vielfachresistenter Keime zu fördern. In diesem Stadium hilft dann nur noch das *Weglassen aller bisher verwendeten Antibiotica!*

Krankheitsbild und Auswahl des Mittels

- Der *Status der Abwehrkräfte* entscheidet mit, wie schnell die Therapie zu beginnen ist und wie hoch zu dosieren ist.
Bactericide Mittel sind also in besonderer Weise indiziert bei allgemein oder örtlich verminderter Widerstandskraft (Immunsuppression; Endokarditis; Leukämie; hohes Alter), bei besonders riskanten Infektionen (Meningitis, foudroyante Infektionen) sowie bei Dauerausscheidern.
- Die Plasmakonzentration der Antibiotica, und damit Wirkungen und Nebenwirkungen, hängen stark vom *Eliminationsvermögen* ab. Besondere Dosierungs- und Auswahlkriterien gelten bei Patienten mit Niereninsuffizienz (s. 2.5). Umgekehrt wird die Konzentration im Harn bei Niereninsuffizienz, in der Galle bei Leberinsuffizienz, erniedrigt sein.

Tabelle 5.1-2. Wirktypen von antibakteriellen Mitteln und ihre Kombinationsmöglichkeiten

Wirktyp	Bacteriostatisch	Bactericid degenerativ	Bactericid absolut
Stoffwechselzustand der Bakterien			
Ruhephase	kein Absterben	kein Absterben	Absterben, konzentrationsabhängig
Wachstumsphase	kein Absterben; Vermehrung wird konzentrationsabhängig gehemmt	Absterben; oberhalb der bactericiden Konzentration wenig konzentrationsabhängig	Absterben, konzentrationsabhängig
Mittel	Tetracycline, Chloramphenicol, Makrolide, Lincomycin, Sulfonamide, Folsäure-Antagonisten	Penicilline Cephalosporine	Aminoglykoside, Polymyxine
Kombinationen			
innerhalb der Gruppe	manchmal vorteilhaft z. B. Sulfonamid + Folsäure-Antagonist → Cotrimoxazol	manchmal vorteilhaft zur Erweiterung des Spektrums	bakteriologisch möglich, aber insgesamt nachteilig wegen gleichgerichteter Toxizität
zwischen den Gruppen	Degenerativ bactericid + absolut bactericid: gestattet Degenerativ bactericid + bacteriostatisch: abzulehnen; Effekt meist ungünstig Absolut bactericid + bacteriostatisch: abzulehnen; Effekt nicht vorhersagbar		

- *Begleitkrankheiten* können das Risiko erhöhen: Niereninsuffizienz → Schwerhörigkeit bei Aminoglykosid-Antibiotica. Epilepsie → Krämpfe bei Isoniazid.
- *Wechselwirkungen bei Gabe weiterer Arzneimittel* (s. 1.7) sind zu bedenken. Aus den Besonderheiten der Arzneimittel und der Krankheitsbilder lassen sich einige typische Anwendungsbereiche antimikrobieller Substanzen ableiten (vgl. Tabelle 5.1-3).

Unerwünschte Effekte, die mit der antimikrobiellen Wirkung zusammenhängen

Stets ist zu überlegen, ob die Therapie mehr Vorteile als Nachteile bringt; Nachteile liegen in

- *Selektion resistenter Keime*.

Zur Erinnerung seien die verschiedenen Formen der Resistenz tabellarisch zusammengestellt:

Benennung	Ursache
Natürliche Resistenz	Der Angriffspunkt für das antimikrobielle Mittel fehlte von vornerein.
Chromosomale Resistenz	Unter den einzelnen Keimen einer ansonsten empfindlichen Bakterienspecies gibt es stets solche, die durch Mutation resistent geworden sind. Werden diese Mutanten bereits vor Therapiebeginn selektiert, so spricht man von einer *primären* Resistenz. Wurden sie erst durch die Therapie des speziellen Patienten selektiert, so nennt man dies eine *sekundäre* Resistenz.
Extrachromosomale Resistenz	Durch sexuelle Konjugation zwischen gramnegativen Bakterien, auch solchen verschiedener Species, werden Resistenzfaktoren übertragen, die sich wie Genmaterial verhalten, aber im Plasmid lokalisiert sind und daher auch wieder verloren gehen können.

Tabelle 5.1-3. Einige typische Anwendungsbereiche von antimikrobiellen Substanzen; Details s. 5.4

Sulfonamide:	– Harnweginfektionen nach Antibiogramm, Toxoplasmose (mit Pyrimethamin), Darminfektionen.
Cotrimoxazol:	– Bronchitiden und Harnweginfekte.
Penicillin G:	– In niedrigeren Konzentrationen: Streptokokkenangina, Scharlach, Erysipel, Pneumokokkenpneumonie, Gonorrhoe, Lues, Rezidivprophylaxe bei Endokarditis, Diphtherie.
	– In sehr hohen Konzentrationen: Meningokokken- und Pneumokokkenmeningitis, Endocarditis lenta. Möglichkeit der Konzentrations-Steigerung durch gleichzeitige Verabreichung von Probenecid.
Tetracycline:	– Sog. atypische Pneumonien (Mycoplasma, Ornithose-Chlamydien, Rickettsien), Gallenweginfekte, bakterielle Bronchitis (Haemophilus, Pneumokokken).
Ampicillingruppe:	– Infektionen mit Haemophilus, Escherichia coli (soweit empfindlich), Enterokokken, Typhus. Sehr breiter Anwendungsbereich.
Cephalosporine:	– Indikation bei Resistenz gegen die vorgenannten Chemotherapeutica, vor allem Klebsiella.
Aminoglykosid:	– Indikation bei Resistenz gegen die vorgenannten Chemotherapeutica, schwere Harnweginfekte, Infektionen mit Pseudomonas.
Azlocillin, Ticarcillin:	– Indikation bei Resistenz gegen die vorgenannten Chemotherapeutica, insbesondere Infektionen mit Pseudomonas außerhalb der Harnwege.
Dicloxacillin:	– (wie auch Flucloxacillin, Oxacillin) Infektionen durch penicillinasebildende Staphylokokken.
Erythromycin:	– Infektionen mit grampositiven Keimen bei Penicillinallergie.

- *Superinfektion*, bes. mit Candida, Proteus, Staphylokokken, Pseudomonas droht, wenn die normale Bakterienflora durch Antibiotica, vor allem durch Breitband-Antibiotica, zerstört ist. Eine Superinfektion ist an der Haut und sämtlichen Schleimhäuten möglich.

  Bakterieller Hospitalismus[1] entsteht durch Hospital-spezifische Resistenzentwicklung und Superinfektion bes. bei
  - Staphylokokken;
  - Gramnegativen, z. B. Pseudomonas, Proteus, Klebsiellen, Enterobacter, Serratia;
  - Tuberkulose.

  Grundsätzlich ist Hospitalismus bei allen Bakterien möglich. Ob er sich manifestiert, hängt ab von
  - Menge, Pathogenität und Infektiosität der Erreger,
  - Empfänglichkeit und Disposition des Patienten.

  Resistenzentwicklung und Superinfektion werden desto wichtiger, je länger die Behandlung dauert. In den ersten Tagen der Antibiotica-Gabe sind sie zu vernachlässigen.

- *Maskierung von Infektionen*

  Beispiele: Therapie der Gonorrhoe maskiert frühe Stadien der Lues. Streptomycin-Therapie maskiert frühe Stadien der Tuberkulose (evtl. mit Resistenz!).

- *Störung der Vitaminsynthese* durch Störung der Darmflora ist nur für Vit. K bedeutsam, und auch dies nur bei verminderter K_1-Zufuhr mit der Nahrung. Die Störung der K_2-Synthese könnte zu Blutungen bei oraler Anticoagulation Anlaß geben.
  Die Störung der Synthese von Folsäure, B-Komplex und B_{12} spielt keine Rolle, weil diese Substanzen ohnehin nicht aus distalen Darmabschnitten resorbiert werden. – Massive Durchfälle, z. B. nach Gabe von Breitband-Antibiotica, stören allerdings immer die Vitamin-Resorption.

Probleme der prophylaktischen und suppressiven Therapie

> Die Indikation ist die Ausnahme, die Kontraindikation ist die Regel! Hüte Dich vor zwei Fehlern:
> – der Überschätzung des Nutzens der ungezielten Antibiotica-Therapie;
> – der Unterschätzung der individuellen und epidemiologischen Risiken, besonders der prophylaktischen Anwendung von Breitband-Antibiotica.
> Nur die gezielte Behandlung verspricht Erfolg. Risiken: s. oben.

---

[1] Unter Hospitalismus im weiteren Sinne versteht man alle körperlichen, geistigen und sozialen Schäden, die auf den Krankenhausaufenthalt zurückgehen.

Typen

- *Prävention* einer neuen Infektion
z. B. zur Metaphylaxe nach rheumatischem Fieber (s. 14.3), bei Meningitis-Epidemien, Tonsillektomien, zur Scharlachprophylaxe nach Exposition – alles mit Penicillin G;
Keuchhustenprophylaxe nach Exposition – mit Ampicillin;
Pockenprophylaxe nach Exposition – mit Methisazon.

- *Suppression* einer bereits vorhandenen Infektion (z. B. Tuberkulose, Malaria, chron. Bronchitis).

- Verhütung *pathologischer Effekte der physiologischen* oder aus der Umgebung einwandernden *Flora*; z. B. bei
    - Agranulocytose – mit Ampicillin + Aminoglykosid.
    - ausgedehnten Verbrennungen; wichtiger ist hier die *lokale* Behandlung.
    - Prophylaxe der Pneumonie bei Virusgrippe (nur bei besonders gefährdeten Fällen, z. B. Säuglingen, alten und geschwächten Menschen); meist bedingt durch Staphylokokken, H. influenzae, seltener Pneumokokken, Klebsiellen.
    - Operation nach alter Endokarditis. Man benutzt Penicillin G.
    - urologischen Eingriffen. Man verwendet meist Instillationen, z. B. mit Neomycin. Generelle Antibiotica-Prophylaxe, z. B. bei Katheterismus, wirkt nur für wenige Tage.
    - Operationen mit besonderer Infektionsgefährdung, z. B. an Thoraxorganen, bei Einbau von Plastikprothesen oder bei Bauchverletzungen.
    - Suppression der Darmflora bei schwerer Leberinsuffizienz. Hierzu dienen schwer resorbierbare Antibiotica, z. B. Neomycin oder Paromomycin.

Enttäuschend ist die *ungezielte* Prophylaxe bei Infektionsmöglichkeit durch viele Keime, z. B. bei chirurgisch „sauberen" Wunden, Bewußtlosen, Neugeborenen, Virusinfekten (außer Influenza). In diesen Fällen sollte man wegen der Risiken der Nebenwirkungen (Infekte mit Pilzen, Pseudomonas, Proteus, Klebsiellen) besser zuwarten und dann gezielt therapieren. Das gilt auch für den sogenannten „schweren Fall", der auf der Intensivstation liegt oder unter immunsuppressiver Behandlung steht. Da der jeweilige Zustand des Patienten stark in die Indikation eingeht, ist ein allgemeiner Konsens über die ungezielte Antibiotica-Prophylaxe nicht zu erwarten.

So erhöht eine ungezielte Pneumonie-Prophylaxe des Pneumonie-Risiko im Einzelfall und die Zahl der resistenten Keime im Hospital insgesamt. – Bei Beatmung wird regelmäßig die Trachea mit gramnegativen Stäbchen besiedelt. Hygienische Maßnahmen sind auch hier wirksamer als Antibiotica-Prophylaxe.

> Ungezielte Prophylaxe mit Antibiotica beruhigt zwar den naiven Arzt, kann aber den einzelnen Patienten gefährden und die allgemeine Resistenzlage verschlechtern.

5.2 Typische Fehler

Falsche Indikationsstellung

„Fieber" sollte zunächst ein Anlaß zur *Diagnostik*, nicht zur Gabe von Antibiotica sein.
„Antibiotische Prophylaxe" wird oft zu weit gefaßt (Risiko resistenter Stämme!) (s. 5.1).

Beeinträchtigung der nachfolgenden Diagnostik

> Kein Antibioticum vor Einweisung ins Krankenhaus!
> Kein Antibioticum vor diagnostischer Probenahme!
> Erregerdiagnose und Einsatz des richtigen Antibioticums kann über Defektheilung, sogar über das Leben entscheiden!

Ungerechtfertigte Erwartungen

- Antibiotica sind unwirksam bei *Virus*erkrankungen.
- Alle, besonders die bacteriostatischen Antibiotica brauchen *Zeit*. Daher ist es unsinnig, schon nach 1–2 Tagen umzusetzen. Mindestens 3 Tage warten! Bei akuten Infektionen mindestens 2–3 Tage über Normalisierung der Temperatur hinaus therapieren, bei chronischen länger.
- Antibiotica *ersetzen nicht den Chirurgen*. Steine, Abscesse, Empyeme, Fremdkörper, Sequester, Mißbildungen sind zu beseitigen!

Unterdosierung bedeutet Gefahr der Verschleppung, Rezidive, Selektion resistenter Keime. Dosierung der Schwere des Krankheitsbildes möglichst anpassen!

Polypragmasie, s. Kombinationen.

Überdosierung; vor allem die *kumulative Überdosierung* ist riskant. Richtzahlen/Kur: s. Tabelle 5.2-1.

Anwendung zur falschen Zeit: Mittel auf leeren Magen (oder 1 Std vor der nächsten Mahlzeit) geben; sonst sind erhebliche Variationen des Blutspiegels möglich. Bei wiederholter Dosierung die Halbwertszeiten berücksichtigen (vgl. S. 37)!

Mißachtung von Besonderheiten bezüglich Pharmakokinetik und Nebenwirkungen
- Nierenerkrankungen: s. 2.5. Die Dosierung läßt sich bei eingeschränkter Ausscheidung anhand der Kreatininclearance errechnen. Tabellen konsultieren!
- Schwangerschaft:
  - Folsäureantagonisten (teratogen),
  - Tetracycline (Zähne, Knochen) und
  - Aminoglykoside (Innenohr!)
    wegen möglicher fetaler Schädigungen vermeiden (s. 2.2).
- Früh- und Neugeborene: Chloramphenicol → Grau-Syndrom.
- Kleinkinder (< 5 J.): Tetracycline → Zahnveränderungen.

- Knochenmarksdepression: Kein Chloramphenicol, kein Cotrimoxazol.
- Lebererkrankungen: Potentiell lebertoxische Antibiotica meiden (z. B. manche Tuberkulose-Mittel, s. 5.5), dergleichen Tetracycline in hohen Dosen. Die Änderung der Elimination ist schwer vorhersagbar; daher sind hier Bestimmungen der Plasmakonzentration wünschenswert.

Übersehen einer Allergie: Stets fragen! Testung ist riskant und nicht zuverlässig. Bei der Gabe von Penicillin erwartet man 2 Allergien/100 Patienten, oder 2 tödliche Allergien/100000 Patienten.

Tabelle 5.2-1. Geläufige Dosierungen von Antibiotica. Ausnahmen s. Text. Die Dosierungen gelten *nicht* bei renalen Ausscheidungsstörungen. Bei Problemkeimen ca. 8fach hemmende Konzentration im Serum anstreben.

Antibioticum	Dosierung bei Anwendungsweg			Grenzwert pro	
	i.v.[a]	i.m.	oral	Tag	Kur
Penicillin G	1(−20) × 10^6 E − alle 4–6 Std	−	−	keiner	
Procain-Penicillin G	−	0,3–1,2 Mill E alle 6–24 Std	−	keiner	
Benzathin-Penicillin G	−	1,2 Mill E alle 2–4 Woch.	−	keiner	
„Oralpenicilline"	−	−	0,25–1 Mill E alle 6 Std	keiner	
Oxacillin	0,25–1 g alle 4–6 Std	0,25–1 g alle 4–6 Std	0,25–1 g alle 4–6 Std	keiner	
Ampicillin	0,5–6 g alle 6 Std	0,5–2 g alle 6 Std	0,5–2 g alle 6 Std	keiner	
Streptomycin	1–2 g tgl	0,5–1 g alle 12 Std	−	2 g,	30 g[b]
Kanamycin	0,5–1 g tgl	0,25–0,5 g alle 12 Std	−	1 g,	10 g[b]
Gentamicin	0,04–0,08 g alle 12 Std	0,04–0,08 g alle 12 Std	−	0,32 g,	5 g[b]
Chloramphenicol[c]	0,25–1 g alle 6 Std	0,25–1 g alle 6 Std	0,25–1 g alle 6 Std	2–3 g	30 g[d]
Rolitetracyclin	0,25 g alle 8–24 Std	0,25 g alle 8–24 Std	−	1 g	−
Minocyclin	−	−	0,1 g alle 12 Std	keiner	

[a] Vermeidung von „Spitzen" und extremer Ausscheidung durch Infusion, Unverträglichkeit mit anderen Bestandteilen der Infusionen möglich; daher, solange nichts anderes bekannt ist, nur Glucose, NaCl- oder Glucose-NaCl-Lösungen als Vehikel verwenden.
[b] Überschreitung gestattet, wenn strikte otologische Überwachung.
[c] Nur bei strenger Indikation!
[d] Diesen Grenzwert keinesfalls überschreiten!

Wegen ihrer Wichtigkeit sei die *Liste typischer Gründe für Therapie-Versager* nochmals dargestellt (nach Sabath, New Engl. J. Med. *280*, 91 (1969)).

1. Therapie kam zu spät.
2. Falsches Antibioticum.
3. Ungeeignete Dosierung, weil
   – Dosis zu niedrig,
   – Intervalle zu groß,
   – Dauer der Kur zu kurz,
   – ungeeigneter Applikationsweg,
   – erforderliche Zusatztherapie nicht durchgeführt.
4. Keime „schlafend" oder resistent.
5. Ungünstige Wirkungsbedingungen (Anwesenheit von Eiter; ungünstiger pH-Wert).
6. Ungünstige Pharmakokinetik durch
   – physiologisch geringe Penetration (Auge, ZNS),
   – pathologisch verminderte Penetration (Absceß, Fibrose).
7. Verminderte Widerstandskraft
   – durch Krankheit, z. B. maligne Tumoren, Diabetes, Agammaglobulinämie, Agranulocytose;
   – durch hohes Alter, oder perinatal;
   – durch Medikamente (Cytostatica, Immunsuppressiva, Corticosteroide).

Tabelle 5.2-2. Obsolete Produkte der Pharmazeutischen Industrie

Prinzip	Beispiel	Unsinnig, weil
Antibiotica in Zäpfchenform	Paediathrocin	Unsichere Resorption
Fixe Kombinationen zwischen antibakteriellen Mitteln (mit Ausnahme von Cotrimoxazol)	Penicillin-Streptomycin-Kombinationen (3 Präparate der „Roten Liste")	a) Erhöhtes Risiko der Toxizität b) Unterschiedliche Pharmakokinetik c) Risiko der Unterdosierung von Penicillin [wegen a)] d) „Anbehandlung" einer unerkannten Tuberkulose
Fixe Kombinationen mit Vitaminpräparaten	Chloramphenicol-Präparate (ca. 10 der „Roten Liste")	a) Kein Vitaminmangel nachgewiesen b) Kopplung zwischen toxischer (Chl.) und untoxischer Verbindung
Fixe Kombinationen mit symptomatisch wirkenden Agentien (Analgetica, Spasmolytica, Expectorantien)[a]	Sulfa-Dysurgal	a) Macht gezielte Therapie der einzelnen Beschwerden unmöglich b) Verschleiert die Symptome der Grundkrankheit c) (Hier) sogar Gefahr der Strychninvergiftung!

[a] Vor allem bei Chloramphenicol, Tetracyclinen, Sulfonamiden.

5.3 Hinweise auf einzelne antibakterielle Mittel

Penicilline

Gliederung anhand von Spektrum und Resorbierbarkeit

Vorwiegend gegen grampositive Erreger,

- aber kaum gegen Penicillinase-bildende Staphylokokken:
  Nur parental applizierbar sind
  - Penicillin G, als Alkalisalz
  - Depotformen, d. h. schwerlösliche Salze zwischen Penicillin G und
    Procain ⎫
    Clemizol ⎬ mit oder ohne Zusatz von Alkali-Penicillin G, Procain bzw. Lidocain.
    Benzathin ⎭

  Oral applizierbar sind
  - Penicillin V
  - Pheneticillin
  - Propicillin
  - Azidocillin

- Speziell[1] gegen Penicillinase-bildende Staphylokokken:
  Oral applizierbar sind die Isoxazolyl-Penicilline

- Oxacillin,
- Cloxacillin,
- Dicloxacillin.

Vorwiegend[1] gegen gramnegative Keime

- aber kaum gegen indolpositive Proteusarten („non-mirabilis"), Providencia oder Pseudomonas
  Oral wirksam, aber Penicillinase-empfindlich ist die Ampicillin-Reihe
- Ampicillin
- Bacampicillin
- Amoxicillin
- Epicillin

- Oral unzureichend wirksam, Penicillinase-empfindlich, bei gramnegativen Bakterien besonders stark wirksam sind die Acylureido-Penicilline
  - Mezlocillin.

---

[1] Nicht ausschließlich!

- Häufig wirksam gegen die oben genannten Bakterien sind auch die Pseudomonas-Penicilline. Sie sind nur parenteral applizierbar und Penicillinase-empfindlich.
  - Azlocillin,
  - Ticarcillin.

Versuche stets, das am besten geeignete Penicillin zu benutzen.

Beispiele
- Penicillin G in extremen Dosen wirkt auch auf gramnegative Stäbchen; jedoch ist Ampicillin überlegen.
- Ampicillin könnte grundsätzlich Penicillin G in den meisten Indikationen ersetzen; jedoch ist es teurer, besitzt eine wesentlich höhere Quote an Nebenwirkungen und selektiert gramnegative Keime, soweit sie nicht ausreichend empfindlich sind.
- Oralpenicilline (z. B. Pheneticillin, Propicillin) sind weniger Penicillinase-empfindlich als Penicillin G; bei Penicillinase-bildenden Staphylokokken (oder Verdacht hierauf) sind jedoch die Isoxazolyl-Penicilline bei weitem vorzuziehen.
- Das Spektrum der Penicillinase-festen Penicilline ähnelt dem des Penicillin G; sie könnten also grundsätzlich Penicillin G ersetzen. Jedoch sind sie teurer, besitzen eine höhere Quote an Nebenwirkungen und sind (außerhalb ihrer eigentlichen Indikation) erheblich schwächer wirksam als Penicillin G.
- Das Spektrum der Pseudomonas-Penicilline ähnelt zwar dem des Ampicillins; doch sind sie teurer als Ampicillin.

Für alle Penicilline gilt bezüglich der *Pharmakokinetik*

- Ihre biologische Halbwertszeit ist bei intakter Nierenfunktion überaus kurz: ca. 30 min bei Penicillin G, ca. 1–2 Std bei Ampicillin.
- Sie penetrieren schlechter durch die intakte *Blut-Liquor-Schranke,* in den Knochen oder ins Kammerwasser des Auges; bei Meningitiden reicht die Liquorgängigkeit meist aus.
- Für die *Elimination* sind (bei den einzelnen Penicillinen quantitativ unterschiedlich) folgende Prozesse von Bedeutung: Tubuläre Sekretion $>$ glomeruläre Filtration $\gg$ Abbau.
  Daher erhöht Gabe des Sekretionshemmers Probenecid die Plasmakonzentration von Penicillinen. Das gleiche gilt für die Niereninsuffizienz; dennoch sind Penicilline wegen ihrer besonders geringen Toxizität die Mittel erster Wahl auch bei Niereninsuffizienz (Dosis reduzieren!).

Für alle Penicilline gilt bezüglich *der unerwünschten Wirkungen und Vorsichtsmaßnahmen*

- *Allergische* Reaktionen sind häufig, besonders bei Ampicillin und Amoxycillin; manchmal ist der Procainzusatz schuld. Zur Genese und Therapie s. 1.8.
  Kreuzallergie besteht in der Regel innerhalb der Gruppe der Penicilline und innerhalb der Gruppe der Cephalosporine, selten auch zwischen beiden Gruppen.

Daher:

> – Stets nach Penicillinallergie bzw. Procainallergie fragen!

- Den Patienten nach der ersten Gabe möglichst 30 min beobachten.
- Penicillin hat in Salben, Pudern, Lutschtabletten etc. nichts zu suchen.
Als Ausweich-Mittel bei Penicillin-Allergie erwäge man Erythromycin, Clindamycin oder Cotrimoxazol.

Maculopapuläre Reaktionen nach Ampicillin sind jedoch nur eine *relative* Kontraindikation; sie sind nicht sicher allergisch bedingt und in der Regel Substanz-spezifisch.

● Krämpfe und Koma durch *zentralnervösen* Angriff werden begünstigt durch vorgeschädigtes Zentralnervensystem oder Niereninsuffizienz. Sonst sind sie nur bei excessiver parentaler Gabe ($> 10^8$ E tgl.) oder bei großen intralumbalen Dosen zu befürchten.

Daher: Bei **Niereninsuffizienz** oder alten Patienten **Dosis** entsprechend der voraussichtlichen Ausscheidung **reduzieren**.

● Schwangerschaft ist keine Kontraindikation gegen Penicilline. Sie erreichen den Feten, was bei der Luesbehandlung wichtig ist.

● Herxheimer-Reaktionen sind vor allem bei einer Lues-Therapie zu bedenken.

Besonderheiten

● Überlastung mit K^+ ist möglich bei extremen Dosen von Penicillin G als Kaliumsalz. Daher: Dosierungen über 10 Mill. Einheiten pro Tag vorwiegend als *Natrium*-Salze anwenden!
● Säuglinge erhalten kein Procain-Penicillin G, weil für dieses Lebensalter eine Procain-Toxizität zu befürchten ist.
● Wie alle Breitbandantibiotica können auch die Ampicilline (s.u.) Durchfälle hervorrufen.

Einzelne Penicilline

Penicillin G und Oral-Penicilline (s. Gliederung)

Ihr gegenwärtiger *Indikationsbereich* umfaßt vor allem Streptokokken, Pneumokokken, Meningokokken, Staphylokokken (soweit keine Penicillinase-Bildner), Gonokokken, T. pallidum, C. diphtheriae, Leptospiren. Penicillin G ist grundsätzlich auch bei Staphylokokken, Clostridien und Anthrax das Mittel erster Wahl; jedoch ist bei diesen 3 Keimtypen ein Empfindlichkeitstest unentbehrlich. Oralpenicilline vom G-Typ und Depotpräparate besitzen zwar dasselbe Spektrum wie das klassische Penicillin G; die mit ihnen erreichbaren Serumkonzentrationen genügen jedoch nicht bei schweren Infekten oder weniger sensiblen Keimen.

Resistenzentwicklung kann bedingt sein durch
- Selektion *Penicillinase-bildender* Keime oder
- Selektion resistenter Keime.

Sie ist in den letzten Jahren stark bei den Staphylokokken gewachsen. Keime aus der Klinik sind im allgemeinen resistenter als solche bei ambulanten Patienten. Eine Sekundär-Resistenz unter der Therapie entwickelt sich langsam (Mehrschritt-Resistenz).
Kreuzresistenz besteht (unter Berücksichtigung des primären Wirkspektrums!) in der Regel zwischen Penicillin G, Oralpenicillinen und Ampicillin, manchmal auch zwischen Penicillinen und Cephalosporinen.
Unter den *oralen* Penicillinen gebührt dem *Propicillin* der Vorzug, weil es etwas stärker wirksam, besser verträglich und weniger Penicillinase-empfindlich ist.

Azidocillin ist Penicillinase-empfindlich, hat ein auf H. influenzae und Enterokokken verbreitetes Spektrum, ist aber kein Ampicillin-Ersatz. Sein Spektrum läßt es als besonders geeignet erscheinen zur Behandlung von Otitis media, Sinusitis, Bronchitis.

Penicillinase-feste Penicilline

Ihr *Indikationsbereich* beschränkt sich auf vermutete oder erwiesene Infektionen mit Penicillinase-bildenden Staphylokokken.
Primär-Resistenz besteht nur in Ausnahmefällen. Kreuzresistenz derartiger Staphylokokken besteht in der Regel zwischen sämtlichen Penicillinase-festen Penicillinen und den Cephalosporinen.
Unerwünschte Wirkungen und Vorsichtsmaßnahmen: Grundsätzlich wie bei Penicillin G, dazu kommt:
Schmerz bei i.m. Injektion, Phlebitis bei i.v. Injektion, höhere Neurotoxizität.
Auswahl: Oxacillin reizt vergleichsweise am schwächsten und ist daher für die *parenterale* Applikation vorzuziehen.
Dicloxacillin wird am besten resorbiert; es ist daher für die *orale* Applikation vorzuziehen.
Auf Granulocytopenie und Veränderung der „Leberfunktionsproben" achten.

Ampicillingruppe

Ihr *gegenwärtiger Indikationsbereich* umfaßt vor allem H. influenzae, B. pertussis, Actinomykose, Meningokokken, Enterokokken, E. coli, P. mirabilis, Salmonellen, Shigellen.
Kreuzresistenz der gramnegativen Bakterien gegen Mezlocillin, Pseudomonas-Penicilline und Cephalosporine ist bekannt.

Pharmakokinetik

Ampicillin wird (individuell wechselnd) zu 30–70% enteral resorbiert. Nahrung beeinträchtigt die Resorption; daher parenterale Gabe bei schweren Infektionen! Ampicillin wird in der Galle angereichert; daher ist es Mittel der 1. Wahl bei schweren Gallenwegsinfekten.
Amoxicillin wird besser resorbiert als Ampicillin, sollte also statt Ampicillin oral gegeben werden. Die enteralen Nebenwirkungen sind erwartungsgemäß seltener, die cutanen Reaktionen etwa gleich häufig wie nach Ampicillin.

Epicillin weist eine im Vergleich zu Ampicillin niedrigere substanzspezifische Exanthemrate auf; im übrigen entspricht es dem Ampicillin.
Bacampicillin wird besser als Ampicillin resorbiert. Im Organismus entsteht daraus durch sofortige Spaltung Ampicillin.
Mezlocillin ist ein ampicillinähnlich wirkendes, wenn auch chemisch anders gebautes Penicillin. Vor allem bei gramnegativen Bakterien wirkt es stärker als Ampicillin. Wie dieses ist es nicht Penicillinase-fest. Seine orale Wirksamkeit reicht nicht aus. Kombination mit Aminoglykosid-Antibiotica ist oft sinnvoll.

„*Pseudomonas-Penicilline*"
Bisher wurde Carbenicillin gegen Pseudomonas aeruginosa eingesetzt; es ist aber durch neuere Penicilline überholt, nämlich
– *Ticarcillin* (mit carbenicillinähnlicher Struktur) und
– *Azlocillin* (mit mezlocillinähnlicher Struktur).
Beide Penicilline besitzen ihre Hauptindikation bei Pseudomonas-Infektionen, sind aber im übrigen Breitspektrum-Penicilline, allerdings meist schwächer wirkend als Mezlocillin. Wie Mezlocillin sind sie Penicillinase-empfindlich und oral unzureichend wirksam.

Ihre Kombination mit Aminoglykosid-Antibiotica ist häufig sinnvoll (Erregertestung!); diese Kombination ist besonders wichtig bei Pseudomonas-Infektionen.

Penicilline und Aminoglykoside sind pharmazeutisch unverträglich (s. S. 17) und dürfen daher nicht als gemeinsame Lösung angewandt werden.

Zur Frage der Kombination von Breitspektrum-Penicillinen mit Penicillinase-festen Penicillinen.

Kombinationen können *von Fall zu Fall* begründet sein; denn manchmal ist auf Grund des klinischen Bildes eine zusätzliche Infektion mit Penicillinase-bildenden Staphylokokken nicht auszuschließen. Bis das Kulturergebnis vorliegt, ist eine vorsorgliche Breitspektrum-Therapie (s. S. 90) gerechtfertigt.
Fixe Kombinationen zwischen verschiedenen Penicillinen sind hingegen abzulehnen, weil sie zur Anwendung nicht indizierter Penicilline verführen und damit die Resistenzentwicklung begünstigen.

Cephalosporine

Zu den **klassischen Cephalosporinen** kann man zahlreiche Substanzen rechnen, von denen die unter „Pharmakokinetik" genannten besonders häufig genutzt werden. Sie unterscheiden sich voneinander deutlich in der Pharmakokinetik (s.u.), aber wenig und nur quantitativ im antibakteriellen Spektrum und in den Nebenwirkungen.
Ihr *Spektrum* entspricht grundsätzlich der Kombination von Penicillinase-festen Penicillinen + Ampicillinen (Ausnahme: Cephalosporine wirken schwächer bei

H. influenzae und bei Enterokokken, etwas besser bei Klebsiellen). Auch Pseudomonas und Proteus-non-mirabilis-Arten sind in der Regel resistent. Gegen Staphylokokken-Penicillinase sind alle Cephalosporine weitgehend resistent, gegen β-Lactamasen gramnegativer Bakterien sind sie in wechselndem Ausmaß empfindlich.

Die **neuen Cephalosporine** Cefoxitin und Cefuroxim sind besonders stabil gegen β-Lactamasen gramnegativer Bakterien und penetrieren besonders gut durch deren Zellwände. Sie treffen daher auch Stämme, welche gegen die klassischen Cephalosporine resistent sind; leider gilt dies nicht bei Pseudomonas. Die neuen Cephalosporine sind unentbehrlich beim Hospitalismus durch Klebsiellen. Sie sollten daher als *Reserve-Antibiotica* für Fälle zurückgehalten werden, bei denen eine Resistenz gegen die klassischen Cephalosporine vorliegt.
Als *Mittel der 1. Wahl* kommen Cephalosporine nur bei Infektionen mit Klebsiellen in Frage, und auch hier nur in Kombination mit Gentamicin. – Als *Mittel 2. Wahl* treten sie an die Stelle der Penicilline bei deren Unwirksamkeit oder bei einer Allergie. Im übrigen ist die Kombination zwischen Ampicillin und einem Isoxazolyl-Penicillin wirksamer und billiger. *Erreger testen, ehe Cephalosporine verordnet werden!*

Kreuzresistenzen

bestehen für *klassische* Cephalosporine a) untereinander, b) bei manchen Penicillinase-bildenden Staphylokokken mit Isoxazolyl-Penicillinen, c) bei zahlreichen gramnegativen Stäbchen mit der Ampicillin-Gruppe.
Hingegen können die *neueren* Cephalosporine auch beim Versagen der klassischen Cephalosporine noch wirksam sein.

Pharmakokinetik

Von den klassischen Cephalosporinen müssen Cefalotin, Cefazolin und Cefacetril parenteral verabreicht werden; Cefalexin und Cefradin werden bei oraler Gabe gut resorbiert. Die orale Applikation ist aber bei den gramnegativen Keimen oft nicht ausreichend, weil nicht genügend hohe Dosen angewandt werden können.
Die neuen Cephalosporine müssen sämtlich parenteral gegeben werden.
Die Pharmakokinetik entspricht im übrigen grundsätzlich derjenigen der Penicilline. Cefalexin und Cefazolin gehen in besonderem Ausmaß in die Galle. Die Liquorgängigkeit ist – auch bei Entzündungen – meist nicht befriedigend.

Unerwünschte Wirkungen und Vorsichtsmaßnahmen sind grundsätzlich ähnlich wie bei den Penicillinen, also

- Allergie: kreuzweise mit Cephalosporinen, selten auch mit Penicillinen.
- Neurotoxizität bei hohen Liquorkonzentrationen.
  Dazu kommt:
- Nephrotoxizität war ausgeprägt bei Cefaloridin; daher diesen Prototypen nicht mehr verwenden. Bei den heutigen Cephalosporinen ist sie nur noch gering. Das Risiko steigt jedoch bei vorgeschädigter Niere, gleichzeitiger Gabe von Aminoglykosid-Antibiotica oder Furosemid. Daher Kontrolle der Nierenfunktion!
- Schmerzen, auch Phlebitis am Ort der Anwendung.

Tetracycline

Gegenwärtige Indikationen als Mittel 1. Wahl betreffen

H. influenzae (in Konkurrenz mit Ampicillin), anaerobe Corynebakterien, Bacteroides, Brucellen, Malleus, Pseudomalleus (in diesen drei Situationen mit Streptomycin), V. cholerae, Borellien (Rückfallfieber). Leptospiren, Rickettsien, Chlamydien, Mycoplasmen.
Bei zahlreichen weiteren Keimen dienen Tetracycline als Mittel 2. Wahl. Tetracycline sind handliche Alternativen, z. B. gegenüber Ampicillin, bei der Behandlung unspezifischer Darm-, Lungen-, Gallen- oder Harnweginfektionen. Bedrohliche Infekte erfordern jedoch bactericide Antibiotica!

Resistenzen: in der Regel besteht Kreuzresistenz zwischen den Tetracyclinen; falls sie nur relativ ist, kann sie durch stärker wirksame neuere Tetracycline, z. B. Minocyclin, überspielt werden. Kreuzresistenz besteht häufig auch gegen Chloramphenicol. Resistenzbestimmung ist also grundsätzlich wünschenswert, außer bei H. influenzae.

Pharmakokinetik

Die neueren, stärker lipophilen Tetracycline Doxycyclin und Minocyclin haben die höchste Resorptionsquote (90%) und die längste Halbwertszeit (ca. 18 Std), aber auch die höchste Proteinbindung. Im Vergleich hierzu liegt die HWZ des klassischen Oxytetracyclin bei 8–9 Std, und seine Proteinbindung bei nur 22%. – Alle Tetracycline werden biliär, z. T. auch intestinal sezerniert. Außerdem erfolgen Bindungen und sonstige Inaktivierungen in vivo. Die renale Elimination kann beim Doxycyclin und Minocyclin durch andere Wege kompensiert werden, so daß diese Mittel im Gegensatz zu den klassischen Tetracyclinen auch bei Niereninsuffizienz geeignet sind. Wegen ihrer niedrigeren Konzentration im Harn sind die stärker lipophilen Tetracycline bei Harnwegsinfekten weniger geeignet. Nahrung, Medikamente mit Mg^{2+}, Ca^{2+}, Fe^{2+} oder Al^{3+}, Milch, Tierkohle mindern die orale Absorption aller Tetracycline.

Unerwünschte Wirkungen und Vorsichtsmaßnahmen sind für alle Tetracycline praktisch identisch
– Störungen der Schleimhautflora, besonders im Darm;
– Einlagerung in Knochen, Zähne, Nägel; daher möglichst nicht in der Schwangerschaft und in den ersten 5 Lebensjahren. Indikationen für Tetracycline kommen in den ersten 8 Lebensjahren ohnehin kaum vor;
– Photodermatosen;
– Leberschäden, besonders bei Ausscheidungsstörungen;
– Katabolie durch Hemmung der Proteinsynthese, besonders bei Ausscheidungsstörungen.

Bei Ausscheidungsstörungen sollten also Tetracycline tunlichst vermieden werden.
Sonderfall: Längerdauernde Verwendung von Minocyclin kann reversible Gleichgewichtsstörungen hervorrufen.

Auswahl

- Für *orale Gabe* sind die langwirkenden Verbindungen praktisch, weil seltener zu applizieren.
- Häufig werden Kombinationen von Tetracyclinen mit Antimykotica angeboten (Nystatin, Amphotericin B). Vorteile sind nicht erwiesen.
- Für *parenterale Gabe* stehen Oxytetracyclin, Doxycyclin und Pyrrolidinomethyl-Tetracyclin zur Verfügung. Sie enthalten sämtlich Mg^{2+}, dessen Menge aber nur bei Myasthenie (Kontraindikation!) riskant wird. Am günstigsten erscheint Doxycyclin, weil einmalige Injektion genügt und Niereninsuffizienz keine Kontraindikation bedeutet.

Chloramphenicol

Heute dient Chloramphenicol nur noch als „Ausnahme-Antibioticum", wenn andere Mittel versagen. Gründe: Hämatotoxizität und Resistenzentwicklung.

Gegenwärtig bestehen Indikationen lediglich bei

- Typhus abdominalis, aber nicht mehr als Mittel erster Wahl, weil der Grenzwert/Kur (vgl. Tabelle 5.2-1) nicht zur vollen Behandlung ausreicht;
- Meningitiden im späteren Stadium (wenn die Blut-Liquor-Schranke wieder relativ dicht geworden ist);
- Resistenz gegen andere Antibiotica, z. B. bei H. influenzae-Meningitis.

Pharmakokinetik

Freies Chloramphenicol wird rasch und vollständig resorbiert. *Ester* des Chloramphenicols werden zunächst im Darm gespalten und daher langsamer resorbiert. *Injizierte Ester* werden im Organismus gespalten und erst dadurch wirksam.

Die *Elimination* erfolgt

a) durch Filtration bei partieller Rückresorption des intakten Moleküls,
b) durch hepatische Glucuronidierung mit anschließender renaler Filtration und Sekretion.
b) überwiegt gegen a), so daß bei Niereninsuffizienz die Metaboliten kumulieren, bei Leberinsuffizienz dagegen das aktive Chloramphenicol. Bei Früh- und Neugeborenen besteht eine „physiologische Leberinsuffizienz", die zu der hier besonders riskanten Retention von Chloramphenicol führt.

Unerwünschte Wirkungen und Vorsichtsmaßnahmen

- *Die Knochenmarksschädigung* kann zwei Formen annehmen:
  - Hemmung der Erythropoese – tritt schnell ein, ist stark dosisabhängig, regelmäßig vorhanden, reversibel, im wesentlichen durch das Arzneimittel bedingt, betrifft nur die Erythropoese.

- Panmyelophthise – tritt langsam ein (oft erst nach Therapie-Ende), ist wenig (aber eindeutig!) dosisabhängig, tritt nur sehr selten auf, ist irreversibel, wird durch das Arzneimittel nur ausgelöst (genetischer Defekt?), betrifft alle Knochenmarksfunktionen. Äußerst gefährlich!!
- Grau-Syndrom bei Frühgeburten (s. 2.3).
- Störungen der Schleimhautflora, besonders im Darm.
- Herxheimer-Reaktion, bes. Lues, Typhus.
- Hämolytische Anämie bei Glucose-6-Phosphatdehydrogenase-Mangel (s. 2.7.).
- Hemmung des Abbaus von Tolbutamid, Diphenylhydantoin, Dicumarol.
- Teratogen im Tierversuch.

Chloramphenicol darf also *keinesfalls* eingesetzt werden:
- wenn es nicht streng indiziert ist,
- wenn eine Störung der Knochenmarksfunktion vorliegt,
- Perinatale Anwendung ist nur in Ausnahmefällen (z. B. Haemophilus influenzae-Meningitis) gestattet.

Vorsorglich
- keine wiederholten Chloramphenicol-Kuren!
- Blutbild kontrollieren (vor Therapiebeginn und jeden 2. Tag), vor allem hinsichtlich der Reticulocytenzahl,
- keine anderen knochenmarksschädigenden Substanzen gleichzeitig anwenden.
- Maximaldosis/Kur (30 g beim Erwachsenen, 700 mg/kg beim Kind) nicht überschreiten!

Fußnote zum Thiamphenicol
- Die Wirksamkeit ist 10 × geringer als beim Chloramphenicol.
- Kein Abbau in der Leber, ganz überwiegend renal ausgeschieden; höhere Plasmakonzentration, geringere Proteinbindung, schnellere Ausscheidung.
- Stärkere Suppression der Erythropoese (und der Granulocytopoese sowie der Immunreaktionen).
- Bisher keine Fälle von Knochenmarksaplasie.

Σ : Bisher besteht kein hinreichender Grund, Thiamphenicol therapeutisch einzusetzen.

Vor allem gegen grampositive Keime wirkende Mittel

Makrolidantibiotica

Aufgrund weniger günstiger Wirksamkeit und Pharmakokinetik sind Oleandomycin und Spiramycin auszuscheiden, so daß nur *Erythromycin* gegenwärtig empfohlen wird.
Auch dieses ist nur *Mittel 2. Wahl* nach den modernen Penicillinen, allerdings bei zahlreichen Erregern. Das Spektrum ähnelt bei niedriger Dosierung dem des Penicillin G, geht aber bei höherer Dosierung über dieses hinaus.
Resistenz ist häufig; Kreuzresistenz mit Lincomycinen (s. u.) kommt vor. Eine Erregertestung sollte also grundsätzlich angestrebt werden.

Pharmakokinetik

Die Resorption reinen Erythromycins ist unsicher; bessere Plasmakonzentrationen werden mit Estern (Stearat, Estolat) erreicht. Nur das freie Erythromycin ist wirksam, jedoch werden bei Blutspiegelbestimmungen die Ester miterfaßt (→ typisch falsche Interpretation der Pharmakokinetik).
Erythromycin geht reichlich in die Muttermilch über; daher abstillen!
Erythromycin wird nur zum kleinen Teil renal eliminiert. In der Galle wird es angereichert.

Unerwünschte Wirkungen und Vorsichtsmaßnahmen

- Lokale Reizerscheinungen bei Injektionen.
- Lebertoxizität, vor allem durch das Estolat (Ikterus in 2–4%, wenn länger als 14 Tage genommen!). Positive Leberfunktionsproben kommen aber auch bei Stearat und Salzen des Erythromycins vor.
  Daher grundsätzlich Leberfunktionsprüfungen. Therapie mit Estern nicht über 14 Tage hinaus fortsetzen.

Clindamycin, Lincomycin

Clindamycin sollte Lincomycin möglichst ersetzen, weil es (bei gleichem Spektrum) wirksamer ist.
Die *Indikation* für Clindamycin und Lincomycin ist wegen der Gefahr der Colitis (s. u.) *streng* zu stellen. Sinnvoll sind sie bei
– Staphylokokken, soweit resistent gegen Penicilline und Cephalosporine;
– Infektionen mit Bacteroides;
– pharmakokinetisch ungünstig gelegenen Herden, z. B. Osteomyelitis;
– Penicillin-Allergie.

Pharmakokinetik

Clindamycin wird oral schneller resorbiert als Lincomycin. Es verteilt sich erstaunlich gleichmäßig, dringt aber schlecht in den Liquor. Abbau in der Leber u. a. zum biologisch aktiven Desmethyl-Clindamycin. Ausscheidung des aktiven Produktes mit Harn und Kot. Niereninsuffizienz beeinflußt die HWZ von Clindamycin (im Gegensatz zu der von Lincomycin) nicht wesentlich, Leberinsuffizienz verlängert sie.

Unerwünschte Wirkungen

- Störung der Schleimhautbesiedlung, also Glossitis, Vaginitis etc. wie bei Tetracyclinen. Vor allem manifestieren sich die Erscheinungen gastrointestinal: weiche Stühle, aber auch schwere Diarrhoen, sogar Colitis pseudomembranacea!

- Überempfindlichkeitsreaktionen, meist als Erytheme, selten Granulocytopenie, Leberfunktionsstörungen.
- Lokale Reizerscheinungen (Thrombophlebitis) bei Injektion.

Fusidinsäure

Indiziert als „letzte Hilfe" bei Staphylokokken (vorausgesetzt, daß *Resistenz* gegen Penicilline, Cephalosporine und Lincomycine besteht). Nur in Kombination mit Lincomycinen oder Rifampicin zur Vermeidung der raschen (!) Resistenzentwicklung. Nur oral oder als i. v. Infusion applizierbar, weil lokal reizend. HWZ 4–6 Std; trotz hoher Eiweißbindung gute Gewebegängigkeit, aber schlecht in Liquor und Augenkammer eindringend. Im wesentlichen hepatisch eliminiert. Nebenwirkungen: Magen-Darm-Beschwerden.

Aminoglykosid-Antibiotica

Die Gruppe besitzt ein *breites* Wirkungsspektrum, wird aber wegen ihrer Toxizität nur für einen *schmalen* Indikationsbereich, fast ausschließlich gegen gramnegative Bakterien, eingesetzt.

Der Gruppe ist *gemeinsam*
- die Aminoglykosid-Struktur und der auf Bactericidie hinauslaufende Wirkungsmechanismus,
- das qualitative Wirkungsspektrum,
- die Möglichkeit eines Synergismus mit Penicillinen und Cephalosporinen,
- eine relative Kreuzresistenz, allerdings mit „Resistenzgefälle" Streptomycin > Gentamicin $\gtrsim$ Tobramycin > Amikacin,
- die qualitativen Nebenwirkungen (s. unten),
- die Pharmakokinetik (günstige Verteilung im Extracellulär-Raum; Ausscheidung durch glomeruläre Filtration bei geringer Rückresorption; kaum Durchtritt durch die Blut-Liquor-Schranke, auch nicht bei Entzündungen).

Verschieden ist
- das quantitative Wirkungsspektrum (s. Tabelle),
- das quantitative Spektrum der Nebenwirkungen (s.u.),

Auswahl und derzeitige Indikationen

Streptomycin	Gentamicin, Tobramycin, Sisomycin	Kanamycin, Neomycin	Spectinomycin	Amikacin
Yersinia pestis; Francisella tularensis; Brucellosen (mit Tetracyclin); Malleus (mit Tetracyclin); Tuberkulose (als Kombination, s. 5.5)	*Gramnegative Keime,* soweit Penicilline und Cephalosporine nicht ausreichen, vor allem – Klebsiellen, – Enterobacter, – Pseudomonas *Grampositive Keime,* soweit Penicilline und Cephalosporine nicht ausreichen, z. B. Staphylokokken	Nur noch lokal bzw. enteral anzuwenden	Als Reservemittel für Gonorrhoe. Vorteil: Eine gleichzeitige Lues bleibt unbeeinflußt!	Als Reservemittel bei sonst Aminoglykosidresistenten Keimen

- die Geschwindigkeit und das Ausmaß der Resistenzentwicklung,
- die klinische Erfahrung, welche mit einzelnen Aminoglykosid-Antibiotica gewonnen wurde.

Nicht mehr *verwendet* werden sollen
Dihydrostreptomycin, Neomycin parenteral, Paromomycin parenteral, sämtlich wegen zu hoher Ototoxizität.

Streptomycin ist heute ein Antibioticum für Sonderindikationen (s. Tabelle); sonst wird Gentamicin vorgezogen. *Gentamicin ist wirksamer, besitzt ein breiteres Spektrum, erzeugt langsamer Resistenz, wirkt eher auf den N.* vestibularis *als auf den N.* cochlearis. Tobramycin ist etwas wirksamer gegen Pseudomonas, entspricht sonst dem Gentamicin.

Unerwünschte Wirkungen und Vorsichtsmaßnahmen

● Die Ototoxizität hängt ab von
  - dem Arzneimittel: z. B. schädigen Streptomycin und Gentamicin zunächst die Vestibularisfunktion, dann erst die des Cochlearis, während Dihydrostreptomycin zunächst die Cochlearis-Funktion beeinträchtigt;
  - der Dosis und der Zeit, über die es verabreicht wird;
  - der Nierenfunktion (besonders riskant sind die Blutspiegelspitzen);
  - Vorschädigungen (Alter, Lärm);
  - Erbfaktoren.

  Also: Prüfung der N. VIII-Funktionen *vor* und alle 4 Wochen während der Therapie. Risikofälle aussondern!
  Nicht bei Schwangeren (intrauterine Ototoxicität!).
  Nicht bei Säuglingen und Kleinkindern (Funktionsprüfungen wären schwierig!).

● Tubulusschäden (kaum bei normaler Dosierung und hinreichendem Harnfluß).
  Also: Vorsicht bei Niereninsuffizienz; für ausreichenden Harnfluß sorgen. Zur Vermeidung der Blutspiegelspitzen Tagesdosis dreiteilen; intravenöse Gaben als Kurz-Infusion.

● Tendenz zu neuromusculärer Blockade.
  Also: Vorsicht bei Kombination mit Muskelrelaxantien.

● Allergisierung (bes. bei Streptomycin).
  Also: Anamnese erheben.

● Lokalreaktionen an der Injektionsstelle.

Wechselwirkungen beruhen auf

● antibakteriellen Synergismen mit anderen Tuberculostatica bei Streptomycin.
● antibakteriellen Synergismen mit β-Lactam-Antibiotica

Diese sind klinisch wichtig bei zahlreichen Infektionen mit gramnegativen
Bakterien, besonders Pseudomonas.
- Pharmazeutischer Unverträglichkeit zwischen
  - Isoniazid und Streptomycin,
  - Aminoglykosid-Antibiotica und zahlreichen Inhaltsstoffen von Infusionsflüssigkeiten, auch Penicillinen und Cephalosporinen.

Sulfonamide

Das *Spektrum* umfaßt zahlreiche Keime, gegen die es heute wirksamere Antibiotica gibt.
Mittel erster Wahl bleiben sie bei:
- Toxoplasmose (zusammen mit Pyrimethamin);
- einer Reihe exotischer Infektionskrankheiten, wie Ulcus molle, Trachom;
- Chemoprophylaxe des rheumatischen Fiebers bei Penicillin-Unverträglichkeit.

Das Spektrum aller Sulfonamide ist identisch, so daß die Testung eines einzigen Vertreters genügt. Im Laufe der Jahrzehnte nahm die Resistenz erheblich zu. Sie ist gegen alle Sulfonamide gerichtet.

Pharmakokinetik: Sie liefert die Basis der Einteilung in:

- gut resorbierbare Sulfonamide.
  - mit Halbwertszeit ~ 8 Std = Kurzzeit-Sulfonamide, wie Sulfisoxazol,
  - mit Halbwertszeit 8–16 Std = Mittelzeit-Sulfonamide, wie Sulfadiazin,
  - mit Halbwertszeit 16–48 Std = Langzeit-Sulfonamide, wie Sulfamethoxydiazin.

Ihre Harn- und Gewebetätigkeit variiert z.T. erheblich. Im allgemeinen sind die langwirkenden Sulfonamide schlechter harn- und gewebegängig, weil stärker proteingebunden.
Die Ausscheidung erfolgt renal teils unverändert, teils nach Acetylierung an N_1 oder N_4, Glucuronidierung oder Sulfatierung (nach vorheriger Oxidation). Langzeitsulfonamide sind besser lipidlöslich und werden daher tubulär besser als andere Sulfonamide rückresorbiert.

Man sollte also gegen Harnwegsinfekte in erster Linie Kurzzeitsulfonamide verwenden. Ansonsten werden Mittel- und Langzeitsulfonamide wegen ihrer einfacheren Anwendung bevorzugt.

- Schwer resorbierbare Sulfonamide dienen zur Behandlung von Darminfektionen.
- Ein Spezial-Sulfonamid zur Behandlung von Colitis ulcerosa (s. 12.3) ist Salazosulfapyridin.

Unerwünschte Wirkungen und Vorsichtsmaßnahmen

- Nicht auf leeren Magen, weil sonst Magen-Darmbeschwerden.
- Nicht perinatal wegen Gefahr des Kernikterus (Verdrängung von Bilirubin).
- Nicht bei Behandlung mit Sulfonylharnstoffen, weil gelegentlich Gefahr der Hypoglykämie.

- Nicht bei Sulfonamid-Allergie (Exanthem, Fieber, Knochenmarksdepression). Mögliche Parallel-Allergien zu Diuretica und Antidiabetica vom Sulfonamid-Typ bedenken!
- Nicht bei renalen Ausscheidungsstörungen (in jedem Fall reichlich Wasser und Bicarbonat geben!), auch nicht bei Insuffizienz der Leber oder des Myokards.
- Nicht bei Erythrocytenanomalien (→ Gefahr der hämolytischen Anämie und der Methämoglobinbildung).
- Hepatitis, Stevens-Johnson-Syndrom sowie Lyell-Syndrom sind äußerst selten.

Kombinationen aus Sulfonamid und Hemmer der Folsäurereductase

Wirkprinzip: Sulfonamid hemmt die Folatsynthese, der ,,Folatantagonist" hemmt die Reduktion der Folsäure zur biochemisch wirksamen Tetrahydrofolsäure; also *doppelter Angriff am Folatstoffwechsel*. Der beschriebene Synergismus ist aber nur zu erwarten, sofern keine Resistenz gegen einen Bestandteil besteht, und sofern das Mengenverhältnis in vivo konstant bleibt!
Der Prototyp der äußerst wichtigen Kombination ist das *Cotrimoxazol*. Es besteht aus Sulfamethoxazol und Trimethoprim.

Gegenwärtige Indikation: Cotrimoxazol ist häufig wirksam bei Atem- und Harnwegsinfekten, Salmonellosen (auch Typhus-Dauerausscheider) und Shigellosen. Resistenzentwicklung ist möglich; die Empfindlichkeit sollte also grundsätzlich getestet werden.

Pharmakokinetik: Beide Komponenten verhalten sich im ,,zentralen" Kompartiment ähnlich; dies gilt für HWZ (ca. 10 Std) und Proteinbindung. Trimethoprim ist jedoch etwas besser gewebegängig, so daß dort die therapeutisch optimale Proportion nicht immer besteht. Beide Komponenten unterliegen der renalen Ausscheidung. Die Konzentration im Harn reicht in der Regel zur Behandlung von Harnwegsinfekten aus.

Unerwünschte Wirkungen und Vorsichtsmaßnahmen

- Wie Sulfonamide (s. oben).
- Der Trimethoprim-Anteil kann Knochenmarksdepression (4% der Fälle) hervorrufen, die spontan reversibel ist. Die Therapie läßt sich unter Zusatz von Folinsäure fortsetzen, was nur bei Enterokokken antagonistisch gegen Trimethoprim wirkt.
- Beide Teile zusammen ergaben im Tierversuch Hinweise auf eine Teratogenität. *Also:* Nicht in der Schwangerschaft.

Nitrofurane

Sie sind *keine* Chemotherapeutica im üblichen Sinne, sondern wirken sämtlich nur lokal, nämlich
- Nitrofurantoin und sein Hydroxymethyl-Derivat bei Harnwegsinfekten,
- Nifuratel bei Kolpitiden (auch durch Trichomonaden bedingten),
- Nitrofural zur lokalen Anwendung.

Nitrofurantoin

> Es hat eine *sehr kurze (ca. 20 min) Halbwertszeit und erreicht antibakterielle Konzentrationen nur in den Harnwegen*, nicht im Nierenparenchym. Daher ist es ungeeignet zur Behandlung akuter Infekte, welche das Nierenparenchym einschließen; eher ist es zur Prophylaxe oder Suppression von Harnwegsinfekten geeignet.

Zahlreiche Erreger in den Harnwegen sind heute resistent.

Risiken und Vorsichtsmaßnahmen
- Magen-Darmbeschwerden;
- Allergische und Fieberreaktionen;
- Periphere Polyneuropathien.
  Also: Nicht bei Niereninsuffizienz (wobei es ohnehin schlechter wirksam wäre!), *nicht* bei neurologischen Erkrankungen.
- Lungenfibrose, nach längerer Behandlung.
  Also: nur kurzfristige Therapie.
- Aus grundsätzlichen Erwägungen nicht in der Schwangerschaft oder perinatal.

Eine Überlegenheit der vielbenutzten Kombination Sulfadiazin + Nitrofurantoin ist nicht erwiesen.

5.4 Behandlung einiger Infektionskrankheiten

Allgemeine Maßnahmen bestehen in

> - Beseitigung des Infektionsherdes (meist chirurgisch);
> - Behandlung von disponierenden Erkrankungen (z. B. Diabetes, Herzinsuffizienz, NNR-Insuffizienz bei Steroidtherapie, Antikörpermangel-Syndrom);
> - Optimaler Versorgung (Wasser- und Elektrolythaushalt regeln, Kreislauf stützen);
> - Spezifischer Therapie (z. B. hyperbare Oxygenierung bei Gasbrand; Antitoxin bei Diphtherie und Tetanus);
> - Isolierung, falls erforderlich.

Einzelne Erkrankungen (Beispiele)

Obere Luftwege

Eitrige Angina: **Überwiegend** liegen Streptokokken der Gruppe A vor, bei Epidemien bis 100% der Fälle. Diese Streptokokken sind stets gegen Penicillin G empfindlich. Konsequente Penicillinbehandlung mindert die Häufigkeit des rheumatischen Fiebers, nicht eindeutig die der Glomerulonephritis. Bei Nachweis von Streptokokken der Gruppe A muß also Penicillin G oder ein entsprechendes Oralpenicillin gegeben werden.

Das klinische Bild liefert keinen zuverlässigen Hinweis auf den verantwortlichen Erreger; daher zumindest bei einem Teil der Patienten Kulturen anlegen! Unbedingt Penicillin G bei Epidemien geben, auch prophylaktisch.

Keine antibakteriellen Lutschpastillen! Anaesthetische Lutschpastillen nur, wenn unbedingt erforderlich.

Infektionen des Mittelohres und der Nasennebenhöhlen

Bei *akuten* bakteriellen Infektionen steht die *antimikrobielle* Therapie im Vordergrund. Die Ampicillingruppe (z. B. Amoxicillin) wird bevorzugt, weil sie besser als andere Penicilline auf den häufigen H. influenzae wirkt.

Chronische Infektionen verlangen meist ein *chirurgisches* Eingreifen.

Scharlach, Erysipel sind stets durch Streptokokken bedingt; daher stets Penicillin G.

A. Plaut-Vincent, Diphtherie: Penicillin G, bei Diphtherie zusätzlich antitoxisches Serum.

Tiefe Luftwege

Akute Bronchitis bei einem anderweitig gesunden Patienten ist keine Indikation für eine antimikrobielle Therapie. Bezüglich *chronischer Bronchitis* s. S. 232.

Keuchhusten. Antimikrobielle Therapie ist indiziert bei Kindern < 3 Jahren sowie bei geschwächten Kindern. Sie ist nur in der ersten Krankheitswoche sinnvoll. Zur Wahl stehen die Ampicillingruppe (hochdosiert), Cotrimoxazol oder Erythromycin.

Pneumonien

Allgemeine Maßnahmen
- Expectorantien; Aerosole;
- Analgetica gegen pleuritischen Schmerz;
- O_2-Nasenkatheter (Vorsicht bei chronischer pulmonaler Obstruktion);
- Antitussiva nur nach Bedarf.

Die *antibiotische Therapie* ist abhängig vom Erreger und seiner Resistenz. Man diagnostiziert aus Sputum oder, bei Problemfällen, transtrachealer Aspiration.

Grampositive Erreger:
- Bei Pneumokokken und Streptokokken der Gruppe A ist Penicillin G das Mittel der Wahl.
- Bei Staphylokokken beginnt man mit einem Penicillinase-festen Penicillin. Wenn der Keim Penicillin G – empfindlich ist, auf dieses umschalten. Therapie ist meist für mehrere Wochen erforderlich!

Gramnegative Erreger erscheinen bei geschwächten Patienten oder hämatogen.
- Klebsiellen: ein Cephalosporin, Gentamicin oder beides.
- Haemophilus influenzae (meist bei viralen Infekten): Ampicillingruppe, evtl. Tetracyclin oder Cotrimoxazol.

- Proteus: Testung erforderlich. Ampicillingruppe, ein „Pseudomonas"-Penicillin und/oder ein Aminoglykosid.
- Pseudomonas: Kombination(!) eines „Pseudomonas-Penicillins" mit einem Aminoglykosid.

Nichtbakterielle, z. B. Mykoplasmen oder Psittakose: ein Tetracyclin.

Die Erfolgsaussichten der Pneumoniebehandlung bei Patienten über 60 Jahren bzw. unter 2 Jahren sind geringer als gemeinhin angenommen wird.

Infektionen des Harntrakts

Grundsätzlich sollte das Nierenparenchym als mitbeteiligt gelten! *Risikofaktoren* bedenken, z. B. obstruktive Uropathien, urologische Eingriffe, Hyperuricämie, Diabetes, Schwangerschaft, Analgeticamißbrauch.

Materialgewinnung: Mittelstrahl-Urin oder suprapubische Blasenpunktion.

Keine antibakterielle Therapie ohne Erregernachweis und Resistenzbestimmung!

Pharmakokinetische Bemerkungen

Die Niere ist *Ausscheidungsorgan;* daher gilt:
Die Konzentration im *Blut* ist entscheidend für das Nieren*parenchym;*
die Konzentration im *Harn* ist entscheidend für untere Harnwege.

Beispiele für die Bedeutung der Pharmakokinetik

- Niereninsuffizienz → niedrige Harnkonzentration; daher ist Nitrofurantoin hier unsinnig.
- Einseitige Niereninsuffizienz → Ausscheidung auf der anderen Seite (!)
- Variation der Flüssigkeitsaufnahme → Variation der Harnkonzentration.
- Nitrofurantoin und Nalidixinsäure erreichen nur in den Hohlräumen ausreichende Konzentrationen!
- Die klassischen Tetracycline sind den modernen (z. B. Minocyclin, Doxycyclin) vorzuziehen, weil sie höhere Harnkonzentrationen erreichen.
- Die Wirksamkeit hängt vom *Harn-pH* ab.

Saurer Harn (einstellbar mit 4 g Ascorbinsäure tgl.) verstärkt die Wirksamkeit von Tetracyclinen, Nitrofurantoin, Cloxacillin, Hexamin-Mandelat.
Alkalischer Harn (einstellbar mit 3 g $NaHCO_3$ 2stdl, oder mit Na-Citrat) verstärkt die Wirksamkeit von Aminoglykosiden und von Cephalosporinen.
pH ist gleichgültig bei Benzylpenicillin, Chloramphenicol, Colistin.
Vorsicht mit Manipulation des Harn-pH bei Niereninsuffizienz!
Harnstoffspaltende Bakterien, z. B. Proteus, können die Einstellung eines sauren pH's verhindern.

Zur Frage der *Nephrotoxizität* antibakterieller Mittel: s. 2.5.

Tabelle 5.4.1. Relative Empfindlichkeit urologisch bedeutsamer Keime (Gießen, 1978)[a]

	E. coli	Hafnia/ Serratia	Entero- bacter	Proteus (undiff.)	Entero- kokken
Carbenicillin	+ +	+	(+)	+	+ +
Cephalothin	+ +	−	(−)	+	+
Neomycin (lokal)	+ +	(+)	(+)	+ +	−
Ampicillin	+ +	−	−	+	+ +
Tetracyclin	+	−	−	−	(+)
Chloramphenicol	+ +	−	(+)	−	+ +
Gentamicin	+ +	(+)	+	+ +	(−)
Nitrofurantoin	+ +	−	+	−	+ +
Nalidixinsäure	+ +	(+)	+	+	−
Sulfafurazol	−	−	−	−	−
Cotrimoxazol	+ +	(+)	+ +	+	+

Empfindlichkeit: + + 80%; + 60–80%; (+) 40–60%; − 40% und darunter.
Serratia/Hafnia ist gelegentlich absolut resistent.

[a] Diese Tabelle verdanken wir Herrn Prof. Schiefer, Institut für Med. Mikrobiologie, Gießen.

Therapie einiger Harnwegsinfektionen

Akute Infektionen der unteren Harnwege
Meist genügt Cotrimoxazol für 10 Tage. Wenn erfolglos: Ampicillingruppe oder Tetracycline oder Nitrofurantoin (dieses Mittel eher zur Suppressivtherapie). Verlängerung der Therapiedauer auf 6 Wochen bringt keine Vorteile.
Kontrollen nach 1 und 6 Monaten!
Versager weisen auf anatomische Störung oder Infektion des Nierenparenchyms hin.
Die Indikation für die Behandlung der asymptomatischen Bacteriurie ist absolut, wenn *Risikofaktoren* vorliegen (s. S. 114), sonst umstritten. Stets nach zugrundeliegenden Harnwegserkrankungen suchen!

Akute Pyelonephritis
Gleich ein Mittel der Ampicillingruppe geben, solange die Kultur keine anderen Hinweise gibt.

Chronisch-rekurrierende Infektion der Harnwege
Schübe behandeln wie oben. Oft sind die Erreger bereits resistent, dann kann Gentamicin erforderlich werden. Achte auf Erregerwechsel. Dauerheilung gelingt oft nicht, so daß man sich mit suppressiver Therapie begnügen muß. Eine Langzeitprophylaxe liegt nahe, wenn die Schübe häufig, z. B. monatlich auftreten. Die Ergebnisse sind allerdings enttäuschend.

Prophylaxe bei urologischen Eingriffen: s. 5.1

Darminfektionen

Die allgemeinen Maßnahmen sind auf S. 238 dargestellt.

Salmonellen-Erkrankungen

- Gastroenteritis:
  Erreger sind nur aus dem Stuhl, nicht aus dem Blut kultivierbar. Darmsymptome herrschen vor. Hier genügt symptomatische Therapie, Flüssigkeit, Salz. Antibiotica gibt man nur beim Säugling; denn sie erhöhen die Gefahr, Dauerausscheider zu werden. S. auch Diarrhoe (12.3).
- Typhus und Paratyphus:
  Die Erreger befinden sich auch im Blut. Septische, „typhöse" Symptome herrschen vor. Antibakterielle Therapie ist entscheidend. Frühzeitig Cotrimoxazol oder Ampicillin oder Chloramphenicol (dies nur noch als Mittel letzter Wahl) 1 Woche über Entfieberung hinaus geben.
  Zusatztherapie: Bettruhe; evtl. (bei sehr schweren Fällen) Prednisolon für einige Tage (30–50 mg tgl.).
  Auf intestinale Komplikationen achten.
  Bei Dauerausscheidern: Ampicillin oder Cotrimoxazol. Cholecystektomie, wenn Gallenblase abnorm.

Shigellen-Infektionen

Bei Erwachsenen ist in der Regel spontane Heilung zu erwarten; daher genügt (außer in septischen Fällen) die symptomatische Therapie. Bei Kindern gibt man Cotrimoxazol; gegen andere Mittel besteht zunehmend Resistenz.
Besonders wichtig ist die Substitution von Elektrolyten und Wasser.
Lambliasis: s. S. 126.
Amoebiasis: s. S. 126.
„Reisediarrhoe": s. S. 239.

Bakterielle Endokarditis

Bactericide Antibiotica in *hohen* Dosen führen in ca. 90% zur Entfieberung. Erneuter Fieberanstieg kann auch Folge einer Arzneimittelreaktion (3 Tage absetzen) oder einer Superinfektion (Diagnostik) sein. Therapie 3–4 Wochen über Entfieberung hinaus fortsetzen.
Die häufigsten *Erreger* sind
- Streptococcus viridans (ca. 50% der Fälle). Er ist gut gegen Penicillin empfindlich; daher ist Penicillin G in 90% der Fälle befriedigend (ca. 15 Mill. E tgl.).
- Enterokokken.
  Ihre Penicillin G-Empfindlichkeit ist zu gering (> 0.5 E/ml). Daher ist ein Mittel der Ampicillingruppe vorzuziehen.
  Die gleichzeitige Gabe von Streptomycin (1–2 g tgl. für 4–6 Wochen) wird unterschiedlich beurteilt.

Prophylaxe: Alle Patienten mit früheren rheumatischen oder congenitalen Herzerkrankungen erhalten Penicillin G unmittelbar vor und bis zu 36 Std nach *operativen Eingriffen* (Zahnextraktion, Geburten, Katheterisierungen etc.), bei urologischen Eingriffen zusätzlich Gentamicin. Ein Beleg für den Nutzen dieser vorsorglichen Maßnahmen fehlt allerdings.
Zur *Metaphylaxe des Rheumatischen Fiebers* s. 14.4

Bakterielle Meningitis

Diagnostik: Stets daran denken; vor (!) Therapiebeginn diagnostische Maßnahmen (Lumbalpunktion) schnellstens durchführen.
Pneumokokken und *Meningokokken* finden sich in $\sim 90\%$ der Fälle bei Erwachsenen, *H. influenzae* bei den meisten Fällen mit Lebensalter unter 4 Jahren.
Therapie: Entscheidend ist der **schnelle** Beginn einer **gezielten** Therapie. Wegen der Schwere des Risikos muß man mit einer vorsorglichen antimikrobiellen Therapie beginnen, ehe das bakteriologische Ergebnis vorliegt.

Der wichtigste Applikationsweg ist auch bei der Meningitis intravenös. Injektionen in den Liquorraum sind kein Teil der Routinetherapie, sollten aber bei Bedarf (z. B. Liquorstop, Infektion mit gramnegativen Bakterien) prompt erfolgen. Intralumbale Injektion erreicht die Ventrikel nicht, die basalen Zisternen nur schlecht. Man sollte mindestens 10 ml injizieren!

Die Konzentration von Penicillinen im Liquor beträgt normalerweise ca. 1%, bei entzündeten Meningen bis 10% der Plasmakonzentration. – Cephalosporine und Aminoglykosid-Antibiotica sind so schlecht liquorgängig, daß sie (bei empfindlichen Erregern) meist auch intrathekal zu geben sind. – Sulfonamide und Tetracycline wirken nur bakteriostatisch und kommen daher trotz guter Liquorgängigkeit kaum als Therapeutica in Frage.

- Wenn die Keimdiagnose *nicht klar* ist
 Ampicillin, 15–30 g tgl. + Cloxacillin, 10–15 g tgl. + Gentamicin $\sim$ 5 mg/kg tgl. Mit Besserung des Krankheitsbildes geht Ampicillin schlechter in den Liquor; dann evtl. wechseln auf Chloramphenicol.
- Wenn die Keimdiagnose *klar* ist
 – Pneumokokken oder Meningokokken:
 Penicillin G 15–20 Mill E tgl. i.v., mindestens 5 Tage über Entfieberung hinaus.
 – Haemophilus influenzae:
 Ampicillingruppe oder Chloramphenicol (s. S. 105).
 – Staphylokokken:
 Sie treten meist sekundär nach chirurgischen oder otologischen Affektionen auf. Solange die Empfindlichkeit nicht feststeht, 16 g (!) Oxacillin tgl. Wenn Penicillin G-empfindlich, sofort auf 20–30 Mill. E tgl. übergehen.
 – Gramnegative Keime:
 Bei Verdacht (Hinweis durch extrameningealen Focus) eines der neuen Cephalosporine sowie Amikacin intravenös und intrathecal. Sobald die bakteriologischen Befunde vorliegen, gezielt weiterbehandeln.
 Anmerkung: Weitaus die meisten Meningitis-Erreger (außer Pseudomonas und Tuberkelbakterien sowie Viren) sind empfindlich gegen *Cotrimoxazol.*

Cotrimoxazol durchdringt sogar die normalen Meningen gut. Ob es demnächst bei Prophylaxe, Therapie und Nachbehandlung die bisher bewährten Mittel ersetzen wird, steht dahin.

Sepsis unbekannter Ätiologie

Anbehandlung wie bei Meningitis mit unbekanntem Erreger (s.o.)
Vor Therapiebeginn diagnostische Maßnahmen einleiten!

5.5 Mittel zur Behandlung der Tuberkulose

Die Behandlungsverfahren sind vor allem an der *Lungentuberkulose* erprobt worden. Sie gelten aber grundsätzlich für alle Tuberkulose-Lokalisationen; Unterschiede bestehen nur in der nötigen Intensität der Behandlung, z. B. muß eine Meningitis tuberculosa besonders intensiv behandelt werden, während bei der Hauttuberkulose die Monotherapie (s.u.) genügt.

Der bakteriologische Befund und die konsequente Chemotherapie sind entscheidend. Alle anderen Maßnahmen (auch die chirurgischen) *dienen* der Chemotherapie.

Bakterielle Sensibilität gegen die führenden Tuberculostatica:
Primäre Resistenz in 5–10% bei M. tuberculosis oder bovis; häufig bei atypischen Mycobakterien, z. B. Kansasii oder avium.
Sekundäre Resistenz ist häufig bei Rezidiven, Chronicität oder falsch anbehandelten Patienten; allerdings sind hier auch primäre Resistenzen denkbar.

Unterscheide

- *Bakterienreiche* Tuberkulose. Hier sind Bakterien mikroskopisch direkt nachweisbar, also auch resistente Keime zu erwarten. Mehrfachtherapie ist erforderlich.
- *Bakterienarme* Tuberkulose: Bakterien sind so selten, daß der Organismus nach chemotherapeutischer Bekämpfung der sensiblen Keime mit den wenigen resistenten oder persistenten Keime fertig wird. Hierin liegt die Begründung des Übergangs über die Zweifach- zur Einfachtherapie, sowie der präventiven Chemotherapie und der Chemoprophylaxe mit nur einem Mittel.

Therapie der bakterienreichen Tuberkulose

Die Chemotherapie ist grundsätzlich *langfristig* angelegt (derzeit noch 1,5–2 Jahre, künftig „nur" 9 Monate).

- *Prinzipien* (nach Radenbach)
  - *Chemotherapie-Anamnese* erheben! Entsprechende Behandlung bei negativen Kulturen oder – bei positiven Kulturen – bis zum Eingang des Ergebnisses der Resistenzbestimmung; danach die Chemotherapie der Bakteriensensibilität anpassen. Resistenztests vor (!) Therapiebeginn ansetzen und alle Monate während der Initialphase wiederholen. Primäre Resistenz gegen INH, SM oder RMP ist so selten, daß bei Erstbehandlung zunächst schematisch vorgegangen wird. Eine Resistenzbestimmung dauert ohnehin 2 Monate.
  - Anwendung derjenigen Medikamente, welche *individuell* die beste Verträglichkeit und Wirksamkeit versprechen bzw. während der Behandlung aufweisen. Zweitkrankheiten an Ziel- und Ausscheidungsorganen berücksichtigen.
  - Verabreichung *jedes einzelnen Mittels* in *voll wirksamer* Einzeldosis und Tagesdosis; denn die Wahrscheinlichkeit der Primär- und Sekundärresistenz sinkt mit der Zahl der in voller Dosis angewendeten Mittel.
  - Dreifach*kombination* in der Intensiv = Anfangsbehandlungsphase (ca. 3 Monate, bzw. bis 3 Kulturen im Abstand von 4 Wochen negativ sind), Zweifachkombination in der Stabilisierungsphase (ca. 6 Monate), Einfachtherapie in der Sicherungsphase (ca. 9 Monate). Die Sicherungsphase kann bei sorgfältiger Durchführung der ersten Phasen entfallen, wodurch sich die normale Behandlungsdauer auf 9 Monate verkürzt.
  Sinn der Kombinationen ist nicht der additive Effekt, sondern die Verhütung der sekundären Resistenz.
  Typische Kombinationen

INH + SM + RMP oder INH + EMB + RMP	→ INH + RMP → INH → INH + EMB → INH → INH + RMP → RMP

  je nach Verträglichkeit. RMP ist relativ teuer; daher wird die Zweifachkombination häufiger mit INH + EMB, die Einfachtherapie mit INH durchgeführt.
  - *Pausenlose* Behandlung; jedoch würde es genügen, wenn der Patient 2 ×/Woche die Tuberculostatica (in erhöhter Dosis) *unter Aufsicht* einnähme.

  RMP ist wegen des „influenza-like syndrome" (s. Tabelle 5.5-1) nicht zur intermittierenden Therapie geeignet.

- Typische *Fehler* vermeiden, z. B.
  - Beginn der Chemotherapie ohne diagnostische Maßnahme;
  - Anbehandlung mit Monotherapie oder scheinbarer Kombinationstherapie, evtl. mit späterer „Aufstockungstherapie";
  - Mangelnde Mitarbeit des Patienten ist der häufigste Grund für Therapieversagen! Einnahme der Mittel in Klinik (und Praxis!!) überwachen lassen!
  - Entlassung des Patienten ohne Klärung der Nachbehandlung;
  - Alkoholismus;
  - Fixe Kombinationspräparate sind nur ausnahmsweise, und auch hier nur aus finanziellen Gründen erlaubt;
  - Aufteilung der optimalen Tagesdosis auf mehrere, unzureichend wirkende Einzeldosen.

● Auf *Nebenwirkungen* achten, aber nicht bei jeder belanglosen Nebenwirkung die Therapie unterbrechen.

Routinemäßig prüfen:	besonders wichtig bei:
– Blutwerte	INH
– Leberfunktion	INH, RMP
– Gehör und Gleichgewicht	SM
– Auge	EMB

Die meisten Tuberculostatica belasten die Leber (s. Tabelle 5.5-1). Daher Patienten über Hepatitis-Zeichen informieren! Lebererkrankungen ausschließen! Alkohol untersagen, weil er das Risiko der Leberschädigung erhöht.

Man setze RMP oder INH ab, wenn Zeichen einer Virushepatitis bestehen oder SGOT > 250. Geringere Anstiege der Transaminasen sind häufig; mit ikterischen Hepatitiden rechnet man in etwa 1% der Fälle.

● *Contraceptive Maßnahmen* sind empfehlenswert, weil
  – Schwangerschaft das Risiko der Tbc erhöht;
  – mutagene Effekte einiger Tuberculostatica diskutiert werden;
  – Streptomycin, Capreomycin, Rifampicin und Ethambutol den Fetus schädigen können.
  Rifampicin induziert u.a. den Abbau der hormonalen Contraceptiva und mindert dadurch deren Schutz!

Corticosteroide bei Tuberkulose?

Ziel: Minderung der entzündlichen Reaktionen bei schweren Fällen; aber nur kurzfristig geben, z. B. bei miliaren Formen, frischer Pleuritis, frischer Meningitis, entzündlichen Ureterenstenosen.
Corticosteroide sind **kein** Bestandteil der klassischen Tuberkulosetherapie. Eine chemotherapeutisch behandelte Tbc ist aber auch keine Kontraindikation gegen Steroide.

Erfolgsquote

	Sputum negativ	Dauerheilungen
Bei frischer Tbc mindestens	97%	ca. 95%
Bei Sekundär-Resistenzen	80–95%	75–90%

Tabelle 5.5-1. Übersicht über die antituberkulösen Mittel 1. Wahl

Substanz (Dosis/Tag)	Antibakterielle Eigenschaften	Pharmakokinetik	Unerwünschte Effekte
Isoniazid (INH) 1 × 5 mg/kg	Bactericidie vom degenerativen Typ (INH → Isonicotinsäure → „falsches" NAD?); Primärresistenz ~ 5%; Sekundärresistenz schnell	Gleichmäßige Verteilung, auch intracellulär. In der Leber metabolisiert – zu N-Acetyl-INH, – zu Isonicotinsäure. HWZ nur 1 Std bei „schnellen" Acetylierern, hingegen ca. 3 Std bei „langsamen" Acetylierern. Interaktionen: Kompetition mit dem ebenfalls acetylierten Hydralazin. Hemmung des Abbaus von Phenytoin.	– Neuritis (Antidot: Pyridoxin) – Krampfneigung, bes. bei Langsam-Acetylierern – Hepatopathie, bes. bei Langsam-Acetylierern (ca. 0.1–1% der Behandelten, Letalität ca. 10%). – *L.E.-Syndrom*
Rifampicin (RMP) 1 × 10 mg/kg	Bactericidie vom degenerativen Typ (Hemmung der DNA abhängigen RNA-Polymerase). Sekundärresistenz schnell.	Gleichmäßige Verteilung, auch intracellulär. In der Leber metabolisiert zu Desacetyl-RMP. Ausscheidung von RMP und Desacetyl-RMP vor allem biliär	– Leberfunktionsstörungen – Influenza-ähnliches Syndrom – Starke Induktion des Arzneimittelabbaus (s. S. 20)
Ethambutol (EMB) 1 × 25 mg/kg	Bacteriostase	Geht schlecht in den Liquor; wird unverändert renal ausgeschieden	Opticusschäden, nicht immer reversibel
Streptomycin (SM) 1 × 15 mg/kg	Bactericid (Störung der Ablesung der RNA)	Verteilung nur extracellulär. Kaum liquorgängig. Renal unverändert ausgeschieden	– Ototoxizität (s. S. 108) – Geringe Nephrotoxizität

Das für die Elimination entscheidende Organ ist also
 die Leber bei INH, RMP
 die Niere bei EMB, SM.

Über Mittel 2. Wahl, wie Paraaminosalicylsäure, Prothionamid, Capreomycin, Cycloserin, Pyrazinamid, Tetracycline, informiere man sich in Spezialwerken.

Zur Chemoprophylaxe und zur Therapie der bakterienarmen Tbc

Zur *Chemoprophylaxe* setzt man nur *INH* (5 mg/kg tgl.) ein, weil nur dieses Mittel gleichzeitig oral wirksam, bactericid und preiswert ist.
Am Menschen ist es *sicher wirksam:* INH reduziert das Tbc-Risiko um 40–90%. INH-resistente Keime sind praktisch unbedeutend.
Zwischen „*langsamen*" und „*schnellen Inaktivatoren*" (vgl. 2.7) wurde kein Unterschied gefunden.
Der Verlust der Infektionsimmunität unter der Chemotherapie ist unbedeutend, weil die Manifestation der Krankheit bei Tuberculinpositiven heute häufiger ist als bei Tuberculinnegativen.
Bedeutung für Ansteckung: Jede offene Tbc führt zur Erkrankung von drei Gesunden. Eine chemotherapeutisch korrekt anbehandelte Tbc ist alsbald nicht mehr ansteckend. Dadurch entfällt ein wichtiges Argument für die früher übliche langfristige Hospitalisierung.

Indikationen (Beispiele)

- Jede positive Tuberculinreaktion bei (nicht schutzgeimpften!) Kindern unter 3 Jahren.
- Nachgewiesene Tuberculin-Konversion innerhalb des letzten Jahres (alle Altersklassen).
- Vorangegangene oder bestehende massive Exposition.
- Vorhandensein eines Lungenbefundes bei Pädagogen und Pädiatern.
- In Erwägung ziehen bei schwerem Diabetes mellitus, Cushing-Syndrom und langfristiger, hochdosierter Steroidbehandlung.

Dauer der Prophylaxe: ~ 6–12 Monate.

Bei der *bakterienarmen* Tuberkulose ist der Sputum-Ausstrich negativ, der Kulturbefund aber positiv. Hier ist eine Zweier-Kombination für 6–9 Monate ausreichend.

5.6 Mittel zur Behandlung von Wurmkrankheiten

Tabelle 5.6-1

Parasit	Nachweis	Wirkstoff	Nebenwirkungen	Anwendung
Ascaris lumbricoides (Spulwurm)	Eier (Stuhl)	Mebendazol	Appetitlosigkeit, Nausea; das Mittel wird praktisch nicht resorbiert	2 × tgl. 100 mg für 3 Tage; nicht bei Schwangeren.
Enterobius vermicularis (Oxyuren)	Eier (perianal, Klebestreifen!)	Mebendazol	S. o.	2 × 100 mg für 1 Tag. Wegen wahrscheinlicher Persistenz nach ca. 2 Wochen wiederholen.
		Pyrvinium	Nausea und Erbrechen	5 mg/kg einmalig, nach 10 Tagen wiederholen; hellroter Stuhl!
Taenia saginata (Rinderbandwurm)	Glieder und Eier im Stuhl	Niclosamid	Nausea und Erbrechen	Erwachsene 2 g, Kinder (2–8 J.) 1 g, einmalig nach dem Frühstück
Seltene Parasiten:				
Ancylostoma duodenale (Hakenwurm)	Eier im Stuhl	Mebendazol	S. o.	
Strongyloides stercoralis und Trichiuris trichiura (Peitschenwurm)		Mebendazol	S. o.	
Trichinella spiralis, Larva cutanea migrans		Tiabendazol (unsicher, ob gegen Muskel-Trichinen wirkend)	Wie Mebendazol, dazu Kopfschmerzen, Sehstörungen	3-6 × 500 mg/tgl. für 4 Tage

Abführen ist heute durchwegs *nicht* mehr erforderlich. Bei Obstipation zunächst Darmtätigkeit normalisieren. Nicht auf nüchternen Magen geben!

5.7 Mittel zur Behandlung von Erkrankungen durch Protozoen

Malaria

Einzelne Mittel

Substanzgruppen	Wichtigste Vertreter	Risiken
China-Alkaloide	Chinin	Magen-Darmbeschwerden, Seh- und Hörstörungen, Benommenheit, hämolytische Anämie
8-Aminochinoline	Primaquin	Methämoglobinbildung; Hämolyse bei G-6P-Dehydrogenase-Mangel (s. S. 54)
4-Aminochinoline	Chloroquin, Amodiaquin	Magen-Darmbeschwerden; nach langfristiger Gabe Sehstörungen und graue Hautverfärbungen
Biguanide	Proguanil	Gut verträglich
Diaminopyrimidine	Pyrimethamin	Folsäure-Antagonist; daher evtl. Knochenmarksdepression

Angriffspunkte: s. Abb. 5.7-1.

Wichtig ist auch die Kombination eines Sulfonamids (Sulfadoxin) mit einem Folsäureantagonisten (Pyrimethamin). Wie beim Cotrimoxazol (s. S. 111) erhöht der doppelte Angriff am Folatstoffwechsel die Wirksamkeit, auch bei chloroquinresistenten Formen. Leider verhütet auch diese Kombination nicht die auf extraerythrocytären Formen beruhenden Rückfälle bei einer Tertiana (P. vivax).

Formen der *Chemoprophylaxe*

– Kausale Prophylaxe ist nur in Gebieten mit Malaria tropica, d. h. P. falciparum möglich.
 Proguanil tgl. oder Pyrimethamin wöchentlich oder Cycloguanilpamoat i. m. alle 3–6 Monate; resistente Formen kommen vor!
– Suppression der bestehenden Infektion ist bei allen Erregern möglich. In den meisten Gegenden genügt die wöchentliche Gabe von Chloroquin (500 mg) mit Pyrimethamin (25 mg). Bei Chloroquin-resistenten Keimen gibt man Sulfonamid mit Pyrimethamin alle 2 Wochen.

Chloroquin-resistente Stämme kommen in Südamerika, Hinterindien und Ozeanien vor, nicht dagegen im tropischen Afrika, das für die „Einfuhr" der Malaria in die Bundesrepublik besonders wichtig ist.

– Nach Verlassen der Gefahrenzone:
 Kausale Prophylaxe 1 Woche weiterführen,
 Suppression 1 Monat weiterführen (diese genügt stets bei P. falciparum, während bei P. vivax spätere Rezidive vorkommen).

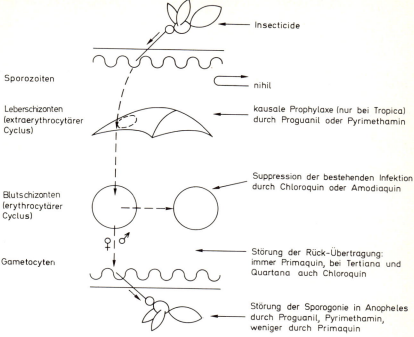

Abb. 5.7-1. Infektions-Stadien bei Malaria (links) und Eingriff der Chemotherapeutica (rechts)

Formen der *Chemotherapie*

- Leichtere Fälle:
  In der Regel genügt Chloroquin tgl. für 1 Woche. Bei Resistenz Amodiaquin, gefolgt von Primaquin für 2 Wochen;
  oder Kombination zwischen Sulfonamiden einerseits und Chinin, Pyrimethamin oder Trimethoprim andererseits.
- Schwere Fälle erfordern
  Chloroquin parenteral; bei Verdacht auf Resistenz Chinin parenteral, oder die erwähnte Kombination aus Sulfonamid und Pyrimethamin.

Sonstige Erkrankungen durch Protozoen

Erreger	Nachweis	Wirkstoff	Unerwünschte Wirkungen	Anwendung
Lamblia intestinalis	Im Duodenalsaft	Ornidazol	Magen-Darm-Störungen, Kopfschmerz, Schwindel, Hautreaktionen	2 mal 0,5 g/tgl. für 5 Tage
Trichomonas vaginalis	Im Ausfluss (♀) bzw. Urethra (♂)	Ornidazol oder Tinidazol		Einmalig 1,5 g. Stets auch Partner behandeln; sonst ist eine Ping-Pong-Infektion zu befürchten.
Toxoplasma gondii	Erregernachweis oder Titer-Anstieg	Pyrimethamin + Sulfonamid	Lediglich Suppressionstherapie. Pyrimethamin → Folsäureantagonismus	Pyrimethamin 50 mg/tgl. + z. B. Sulfametoxydiazin 500 mg/tgl. für 14 Tage bis 3 Wochen. Nicht in der ersten Schwangerschaftshälfte, weil teratogen! Bei Knochenmarksdepression Folinsäure als Antidot, Pyrimethamin bei Bedarf weitergeben.

Amöbenruhr

Der Erreger, Entamoeba histolytica, tritt häufig nach Tropenreisen in Erscheinung. Man weist ihn im Stuhl nach.

Chemotherapie:

- Bei *leichten* oder *asymptomatischen* Formen genügen meist *intraluminal wirksame Substanzen*, wie Chinolinderivate (Clioquinol, Broxaldin) für 1–2 Wochen. Diese Mittel eignen sich auch zur kurzfristigen *Prophylaxe* (s. S. 239).
- Bei *schweren Fällen* benötigt man die auch *systemisch wirksamen* Imidazol-Verbindungen (Ornidazol, Tinidazol).
- Bei *Leberabszeß* gilt nach wie vor *Emetin* als Mittel der Wahl. Als Alternativen stehen Chloroquin oder Imidazolverbindungen zur Verfügung.

Über allgemeine Maßnahmen bei Diarrhoen s. S. 238!

5.8 Mittel zur systemischen Behandlung von Mykosen

Antimykoticum	Wirkt gegen	Aber nicht ausreichend gegen	Mechanismus	Pharmakokinetik	Toxizität
Griseofulvin	Dermatophyten (Trichophytie, Epidermophytie, Mikrosporie, Favus)	Hefen, Erreger von System-Mykosen, Pityriasis versicolor, pathogene Schimmelpilze	Fungistatisch (Störung der Synthese von mRNA)	Nur oral; Resorption abhängig von Partikelgröße, verbessert bei fettreicher Mahlzeit	Unbedeutend
Polyen-Antibiotica (Amphotericin B)	Hefen, einzelne System-Mykosen (z. B. Histoplasmose, Koccidioidomykose, Blastomykose)	Dermatophyten, Pityriasis versicolor, die meisten pathogenen Schimmelpilze	Fungistatisch (Komplexbildung mit Membran-Steroiden)	Nur i. v. Bei Hefen kann mit Fluorcytosin kombiniert werden, sofern sie empfindlich sind	Häufig und schwer! ZNS: Fieber, Krämpfe. Niere: reversible und irreversible Schäden. Anämie; Thrombophlebitis
5-Fluorcytosin	Die meisten Hefen (aber schnelle Resistenzentwicklung); einige pathogene Schimmelpilze	Einzelne Hefen; mehrere Schimmelpilze; die meisten System-Mykosen	Fungistatisch	Oral angewandt	Gering (achte auf Blutbild und Leberfunktion)
Imidazol-Antimykotica (Clotrimazol, Miconazol)	Fast alle pathogenen Pilze und Hefen	Aspergillus	Fungistatisch; Induktion von Leberenzymen → Abfall der Wirksamkeit bei längerer Therapie	Unsichere orale Resorption; fast völlig abgebaut → geringe Wirksamkeit im Harntrakt	Achte auf Leberschäden! *Wegen seiner geringen Toxizität kann Miconazol als Mittel erster Wahl bei systemischen Mykosen gelten*

Spezifische Lokal-Antimykotica:
Von den obengenannten Mitteln sind lokal erfolgreich anwendbar: Clotrimazol, Miconazol
– gegen fast alle Pilze und Hefen.
Dazu kommen die Polyen-Antibiotica:
Nystatin – vor allem bei Hefen auf Haut und Schleimhäuten;
Natamycin – vor allem bei Hefe-, Trichophytie- und Mikrosporie-Infektionen der Haut;
Peciloin – nicht bei Hefen, gut bei sonstigen Hautmykosen.

6 Mittel zur Therapie maligner oder immunologisch bedingter Erkrankungen

6.1 „Chemotherapie" maligner Erkrankungen

Sie gehört in die Hand des Spezialisten!

Man bedenke bei jedem Patienten beides
- *Spezifische Therapie* mit strenger Indikationsstellung, in der Regel klinisch unter sachverständiger Aufsicht, in hinreichender Dosierung.
- *Supportive Therapie* durch Behandlung einer eventuellen Anämie; Infektschutz; Erythrocyten-, Granulocyten- oder Plättchen-Transfusionen. Kontrolle der Serum-Harnsäure. Bei deren Anstieg durch Zellzerfall gibt man Allopurinol; dabei 6-Mercaptopurin oder Azathioprin auf $^1/_4$ der ursprünglichen Dosis reduzieren, weil ihr Abbau durch Allopurinol gehemmt wird.

Man stelle drei *Vor-Fragen*
- Sind Leber- und Nierenfunktion intakt?
- Liegen Infekte vor?
- Sind contraceptive Maßnahmen nötig?

Einteilung der Cytostatica

Alkylierende Substanzen
N-Lost-Derivate:
Cyclophosphamid, Ifosfamid
Melphalan
Chlorambucil

Busulfan
Dibrommannitol

Antimetaboliten
Folsäureantagonisten:
Methotrexat; Antagonist: Folinsäure

Purinantagonisten:
6-Mercaptopurin
Azathioprin
Thioguanin. Sein Abbau wird durch Allopurinol nicht gestört; es sollte daher die bisher verwendeten Verwandten (Mercaptopurin, Azathioprin) ersetzen.

Pyrimidinantagonisten:
5-Fluoruracil
Cytosinarabinosid

Antimitotica
Vinca-Alkaloide:
Vinblastin
Vincristin
Podophyllin-Derivate

Antibiotica
Actinomycin D
Daunorubicin
Doxorubicin
Bleomycin
Mitomycin C

Enzyme
L-Asparaginase

Diverse
Hydroxyharnstoff
BCNU (Bis-Chloräthylnitrosoharnstoff)
Procarbazin
Dacarbazin (Imidazol-carboxamid)
Cis-Dichlor-diammin-Platin (II)

Hormone
Corticosteroide (Prednisolon etc.)
Androgene
Oestrogene
Gestagene
Antioestrogene (z. B. Tamoxifen)

Grenzen der bisherigen cytostatischen Therapie

- *Primäre Resistenz* liegt bei zahlreichen Tumoren vor (s. Tabelle 6.1-1); *sekundäre* Resistenz entsteht durch Selektion besonders maligner Zellstämme (→ Progression der Malignität).
  Danach läßt sich eine Gliederung der Tumoren vornehmen (Tabelle 6.1-1.)

- *Geringe Spezifität*
  Die Wachstumshemmung betrifft nicht nur die Tumorzellen, sondern alle schnell wachsenden Gewebe.

Daher generelle Nebenwirkungen:	Dazu treten spezifische Nebenwirkungen:	

– Teratogenität ⎱ contra-
– Mutagenität ⎰ ceptive
   Maßnahmen,
   falls erforderlich
	Daunorubicin
	und Doxorubicin
		Kardiotoxisch (kumulativ; daher empfohlen Totaldosis nicht überschreiten!)

– Sterilität – Immunsuppression – Knochenmarksdepression (außer bei Bleomycin)	Bleomycin Busulfan	Lungenfibrose Sehr selten Hautpigmentierung (M. Addison-ähnlich), Lungenfibrose
– Haarausfall (reversibel) – Schleimhautschäden – Häufig maligner Tumoren	Vincristin (ausgeprägter als beim Vinblastin)	Periphere Neuropathie bis zur Lähmung
	Methotrexat	Megaloblasten-Anämie
	Cytosinarabinosid	Megaloblasten-Anämie
	Cyclophosphamid	Blutungen in die Harnblase

Die cytostatische Therapie mindert also die *Resistenz des Patienten auch gegen die Tumorkrankheit.* Daher strenge Indikations-Stellung; keine lebenslange Therapie, sondern ca. 2–3 Jahre nach rezidivfreier Remission aufhören.

Tabelle 6.1-1. Gliederung maligner Erkrankungen anhand ihrer Empfindlichkeit gegen Chemotherapeutica

Tumoren, bei denen häufig Vollremissionen, z. T. *Heilungen* zu erwarten sind:

Chorioncarcinom (der Frau!)	Methotrexat, Actinomycin D
Burkitt-Lymphom	Cyclophosphamid, Vincristin
Akute Lymphoblastenleukämie	Prednisolon, Vincristin
Lymphogranulomatose	Cyclophosphamid, Vincristin, Procarbazin, Prednisolon, Vinblastin
Andere maligne Lymphome	Prednisolon, Vincristin, Cyclophosphamid, Adriamycin
Wilms-Tumor	Vincristin, Adriamycin
Rhabdomyosarkom	Actinomycin D, Vincristin, Cyclophosphamid
Ewing-Sarkom	Vincristin, Cyclophosphamid, Adriamycin
Multiple actinische Präcancerosen der Haut	5-Fluoruracil lokal

Tumoren, bei denen *Remissionen* oder *palliative Effekte* zu erwarten sind:

Chronische myeloische Leukämie	Busulfan, Hydroxyharnstoff
Chronische lymphatische Leukämie	Chlorambucil, Prednisolon
Akute Leukämien außer der Lymphoblastenleukämie (s. o.)	Kombination mehrerer Mittel mit Cytosinarabinosid
Plasmocytom	Cyclophosphamid, Melphalan
Testis-Tumoren	Kombinationstherapie
Mammacarcinom	Abhängig von prognostischen Faktoren und vom Menopausen-Alter: Ablative oder additive Hormontherapie, cytostatische Kombinationstherapie
Prostatacarcinom	Oestrogene
Ovarialcarcinom	Kombinationstherapie
Kleinzelliges bzw. undifferenziertes Bronchialcarcinom	Kombinationstherapie
Carcinom des Corpus uteri	Gestagene
Gastro-intestinale Carcinome	5-Fluoruracil
Osteogenes Sarkom	Adriamycin, Cyclophosphamid, Methotrexat mit Folinsäure
Einzelne Plattenepithelcarcinome von Gesicht und Penis	Bleomycin + Strahlentherapie, Methotrexat
Melanom	Dacarbazin

Tumoren, bei denen *keine oder geringe Effekte* zu erwarten sind:
Harnblasencarcinom; Pankreascarcinom; Hypernephrom; Cervix-uteri-Carcinom; Leberzellcarcinom; Carcinome von Mund, Rachen, Kehlkopf, Nebenhöhlen; Oesophaguscarcinom

● *Geringe körpereigene Abwehr*

Während z. B. die Reduktion einer *Keimzahl* der körpereigenen Abwehr definitives Übergewicht verschaffen kann, wird die Reduktion der *Zahl maligner Zellen* nur eine vorübergehende Remission bringen. Wahrscheinlich aufgrund der Resistenzminderung treten Tumoren bei langfristiger immunsuppressiver Therapie (z. B. nach Organtransplantationen) häufiger auf; eine erfolgreiche aggressive Therapie der Lymphogranulomatose führt zur späteren Häufung von Leukämien.

● *„Ruhende" Zellen*

d. h. Zellen außerhalb des Generationscyclus, sind gegen S-phasen-spezifische Cytostatica (z. B. Antimetaboliten) weniger empfindlich, d. h. sie persistieren.

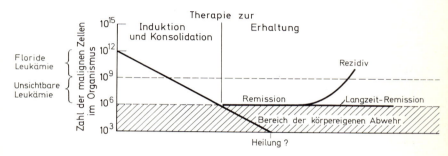

Abb. 6.1-1. Zeitschema der Chemotherapie von Leukämien

Teilweise Umgehung der Nachteile durch besondere Anwendungsformen

● Früher therapierte man kontinuierlich, heute verabreicht man *intermittierende* Stöße, zwecks besserer Erholung der Wechselgewebe. Allerdings müssen phasenspezifische Mittel nicht nur in ausreichender Konzentration eingesetzt werden, sondern auch in einer hinreichenden Zahl von Generationscyclen.
● *Kombinationen* versucht man zur Minderung
  – der Toxizität (durch unterschiedlich akzentuierte Nebenwirkungen),
  – der Wahrscheinlichkeit der Resistenz (durch unterschiedlichen Angriffspunkt im Zellcyclus; s. Abb. 6.1-2).

Eine chemotherapeutische Standardkombination bei malignen Lymphomen besteht aus Vincristin + Prednisolon + Cyclophosphamid + Procarbazin.
Kombination von Chemotherapie und Röntgenbestrahlung: alternierend, sonst in der Regel keine Vorteile.
Kombination von initialer Gabe eines Folsäureantagonisten in sehr hoher Dosierung mit späterer, den Organismus schützender Gabe eines Folsäurederivates.
Kombination mit Chirurgie (z. B. partielle Tumorentfernung) schafft bessere Voraussetzungen für die Chemotherapie, weil dann
  – das Tumorkompartiment kleiner ist,

- weniger Nebenwirkungen durch Zellzerfall zu befürchten sind.
Umgekehrt können zunächst inoperable Tumoren (z. B. Ovarial-Ca) durch Chemotherapie operabel werden.

- *Spezifische Applikationsformen*, z. B. regionale Perfusion, intrathecale Instillation, endolymphatische Therapie.

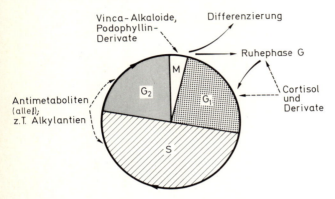

Abb. 6.1-2. Angriff der Cytostatica in verschiedenen Phasen des Zellcyclus.
Alkylantien wirken nicht phasenspezifisch. G_1 = präsynthetische Phase (RNS-Synthese); S = Synthesephase (DNS-Synthese); G_2 = prämitotische Phase; M = Mitose

Adjuvante Chemotherapie

Man versteht darunter eine postoperativ begonnene Chemotherapie mit dem Ziel, verbliebene Tumorreste oder bereits vorhandene Mikrometastasen zu beseitigen. Sie gründet sich auf die Vorstellung, daß ein Tumor umso besser zu beeinflussen ist, je kleiner die absolute Tumorzellzahl ist.

Bei folgenden Tumoren besteht derzeit eine Indikation für die adjuvante Chemotherapie:

Tumor	Zytostatikum
Wilms-Tumor	Actinomycin D
Osteogenes Sarkom	Doxorubicin oder Methotrexat mit Folinsäure
Ewing-Sarkom	Doxorubicin + Vincristin + Cyclophosphamid
Rhabdomyosarkom	Actinomycin D + Vincristin + Cyclophosphamid

Im Prinzip ist auch die ZNS-Prophylaxe bei akuter lymphatischer Leukämie mit Methotrexat intrathecal eine adjuvante Chemotherapie.

Bei allen anderen Tumoren liegen entweder noch nicht genügend Erfahrungen vor oder die adjuvante Chemotherapie hat sich in der angewandten Form bisher nicht bewährt.

Anhang: *Fremdstoffe, welche beim Menschen die Tumorhäufigkeit erhöhen.* Stets ist *langfristige* Einwirkung erforderlich!

Agens	Tumorart	Exposition besonders
Immunsuppressiva	Zahlreiche Arten	Organtransplantation
Benzol	Leukämie	gewerblich
Vinylchlorid	Lebercarcinome	gewerblich
Arsen	Lebercarcinome, Hautcarcinome	gewerblich
Aflatoxine	Lebercarcinome	in den Tropen bei verpilzten Nahrungsmitteln
Polycyclische aromatische Kohlenwasserstoffe	Scrotum, Haut	gewerblich (Schornsteinfeger, Heizer, Teerarbeiter)
	Lunge, Kehlkopf, Harnblase	Raucher
Aromatische Amine	Blasencarcinome	gewerblich
Chromat, Beryllium	Lungencarcinome	gewerblich
Asbest	Pleuramesotheliom	gewerblich

6.2 Mittel zur Immunsuppression

Regeln
- Je früher die Immunsuppressiva gegeben werden, desto besser wirken sie.
- Die von den T-Zellen her laufenden Prozesse sind besser beeinflußbar als die der B-Reihe.
- Die anamnestische Antikörper-Produktion ist leichter unterdrückbar als die primäre.

- Alle „Immunsuppressiva" (außer Typ 4 [s.u.], der bisher nur experimentellen Charakter besitzt) dämpfen auch nicht-immunologische Reaktionen, z.B. Entzündungen.

- Lang anhaltende Gabe desselben Immunsuppressivums kann zur „Resistenz" führen.

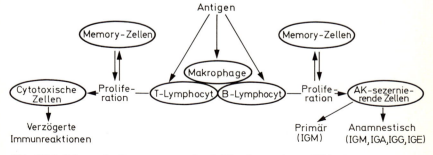

Abb. 6.2-1. Schema der Immunantwort (nach Miescher et al., modifiziert)

Substanzen

1. Cytostatica. Besonders eingesetzt werden
   - Alkylantien: Cyclophosphamid (1–2 mg/kg), Chlorambucil (0,1 mg/kg);
   - Antimetaboliten: 6-Mercaptopurin (1–2 mg/kg); Azathioprin (2–4 mg/kg). Letzteres bietet außer seinem suggestiven Namen keine Vorteile gegen 6-Mercaptopurin.
   Methotrexat.
2. Corticosteroide.
3. Antilymphocytenglobulin.
4. Spezifische Antikörper (verhüten wahrscheinlich die „cellular recognition").

Die Immunsuppression ist aussichtsreich z. B. bei Transplantationen, visceralem Erythematodes, chronisch aggressiver Hepatitis (nicht bei persistierender Hepatitis), autoimmunhämolytischen Anämien oder Autoimmunthrombopenien (nach Ausschöpfung der Corticosteroidtherapie und Splenektomie), Panarteriitis nodosa.

Risiken

Bei 1. s. 6.1
Bei 2. s. 14.1
Bei 3. Überempfindlichkeits-Reaktionen.

6.3 Mittel zur Behandlung allergischer Reaktionen

Übersicht[1]

[modifiziert nach Kerp und Kasemir]

a) Wirkstoffe in der Pathogenese

Reaktionstyp	Allergische Reaktion vom Soforttyp			Allergische Reaktion vom Spättyp
	I. Anaphylaktische Reaktion	II. Cytotoxische Reaktion	III. Arthus-Reaktion	
Klinische Bilder (Beispiele)	a) Anaphylaktischer Schock allergische Rhinitis, Urticaria, Quincke-Ödem	Arzneimittelallergien mit hämatologischer Manifestation[2], a) Leuko- und b) Thrombopenien	a) Serumkrankheit (z. T.) b) Allergische Vasculitiden, z. B. Purpura Schoenlein-Henoch	a) Kontaktekzem b) Generalisierte Exantheme c) LE-Syndrom (wahrscheinlich) d) Transplantat-Abstoßung

[1] Bezüglich Arzneimittelallergie s. 1.8.
[2] Z. T. auch als Typ III.

a) Wirkstoffe (Fortsetzung)

Reaktionstyp	Allergische Reaktion vom Soforttyp			*Allergische Reaktion vom Spättyp*
	I. Anaphylaktische Reaktion	II. Cytotoxische Reaktion	III. Arthus-Reaktion	
Klinische Bilder (Beispiele)	b) Gastrointestinale Allergien, allergisches Asthma	c) Hämolytische Anämien		
Ausgelöst durch Fremdstoffe	a) Penicilline, Insektenstiche, Lokalanaethetica, Insulin, ACTH, Streptokinase b) Acetylsalicylsäure	a) Aminophenazon, Butazolidine, Thioharnstoff-Derivate, Sulfonamide b) Chinidin c) α-Methyldopa, Penicilline	a) Fremdprotein b) Acetylsalicylsäure	a) Zahlreiche Externa, b) Insulin, Ampicillin c) Hydralazin, Procainamid, Phenytoin, Isoniazid d) Transplantations-Antigene; Bakterien, Viren
Finale Antigene	Proteine mit bzw. ohne daran gekoppelte(n) niedermolekulare(n) Substanzen	Gewebs- oder Blutzellen mit „verfremdeter" Oberfläche, z. B. infolge Anlagerung niedermolekularer Substanzen	Proteine mit „verfremdeter" Struktur, z. B. infolge Anlagerung niedermolekularer Substanzen	Bakterien, Viren, Transplantate, an die Epidermis gekoppelte Antigene
Antikörper	Reagine (IgE)	Komplementbindende Antikörper (IgG)	Präcipitierende komplementbindende Antikörper (IgG)	Lymphocytenständige Antikörper
Folgereaktionen	Mastzellschädigung → Freisetzung von Mediatoren	Cytolyse → Folgereaktionen	Subendotheliale Präcipitate → Leukocytenemigration	Entzündung

b) Arzneitherapeutische Maßnahmen

Reaktionstyp	Allergische Reaktion vom Soforttyp			Allergische Reaktion vom Spättyp
	Anaphylaktische Reaktion	Cytotoxische Reaktion	Arthus-Reaktion	
Antigen-Vermeidung	+	+	+	+
Desensibilisierung	+	○	○	○
Cytostatica (s.6.2.)	○	gelegentlich	○	+, vor allem bei Transplantationen
Glucocorticoide	+	+	kaum	+
Antihistaminica	+	○	gelegentlich	gelegentlich
Medikamente mit Spezial-Indikation				
beim Asthma[a]	Cromoglykat β_2-Stimulantien			
beim Anaphylaktischen Schock[b]	Adrenalin			

+ = effektiv; ○ = nutzlos.   [a] Einzelheiten s. 11.1.   [b] Einzelheiten s. 10.1.

Einzelne Arzneimittelgruppen

Glucocorticoide

Im Zusammenhang mit immunologischen Erkrankungen wirken Glucocorticoide
- entzündungswidrig (gegen Exsudation, Infiltration und Proliferation),
- lymphoclastisch, auch bei Immunzellen.

Glucocorticoide besitzen also keine spezifische antiallergische Wirkung.
Unbefriedigend ist die Wirksamkeit der Glucocorticoide
- bei Sofortreaktionen vom Arthus-Typ (s. Tabelle),
- bei sehr schnell ablaufenden Reaktionen, z. B. beim anaphylaktischen Schock s. 10.1.; Glucocorticoide brauchen Zeit!

Bezüglich *Indikationen,* unerwünschter Wirkungen und Risiken s. 14. 1.

Adrenalin und Verwandte

Adrenalin wirkt im Zusammenhang mit immunologischen Erkrankungen durch seine
- α-sympathomimetische Komponente → Vasoconstriktion.
- β-sympathomimetische Komponente → Zunahme des Herzminutenvolumens und Bronchialerweiterung.
- Hemmung der Freisetzung von Histamin.

Die Wirkung tritt sehr **schnell** ein.

Indikationen
- Anaphylaktischer Schock (hier *sofort* geben; erst dann Glucocorticoide; s. 10.1),
- Asthma bronchiale (s. 11.1).

Risiko: Kardiale Arrhythmie; daher fraktioniert verabreichen!

Antihistaminica (H_1-Typ)

Ihre *Wirkungen* im Zusammenhang mit immunologischen Erkrankungen beruhen auf
- Antagonismus gegen Histamin. Das bedeutet aber nicht notwendig einen entsprechenden Antagonismus gegen allergische Reaktionen; denn selbst bei solchen vom anaphylaktischen Typ sind auch andere Mediatoren beteiligt.
- Zentraler Dämpfung (wahrscheinlich bedeutend bei der Juckreizstillung).

Indikationen: Nur solche immunologischen Prozesse sprechen auf Antihistaminica an, welche mit pathophysiologisch bedeutsamer Histaminfreisetzung oder/und Juckreiz einhergehen. Gute Wirkungen sind also zu erwarten bei Sofortreaktionen vom Typ I, z. B. Urticaria, Quinckeödem, Heuschnupfen. Bei sehr schnell ablaufenden Reaktionen, z. B. anaphylaktischem Schock, sind Antihistaminica zwar indiziert; sie kommen jedoch zu spät. Beim allergischen Asthma sind offenbar andere Mediatoren wichtiger als Histamin; bei vielen Asthmaformen tritt die allergische Komponente überhaupt zurück.

Zentrale Dämpfung durch Antihistaminica hat mit dem Antihistamin-Charakter nichts zu tun. Nützlich ist sie zur
- Juckreizstillung,
- Verhütung und Behandlung von Schwindel und Erbrechen, z. B. bei Bewegungskrankheiten, z. B. mit Meclozin (s. 15.1),
- Erleichterung des Schlafeintritts, z. B. beim Diphenhydramin (vgl. S. 310),
- Neurolepsis, z. B. beim Promethazin (s. 15.1). Die Abstammung der Neuroleptica von den Antihistaminica wird oft vergessen.

Die Sedation ist *unerwünscht*, wenn eine antiallergische Wirkung angestrebt wird. Patienten auf „Vorsicht" im Straßenverkehr verpflichten! Keine anderen zentralwirksamen Substanzen gleichzeitig geben (s. 15.1–15.5)! Häufig tritt nach 8–14 Tagen Gewöhnung ein. Sonst ein wenig sedierendes Mittel verwenden; diese Mittel wirken aber schlechter gegen den Juckreiz (z. B. Clemastin, Mebhydrolin).

Periphere unerwünschte Wirkungen

- Oft anticholinergisch; daher Mundtrockenheit, Vorsicht bei Glaukom!
- Überleitungsstörungen am Herzen, vor allem bei parenteraler Gabe (via „Lokalanaesthesie").
- Allergisierend (dies ist eine Reaktion vom verzögerten Typ, hat also mit Histamin nichts zu tun!).

Vergiftungen mit Antihistaminica ähneln der Schlafmittelvergiftung, besitzen aber oft eine excitatorische Komponente (bes. bei Kindern).

Cromoglykat s. 11.1.

Ca^{2+}-*Salze*

Ca^{2+}-Salzen, parenteral appliziert, wird eine antiödematöse Wirkung zugeschrieben. Sie treten jedoch hinter den vorgenannten Wirkstoffen an Bedeutung zurück und sollten vor allem deren Anwendung nicht verzögern. *Langsam* injizieren, weil flush! Nicht bei Digitalisierten!

7 Mittel zur Behandlung von Anämien

Pathogenese

Eine Anämie kann bedingt sein durch
- inadäquate Bildung von Erythrocyten,
- gesteigerten Verlust von Erythrocyten,
- gesteigerte Zerstörung von Erythrocyten.

Sorgfältige Diagnose verhütet riskante und teure „Schrotschuß"-Therapie. Stets Ursache suchen!

> *Merke:* „Anämie" ist nur ein Symptom, keine vollständige Diagnose. Die einzige Indikation für Eisen ist der Eisenmangel, für B_{12} der B_{12}-Mangel, für Folsäure der Folsäuremangel. Jede weitere Indikation ist unsinnig, z.T. gefährlich.
>
> Bluttransfusionen sind nur dann indiziert, wenn die Anämie wegen der zugrundeliegenden Ursachen nicht anderweitig beeinflußt werden kann. Risiken bedenken!

7.1 Eisenmangel-Anämien

Eisenbedarf

Der Gesamtgehalt im Körper (ca. 4 g) verteilt sich zu ca. 75% auf „Funktionseisen", davon 9/10 im Hämoglobin, und zu ca. 25% auf „Speichereisen" (Hämosiderin und Ferritin).
Der tägliche Verlust beträgt ca. 1 mg beim Mann,
- zusätzlich 30 mg / Regelblutung bei der Frau,
- zusätzlich ca. 5 mg tgl. bei Lactation,
- zusätzlich ca. 500 mg–700 mg / Schwangerschaft.

Die übliche Nahrung enthält 10–30 mg tgl., von denen 5–10% resorbiert werden. Die Resorption steigt auf ~ 30% bei Eisenmangel.

Diese Bilanzierung zeigt, daß die Frau im gebärfähigen Alter stets an der Grenze zum Eisenmangel steht.

Typische zusätzliche Verluste (bei Anämien bedenken!) entstehen
- menstruell,
- gastrointestinal,
- durch Blutspenden.

2 ml Blut entsprechen nahezu 1 mg Eisen!

Symptome und Abschätzung des Eisenbedarfs

– Zunächst geht die Füllung der Eisenspeicher zurück (weniger Hämosiderin im Knochenmark), dann sinkt auch das Serumeisen (normal: $\sim 100\ \mu g/100\ ml$) während das Transferrin, d. h., die Eisenbindungskapazität, zunimmt (normal: $\sim 400\ \mu g/100\ ml$);
– dann entwickelt sich eine geringe normocytäre Anämie,
– schließlich eine mikrocytäre hypochrome Anämie.

Die maximal täglich utilisierbare Eisenmenge liegt bei 50 mg, entsprechend einer Synthese von 15 g Hämoglobin. Dies wird erreicht bei parenteraler Applikation. Etwa die 4fache Menge wäre (wegen des Resorptionsdefizits) oral zuzuführen. Jedoch begnügt man sich mit etwa halbmaximaler Geschwindigkeit der Hb-Synthese (s. Dosierung).

Eisenzufuhr

Die natürliche Eisenzufuhr ist medikamentös zu ergänzen bei
– Eisenmangel-Anämie infolge chronischer Blutverluste.
– Schwangerschaft,
– Malabsorptions-Syndromen,
– unreifen oder spät abgesetzten Säuglingen,
– der Behandlung schwerer perniziöser Anämien in der B_{12}-induzierten Remissionsphase,
– ungenügender Fe-Zufuhr mit der Nahrung.

Dosierung

● *Oral:* Optimal wäre $FeSO_4$ entsprechend 200 mg Fe^{2+}, verteilt auf 4 Dosen, *vor* den Mahlzeiten. Um Erbrechen und Durchfall (in ca. 25% der Fälle) und damit Einnahmefehler zu vermeiden, gibt man zunächst insgesamt 100 mg Fe^{2+} tgl. *mit* den Mahlzeiten (suboptimale Dosierung). Eine Normalisierung wäre dabei in ca. 2 Monaten zu erwarten. Zur Auffüllung der Eisenspeicher sollte Fe^{2+} mehrere Wochen über die Normalisierung der Blutwerte hinaus gegeben werden.

Versuche zur Minderung der Nebenwirkungen sind meist mit verminderter Resorption verbunden: Mahlzeiten mindern um ca. 50%. Antacida binden Eisen.

Vorteile anderer Verbindungen gegenüber $FeSO_4$ sind nicht erkennbar (s. S. 141). Unnütz ist der Zusatz von anderen Schwermetallen (Cu, Co) oder von Vitaminen (außer Vit. C, das die Resorption etwas begünstigt).

Merke:
– Therapieversager bei der oralen Eisentherapie beruhen meistens auf *Einnahmefehlern* des Patienten, sonst auf *Fortbestehen der Grundkrankheit*.
– Fe^{2+} *nicht zusammen mit Tetracyclinen* geben. Inaktivieren sich gegenseitig!
– Stets warnen: Eisendragees dürfen *nicht für Kinder greifbar* sein!
– Eisentherapie *nicht ad infinitum* (Hämosiderose-Gefahr).

- *Parenterale Eisentherapie* ist nur dann gestattet, wenn die orale Eisentherapie nicht durchführbar ist.

  Das Blutbild wird durch die parenterale Therapie nicht schneller normalisiert als durch eine optimale orale, weil die Hb-Synthese im Knochenmark der begrenzende Faktor ist. Zur Berechnung des Bedarfs dient die einfache Formel: Hb-Defizit in $g\% \times 0{,}25 =$ Eisenbedarf. Man injiziert maximal 1,5 mg/kg tgl., bis die berechnete Dosis erreicht ist. Für i. m. Injektionen steht Fe^{3+}-Sorbitol-Citrat zur Verfügung, für i. v. $Eisen^{3+}$-Gluconat (12,5 mg/ml).

  Cave
  - *Überdosierung* (→ Hämosiderose),
  - lokale *Verfärbung* (Z-Technik bei i. m. Injektion anwenden!).
  - 2 Tage vor parenteraler Therapie soll die *orale abgesetzt* werden, um einen Teil des Transferrins freizumachen.

Nebenwirkungen

- lokaler Schmerz,
- allergische Reaktionen (daher mit 0,25 ml am ersten Tag Verträglichkeit prüfen),
- Eisenvergiftung durch akute Überdosierung: Nach 30 min bis 6 Std allgemeines Schmerz- oder Schwächegefühl, evtl. Schock und Tod. Therapie: Desferrioxamin.

Allgemeine Hinweise zur biologischen Verfügbarkeit

- Eisenpräparate werden oral häufig, parenteral stets als hydrophile *Komplexe* zugeführt. Ist der Komplex zu fest, so wird er schlechter als Fe^{2+}-Jonen resorbiert bzw. (bei parenteraler Gabe) schneller renal eliminiert. Falsch wäre es also, die Brauchbarkeit von Eisenpräparaten allein anhand ihrer Resorptionsquote oder der risikolos injizierbaren Menge zu beurteilen.
- Fe^{2+} wird auch in Abwesenheit von *Magensalzsäure* resorbiert. Zusätzliche Säuregaben sind also überflüssig. Bei niedrigem pH-Wert steigt zwar die Dissoziation der Eisenverbindungen in der Nahrung und damit das Angebot an freiem Eisen im Duodenum. Exogene Zufuhr von HCl ist aber immer unzureichend (s. S. 246).
- Fe^{3+} wird zwar von der Darmschleimhaut wie Fe^{2+} aufgenommen. Es geht jedoch beim pH-Wert des Darmes mit OH^-, Phosphat etc. schwerlösliche Verbindungen ein. Infolgedessen ist dissoziables Fe^{3+} zur oralen Therapie nicht geeignet.
- Je niedriger die therapeutische Einzeldosis, desto höher ist deren prozentuale Resorption. Es kann daher zweckmäßig sein, die Tagesdosis aufzuteilen.

7.2 Megaloblasten-Anämien

Die *Differenzierung zwischen B_{12}-Mangel und Folatmangel* ist äußerst wichtig, weil eine Behandlung eines B_{12}-Mangels mit Folat zwar die hämatologischen, nicht aber die neurologischen Symptome bessern würde.

B_{12}-Mangel

Der tägliche Bedarf liegt bei 1–2,5 µg. Intestinal (im Dickdarm) gebildetes B_{12} wird nicht resorbiert. Der Vorrat (in der Leber) reicht für Jahre.

Mangelerscheinungen durch *verminderte Aufnahme* sieht man bei strengen Vegetariern, Perniciosa, Gastrektomie, Malabsorption, Fischbandwurmbefall.
Therapie: Mit Hydroxycobalamin i. m., das infolge stärkerer Proteinbindung langsamer als Cyanocobalamin ausgeschieden wird. Man kann zwei Stufen unterscheiden:
- Speicher auffüllen mit 500 µg alle 3 Tage für 2 Wochen.
- Erhaltung mit 1000 µg 1 × /Vierteljahr.

Diese hohen Dosen gehen zum großen Teil mit dem Harn verloren.

Erfolg: Binnen 8 Std beginnt die Normalisierung des Knochenmarks, erkennbar an starkem Abfall des Serum-Eisens und Beginn der Reticulocytose. Tendenz zur Hypokaliämie binnen 48 Std (*Vorsicht!* Todesfälle beschrieben!). Vermehrung der Erythrocyten-Masse (ab 4.–12. Tag) → Gefahr der Herzinsuffizienz. Thrombocytenanstieg → verstärkte Thrombose-Neigung.

Orale Therapie mit mg-Dosen von Vit. B_{12}, oder zusammen mit intrinsic factor, ist grundsätzlich möglich, aber zu unsicher (Antikörperbildung!) und daher abzulehnen.

Folsäuremangel

Der *Bedarf* liegt bei 50–100µg/Tag, bei Schwangeren um 400 µg/Tag. Intestinal (im Dickdarm) gebildete Folsäure wird nicht resorbiert.
Der *Vorrat* (in vielen Geweben) reicht für Monate.

Mangel ist zu befürchten durch
- unzureichende Zufuhr und/oder schlechte Resorption (Darmerkrankungen; Alkoholiker; Alter),
- medikamentös bedingte Störung der Resorption (z. B. durch Phenytoin),
- Mehrbedarf (Schwangerschaft, Hyperthyreose),
- schlechte Utilisation infolge Behandlung mit sog. Folsäure-Antagonisten, welche die reduktive Aktivierung der Folsäure kompetitiv hemmen. So verwendet man Methotrexat als Cytostaticum; Trimethoprim, Pyrimethamin als Chemotherapeutica.

Die *Zufuhr* ist fast immer oral möglich; sie kann bei Bedarf unbegrenzt lange fortgeführt werden.

Bei *Schwangerschaftsanämien* oder bei Resorptionsstörungen besteht oft ein kombinierter Mangel an Folsäure, Eisen und Vit. B_{12}.
Die „physiologische Schwangerschaftsanämie" beruht auf einer überwiegenden Vermehrung des Plasmavolumens. Verdacht auf „echte" Anämie besteht, wenn Hb < 10 g% liegt. Während Schwangerschaft und Stillzeit sollten grundsätzlich Eisen und Folsäure (neben Colecalciferol und Calcium) vorsorglich verabreicht werden.

7.3 Sonderformen

Sideroachrestische Anämien

Sie sind charakterisiert durch hohes Serumeisen und Ringsideroblasten im Knochenmark.
- Man unterscheidet *toxisch* bedingte, z. B. nach Blei, Cytostatica.
- „*Idiopathische*" Formen können auf Vit. B_6-Mangel beruhen. Deshalb immer Behandlungsversuch mit Pyridoxin oral (bis 300 mg tgl.).
Cave Eisentherapie!

Aplastische Anämien

- Bei „idiopathischen" Formen können immunologische Faktoren beteiligt sein; daher ist ein Therapieversuch mit *Glucocorticoiden* (Dosierung 1 mg/kg Prednisolon) angebracht. Eine weitere Möglichkeit liegt in der *Androgen-Therapie* mit Testosteron und Derivaten, besonders Oxymetholon. Bei Kindern besserer Effekt als bei Erwachsenen. Nebenwirkung: Virilisierung (s. S. 334).
- Arzneimittelbedingte Formen sieht man vor allem nach Chloramphenicol, Phenylbutazon (und Verwandten!), Sulfonamiden. Bei Anwendung derartiger Medikamente ist jede Blutung ein Warnsignal! Die Arzneitherapie kann nur symptomatisch sein.

Hämolytische Anämien

Medikamentöse Therapie ist nur bei den extracorpusculären, *autoimmunhämolytischen* Anämien möglich. Hier gibt man zunächst Glucocorticoide (Beginn mit ca. 1 mg/kg Prednisolon); wenn ungenügender Effekt (Dauertherapie mit hohen Dosen nicht möglich!), sind Splenektomie und immunsuppressive Therapie mit Cytostatica (z. B. Azathioprin) zu erwägen.
Bei *chronischer Kälteagglutininkrankheit* ist in der Regel kein Effekt von Glucocorticoiden und Splenektomie zu erwarten. In schweren Fällen versucht man eine Immunsuppression mit Chlorambucil oder Cyclophosphamid.

Symptomatische Anämie bei Hypothyreose spricht auf Schilddrüsenhormone an (s. 13.4).

7.4 Arzneimittelbedingte Blutschäden und ihre Vermeidung

- *Congenitale „Idiosynkrasien"* (s. Tabelle 2.7-2) können beruhen auf
  - Mangel an Glucose-6-Phosphatdehydrogenase oder (selten) Glutathionreductase → Hämolyse;
  - Mangel an MetHb-Reductase → Methämoglobinbildung;
  - Abnormen Hämoglobinen → Methämoglobinbildung.

  Die genannten Defekte manifestieren sich, wenn Pharmaka das physiologische Gleichgewicht von Hämoglobin nach Methämoglobin und/oder von NADPH nach NADP verschieben.
  Beispiele: Nitrite, Sulfonamide, Phenacetin, Nitrofurantoin, Antimalariamittel.
  - Wahrscheinlich besitzt auch die Knochenmarksaplasie durch Chloramphenicol eine genetische Komponente (s. 5.3.). Entscheidend ist die frühzeitige Erkennung des genetischen Defekts. Eine spezifische Therapie ist nicht möglich.

- *Toxische Reaktionen* am roten und/oder weißen Blutbild sieht man nach
  - Cytostatica;
  - Gold, Isoniazid, Blei, Phenylbutazon, D-Penicillamin;
  - Chlorpromazin und Verwandten.
  Sie sind dosis- und zeitabhängig, lassen sich also durch regelmäßige Kontrolle erkennen. Spezifische Therapie ist häufig möglich, z. B. durch
  - hydrierte Folsäurederivate bei Folsäure-Antagonisten,
  - Vitamin B_6 bei Isoniazid (auch prophylaktisch),
  - Dimercaprol bei Gold, EDTA bei Blei.

- *Allergische Reaktionen* (s. 1.8)
  Sie sind meist wenig dosis- und zeitabhängig; daher bestehen auch nur geringe Aussichten, eine Thrombocytopenie unter Chinidin, Agranulocytosen unter Phenylbutazon, Thyreostatica oder Aminopyrin durch regelmäßige Blutbildkontrolle zu vermeiden. Patienten auf Mundulcerationen, Angina, Blutungen hinweisen und das Mittel evtl. sofort absetzen.
  Eine Sonderstellung nehmen Procainamid, Isoniazid, Hydralazin und wahrscheinlich einige weitere Arzneimittel ein, welche *antinucleäre Antikörper* hervorrufen. Die Immunreaktion manifestiert sich
  - entweder in einem Erythematodes-ähnlichen Krankheitsbild
  - oder in einer reversiblen Leukopenie.

8 Mittel zur Verbesserung des Elektrolytstoffwechsels[1]

Ziele

der Therapie mit Elektrolyten und Wasser sind die
- Deckung des Erhaltungsbedarfs.
- Korrektur der vorausgegangenen Verluste und Überschüsse. Der Arzt muß hier in *Bilanzen* denken!
- Wiederherstellung gestörter Funktionen, vor allem von Kreislauf und Niere.

Häufig, aber nicht notwendig ist die Elektrolyttherapie mit der parenteralen Ernährung verbunden.

Pathophysiologische Aspekte

Wer die Elektrolyttherapie verstehen will, muß mit der Kompartimentierung des Organismus (s. u.) und dem Inhalt und dem Durchsatz der wichtigsten Kompartimente (zusammengefaßt in Tabelle 8.1, 8.2 und 8.3) vertraut sein. Er muß ferner die wichtigsten Regelprinzipien (s. S. 146) verstanden haben.

Verteilungsräume (KG = 100%)

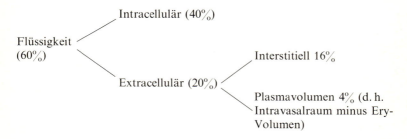

Flüssigkeit (60%)
- Intracellulär (40%)
- Extracellulär (20%)
  - Interstitiell 16%
  - Plasmavolumen 4% (d. h. Intravasalraum minus Ery-Volumen)

---

[1] Dieses Kapitel verdanken wir in wesentlichen Teilen der Zusammenarbeit mit Herrn Professor Leber, Gießen.

Tabelle 8-1. Daten zur Bilanz von Na^+ und K^+

	Na^+ (A = 23)	K^+ (A = 39)
Gesamtmenge/70 kg KG	ca. 4000 m Val	ca. 3500 m Val
Extracellulär (davon ca. 50% in Knochen)	98% oder 140 m Val/l	2% oder 4–5 m Val/l
Intracellulär	2% oder 10 m Val/l	98% oder 160 m Val/l
Aufnahme/Tag	ca. 2–6 g (ca. 100–300 m Val)	ca. 2–6 g (ca. 50–150 m Val)
Ausscheidung	ca. 95% Urin ca. 4% Stuhl ca. 1% Schweiß.	ca. 90% Urin ca. 10% Stuhl

Folgende (gekreuzte!) Regelmechanismen sind zu berücksichtigen:

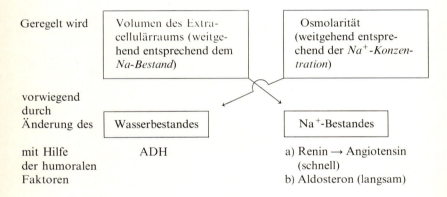

Aufgrund dieser Regelmechanismen ergeben sich auch für die Arzneitherapie die Sätze:

- Störungen des Volumens des Extracellulärraumes beeinflußt man in erster Linie durch Zufuhr oder Entzug von Na^+.
- Störungen der Isotonie beeinflußt man in erster Linie durch Zufuhr oder Entzug von Wasser.

Das feinere Zusammenspiel ergibt sich aus Tabelle 8.2-1.

Befunde, die zur Abschätzung des Bedarfs nützlich sind

● Klinisch
  - Turgor, Ödeme, Aussehen der Zunge.
  - Körpergewicht.

- Zentralvenöser Druck (normal 5–8 cm; hängt aber nicht nur vom Extracellulärvolumen ab, sondern auch von Körperlage und Herzleistung!); abschätzbar anhand der Füllung der Jugularvenen.

- Labor
  - Blut: Hämatokrit, Erythrocyten-Zahl, Hb, Gesamteiweiß, Na^+, pH, „Basenexcess", Osmolarität.
    Der Hämatokritwert ist jedoch nur dann ein Maß der „Bluteindickung", wenn die Osmolarität (vorzugweise bestimmt durch Na^+) konstant blieb und die Erythrocytenzahl berücksichtigt wurde.
  - Harn: Menge, Dichte (Osmolarität), pH, Elektrolyte.
  - Sekrete: Menge und Zusammensetzung des verlorenen Volumens.

Tabelle 8-2. Daten zur Isotonie und Isoionie des Plasmas (in m Val/l)

Kationen		Anionen	
Na^+	140	Cl^-	100
K^+	5	HCO_3^-	27
Ca^{2+}	5	PO_4^{3-}	2
Mg^{2+}	2	SO_4^{2-}	2
		Proteine	19–22
Gesamt	300 m Osmol/l		

Tabelle 8-3. Ionale Zusammensetzung wichtiger körpereigener und Ersatzflüssigkeiten[a]

	Elektrolytkonzentration (mVal/l)					Ersatz eines l durch			
	Na^+	K^+	pH	Cl^-	HCO_3^-	ml NaCl (0,9%)	ml Dextrose (5%)	mVal KCl	mVal $NaHCO_3$
Magen-Sekrete	40	10	1,5 (bis zur Achlorhydrie!)	140	—	250	750	20[b]	—
Pankreas-Sekret	135	5	8	50	90	250	750	5	90
Galle	135	5	7,4–7,7	105	35	750	250	5	45
Dünndarm-Inhalt	130	10	[c]	115	25	750	250	10	22
Dickdarm-Durchfälle	150	35	7–8	40	45	—	1000	35	45
Schweiß	50	5	stark wechselnd	55	—	300	700	5	—
Harn	< 20–450		(s.8.3.) 4,5–8,0						

[a] Modifiziert nach Manual of Medical Therapeutics, 20. Aufl., Boston 1973.
[b] Zufuhr eines Überschusses, der aber wegen Alkalose durch die Niere eliminiert wird.
[c] Abhängig vom Abschnitt.

8.1 Deckung des normalen Bedarfs

- *Enterale Zufuhr* ist grundsätzlich gegenüber dem parenteralen Weg vorzuziehen.
- Die *parenterale Substitution* ersetzt die enterale Zufuhr, wenn diese kontraindiziert ist. Bei kurzzeitiger (< einige Tage) Substitution ist nötig:

1. Wasser: Ca. 2 l tgl. Dazu kommen 300 ml „Verbrennungswasser" (10 ml/100 kcal).

> Die physiologischen *Verluste* betragen
> ca. 400 ml durch Lunge und Haut,
> ca. 100 ml durch Stuhl,
> ca. 500 ml (mindestens!) durch Harn, um die osmotisch wirksamen Substanzen zu entfernen.

„Freies" Wasser führt man i. v. in Form von Glucose-Lösungen zu; der osmotisch wirksame Zucker wird metabolisiert, das Wasser bleibt erhalten.

> Faustregel: Harnausscheidung des Vortages + 800 ml = Bedarf.
> Bei Fieber 500 ml pro °C Übertemperatur zulegen.

2. Na^+: Bei Minderzufuhr geht der Organismus zunächst ein leichtes Defizit ein, ehe Na^+ fast ganz rückresorbiert wird.

> Übliche Zufuhr: ca. 5 g NaCl tgl., entsprechend ca. 90 mVal.

3. K^+: Wird stets ausgeschieden, auch bei totaler Restriktion der Aufnahme.

> Bei intakter Nierenfunktion *40–80 mVal tgl.* zuführen.

4. Kohlenhydrate: Zur Vermeidung von Proteinabbau und Ketose braucht man tgl. ca. 150–200 g Glucose. Infusionsgeschwindigkeit von 0.8–1,0 g/min nicht überschreiten, weil die Glucosekonzentration im Blut sonst die Nierenschwelle überschreitet.

Durch Addition von 1–4 ergibt sich als üblicher Ersatzbedarf

$\left.\begin{array}{l}\text{1500 ml 10\% Glucose in Wasser}\\ \text{+ 500 ml 10\% Glucose in 0,9\% NaCl}\end{array}\right\}$ dazu 40–80 mVal K^+.

Dieses Regime würde bei längerer Zufuhr zu Mangelerscheinungen führen!

Bei *kompletter* und *längerfristiger parenteraler Substitution* ist zusätzlich zu decken:
- der Calorienbedarf (tgl. ca. 30 kcal/kg) durch Gabe von zusätzlichem Kohlenhydrat. Die Gabe von Fettemulsionen ist in den USA verpönt; daher strenge Indikationsstellung!
- der Stickstoffbedarf (tgl. ca. 1,5g Aminosäuren/kg) incl. der Bedarf an essentiellen Aminosäuren. Bei unbegrenzter Flüssigkeitszufuhr läßt sich der gesamte Calorienbedarf als Kohlenhydrat und Aminosäuren zuführen.

Variation der parenteralen Substitution ist bei Verlust von Körpersäften erforderlich (s. Tabelle 8-3).

Risiken

a) *Venenschäden* entstehen bei langfristigen Infusionen oder reizenden Lösungen; daher
  – Asepsis der Stichstelle,
  – zentral liegenden Katheter (V. cava superior) anwenden.

b) *Mikrobielle Kontamination* sowie *Inkompatibilitäten;* daher möglichst keine nachträglichen Zusätze.

c) *Fructose-Intoleranz.* Todesfälle durch Fructose-Infusion bei dieser erblichen Stoffwechselstörung sind bekannt (s. S. 54). Kinder, sowie Patienten, bei denen keine entsprechende Anamnese aufgenommen wurde, dürfen daher keine Fructose erhalten. Sorbit geht im Organismus in Fructose über. Fructose und Sorbit sind für die Notfallmedizin ungeeignet.

8.2 Ausgleich von Störungen des Haushalts von Natrium und Wasser

Tabelle 8.2-1. Pathophysiologische Basis der Substitution: Eine Übersicht

Extracellulär-Raum ($\sim Na^+$-Bestand)	Osmolarität ($\sim Na^+$-Konzentration)	Kennwort	Therapie
vermindert	normal	„Hypovolämie"	Isotonisches NaCl, evtl. mit Plasma-Ersatzmittel
vermindert	erhöht	„Hypernatriämie"	Zunächst „freies Wasser" (als isoton. Glucose), dann isotonisches NaCl
vermindert	vermindert	„Kontraktions-Hyponatriämie"	Hypertone Lösung, wenn **schnelle** Regulation nötig; sonst isotone Lösung
vermehrt	normal	Ödemkrankheiten	Na^+-Restriktion, Förderung der Natriurese
vermehrt	erhöht	„Schiffbrüchige"	Na^+-Restriktion, Diureticum, freies Wasser
vermehrt	vermindert	„Verdünnungs-Hyponatriämie"	Wasser-Restriktion, dann Na^+-Restriktion

Die einzelnen Störungen des Elektrolythaushalts (Tabelle 8.2-1) gehen häufig ineinander über. Meist steht die mangelhafte Füllung des Extracellulärraumes („Hypovolämie") am Anfang. Anschließend pflegt beim Bewußtlosen das Serum-Na^+ anzusteigen, weil die Wasserverluste überwiegen. Der wache Patient hingegen kann sein Serum-Na^+ bis unter die Norm senken, indem er trinkt.

Einzelne Formen

Verluste an Extracellulärflüssigkeit

Sie können ohne oder mit Änderungen der Na^+-Konzentration einhergehen. Veränderungen der Osmolarität beeinflussen das Zellvolumen! Der Hämatokrit zeigt dann falsch an!

Ursachen
- Meist über den *Darmtrakt* (z. B. Erbrechen, Durchfall, Absaugen, Drainage).
- Seltener über die *Niere* (bei Gabe von Diuretica oder bei Störungen der Na^+-Rückresorption → Polyurie).
- Noch seltener über die Haut (extremes Schwitzen; Verbrennungen).

Veränderungen des ECR sind am besten erfaßbar durch Bilanzierungen und Wiegen (außer Ergüsse oder Ileus!). Massive Verkleinerung führt zu Schwäche, niedrigem Turgor der Haut, Kollapsneigung, evtl. Schock.
Direkte Messung des Extracellulär-Raumes ist in der Klinik nicht praktikabel.

Therapie: Flüssigkeiten und Salz ersetzen (s. Tabelle 8.2-1).
Benötigte Menge nach Verlust oder nach klinischem Erfolg abschätzen. Ein exaktes Maß gibt es nicht.
Fein-Indikator des Ersatzes ist der zentralvenöse Druck.
Zu tadeln wäre die Gabe *salzfreier* Kohlenhydratlösungen, sofern das Serum-Na^+ normal oder gar erniedrigt ist; denn das Kohlenhydrat würde schnell metabolisiert und das verbleibende „freie" Wasser prompt ausgeschieden werden.

Überschuß an Extracellulärflüssigkeit

Konsequenz: Ödembildung. Sie wird aber erst sichtbar, wenn der interstitielle Raum um 2–6 l zugenommen hat.
Faktoren, welche bei der Therapie *einzelner Ödemformen* zu bedenken sind:
- **Kardiale** Ödeme sind bedingt vor allem durch
  - Minderdurchblutung der Niere mit verminderter Filtration und vermehrter Na^+-Rückresorption,
  - erhöhten Venendruck.

Die Diurese durch Herzglykoside beruht auf Normalisierung des Kreislaufs. Zusätzliche Gabe von Aminophyllin fördert die Durchblutung der Niere und mindert die tubuläre Rückresorption. Als Diuretica genügen hier meist die milden und länger wirkenden Thiazide. Ein eventueller sekundärer Aldosteronismus erfordert zusätzlich Aldosteron-Antagonisten.

- **Renale** Ödeme. Das nephrotische Ödem beruht auf einer Hypalbuminämie (ausgleichen!), evtl. mit sek. Aldosteronismus (gib Antagonisten!). Furosemid und Etacrynsäure wirken auch noch bei stark eingeschränkter glomerulärer Filtrationsrate.

  Akutes Nierenversagen. Zur *Verhütung* ist rechtzeitige Anwendung von osmotischen Diuretica und/oder Furosemid wichtig.

  Bei Oligo-Anurie: 100–200 ml Mannitlösung und ca. 250 mg Furosemid infundieren; evtl. wiederholen. Erfolg ist nur dann zu erwarten, wenn noch Glomerulumfiltrat gebildet wird, d. h. in der Frühphase der Oligo-Anurie.

  Bei chronischer Niereninsuffizienz versucht man das Behandlungsintervall bei manchen Dialyse-Patienten zu verlängern, indem man bis zu 3 g (!) Furosemid über den Tag hin infundiert. Auf möglichen, reversiblen Hörverlust hinweisen. Besonders günstig ist Furosemid, wenn Hypertonie und Ödeme vorliegen.

- **Hepatischer Ascites** ist bedingt durch Stauung, Hypalbuminämie, Hyperaldosteronismus. Ascites-Punktionen sind manchmal unvermeidbar, verschlimmern aber die Hypalbuminämie.

  Vorsichtige Diurese wegen Gefahr des Leberkomas und der Hyponatriämie!

- **Lungenödeme** *kardialer* Genese reagieren auf Herzglykoside und Furosemid. Beim Lungenödem mit kardiogenem Schock muß Furosemid vorsichtig gegeben werden, weil die Hämodynamik durch eine Hypovolämie weiter verschlechtert werden kann. – Beim *toxischen* Lungenödem versucht man frühzeitig Glucocorticoid-Aerosole, um die Gefäße abzudichten. Ein manifestes toxisches Lungenödem trotzt meist allen Therapieversuchen (Einzelheiten s. 10.2).

- **Hirnödeme:** Hier versucht man Dexamethason als direkt antiödematöse Substanz. Furosemid und osmotisch wirkende Substanzen dienen der allgemeinen und/oder lokalen Dehydration (Einzelheiten s. 10.7).

- **Iatrogene** Ödeme, z. B. bei falscher Infusionstherapie oder Überdosierung von Mineralocorticoiden sollten nicht vorkommen. Also: Nachdenken!!

Hyponatriämie

Ursachen

- Meist durch *Verdünnung:* Der Patient nimmt mehr Wasser auf, als er im distalen Tubulus (in Form „freien" Wassers) abgeben kann. Dieses mangelnde Verdünnungsvermögen beruht in der Regel auf einer Störung der Nierendurchblutung.
- Seltener beruht sie auf *Mangel* an Na^+, etwa infolge gastrointestinaler (Erbrechen, Absaugen, Diarrhoe), renaler (Chronische Niereninsuffizienz, NNR-Insuffizienz, Diuretica-Therapie) oder cutaner (Schwitzen unter Wasserzufuhr) Verluste.

Konsequenzen: Verwirrtheit, Muskelzuckungen, Krämpfe. Der Hämatokrit ist hier unbrauchbar.

Therapie: Bedenke, daß bei Verdünnung der Na^+-Bestand vermehrt, bei Mangel dagegen vermindert ist. Die Therapie (s. Tab. 8.2-1) ist also verschieden!
Ein Sonderfall ist die Hyponatriämie als Konsequenz von Hyperglykämie oder Hyperlipidämie.

Hypernatriämie

Ursachen
– Meist, weil die H_2O-Verluste die Na^+-Verluste überwiegen (z. B. bei Bewußtlosen, bei renal oder extrarenal bedingter Polyurie, Durchfällen, Schwitzen).
– Gelegentlich auch verstärkte Aufnahme oder Retention von Na^+, z. B. bei Hyperaldosteronismus.

Konsequenzen: Durst.
Hämatokrit, Turgor, Kreislauf sind zunächst wenig verändert, weil Wasser aus den Zellen nachströmt. Der Hämatokrit ist hier unbrauchbar!
Therapie: s. Tabelle 8.2-1.

8.3 Störungen des Kalium-Haushalts

Bilanzprobleme: Die normale Diät enthält 50–100 mVal K^+/Tag. Die normale Niere kann zwar K^+ gut ausscheiden, verliert aber auch bei fehlender Zufuhr immer noch $\sim$ 10 mVal K^+ tgl. in den Harn. Die K^+-Verluste in den Harn sind geringer bei Acidose, größer bei Alkalose.
Die K^+-Menge im Plasma (3,8–5 mVal/l) entspricht nur ca. 1% des Gesamtbestandes. Sie steht in pH-abhängigem Gleichgewicht mit dem Zell-Kalium. K^+ wird im Austausch gegen H^+ verschoben.
– *zum Plasma* hin bei *Acidose,*
– *in die Zelle* bei *Alkalose.*

Veränderte Verteilung und Ausscheidung bedingen zusammen die Wechselwirkungen
– Alkalose ⇆ Hypokaliämie,
– Acidose ⇆ Hyperkaliämie.
Eine Verschiebung um 0,1 pH-Einheit entspricht etwa Δ 0,6 mVal/l. Diese Wechselwirkungen werden nur zum Teil durch die gleichsinnigen, pH-abhängigen Verschiebungen des freien Ca^{2+} funktionell kompensiert. Normokaliämie bei Acidose bedeutet also funktionellen K^+-Mangel, Normokaliämie bei Alkalose funktionellen K^+-Überschuß.

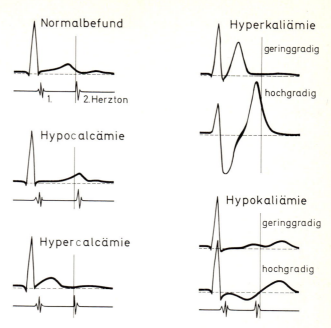

Abb. 8.3-1. Übersicht über typische EKG-Veränderungen bei Elektrolytstörungen. Markierung der frequenzentsprechenden QT-Dauer (und damit des normalen Beginns des 2. Herztons) durch eine senkrechte Linie (aus Heinecker, R.: EKG in Praxis und Klinik. Stuttgart: Thieme 1975)

Neben den klinisch-chemischen Daten liefert das EKG objektive Hinweise auf Störungen des K^+ (und Ca^{2+}) – Haushalts (Abb. 8.3-1)

Hypokaliämie

Ursachen

- Verluste von gastrointestinalen Flüssigkeiten; Laxantien-Abusus.
- Renale Verluste (Tubulusschäden; Therapie mit Diuretica, Carbenoxolon oder Corticosteroiden; primärer oder sekundärer Aldosteronismus).
- Iatrogen bei längerer K^+-freier parenteraler Ernährung.
- Verschiebung in die Zelle durch Normalisierung einer Acidose (z. B. Behandlung des Coma diabeticum).

Konsequenzen

- Schwäche bis zur Paralyse (extrem: hypokaliämische periodische Lähmung).
- EKG-Veränderungen (T-Abflachung; gesenktes ST, U-Welle); gesteigerte Automatie → Arrhythmie; Überempfindlichkeit gegen Digitalis.
- Nephropathie (kann also Ursache *und* Folge eines K^+-Verlustes sein!).

- Alkalose, weil
  a) oft eine gemeinsame Ursache (z. B. Erbrechen) vorliegt,
  b) Kompetition zwischen H^+ und K^+ bei der tubulären Sekretion vorliegt,
  c) die Körperzellen bei Hypokaliämie K^+ abgegeben, aber H^+ aufnehmen (s. o.).

Anmerkung: Hypokaliämische *Acidose* kommt vor bei Tubulusschäden oder Gabe von Carboanhydrase-Hemmern.

Prophylaxe: K^+-Bestimmung im Plasma und dementsprechende Substitution, besonders bei Therapie mit Glucocorticoiden oder Diuretica, sowie bei Korrektur der diabetischen Ketoacidose. Kalium nie blind zuführen, weil sonst eine Hyperkaliämie droht (s. u.)!

Therapie

- K^+ verabreicht man am besten *oral* (um das Risiko der akuten Hyperkaliämie zu vermeiden) als Retardpräparat. Einfache „Dragees" haben zu Dünndarm-Ulcera geführt. Besondere Vorsicht bei Niereninsuffizienz!
- Die *intravenöse* Zufuhr beschränke man auf dringliche Fälle (EKG verändert, Paralysezeichen); möglichst nicht bei oligurischen Patienten. Nicht mehr als 40 mVal/Std in stark verdünnter (!) Lösung (40 mVal/l) infundieren; dabei EKG und Serum-K^+ verfolgen. Nicht in Glucose, weil diese den Eintritt von K^+ in die Zellen beschleunigt und daher das Serum-K^+ weiter fällt.
- Kaliumsparende Diuretica (falls Diuretica erforderlich) geben; dann aber Vorsicht mit oraler Kaliumzufuhr (s. 8.5)!

Hyperkaliämie

Ursache

- Meist *endogen* durch Ausscheidungsstörung bei akuter Nieren- oder Nebennieren-Insuffizienz; auch durch Austritt aus der Zelle bei größeren Läsionen, Acidose, übermäßigem Zellzerfall unter der Tumortherapie.
- Selten *exogen*, z. B. duch gelagertes Blut, orale Salzersatz-Präparate. Iatrogene Hyperkaliämie durch übermäßige K^+-Zufuhr kommt vor allem bei Niereninsuffizienz vor.

Cave: Fehldiagnose durch falsche Abnahme oder durch Aufbewahrung des Blutes (hämolytisches Serum)!

Konsequenzen: Grundsätzlich ähnlich der Hypokaliämie, nämlich
- Schwäche bis zur *Paralyse* (extrem: hyperkaliämische periodische Lähmung),
- *EKG-Veränderungen* (verbreiterter QRS-Komplex, hohes, spitzes T; AV- und Schenkelblock).

Therapie: Sie ist *dringlich*, wenn das Serum-K^+ > 7 mVal/l oder das EKG verändert ist.

1. Ca^{2+} i. v. (5–20 ml 10% Ca-Gluconat). Nur, wenn es um Minuten geht. *Nicht bei Digitalisierten!*
2. $NaHCO_3$ (50–150 mVal) als Infusion, evtl. zusammen mit
3. *Glucose* (200–300 ml 20% Glucose mit 20–30 E Alt-Insulin).
4. *Kationenaustauscher* oral (besser wirkend) oder rectal (schneller wirkend). Im Allgemeinen benutzt man den Na^+-beladenen Austauscher. Wenn aber Na^+-Zufuhr vermieden werden soll und Ca^{2+}-Zufuhr nicht stört, greift man zum Ca^{2+}-Derivat.
5. *Dialyse* (nur, wenn 1.–4. nicht ausreicht oder weitere Indikationen vorliegen).

Die Maßnahmen 4. und 5. greifen erst binnen Stunden.

Langfristig sorgt man für Einschränkung der K^+-Zufuhr. Säfte, Obst weglassen.

8.4 Störungen des Säure-Basen-Haushalts

Sie werden in 3 Stufen kompensiert (vgl. Lehrbuch der Pathophysiologie): mittels

- Pufferung durch Körperflüssigkeiten,
- pulmonaler Elimination von Kohlensäure,
- renaler Elimination pH-relevanter Ionen.

Daten zur Bilanzierung des Säure-Basen-Haushaltes

Renale Elimination von H^+:

- Freies H^+ ist mengenmäßig unbedeutend, weil das Harn pH stets über 4,5 liegt.
- Gepuffertes H^+ liegt titrierbar im $H_2PO_4^-$, nicht titrierbar im NH_4^+ vor.

Normaler pH-Wert des Blutes: 7,35–7,45[1].
Normaler pCO_2: 40 mm Hg (gut korreliert mit alveolärer Ventilation).
Unter „Pufferbasen" versteht man alle zur Pufferung fähigen Basen (gemessen als „Basenexcess").
Bei pH 7,4 ist ihr Wert definitionsgemäß null. Als Normalbereich des sog. „Basenexcess" gilt ± 3. Eine Korrektur durch Infusionen wird erforderlich, wenn die Abweichung größer als ± 10 ist.

---

[1] Nach der Formel nach Henderson-Hasselbalch gilt

$$pH = pK^* + \log \frac{[HCO_3]^{**}}{[H_2CO_3]^{***}}.$$

* 6,1 für H_2CO_3.
** 24 mVal/l.
*** 1,2 mMol/l.

Einzelne Formen

Metabolische Acidose

Definition: pH ↘; HCO_3^- ↘↘; pCO_2 ↘ „Basenexcess" negativ.

Ursachen: Acidose *mit Chlorid als Gegenion* ist zu erwarten bei Einnahme von Ammoniumchlorid, langdauernder Diarrhoe (Verlust von HCO_3^- mit dem Stuhl), Nierenerkrankungen (gestörte H^+-Ausscheidung); Acidose mit *sonstigen Anionen* tritt auf bei Nierenerkrankungen (Retention von SO_4^{2-}, $H_2PO_4^-$), diabetischer Ketoacidose, Lactatacidose, Vergiftungen mit Acetylsalicylsäure oder Methanol (via Ameisensäure).

Konsequenzen: Hyperventilation; Hyperkaliämie; verminderte Herzleistung; Tendenz zur Gefäßerweiterung; circulus vitiosus → Schock.

Behandlung

– *Bei akuten* Formen (wenn der Patient komatös ist oder das Blut-pH unter 7,2 fiel), wird man $NaHCO_3$ langsam infundieren. Man benötigt mehr als aus den Blutwerten errechnet, weil Pufferung durch die Zellen erfolgt, also ca. 50–200 mVal.

   Dosierung nach Blut-pH und Basenexcess (BE).
   Formel: | – BE | × KG × 0,3 = mVal $NaHCO_3$ benötigt.

– *Chronische* Formen sind vor allem renal bedingt durch Unfähigkeit der H^+-Sekretion (distale Funktion) oder der HCO_3^--Rückresorption (proximale Funktion); oft sind sie mit Osteomalacie verknüpft.

   Chronische Formen können bis zu mehreren Val (!) Bicarbonat tgl. benötigen; nach Plasma-pH dosieren. Bicarbonat wird oft schlecht vertragen, besser sind Salze organischer Säuren (Na-Citrat, Na-Acetat); bei gleichzeitigem K^+-Mangel ihre K^+-Salze verwenden.
   Die proximale Form der renalen tubulären Acidose kann auf Thiazid-Diuretica ansprechen; denn sie verkleinern den Extracellulärraum und begünstigen dadurch die proximale Bicarbonat-Rückresorption

Komplikationen der Therapie

– Na^+-Zufuhr → Volumenbelastung → evtl. Hypertension, Herzinsuffizienz, Lungenödem. Daher bei Bicarbonatgaben evtl. NaCl-Zufuhr vermindern.
– Umschlag in Alkalose; daher Vorsicht wegen Erzeugung einer Hypokaliämie.
– Vorsicht wegen Erzeugung einer Tetanie.
– Dämpfung der Hyperventilation ohne gleichzeitige künstliche Beatmung kann zu lebensbedrohlicher respiratorischer Acidose führen!

Ein Sonderfall der metabolischen Acidose ist die seltene, sehr gefährliche

Lactatacidose

Ursachen
- Sekundär bei schweren Gewebshypoxien (Schock, Atemdepression).
- „Spontan" bei Diabetes, Alkoholvergiftung, Behandlung mit Biguaniden.

Unterscheide davon die unbedeutenden kompensatorischen Lactacidämien bei metabolischer oder respiratorischer Alkalose.

Die *Therapie* ist sehr unbefriedigend; etwa jeder zweite Patient stirbt! Man gibt hohe Dosen $NaHCO_3$ (200–400 mVal innerhalb weniger Stunden). Dabei ständig pH kontrollieren, weil evtl. plötzlicher Umschlag; evtl. Hämodialyse.

Metabolische Alkalose

Definition: pH ↗, HCO_3 ↗, pCO_2 ↗. „Basenexcess" positiv.

Ursachen
- Verlust von fixen Anionen durch Erbrechen; Aufnahme von Alkali.
- Verlust von Kalium (s. o.), besonders durch langfristige Therapie mit Diuretica oder Glucocorticoiden. Die Alkalose wird verstärkt durch K^+-Mangel (vgl. S. 152), der sogar zu paradoxer Acidurie führen kann.

Konsequenzen sind K^+-Verluste, Tetanie, verminderter zentraler Antrieb von Atmung und Kreislauf. Besonders ungünstig ist die metabolische Alkalose bei dekompensierter Lebercirrhose, weil sie die Penetration von Ammoniak ins Gehirn erleichtert.

Therapie: Orale Gabe von NaCl, falls erforderlich KCl, genügt meist. Für parenterale Gabe in schweren Fällen steht Arginin-HCl zur Verfügung.

Respiratorische Alkalose

Sie entsteht durch Hyperventilation und ist sehr häufig. Die Alkalose mindert den Dissoziationsgrad des Ca^{2+} im Blut, was zur Tetanie führt.
Therapie: Patienten beruhigen, bei Bedarf auch mit Diazepam. In Plastikbeutel rückatmen lassen → pCO_2 ↗.

Injektion von Ca^{2+} wäre unnötig und manchmal gefährlich, z. B. bei Digitalisierten.

Zur *respiratorischen Acidose* s. 11.1

Übersicht über alkalisierende und säuernde Substanzen

Alkalisierende Substanzen

- *NaHCO₃* wirkt sofort, ist aber per os oft schlecht verträglich. Na^+-Belastung, K^+-Abfall, bei Überdosierung Atemdepression drohen.
- *Na-Lactat* wirkt langsam, weil Lactat zunächst metabolisiert werden muß. Sind Stoffwechselstörungen zu erwarten, sollte kein Lactat gegeben werden. Na-Lactat ist keine unentbehrliche Substanz.
- Oral: am besten verträglich ist *Na-Citrat-Lösung*.
- *Trometamol* (auch Tris-Puffer oder THAM genannt).

  Guter Puffer im physiologischen Bereich. Tritt, weil bei pH 7,3 z. T. undissoziiert, auch in die Zellen ein. [H^+-Tris] muß renal eliminiert werden → osmotische Diurese. Keine Na^+-Belastung.

  Risiken (daher *nicht* das Mittel erster Wahl!): Bei Überdosierung Atemdepression, also künstlich Beatmung bereithalten.
  Hyperkaliämie.
  Hypoglykämien; Glucose gleichzeitig infundieren.
  Lokal unverträglich; daher als gepufferte und dadurch z. T. entwertete Lösung angewandt.

  Trometamol ist als Therapeuticum entbehrlich.

Ansäuernde Substanzen

NH₄Cl; Arginin-HCl. Sie belasten den Stoffwechsel (Kation wird metabolisiert) und werden nur selten benötigt.

8.5 Diuretica

Ziel der diuretischen Therapie ist es den Na^+-Bestand des Organismus durch renale Mehrausscheidung zu senken (s. S. 146). Das im Tubuluslumen angereicherte Na^+ bedingt eine osmotische Diurese.

Ältere Prinzipien	Überholt, weil
Hg-Derivate	Hg-Retention und Überempfindlichkeit.
NH₄Cl	nur kurz wirksam, wenn allein gegeben. Nicht bei Acidose, Alkalose, Leber- oder Nierenerkrankungen brauchbar.
Acetazolamid (hemmt die Carboanhydrase)	zu schwach. Bei langer Anwendung Acidose, dadurch Abnahme der Natriurese.
Xanthine	zu schwach.

Die neueren Diuretica lassen sich nach ihrer Wirkungsintensität gruppieren:

Stärke und Geschwindigkeit der Wirkung	Vom glomerulär filtrierten Na$^+$ werden zusätzlich ausgeschieden bis zu	Beispiel
hoch	40%	Furosemid, Etacrynsäure
mittel	10%	Thiazide
gering	2%	Spironolacton, Triamteren

Thiazide (incl. Chlorthalidon) – *mittelstark*

Zum Wirkungsmechanismus s. Tabelle 8.5-1.

Ihre Wirkungsstärke besitzt einen Substanz-spezifischen Grenzwert, der auch bei massiver Dosissteigerung nicht überschritten wird (anders als bei Furosemid!). Unterschiede zwischen den zahlreichen Einzelsubstanzen bestehen nur hinsichtlich Wirkungs*dauer* und Wirkungs*stärke*. Die Hemmung der Carboanhydrase ist unbedeutend.

Anwendung

Kurzfristig bei *Herzinsuffizienz*, langfristig bei *Hypertonie*.

Eine „paradoxe" Sonderindikation besteht beim *Diabetes insipidus renalis*.

Beachte

– Initial ist oft eine höhere Dosis nötig. Der Bedarf ist individuell variabel.
– Kombination mit anderen Diuretica ist oft vorteilhaft, z. B. mit Triamteren oder Spironolacton zur K$^+$-Einsparung (s. u.).
– Bei Ödempatienten vormittags geben (Nachtruhe)!
– Massive Diurese führt zur Abnahme des Extracellulär-Raumes, diese zu Kompensationsmechanismen (sekundärer Hyperaldosteronismus, und auch verstärkte proximale Na$^+$ Rücknahme) und damit zum Escape-Phänomen.

Unerwünschte Wirkungen

● *K$^+$-Verluste* mit sekundärer *Alkalose*. Besonders riskant sind langwirkende Diuretica, weil sie zu häufig gegeben werden und daher kumulieren (Chlorthalidon wirkt für 2–3 Tage!).
Zur Prophylaxe empfielt man reichlich Obst. Weitere Zulagen von K$^+$ anhand der Labordaten. Hilfsmaßnahmen bestehen in intermittierender Therapie (z. B. 2 Tg. Diureticum, 2 Tg. nicht), oder gleichzeitiger Gabe von Triamteren oder

Spironolacton. Wenn eine K$^+$-Substitution erforderlich ist, strebe man eine Gesamtzufuhr von 80 mVal tgl. an, initial bei Hypokaliämie oft mehr. Vgl. 8.3.

Da eine Hyperkaliämie ebenso bedenklich ist wie eine Hypokaliämie, sollte bei jedem längerfristig mit Diuretica behandelten Patienten regelmäßig das Plasma-K$^+$ bestimmt werden.

- *Hyperuricämie und erhöhtes Gicht-Risiko;* denn Thiazide konkurrieren mit der tubulären Sekretion von Harnsäure *und* (!) mit Uricosurica. Jedoch ist eine Gicht-Anamnese keine Kontraindikation. Gib evtl. Allopurinol.
- *Hyperglykämie:* Ein bereits bestehender Diabetes ist zwar keine Kontraindikation, erfordert aber sorgfältige Überwachung, eventuell erneute Einstellung. Die Hyperglykämie ist z. T. eine Folge der Hypokaliämie.
- *Verdünnungs-Hyponatriämie* entsteht durch Störung der Elektrolyt-Homöostase bei Herzinsuffizienz. Sie kann durch Diuretica verschlimmert werden. Therapie: Diuretica absetzen, Flüssigkeit limitieren; evtl. Prednisolon versuchen.
- *Zu schnelle Minderung* des Na$^+$-Bestandes ist vor allem bei älteren Patienten mit Herzinsuffizienz oder massiver antihypertensiver Therapie zu befürchten, weil die Regelmöglichkeit eingeschränkt ist. Folgen: Hypotension, Azotämie bei bestehender Niereninsuffizienz. Therapie: NaCl.
- Die seltene *Parallel-Allergie mit Sulfonamiden* beruht auf Gemeinsamkeiten der chemischen Struktur.

Furosemid und Etacrynsäure – sehr stark

Zum Wirkungsmechanismus s. Tabelle 8.5-1.
Klinisch entscheidende Unterschiede gegen Thiazide:
- *Schneller* Wirkungseintritt (Maximum 60–90 min nach i. v. Injektion); daher vor allem bei Notfällen (Lungenödem; Vergiftungen).
- *Stärker* wirkend; daher auch noch bei niedriger Filtrationsrate (eingeschränkter Nierenfunktion) oder schweren Elektrolytstörungen.
- Furosemid kann die *glomeruläre Filtration erhöhen, Thiazide* können sie *senken.*

Der Macula-densa-Mechanismus wird durch Furosemid außer Kraft gesetzt, d. h. die Erhöhung des intratubulären Na$^+$ führt jetzt nicht mehr zur Constriction des Vas afferens.

Furosemid und Etacrynsäure sind vor allem Mittel zur akuten oder kurzfristigen Anwendung. Langfristig sollten sie nur dann benutzt werden, wenn der Patient auf Thiazide nicht mehr anspricht.
Unerwünschte Wirkungen bei längerer Anwendung entsprechen denen der Thiazide (s. o., aber keine Azotämie). Zusätzlich sind zu bedenken:
- stärkere Tendenz zur Hypovolämie,
- Möglichkeit reversibler Ertaubung (Patienten vor massiver Therapie vorwarnen!).

Renale oder Leberinsuffizienz (Cirrhose) sind keine Kontraindikationen; hierbei aber sorgfältige Verfolgung der Serumelektrolyte, evtl. intermittierende Therapie oder Kombination mit Aldosteron-Antagonisten bzw. Triamteren. Vorsicht bei Pankreatitis wegen Eindickung des Sekrets.

Sonderindikation: Furosemid hemmt auch die Ca^{2+}-Rückresorption und kann daher zur Behandlung der Hypercalcämie eingesetzt werden.

Triamteren und Spironolacton – sehr schwach

Gemeinsam ist ihnen die Hemmung des Austausches von Na^+ gegen H^+ und K^+. Sie wirken also vorwiegend am distalen Tubulus. Spironolacton ist ein echter Aldosteron-Antagonist, während Triamteren unabhängig von Aldosteron wirkt und daher als Pseudo-Aldosteronantagonist bezeichnet wird. Das Wirkungs-Maximum von Spironolacton ist erst nach 16 Std., das von Triamteren nach 1 Std. zu erwarten. Sie sind also nicht geeignet für akute Situationen.

Aus dem Wirkprinzip ergibt sich:

– Eine Hyp*er*kaliämie ist möglich; daher *nicht* bei bestehender Hyperkaliämie oder bei Niereninsuffizienz anwenden! Größte Vorsicht bei gleichzeitiger K^+-Substitution. Kaliumsparende Diuretica sind vorteilhaft, wenn ein Hyperaldosteronismus das Krankheitsbild mitbestimmt, z.B. bei Lebercirrhose oder nephrotischen Ödemen, oder wenn ein besonderes Risiko der Hypokaliämie besteht.
– Bei alleiniger Gabe reicht ihre Wirkung meist nicht aus. Vorteilhaft ist ihre Kombination mit Thiaziden oder Furosemid oder Etacrynsäure, weil diese mehr Na^+ in den distalen Tubulus bringen

Unerwünschte Wirkungen (neben Elektrolytverschiebungen, s. o.):

Spironolacton macht gelegentlich hormonale Veränderungen,
– beim Mann Gynäkomastie und Potenzstörungen,
– bei der Frau Hirsutismus, tiefe Stimme, Regelstörungen.
– Deutliche Sedation → Unverträglichkeit mit Alkohol.
– Eine Immunsuppression wurde beschrieben.

Triamteren erzeugt Erbrechen, Durchfälle und Erhöhung des Plasma-Harnstoffs.

Amilorid ist grundsätzlich wie Triamteren zu beurteilen.

Osmotische Diuretica (z. B. Mannit, Sorbit)

Für sie gibt es nur drei Indikationen
– Osmotischer Effekt *im Tubulus* – daher bei drohendem akuten Nierenversagen sowie bei Schlafmittelvergiftung als isotone Lösung (vgl. S. 151).
– Osmotischer Effekt *gegenüber Zellen* – daher bei Hirnödem als hypertone Lösung (vgl. S. 223).
– Osmotischer Effekt im Darm – daher als osmotisches Laxans.

Risiken: Stets wird der Extracellulärraum auf Kosten des Intracellulärraums akut vergrößert. Erfolglose Anwendung → evtl. Verbleib im Organismus → Verstärkung von Ödemen. Daher mit Furosemid nachhelfen, wenn die Harnproduktion nicht ausreicht!

Anmerkung: Diuretica und Erdalkalien

Thiazid-Diuretica erniedrigen die Ca^{2+}-Ausscheidung, können also bei Hypercalciurie-bedingten Steinen angewandt werden.
Furosemid erhöht die Ca^{2+}-Ausscheidung und kann daher bei einer Hypercalcämie eingesetzt werden. Alle Saluretica (und auch Aldosteron!) fördern die Mg^{2+}-Ausscheidung ähnlich wie die Ausscheidung von K^+; die resultierende Hypomagnesiämie trägt zur erhöhten Digitalistoxizität nach Diuretica bei.

Tabelle 8.5-1. Synopsis der Diuretica (in Anlehnung an Lembeck und Sewing)

Chemischer Typ	Wirkort (vorwiegend)[a]	Mechanismus	Ausscheidung (vermehrt +, vermindert −)[b] Na^+ K^+ H^+	Wichtigste Indikation[c]	Wichtigste unerwünschte Wirkungen
Thiazide und Verwandte	Distaler Tubulus (proximaler Teil)	Hemmung der Na^+-Resorption → indirekte osmotische Diurese	+ + + +	Kardiale Ödeme, Hypertonie. Diabetes insipidus	Hypokaliämie, Alkalose, Hyperuricämie Hyperglykämie (Hypovolämie)
Furosemid und Etacrynsäure	Aufsteigender Schenkel der Henleschen Schleife;	Hemmung der Chlorid-Resorption (ist entscheidend!)	+ + + + +	Wenn schnelle und massive Diurese nötig (Lungen- und Hirnödem, Vergiftungen, Oligo-Anurie)	Wie Thiazide
Spironolacton	Distaler Tubulus (distaler Teil)	Aldosteronantagonist	+ − −	Ödeme mit Tendenz zur Hypokaliämie; Hyperaldosteronismus (auch beim hepatischen und renalen Ödem)	Nicht bei Niereninsuffizienz wegen Gefahr der Hyperkaliämie

Tabelle 8.5-1 (Fortsetzung)

Chemischer Typ	Wirkort (vorwiegend)[a]	Mechanismus	Ausscheidung (vermehrt +, vermindert −)[b] Na$^+$ K$^+$ H$^+$			Wichtigste Indikation[c]	Wichtigste unerwünschte Wirkungen
Triamteren, Amilorid	Distaler Tubulus (distaler Teil)	Pseudoaldosteronantagonisten	+	−	−	wie bei Spironolacton	
Mannit	Gesamter Tubulus	Direkte osmotische Diurese	+	(+)	(+)	Hirnödem, Förderung der renalen Ausscheidung von Salicylat und Phenobarbital	Hypovolämie. *Nicht* bei chron. Nieren- oder Herzinsuffizienz wegen Gefahr der Hyperosmolarität
Acetazolamid	Proximaler Tubulus	Carboanhydrase-Hemmung	+	+	−	Nur noch in der Ophthalmologie	Selbstbegrenzung durch die resultierende systemische Acidose

[a] Je weiter proximal ein Diureticum angreift, desto eher kann sein Effekt in den distalen Abschnitten kompensiert werden.

[b] Massive Diurese ohne Flüssigkeits- und Elektrolytersatz verkleinert den ECR. Dies wiederum führt zur Minderung der glomerulären Filtrationsrate und damit zu prozentual stärkerer proximaler Rückresorption. Insgesamt resultiert also eine Kompensation.

[c] Man mag die Indikation „Gestose" vermissen. Hier sollte man erst dann auf Saluretica zurückgreifen, wenn diätetische Maßnahmen und Bettruhe nichts erbracht haben. Große Vorsicht, weil unerwünschte Wirkungen stark hervortreten! Der Nutzen einer prophylaktischen Gabe von Saluretica zur Verhinderung einer Gestose ist nicht erwiesen.

9 Mittel zur Beeinflussung von Blutgerinnung und Fibrinolyse

Übersicht

Angriffspunkte der antithrombotischen Behandlung

- Minderung von Menge und Aktivität *plasmatischer Gerinnungsfaktoren*
  - Heparin (s. 9.1) hemmt in niedriger Dosis Faktor Xa (Thrombinbildung), in höherer Dosis auch die Thrombinwirkung. – Antidot: Protamin.
  - Dicumarol und Derivate (s. 9.2) stören die Synthese wirksamer Formen der Faktoren II, VII, IX, X. – Antidot: Gerinnungsfaktoren; selten Vitamin K.
- Hemmung der *Plättchen*-Aggregation durch Acetylsalicylsäure.
- *Förderung der Fibrinolyse* (Thrombolyse s. 9.3)
  - Streptokinase fördert die Aktivierung von Plasminogen. – Antidot: Fibrinolyse-Hemmer.
  - Urokinase aktiviert Plasminogen.
  - Schlangengift-Enzym erzeugt ein schnell eliminiertes Fibrinderivat. Antidot: Antiserum.
- *Verdünnung der Gerinnungsfaktoren* und *Verbesserung der Fließeigenschaften* des Blutes durch kolloidale Plasmaersatzmittel (s. S. 176).

Gemeinsames

Die Mittel zielen auf Verhütung bzw. Wiedereröffnung gerinnungsbedingter Gefäßverengungen. Die Erfolgsaussichten sind bei venösen Thromben und davon ausgehenden Emboli besser als bei arteriellen; denn venöse Thromben sind vor allem ein Produkt der Gerinnung (Fibrin), arterielle ein Produkt der Aggregation (Plättchen).

Indikationen (prophylaktisch + therapeutisch) sind

- Periphere und Lungenembolie,
- Venenthrombosen (bes. tiefe),
- Chronische Gefäßverschlüsse,
- Myokardinfarkt,
- Verbrauchscoagulopathien (hier Heparin).

Bezüglich der Wirkungsstärke, und damit auch der Risiken und der Schärfe der Kontraindikationen, ergibt sich folgende abfallende Reihe: Fibrinolyse > orale Anticoagulantien > Heparin hochdosiert > Heparin niedrig dosiert ≫ Aggregationshemmer, Dextran.

Kontraindikationen

- Hämorrhagische Diathese (Ausnahme: Verbrauchscoagulopathie);
- Hypertonie (diast. > 110 mm Hg);
- Blutungsneigung oder Blutungen im Atem-, Harn- oder Darmtrakt (außer, wenn emboliebedingt),
- alle schweren cerebralen Durchblutungsstörungen.

Vorsicht bei Endokarditiden, Perikarditiden, chirurgischen Eingriffen, Aneurysmen, schweren Leber- und Nierenerkrankungen, Langzeittherapie bei niedrigem IQ, gleichzeitiger Gabe anderer Arzneimittel (s. Tabelle 9.2-1). In der Schwangerschaft nur Heparin verwenden (s. S. 41), weil es nicht wesentlich auf den Feten übergeht.

Bei *langfristiger Therapie regelmäßig prüfen:*
- Gerinnungsstatus,
- Erythrocyten im Harn,
- Blut im Stuhl.
- Männliche Patienten nach Blutung beim Rasieren fragen!

Keinerlei i.m. Injektionen (→ Blutungen!).

Aussagekraft der Gerinnungstests bei medikamentöser Therapie

Die umrahmten Felder geben an, welcher Teil des Gerinnungssystems durch die Tests jeweils geprüft wird.

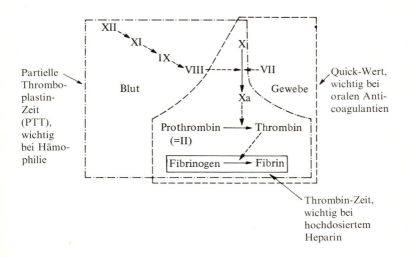

165

9.1 Kurzzeittherapie und Kurzzeitprophylaxe mit Heparin

Wirkprinzipien

- Heparin hemmt die Thrombin*bildung* (mehrstufiger Angriff, bereits durch *kleine* Dosen),
- Heparin hemmt die Thrombin*wirkung* (erst durch *höhere* Dosen),

Außerdem aktiviert es die Lipoproteinlipase. Die Plättchenaggregation beeinflußt es nicht.

Durchführung der **Therapie**: Indikationen S. 164. Eine Heparintherapie ist nur für beschränkte Zeit möglich, weil sie teuer und nur parenteral möglich ist.
Der beste Blutspiegel wird erreicht mit 4–6 i. v. Injektionen tgl. oder durch Infusionen. S. c. Injektion hält zwar länger (8-12 Std) an als i. v. (4 Std), gibt aber stärker variable Spiegel.

Meist reichen 10 000 E/Dosis hin. S. c. Therapie oder i. v. Infusion (400 E/kg/24 Std) mit einer i. v. Injektion (5–10 000 E) einleiten. – Depot-Präparate evtl. für ambulante Patienten.

Kontrollen sind nur bei therapeutischer Dosierung erforderlich, nicht bei der niedrig dosierten Prophylaxe. Partielle Thromboplastinzeit oder Thrombinzeit sollen auf das Zwei- bis Dreifache verlängert sein. Tägliche Bestimmung! Blut hierzu mindestens 4 Std nach der letzten Injektionen entnehmen. Der Quick-Wert rührt sich nicht, wenn man diesen Abstand einhält (wichtig bei überlappender Gabe von Heparin und oralen Anticoagulantien!).

Die low-dose-Heparin-**Prophylaxe** ist wirksam und vergleichsweise wenig bedenklich. Sie sollte immer bei drohender Thrombose und Embolie Anwendung finden, sofern keine Kontraindikation gegen Heparin bestehen. Sie mindert die Häufigkeit der Lungenembolie, wahrscheinlich auch die der venösen Thrombosen. Acetylsalicylsäure und Dextrane sind dem Heparin deutlich unterlegen. Gleichzeitige Gabe von Dihydroergotamin verstärkt den prophylaktischen Effekt, wahrscheinlich durch Erhöhung des Venentonus.

Die *Dosierung* ist niedrig, z. B. 5000 E 2–4 mal tgl., was noch keine meßbare Gerinnungsänderung erzeugt. Die erste Injektion kann schon 2 Std vor einer geplanten Operation gegeben werden, was den prophylaktischen Nutzen im Vergleich zum postoperativen Start noch erhöht.

Unerwünschte Wirkungen

- Bei kurzfristiger Anwendung ist fast nur an Hämorrhagie zu denken; insbesondere besteht die Gefahr der lokalen Blutung; daher injiziert man Heparin stets unter die Bauchhaut, nie i. m.
- Selten (meist reversible) Alopecie.
- Selten erscheinen cytotoxische Antikörper gegen Thrombocyten und erzeugen schwere Thrombocytopenien.
- Störung klinisch-chemischer Tests, z. B. Komplementbindung, Blutkörperchensenkung.

Ein *Antidot* ist wegen der kurzen Wirkungsdauer des Heparins meist unnötig. Falls erforderlich, z. B. nach Operationen mit der Herz-Lungen-Maschine oder bei Blutung unter einer Heparintherapie verabreicht man *Protamin,* möglichst nicht mehr als 50 mg; man richtet sich bezüglich Dosierung nach der vorhergegangenen Heparindosis. Protamin fördert *und* hemmt selbst die Gerinnung und wirkt hypotensiv! Bluttransfusionen sind kein Antidot gegen Heparin, sondern ersetzen nur den Blutverlust.

> *Achtung!* Heparinpräparate sind aus Gründen der Chemie und des Wirkungsmechanismus nur ungenau standardisierbar. Einstweilen am besten bei einem einzigen Präparat bleiben!

9.2 Langzeittherapie mit oralen Anticoagulantien

Wirkprinzip: Orale Anticoagulantien stören die (posttranslationale) Fertigstellung Ca^{2+}-abhängiger Gerinnungsfaktoren, also von Prothrombin (HWZ = 65 Std), F.VII (5 Std), IX (24 Std), X (48 Std). Daher ist ein *langsames* (mindestens Tage!) An- und Abklingen der Wirkung, teilweise unabhängig von der Pharmakokinetik, zu erwarten.

Heparin wirkt sofort, orale Anticoagulantien brauchen Zeit. Daher bei akuter Indikation mit Heparin beginnen, dann umstellen.

Kontrollen sind alle 1–3 Wochen, je nach Stabilität der Einstellung, erforderlich.

– Die *Thromboplastinzeit* nach Quick soll das 2–3fache (25–30 sec) der Norm (12 sec) betragen. Kann abhängig vom Thromboplastinpräparat sein! Eichen!
– Der *Thrombotest* nach Owren ist spezifischer, weil auch F. IX anzeigend, und empfindlicher gegen Kontaktaktivierung.

Die Prothrombin*konzentration* (anhand des Quick-Werts gemessen) soll ca. 20% der Norm betragen. 30% → unsichere Prophylaxe, 10% → Blutungsgefahr. Bei Benutzung des Thrombo-Tests sind diese Richtwerte durch 2 zu teilen.

Präparate

Meist benutzt man Phenprocumon als langwirkendes, Acenocumarol als kurzwirkendes Medikament.

Dosierung: Stark von Patient zu Patient schwankend, (3–) 7 (–15) Tabl. Phenprocumon/Woche. Vereinzelte Patienten sind resistent (vgl. 2.7.). *Stets nach Wirkung dosieren!* Die Therapie mit oralen Anticoagulantien ist ungemein störanfällig! S. Tabelle 9.2-1.

Die Dauer der Therapie hängt ab von

– dem Risiko der Thrombose oder Embolie (z. B. Herzinfarkt mit Dauerbeschwerden, oder thromboembolische Erscheinungen während der Anticoagulantien-Behandlung),

- dem Risiko der Hirnblutung bei gleichzeitiger Arteriosklerose und Hochdruck (alte Menschen!),
- der Zuverlässigkeit des Patienten,
- der „Schule", aus welcher der Arzt stammt (s. 10.4.).

Salicylate hemmen die *Thrombocyten-Aggregation;* deshalb nicht mehr als 1 g Acetylsalicylsäure tgl. während der Anticoagulantien-Prophylaxe verabreichen. Bereits in kleinen Dosen schädigen sie die resorbierenden *Schleimhäute* lokal.
In hohen Dosen hemmen sie auch die *Prothrombin-Synthese.* Alle drei Angriffe fördern die Blutungsneigung.

Tabelle 9.2-1. Verstärkung oder Abschwächung der Wirksamkeit oraler Anticoagulantien

Gestört ist die	durch	Anticoagulantien wirken daher
Vitamin K-Versorgung	Verstärkte K-Aufnahme. Daher keine K-haltigen Vitaminpräparate gleichzeitig! Spezielle Diät ist jedoch nicht nötig	schwächer
	Verminderte K-Aufnahme, z. B. bei a) Mangeldiät, vor allem wenn zugleich die K-synthetisierenden Darmbakterien durch Antibiotica zurückgedrängt werden. Bei normaler Ernährung machen Antibiotica dagegen keinen K-Mangel b) Störungen der Resorption, z. B. unter Cholestyramin (s. S. 251) oder allen Störungen der Fettresorption	stärker
Pharmakodynamik des Vitamin K bzw. der Anticoagulantien	a) Hereditäre relative Resistenz gegen Anticoagulantien b) Überproduktion von Gerinnungsfaktoren, z. B. unter oralen Contraceptiva	schwächer
	a) Salicylate (s. oben) b) Parenchymerkrankungen der Leber mit Unterproduktion von Gerinnungsfaktoren.	stärker
Pharmakokinetik des Vitamin K bzw. der Anticoagulantien	a) Hereditär bedingte Überfunktion des Anticoagulantien-abbauenden Systems b) Induktion des Abbaus von Anticoagulantien, z. B. durch längere Gabe von Barbituraten und Verwandten, Rifampicin, chronischen Alkoholismus	schwächer
	a) Hemmung des Abbaus von Anticoagulantien, z. B. durch Phenylbutazon, Chloramphenicol, Alkohol (akut) b) Verdrängung aus der Plasmaeiweißbindung (Anticoagulantien sind zu > 95% gebunden!), z. B. durch Phenylbutazon, Sulfonylharnstoffe, Sulfonamide	stärker

Unerwünschte Wirkungen

- **Blutungen** sind auch bei richtiger Einstellung möglich. Daher
  - regelmäßige *Harnkontrolle* auf Erythrocyten;
  - *nicht* in der *Schwangerschaft* (auch deshalb nicht, weil die Substanz auf den Fetus übergeht; stattdessen Heparin), auch *nicht* beim *Stillen* (Übergang in die Milch);
  - keine *i.m. Injektionen*, weil Gefahr der Blutung;
  - nicht bei Gewebedefekten im *Magen-Darm-Trakt* (z. B. Ulcus), Vorsicht mit potentiell ulcerogenen Medikamenten (s. 12.4);
  - Ca 1/3 aller Einstellungsprobleme beruhen auf Wechselwirkungen mit anderen Medikamenten (s. Tabelle 9.2-1). Extreme Aufmerksamkeit ist angezeigt.
  - Bei Operationen bedenke man
    oberflächliche Eingriffe (Incisionen etc.) sind ohne Unterbrechung der Therapie erlaubt;
    mit *tieferen* Eingriffen (z. B. Zahnextraktionen) wartet man möglichst 3–4 Tage nach Absetzen, Quickwert ist dann ~ 18 sec;
    sind *tiefere* Eingriffe *akut* erforderlich, gibt man Faktorenkonzentrate, bis der Quickwert ca. 18 sec erreicht hat.
  - Vorgehen bei *Spontanblutungen* unter Anticoagulantien

    Nicht jede Blutung zwingt zum Absetzen der Therapie. Entscheidend ist die Gefährdung des Patienten, die z. B. bei cerebralen Blutungen besonders hoch wäre. Ist der Patient nach Ausweis der Laborwerte richtig eingestellt, so weisen Blutungen oft auf einen organischen Schaden hin. Suchen!
    Man setzt bei ernsthaften Blutungen das Anticoagulans ab und überbrückt, falls erforderlich, die Zeit bis zur Erholung mit Faktorenkonzentraten. Vitamin K, das physiologische Antidot, sollte vermieden werden; denn die Neusynthese der Gerinnungsfaktoren braucht Zeit. Außerdem wäre der Patient anschließend schlecht einstellbar und daher Thrombose-gefährdet.

- *Nebenwirkungen, die nicht mit Gerinnungsstörungen zusammenhängen,* sind
  - Haarausfall (auch bei Heparin),
  - Vasculitis (Cumarin-Nekrose, selten),
  - Minderung des Abbaus anderer Pharmaka, wie Phenytoin oder Sulfonylharnstoffe.

Beendigung der Anticoagulantientherapie

Ausschleichen nach langfristiger Gabe ist unnötig, weil die Wirkung ohnehin nur langsam abklingt. Ein Rebound-Phänomen ist **nicht** erwiesen; jedoch steigt unter kurzfristiger Gabe (z. B. 1–2 Wochen zur postoperativen Prophylaxe) der Fibrinogenspiegel an. Daher pflegt man in diesen Fällen langsam abzusetzen. Vor Absetzen schließe man ein vielleicht noch bestehendes Risiko der Thromboembolie aus.

9.3 Thrombolytica-Therapie

Präparate

- Streptokinase (Förderung der Bildung von Plasminogenaktivator und, indirekt, von Plasmin),
- Urokinase (Förderung der Bildung von Plasmin),
- Plasmin.

Indikationen

- bei arteriellen Gefäßverschlüssen thrombotischer oder embolischer Art (z. B. Lunge, periphere Arterien),
- bei tiefen Venenthrombosen nur ausnahmsweise, weil die Risiken (s. u.) gegen den Erfolg – Wiederherstellung der Venenfunktion – abzuwägen sind.
- beim frischen Herzinfarkt (Erfolg nicht gesichert).

Kontraindikationen: s. S. 165.

Als relative Kontraindikationen gelten chirurgische Eingriffe, laufende Anticoagulantien-Therapie, hoher Anti-Streptokinase-Titer (dann Urokinase oder Plasmin).

Risiken

- Blutungen (s. o.) durch Abbau von Fibrin und Gerinnungsfaktoren (Fibrinogen, F. V., F. VIII);
- Gefahr der Embolisierung von Thromben im Vorhof (Kontraindikation!);
- Allergische Reaktionen.

Für die Dosierung von Streptokinase stehen zwei Schemata zur Wahl:

1. Standardisiert: 250 000 E initial, dann 100 000 E/Std für maximal 5 Tage (dann zuviel Antikörper).
  Risiko: Ist die Dosis zu hoch, wird das Plasminogen zu schnell erschöpft, der Fibrinogenspiegel fällt kurz ab und steigt dann wieder an.
2. Individuell: Zunächst Antistreptokinasetiter (E/ml) bestimmen; die 5000fache Zahl an Streptokinase-Einheiten infundieren.

Dauer der Behandlung: 1 Tag bis 3 Wochen.
Kombination mit Heparin ist möglich, aber besondere Vorsicht!
Aggregations-Hemmer (Acetylsalicylsäure) nicht gleichzeitig geben; Therapie mit oralen Anticoagulantien anschließen.
Die Überwachung der Therapie geschieht durch Messung der Thrombinzeit.

Antidot: Fibrinogen substituieren (3–5 g) sowie Aprotinin (100 000–250 000 E) als Plasmin-Inhibitor injizieren. Niedermolekulare Antifibrinolytica (AMCHA, PAMBA) vermeide man, weil sie stärker als Aprotinin auch innerhalb der Thromben wirken.

Anhang: Lungenembolie

> Verläßliche Indikatoren für eine drohende Lungenembolie gibt es nicht. Entscheidend ist daher die generelle *Prophylaxe* durch
>
> - Minderung der *venösen Stase* (elastische Strümpfe, Übungen, frühzeitiges Aufstehen nach Operationen),
> - Niedrig dosiertes Heparin bei allen Risikopatienten (s. S. 166)

Die meisten Todesfälle treten in der ersten Stunde ein, fast alle binnen 24 Std. Die Diagnose der übrigen Fälle ist häufig schwierig. Vergleichende Studien zur Sofortbehandlung fehlen daher.

Zur *Behandlung*

Die einzigen kausalen Maßnahmen sind Embolektomie (sofort) und Fibrinolyse (langfristig); der Nutzen der Fibrinolyse ist jedoch bisher nicht gesichert. Die übrigen Sofortmaßnahmen sind weitgehend symptomatisch:
- Bekämpfung von *Schmerz* und *Angst,* je nach Schweregrad mit Diazepam (10 mg i. v.) oder Opiat;
- *Spasmolyse* durch i. v. Injektion von Spasmolytica;
- Schockbehandlung nach Bedarf;
- *Sauerstoffzufuhr* (Nasensonde) nach Bedarf.
- Kurzwirkende *Herzglykoside* nach Bedarf (s. Cor pulmonale, s. 11.1.);

Anschließend
- Anticoagulantien-Therapie einleiten mit *Heparin;*
- Prophylaktisch *Antibiotica* gegen die häufige Infarkt-Pneumonie.

9.4 Substitution von Gerinnungsfaktoren

Jede Behandlung mit Blut und rohen Fraktionen aus Blut ist Sache des Fachmanns; denn sie ist *teuer* und birgt *besondere Risiken:* Infektion mit Hepatitis-Virus; allergische Reaktionen; Bildung neutralisierender Antikörper → Resistenz; Bildung cytotoxischer Antikörper → Hämolyse.
Möglichst kein Gesamtblut verwenden, weil es stärker als seine Fraktionen belastet und gefährdet.

Thrombocyten: Als bedenklich gilt ihr Abfall unter $100\,000/mm^3$; eine Blutung ist zu erwarten, wenn die Anzahl $< 25\,000/mm^3$ ist. Nach Ursachen fahnden! Die Substitution ist Angelegenheit der Spezialisten.

Hämophilie

*F.*VIII hat eine besonders kurze Halblebenszeit ($\sim$ 14 Std). Verwendet man Frischplasma, so muß man alle 4–6 Std 12 ml/kg anwenden! Besser verträglich sind äquivalente F. VIII-Konzentrate, die im Abstand von 12 Std. gegeben werden können. Eine Dauersubstitution wäre durch Gabe eines hochkonzentrierten Präparates alle 10 Tage möglich, ist aber extrem teurer. – F. IX hat eine etwas längere Halblebenszeit als F. VIII.
Resistenzentwicklungen sind möglich, meist durch Immunoglobuline ($\rightarrow$ Hemmkörperhämophilien). Dann sind excessive Dosen nötig. Die Therapie der Hämophilie richtet sich vor allem nach dem *klinischen* Erfolg, weniger nach den Gerinnungswerten. Der Quick-Wert ist hier unbrauchbar!

Die partielle Thromblastin-Zeit sollte unter 80 sec liegen, in Abhängigkeit vom Blutungsrisiko: Minimale Anforderungen stelle man bei Erhaltungstherapie, erhöhte bei Spontanblutungen, maximale bei Operationen.

Bei *erworbenen Coagulopathien* steht die Behandlung der Grundkrankheit im Vordergrund, nicht die Substitution.

Merke: Nur Gerinnungs*defekte* sind der systemischen Therapie zugänglich. Blutungen bei *normalem* Gerinnungssystem bringt man nicht durch systemische oder lokale Applikation von Gerinnungsfaktoren oder anderen potentiell gerinnungswirksamen Substanzen (z. B. Gewebeextrakte, Ca^{2+}) zum Stehen, sondern durch lokalen, meist mechanischen Zugriff.

10 Mittel zur Normalisierung von Kreislauffunktionen

10.1 Mittel zur Behandlung des akuten Kreislaufversagens

Definition: Akutes Kreislaufversagen ist bestimmt durch *unzureichende Perfusion,* welche im Schock zur Funktionseinschränkung auch lebenswichtiger Organe führt.

Therapeutische Ziele bestehen in

- Wiederherstellung ausreichender Zirkulation,
- Ausreichender O_2-Sättigung des Blutes (daher stets O_2!).

Drei Stufen der Therapie gehen ineinander über:

- Physikalische Maßnahmen, insbesondere O_2-Zufuhr,
- Arzneitherapeutische Maßnahmen I. Ordnung (s. S. 174).
- Arzneitherapeutische Maßnahmen II. Ordnung (s. S. 178).

Als Merksatz für die Reihenfolge des Vorgehens diene das ABC der Intensivmedizin:

- *A*temwege freimachen bzw. freihalten,
- *B*eatmung bei Bedarf,
- *C*irculation wiederherstellen.

Physikalische Maßnahmen, insbesondere O_2-Zufuhr

Akut: Externe Herzmassage, Mund- zu Mund-Beatmung. Geeignete Lagerung.
Langfristig: Sauerstoffzufuhr durch Nasensonde oder Gesichtsmaske; frühzeitige Intubation; evtl. assistierte oder kontrollierte Dauerbeatmung. „Schleichende" Hypoxien, z. B. infolge Shuntbildung, Atemdepression, fortbestehender Hypovolämie bleiben oft unerkannt. Immer mit der kleinsten O_2-Konzentration auszukommen suchen, weil irreversible Lungenschädigungen durch Membranverdickungen drohen. O_2 ausreichend anfeuchten, sonst trocknen die Sekrete ein (bei Nasensonde nicht nötig). Zur Indikation s. Tabelle 10.1-1.

Tabelle 10.1-1. Indikationen zu den wichtigsten Formen der Atemtherapie (Gruber und Rittmann, 1975)

	Akzeptabel ohne Behandlung	Atemgymnastik + Sauerstoff	Intubation, Respirator
$P_{art}O_2$ mmHg	75–100 bei Zimmerluft	70–200 mit Maske	< 70 mit Maske
$P_{art}CO_2$ mmHg	35– 45	45– 60	> 60[a]
Atemfrequenz	12– 25	25– 35	> 35
Inspir. Kraft cm H_2O	50–100	25– 50	< 25
Vitalkapazität ml/kg	30– 70	15– 30	< 15

[a] Ausnahme: chronische Lungenerkrankung, bei der auf den präoperativen Vergleichswert abgestellt werden muß. Falls kein Ausgangswert verfügbar ist, erkennt man die akute Erhöhung des P_aCO_2 an den Wirkungen auf das Zentralnervensystem (Koma). Herz (Arrhythmien, Abfall des Stromzeitvolumens) und am arteriellen pH (meist < 7.27).

Arzneitherapeutische Maßnahmen I. Ordnung

Kardiogene Formen des Schocks

Sie sind bedingt durch primäre Herabsetzung des Herzminutenvolumens. Therapie
- bei Myokardinsuffizienz: s. S. 179. Herzglykoside sind bei allen Schockformen zu geben, wenn Verdacht auf Herzinsuffizienz besteht.
- bei Rhythmus-Störungen: s. 10.3.

Pulmonale Formen: Bedingt durch primäre Einengung der Lungenstrombahn. Behandlung der Lungenembolie s. 9.3., des Cor pulmonale s. S. 232.

Eine *Hypovolämie* muß vor allem „aus der Sicht des Herzens" betrachtet werden; denn die Minderung des venösen Angebots ist pathogenetisch entscheidend und therapeutisch zu beheben. Eine Hypovolämie kann Schock verursachen (z. B. bei Blut- oder Elektrolytverlusten, s. S. 150 sowie S. 177); sie kann aber auch durch den Schock (mit) verursacht sein → Circulus vitiosus. Das venöse Angebot bestimmt den zentralen Venendruck (normal 5–8 cm H_2O); nach dieser wichtigen Größe ist die *Infusionsmenge* einzustellen.

Bedenke jedoch, daß der zentrale Venendruck trotz Volumenmangel erhöht sein kann, wenn eine Herzinsuffizienz vorliegt oder die Lungenstrombahn eingeengt ist (häufigste Ursache: Überdruckbeatmung!).

Ziele der Infusionsbehandlung sind
- Erhöhung des venösen Angebots an das Herz → erhöhtes Herzminutenvolumen;

Tabelle 10.1-2. Ableitung der Arzneitherapie des Schocks aus seinen pathogenetischen Faktoren

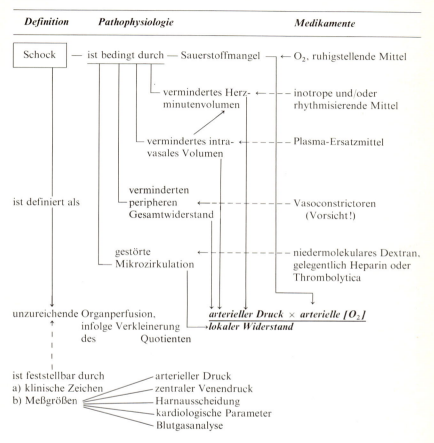

- Hämodilution → geringeren Strömungswiderstand → bessere Mikrozirkulation (Optimum bei 30% Hämatokrit);
- Normalisierung des gestörten Flüssigkeits- und Elektrolythaushalts. Harnausscheidung messen!

Wenn *eine Hypovolämie* trotz Therapie fortbesteht, suche man nach folgenden typischen Gründen:
- Aktueller Verlust wurde unterschätzt.
- Fortbestehender Verlust wurde nicht erkannt bzw. unterschätzt (Ileus, Verbrennungen!).
- Normaler Tagesbedarf wurde nicht in Rechnung gestellt.

Ersatz von Flüssigkeit und Salz einerseits, Normalisierung des Plasmavolumens andererseits sind jedoch scharf zu unterscheiden!

Volumenwirksame Zubereitungen

- *Kolloidfreie* Elektrolytlösungen sind bei intakten Organfunktionen (z. B. im akuten hämorrhagischen Schock) brauchbar. Sie *verlassen* jedoch die Gefäßbahn *schnell* und treten ins Interstitium ein → Risiko des Lungenödems (bei Herzinsuffizienz) oder des Hirnödems (bei organischer Hirnschädigung oder Hochdruck).
- *Kolloidhaltige* Elektrolytlösungen wirken infolge ihres kolloidosmotischen Druckes dem Filtrationsdruck entgegen und können bei „kolloidaler Hypertonie" sogar *Flüssigkeit* aus dem Interstitialraum ins Blut *zurücknehmen* („Plasmaexpander").
Die Rücknahme fällt bei stärker hyperonkotischen Mitteln (z. B. Dextran 40) ins Gewicht, wenn diese schnell infundiert werden. Man hüte sich dabei vor einer Über-Infusion und gebe hyperonkotische Lösungen erst dann, wenn der Flüssigkeitshaushalt restituiert ist.

Präparate (vgl. Tabelle 10.1-3)

- *Dextrane* sind Poly-Glucosen und bei gleichem Molekulargewicht stärker hydratisiert als Proteine. Die statistischen Maxima der Molekulargewichte liegen für Dextran 75 bei 75 000, Dextran 40 bei 40 000 etc. Je höher das Molekulargewicht, desto größer die Viscosität. Die üblichen Dextranpräparate sind leicht hyperonkotisch, Dextran 40 ist kräftig hyperonkotisch. Die Elimination erfolgt renal mit zunehmender Geschwindigkeit bei Molekulargewichten unter ca. 50 000; daher kein Dextran 40 bei drohendem Nierenversagen, weil sonst zu hohe intratubuläre Konzentrationen erreicht werden. Dextrane werden langsam, aber vollständig enzymatisch hydrolysiert.
Dextranbeladung der Gefäßwände und der corpusculären Bestandteile ergibt „glattere" Mikrozirkulation (besonders mit Dextran 40 erreichbar, weil weniger viscös). Eine leichte Hemmung der Plättchenaggregation, in höheren Dosen auch der plasmatischen Gerinnung ist oft erwünscht. Entscheidend für die Verbesserung der Mikrozirkulation ist jedoch die Hämodilution mit der daraus resultierenden Minderung der Viscosität.
Nachteil: in ca. 0,05% der Fälle anaphylaktoide Reaktionen, die zu ca. 10% tödlich enden.
- *Gelatine*-Derivate weisen Molekulargewichte um 30 000 auf und werden daher relativ schnell renal eliminiert. Sie sind nicht hyperonkotisch. Vorteil: Diureseförderung. Nachteil: Hypovolämie kommt wieder.
Das Hauptrisiko ist die Histaminfreisetzung, jedoch ist sie kaum lebensbedrohlich. – Der Ca^{2+}-Gehalt der Präparate muß niedrig sein, sonst sind sie bei Digitalisierten nicht gestattet.
Die Gerinnung ist nicht betroffen.
- *Hydroxyäthylstärke* besitzt ein hohes Molekulargewicht (ca. 400 000) und wird im Organismus zu kolloidosmotisch stärker wirksamen Fragmenten gespalten. Dadurch besteht das Risiko der Überinfusion. Überempfindlichkeitsreaktionen sind sehr selten.
- *Plasma-Proteine,* z. B. Albumin oder Gesamtplasma. Vorteile gegen Dextran oder Gelatine bestehen bei herabgesetzter Proteinsynthese oder bei Überempfindlichkeit gegen körperfremde Substitute. Albumin ist der kolloidosmotisch entscheidende Anteil. Das Risiko der Hepatitis muß durch geeignete Aufbereitung (Pasteurisierung) ausgeschlossen werden.
Nachteile: teuer; Überempfindlichkeitsreaktionen kommen vor.

Tabelle 10.1-3. Vergleich verschiedener Plasmaersatzmittel

Grundsubstanz	HWZ ca.	Molekulargewicht	Vorteile	Nachteile
Albumin	20–30 Tage	68 000	„Physiologisch"	Zu hoher Preis, Reaktionen auf Aggregate (leicht)
Dextran (niedermolekular)	4 Std	40 000	Verbesserte Fließeigenschaften des Blutes; Entwässerung ödematösen Gewebes; kurze Verweildauer im Blut	Exsiccose des Gewebes (auch der Zellen); anaphylaktoide Reaktionen, auch tödliche
Dextran (hochmolekular)	8 Std	60 000	Günstige Halbwertszeit	Anaphylaktoide Reaktionen, auch tödliche
Gelatine (quervernetzt)	4 Std	30 000	Relativ schnelle Ausscheidung	Histaminfreisetzung, aber weniger riskant als bei Dextran
Hydroxyäthylstärke	12 Std	400 000		Muß im Organismus zu kolloidosmotisch wirksamen Fragmenten gespalten werden → evtl. Überinfusion

- *Vollblut* stellt eine „Arzneimittelkombination" dar, deren Bestandteile (Erythrocyten, Leukocyten, Thrombocyten, Gerinnungsfaktoren, Antikörper, volumenwirksame Bestandteile) nicht immer gemeinsam indiziert sind.

Indikation besteht

- *akut,* wenn mehr als ca. 1,5 l Blut verloren gingen oder der Hämatokrit unter 25% sank;
- *chronisch,* wenn eine anders nicht ausreichend beeinflußbare bedrohliche Anämie vorliegt.

Die Indikation ist *streng* zu stellen; stets ist zu prüfen, ob eine gezielte Therapie mit *Blutbestandteilen* möglich ist. Verfügbar sind Konzentrate von Erythrocyten, Leukocyten, Thrombocyten (hier neben ABO- und Rh-System auch das HL-A-System berücksichtigen!), Immunglobulinen, Fibrinogen, Antihämophilen Globulinen A und B.
Risiken: Bisher *unvermeidbar* ist die Hepatitis.
Merksatz: 10% der Infundierten werden infiziert, 1% werden gelb, 0,1% sterben.

Vermeidbare Risiken sind

- Blutgruppen-Unverträglichkeit,
- sonstige Überempfindlichkeit (Allergien),

- bakterielle Verunreinigungen (vom Spender oder durch Handhabung),
- bei großen Blutmengen Acidose durch ACD-Zusatz, gefolgt von Hyperkaliämie.

Kontraindikation bestehen bei
- vorhandenem oder drohendem Lungen- oder Hirnödem,
- akuten thromboembolischen Erkrankungen.

Arzneitherapeutische Maßnahmen II. Ordnung

Sie haben noch keine klare Indikationsstellung. Ihr Charakter ist experimentell, solange keine prospektiven Studien über Vorteile und Risiken vorliegen.
- *α-Sympathomimetica:* Vasoconstrictoren sind bei sonst resistenten Fällen unvermeidlich, aber stets riskant, weil weitere Verschlechterung der Organperfusion in Kauf genommen wird. *Keinen Blutdruck > 100 mm Hg systolisch erzwingen* wollen!
- *β*-Sympathomimetica vermindern peripheren Widerstand und venöse Poolung. Sie sind riskant beim kardiogenen Schock wegen Förderung von Tachykardie und Extrasystolie.
Dopamin fördert auf Grund seines günstigen Verhältnisses zwischen *α*- und *β*-Wirkung in *kleinen* Dosen (2.5–5 µg/kg × min) die Durchblutung von Gehirn, Niere und Mesenterialgefäßen zu Lasten der Haut- und Muskeldurchblutung. In *höheren* Dosen (bis zu 30 µg/kg × min) bewirkt es eine Vasoconstriction, die zur Aufrechterhaltung des arteriellen Druckes bei schwerem Schock angestrebt wird. Dazu kommt dosisabhängig die $β_1$-mimetische Förderung der Herzleistung. Heute Mittel der Wahl.
- *α-Sympatholytica* sind sinnvoll nur bei hohem peripherem Widerstand.
- *Glucocorticoide* in extremen Dosen sind beim septischen Schock wahrscheinlich wirksam. Ihre Anwendung bei anderen Schockformen (außer beim anaphylaktischen Schock; s. u.) ist spekulativ.

Zentrale Stimulantien für Atmung und Kreislauf sollten *vermieden* werden.

Bedenke und behandle rechtzeitig die "terminalen Risiken"

● Lungenödem.
Schwierigkeit: Die Schockbehandlung erfordert die Zufuhr von Volumen und oft auch die medikamentöse Steigerung des Blutdruckes; beides begünstigt das Lungenödem (s. 10.2). *Infusionsgeschwindigkeit bei Anstieg des zentralen Venendrucks drosseln!*
● Nierenversagen.
Entscheidend ist die Verbesserung der Hämodynamik durch Volumenzufuhr und evtl. Dopamin. Ausscheidung regelmäßig messen. Sinkt sie unter 30 ml/Std, reichlich Furosemid (bis zu einigen g/24 Std) infundieren. Furosemid ist sinnvoll, weil noch geringe Mengen an Primärharn gebildet werden, die aber im

Tubulus „versickern". Die früher viel verwendeten Osmo-Diuretica (z. B. Mannit) sind wegen der eventuellen Retention (→ Hypervolämie) riskanter.

Sonderfall Nr. 1: *Behandlung des anaphylaktischen Schocks*

Der anaphylaktische Schock läuft meist ungemein schnell ab. Das Schicksal dieser Patienten hat sich häufig bereits entschieden, ehe der Arzt eintrifft. Die ärztlichen Maßnahmen fallen dann in die Phase der Besserung und werden daher als positiv beurteilt.

Maßnahmen

Zusätzlich zur ABC-Regel der Intensivmedizin (s. S. 173) gilt hier eine AAC-Regel: Antigen weg – Adrenalin – Corticoid hochdosiert.
a) Adrenalin in kleinen Dosen (50–100 µg) i. v., evtl. wiederholt. Hypoxiebedingte Arrhythmien dürften durch diese bedarfsgesteuerte Dosierung kaum verschlimmert werden. Adrenalin ist Mittel erster Wahl! Zur Begründung s. 6.3.
b) Glucocorticoid in hohen Dosen i. v. Wegen des zu langsamen Wirkungseintritts hilft es nicht in der akuten Phase.
c) Antihistaminicum i. v. Auch sein Effekt ist meist unbefriedigend, weil das Mittel „zu spät auf dem Schlachtfeld erscheint".
d) (Falls a)–c) nicht ausreicht) Adrenalin in Infusion (ca. 0,5 mg/Std).
e) Bei Bronchospasmus zusätzlich β-Sympathomimetica als Aerosol, weiter wie bei Status asthmaticus (s. 11.1).

Patienten mit entsprechender Anamnese, z. B. schwerer Bienenstich-Allergie, benötigen ein *Not-Besteck* mit entsprechender Information (wichtigster Bestandteil: Adrenalinampulle mit Spritze).

Sonderfall Nr. 2: *Verbrennungen*

Der Flüssigkeitsersatz steht ganz im Vordergrund.

Als Richtlinie für die Substitution dient das Ausmaß der Verbrennung: 3 ml/kg (KG) × Prozent verbrannte Haut binnen 48 Std, davon 2/3 als kolloidale, 1/3 als kolloidfreie Lösung.

10.2 Mittel zur Therapie der Myokardinsuffizienz

Die Myokardinsuffizienz ist **ein Syndrom, kein Grundleiden.** Ziel ihrer Behandlung ist es, das Herzminutenvolumen langfristig und bedarfsgerecht zu erhöhen.

Oft wird hierbei nur an positiv inotrop wirkende Substanzen gedacht. Das ist falsch; denn die Hämodynamik kann z. B. durch extrakardial angreifende Verfahren so verbessert werden, daß trotz eingeschränkter Leistungsfähigkeit des Myokards das Herzzeitvolumen ausreicht.

Wenn auch die therapeutischen Maßnahmen stets kombiniert werden müssen, so lassen sie sich doch in drei Gruppen gliedern: Kausale Therapie – Entlastung – Erhöhung der Belastbarkeit durch Glykoside.

1. Erwäge eine „kausale" Therapie!

Z. B. bei Karditis im Rahmen einer Endokarditis, bei Hypertonie, Übergewicht, Diabetes, Hyperuricämie, Hyperlipidämie, operablen Vitien und Coronarerkrankungen, ferner bei chronisch-obstruktiven Lungenerkrankungen.

2. Entlaste das Herz!

- Für *physische* und *psychische Ruhe* sorgen!
  - *Richtig lagern* (bei Links- und Rechtsinsuffizienz verschieden)!
  - *Vorsichtig sedieren*, z. B. mit Diazepam oder Benzoctamin! Alle Sedativa begünstigen eine Atemdepression, besonders bei vorhandener respiratorischer Acidose. Besonders riskant ist die Kombination von Sauerstoffgabe + Sedierung. Bei Linksinsuffizienz kann generöser sediert werden als bei Rechtsinsuffizienz. Oft ist eine erfolgreiche *Digitalisierung die beste Sedation*.

    Diuretica nicht zu später Tageszeit geben!
    Jedoch auch *Risiken der Ruhigstellung* bedenken, z. B. Thromboembolien, Pneumonie, Harnretention, Muskelschwäche, Depressionen.

- Die *Salzretention* und damit die Ödeme beseitigen!
Nicht zu massiv vorgehen, weil hypotone Dehydratation, Hyperaldosteronismus, Hypokaliämie, Thromboembolie drohen. Der tägliche Gewichtsverlust sollte nicht über 500 g liegen.
Einzelmaßnahmen bestehen in
  - salzarmer Diät ($\leq$ 2 g Salz tgl.),
  - Diuretica (s. 8.5),
  - Normalisierung der Herzfunktion. Sie führt zur Normalisierung der glomerulären Filtration und der Durchblutung des Nierengewebes und dadurch zur Diurese.
Laufende Gewichtskontrolle, auch nach erfolgreicher Behandlung!
- In schweren Fällen den Einsatz von peripher gefäßerweiternden Substanzen erwägen (s. S. 189).
- *Prophylaktische Anticoagulation* erwägen!
Z. B. bei Verdacht auf wiederkehrende Hirn- oder Lungenembolien.
- *Vermeide kardiodepressorische Pharmaka.* Beispiele:
  - β-Sympatholytica; tricyclische Antidepressiva (s. S. 296), Calcium-Antagonisten (s. S. 196).
  - Eventuellen Alkohol-Abusus abstellen; denn Alkohol führt akut zu direkter

Myokarddepression, chronisch zu Kardiomyopathie. Vit. B-Mangel führt gleichfalls zur Herzinsuffizienz. Er kann mit Alkoholismus verknüpft sein. Auf Substitution spricht das Herz ausgezeichnet an.

3. Gib Herzglykoside!

Kardiale Glykosidwirkungen

Bedenke gleichzeitig die *drei kardialen Glykosidwirkungen!* Sie treten prinzipiell auch am gesunden Herzen ein; die Erhöhung des Herzminutenvolumens ist aber nur bei insuffizientem Herzen bedeutsam.
- *Positiv inotrope Wirkung* → schnellere und vollständigere Entleerung des Herzens → vermindertes endsystolisches Restblut und verminderte enddiastolische Füllung. Der Wirkungsgrad des Herzens steigt (mehr Arbeit/O_2-Verbrauch) infolge Frequenzminderung und Abnahme des zu großen enddiastolischen Ventrikelvolumens.
- *Negativ chronotrope und dromotrope Wirkung:* Die Erniedrigung der Ventrikelfrequenz ist vor allem eine Folge der verbesserten Inotropie. Daneben ist zu bedenken
  - die Minderung der AV-Überleitung. Dies ist *günstig* bei Tachyarrhythmien, aber *ungünstig* bei bradykarden Insuffizienzen.
  - die Zunahme des Vaguseinflusses auf das Herz unter Digitalis.
- Eine *gesteigerte Automatie des Myokards* ist nur als toxischer Effekt bedeutsam.

Erniedrigung des Venendrucks und *Diurese* folgen aus der Erhöhung des Herzminutenvolumens. Herzglykoside sind in therapeutischen Dosen keine Diuretica.

Achte auf Zeichen der Digitaliswirkung

Sie bestehen in
- Besserung aller Zeichen der Herzinsuffizienz (Befinden, Stauungszeichen, Herzfrequenz) sowie in
- EKG-Veränderungen. Klassisch ist die muldenförmige ST-Senkung bis zur Abflachung oder Inversion von T. PQ wird verlängert, QT verkürzt. Die EKG-Veränderungen sind durch Myokardschaden imitierbar und modifizierbar. Sie zeigen *nicht* eindeutig, ob, wann oder gar wieviel Digitalis ein Patient erhielt!

Vermeide toxische Effekte

Therapeutische, toxische und tödliche Dosen (1:2:(5–10)) liegen nahe beieinander. *Alle bisher bekannten Glykoside besitzen diesen gefährlich kleinen therapeutischen Quotienten.* Da auch der Bedarf an Herzglykosiden individuell stark variiert (wahrscheinlich ± 70% der Vollwirkdosis), ist *nach Wirkung* zu dosieren. Faktoren, welche häufig zur relativen Überdosierung beitragen:

- Hypokaliämie, z. B. im Gefolge einer massiven Diurese, verstärkt immer die Digitaliswirkungen. Kontrollen!
- Niereninsuffizienz stört den Elektrolythaushalt und die Digoxin-Elimination (s. S. 183).
- Vorgeschädigtes Herz.

Im Alter treffen oft alle genannten Risikofaktoren zusammen!
Die Symptome der Überdosierung werden oft von Symptomen der Grundkrankheit überlagert. *Die toxischen Effekte entwickeln sich aus den therapeutischen* und sind anfangs noch Ausdruck der therapeutischen(!) Wirkung, z. B. Sinusbradykardie, PQ-Verlängerung und QT-Verkürzung.

Bei prophylaktischer Digitalisierung ist definitionsgemäß keine Wirkung sichtbar; daher besteht wegen „blinder" Dosierung in besonderem Maß das Risiko der Unter- oder Überdosierung.

Ist man nicht sicher, ob die Symptome von der Grundkrankheit oder von den Glykosiden ausgelöst werden, entschließe man sich zu einem *Auslaß-Versuch*.

Besondere Vorsicht bei der subvalvulären Aortenstenose, weil Digitalis die Ausflußbahn zusätzlich verengen kann.

Symptome der Digitalis-Toxizität

- *Kardial:* starke Sinusbradykardie. Vorhoftachykardie bis zum Flimmern. AV-Überleitungsstörungen („Pseudo-Normalisierung" der Kammerfrequenz) bis zum Block. Ventriculäre Extrasystolen (monotop-polytop) bis zur Kammertachykardie. Der Tod durch Digitalis beruht in der Regel auf Kammerflattern. Vorsicht mit Herzglykosiden bei Kammertachykardie; sie können verbessern oder verschlimmern! Es gibt keine Form der Rhythmusstörung, die nicht durch Digitalis ausgelöst werden könnte!
Vermeide den Circulus vitiosus Digitalis → Rhythmusstörung
  ↖ ↙
  Zunahme der Insuffizienz
- *Befindens-Störungen,* vorwiegend zentral ausgelöst: Appetitlosigkeit, Erbrechen, Durchfälle, Kopfschmerz, Benommenheit, auch psychotische Zustände.
- *Sehstörungen,* z. B. Gelbsehen.

Maßnahmen bei Digitalis-Überdosierung

- *Glykoside und Diuretica weglassen.*
- *Kalium* (20 mVal) über 1–2 Std infundieren unter Kontrolle von EKG und Plasma-K^+. Kalium wirkt vor allem gegen noch nicht gebundenes Glykosid. K^+ jedoch nicht bei AV-Block geben, weil es ihn verschlimmert! Excessive Vergiftungen sind mit Hyp*er*kaliämien verbunden; daher erst messen, dann infundieren!
- *Phenytoin.* Besser als andere Antiarrhythmica mindert Phenytoin nicht nur die Automatie, sondern auch die digitalisbedingte Störung der Reizleitung, während es die Kontraktilität weniger beeinflußt. Man gibt oral 0,3–0,6 g tgl., wenn dringlich auch als Infusion von ca. 0.2 g über 5 min unter EKG-Kontrolle. Dilemma: Schnelle Injektion hoher Dosen schädigt das Herz (evtl. Stillstand)

und dämpft das Atemzentrum. Zu vorsichtige Infusion liefert unzureichende Plasmakonzentrationen wegen schnellen Übergangs ins Gewebe.

Nur als ultima ratio sollte man einen *Schrittmacher* als „overdrive" verwenden; denn es besteht die Gefahr repetitiver Extrasystolen. Evtl. Schutz durch Antiarrhythmica. – *Defibrillation* wäre gefährlich und sollte erst mehrere Tage nach Absetzen des Glykosids versucht werden.
Cholestyramin (s. S. 251) unterbricht den enterohepatischen Kreislauf von Herzglykosiden, der vor allem beim Digitoxin ins Gewicht fällt. Es wirkt aber im allgemeinen zu langsam.

Kenne und nutze die pharmakokinetischen Eigenschaften „deines" Glykosids!

Grundsätzlich läßt sich die gesamte Glykosidtherapie allein mit Digoxin oder einem Digoxin-Verwandten verwirklichen. Will man alle pharmakokinetischen Differenzen abdecken, so *genügen drei Typen von Glykosiden:* g-Strophanthin, Digoxin(gruppe), Digitoxin. Sie sind hier in der Reihe steigender *Lipophilie* genannt.

Mit der Lipophilie steigt
– die Resorptionsquote und die tubuläre Reabsorption,
– die Proteinbindung und damit die Latenz des Wirkungseintritts sowie die erforderliche Plasmakonzentration,
– das Ausmaß des Abbaus.

Obwohl *g-Strophanthin* kaum metabolisiert wird, sind seine pharmakokinetischen Daten schwierig zu interpretieren. Nach intravenöser Injektion werden ca. 30% schnell ausgeschieden; der Rest tritt in tiefere Kompartimente und wird mit der HWZ des Digoxins eliminiert. Die in der Tabelle angegebenen Abkling- und Eliminationsquoten sind grobe Schätzwerte für die frühe Phase der Strophanthinwirkung und daher in Klammern gesetzt. Die HWZ von 1,7 Tagen betrifft die langsame Phase der Elimination.
Digoxin ist den übrigen Lanataglykosiden vorzuziehen, weil seine pharmakokinetischen Daten am stabilsten sind (renale Elimination; kaum tubuläre Reabsorption; Metabolisierung $\leq 15\%$). Demgegenüber entsteht aus β-Methyl-Digoxin im Organismus Digoxin (mit größerem Verteilungsraum). Die Acetylester des Digoxins können spontan isomerisieren; während der enteralen Resorption werden sie desacetyliert. Von Veränderungen des Arzneimittel-Metabolismus ist also Digoxin viel weniger als seine Derivate betroffen. – *Meproscillarin* wird vor allem biliär ausgeschieden und kann daher auch bei Niereninsuffizienz in normaler Dosis gegeben werden; ansonsten ähnelt es dem Digoxin.
Das stärker lipophile *Digitoxin* wird fast völlig abgebaut. Dementsprechend ist seine Halbwertszeit bei Niereninsuffizienz nicht verlängert; Induktion des Arzneimittelabbaus schwächt seine Wirksamkeit ab.

Zum Verständnis von Tabelle 10.2-1 sind folgende *Definitionen* wichtig:
Vollwirkspiegel *(= Vollwirkdosis)* = diejenige Glykosidmenge, deren Vorhandensein im Organismus eine Voraussetzung für einen hinreichenden therapeutischen Effekt ist. – *Eliminations-Quote* = die tägliche Elimination in Prozent der im Organismus vorhandenen Menge. – *Abkling-Quote* = tägliche Minderung des Effekts. Gemessen an den Parametern der Kontraktilität entspricht die Abklingquote etwa der Eliminationsquote. Die Abklingquote der klinischen Wirkung ist geringer. – *Resorptionsquote* = orale Resorption in Prozent der applizierten Dosis.

Tabelle 10.2-1. Pharmakokinetische Daten dreier Prototypen

		g-Strophanthin	Digoxin	Digitoxin
Vollwirkdosis	(mg)	(0,7–0,8?)	1,2–1,5	1,2–1,5
Abkling-Quote	(%)	(40?)	20–30	10
Eliminationsquote	(%)	(50–60?)	30–40	10
Halbwertszeit (Tage)		1,7	1,7	7
Elimination vor allem		renal	renal	hepatisch
Erhaltungsdosis (oral, mg)		—	0,25–0,5	0,1–0,2
Resorptionsquote[a]	(%)	0,4–4 (!)	60–85	ca. 100

[a] Die biologische Verfügbarkeit (s. S. 35) heute gängiger Digoxin-Tabletten ist zwar nicht ideal, aber hinreichend konstant. Individuelle Faktoren (Einnahmegewohnheiten, Empfindlichkeit, Elimination) sind als Störfaktoren wichtiger. – Besser resorbierbare Digoxin-Derivate (z. B. β-Methyl-Digoxin) besitzen keine grundsätzlichen Vorteile gegen Digoxin.

Arzneimittel-Interaktionen mit Herzglykosiden

1. Pharmakodynamische Wechselwirkungen sind wichtig: Ca^{2+} verstärkt alle Effekte. – K^+ mindert die glykosidbedingte Inotropie und Automatie, verstärkt aber die Blockade der Erregungsfortleitung. Alle Arzneimittel, welche die K^+-Konzentration senken (Diuretica, Laxantien), verstärken die Digitaliseffekte.
2. Pharmakokinetische Wechselwirkungen sind weniger wichtig: Herzglykoside mit marginaler Resorbierbarkeit (z. B. Digoxin) werden bei beschleunigter Darmpassage schlechter resorbiert. Bezüglich Cholestyramin s. S. 251.

Indikationen für Herzglykoside

- *Therapeutisch:* Grundsätzlich sind Herzglykoside bei *jeder Myokardinsuffizienz* indiziert. Am besten wirken sie bei chronisch unzureichendem Herzminutenvolumen („low output cardiac failure"). Bei Verdacht auf Herzinsuffizienz (Schlaflosigkeit, Reizhusten, Nykturie, Müdigkeit; vor allem bei älteren Menschen) kann probeweise digitalisiert werden.

    Insuffizienz bei Hyperthyreose, primären Herzmuskelerkrankungen (Myokarditis), oder unter Halothan-Narkose spricht meist nur unbefriedigend an.
- *Zur Erhaltung der Kompensation*
    Im allgemeinen gilt die Regel „Einmal Digitalis, immer Digitalis". Die Dosis sollte jedoch probeweise herabgesetzt werden, wenn unerwünschte Wirkungen stören.
- *Prophylaktische* Digitalisierung ist umstritten, soweit keine „latente Insuffizienz" vorliegt. Die entsprechenden hämodynamischen Parameter sind nur mit erheblichem technischen Aufwand zu erfassen.

Unterscheide

Eine *Langzeit*prophylaxe ist *derzeit abzulehnen*, weil die therapeutische Breite der Herzglykoside zu gering und eine Therapie nach Wirkung hier unmöglich ist. – Eine *Kurzzeit*-„Prophylaxe", z. B. präoperativ (2 × 0,25 mg g-Strophanthin tgl.), ist *diskutabel*, wenn die Glykosid-Dosierung niedrig gehalten wird (wegen individueller Schwankungen der Empfindlichkeit) und Störungen des Elektrolythaushaltes (vor allem des [K^+]) sorgfältig vermieden werden. Die Kurzzeit-Prophylaxe setzt eine großzügige Auslegung des Begriffs „Latente Insuffizienz" voraus.

Praktische Durchführung der Therapie mit Glykosiden

> Experience and cautious attention gradually taught me how to employ it.
>
> Withering

Drei Vor-Fragen
- Bestehen *erhöhte Risiken*, z. B. durch
  – Digitalisgaben innerhalb der letzten 3 Wochen?

Umsetzen von g-Strophanthin auf ein anderes Glykosid ist weniger riskant als z. B. der Übergang von Digoxin oder gar Digitoxin auf g-Strophanthin (s. hierzu Tabelle 10.2-1).

  – Hochgradigen AV-Block oder Kammer-Extrasystolien?
  – Ausscheidungsstörung bei Niereninsuffizienz, alten oder geschwächten Patienten?
  – Cor pulmonale; Mitralstenose; obstruktive Kardiomyopathie?
  – Hypokaliämie (Laxantien-Abusus!)?
- Ist ein *EKG* vorhanden?
- Wie *dringlich* ist die Therapie?
Die Dringlichkeit der Therapie bestimmt, ob oral oder i. v. digitalisiert wird. Die orale Gabe ist weniger riskant. Keinesfalls bis zu toxischen Zeichen gehen und erst dann die Dosis reduzieren!

Auswahl und Dosierung der Glykoside beruhen ausschließlich auf ihrer Pharmakokinetik (vgl. Abb. 10.2-1)

Kurzwirkende Glykoside (z. B. g-Strophanthin) sind brauchbar, wenn akute Formen des Herzversagens (z. B. Infarkt) vorliegen oder gute Steuerbarkeit (Gefahr von gehäuften Extrasystolien oder Block) erforderlich ist; auch bei Ungewißheit über frühere Digitalisgaben.

Langwirkende Glykoside (z. B. Digitoxin) sind brauchbar zur ambulanten Dauertherapie.

Grundsätzlich läßt sich jedoch die gesamte Glykosidtherapie mit dem *mittellang wirkenden* Digoxin oder einem Digoxin-Verwandten durchführen.

Dosierungsbeispiele für *langsame* Digitalisierung (ca. 7 Tage):
Digitoxin 3 Tabl. à 0,1 mg tgl. bis Kompensation (= *Anfangsdosis*), dann auf ca. 1–2 zurückgehen *(Erhaltungsdosis)*, oder
Digoxin 3 Tabl. à 0,25 mg, bis Kompensation, dann auf 1–2 zurückgehen.

Die *Schnell*digitalisierung (Gabe einer pharmakodynamisch „voll wirkenden" und pharmakokinetisch „sättigenden" Dosis z. B. innerhalb eines Tages) ist heute verlassen wegen zu großer Risiken.

Die inotrope Wirkung, kenntlich an der Senkung des Venendrucks, tritt früher ein als die Verlangsamung der Erregungsleitung (EKG). Daher kommt man bei Sinusrhythmus meist mit kleineren Dosen aus als bei Tachyarrhythmien, und deshalb lohnt sich auch ein Versuch mit kleinen Digitalisdosen bei bradykarden Insuffizienzen.

> Starre Dosierungsschemata täuschen eine nicht vorhandene Genauigkeit vor.
> Alle Glykoside sind *nach Wirkung* zu dosieren. Nicht ein Schema, sondern der *Bedarf* bestimmt, ob ein Patient die Vollwirkdosis erhält.

Wie bei anderen Arzneimitteln geringer therapeutischer Breite, kann auch bei Herzglykosiden die *Messung der Plasmakonzentration* zur Steuerung der Therapie herangezogen werden. Zwar überlappen sich therapeutisch und toxisch wirksame Konzentrationsbereiche. Durch Anpassung der Dosierung an die Plasmakonzentration läßt sich jedoch die Häufigkeit der Intoxikationen herabsetzen, weil die Beziehung zwischen Plasmakonzentration und Effekt enger ist als die zwischen Dosis und Effekt. Man hüte sich auch hier vor einem Blutspiegel-Fetischismus! Die Plasmakonzentration sollte gemessen werden
– bei Verdacht auf Überdosierung,
– bei Schrittmacherpatienten, weil hier andere Meßgrößen (Frequenz, EKG) entfallen.

Plasmakonzentration	Digoxin	Digitoxin
therapeutische	$1{,}1 \pm 0{,}5$ ng/ml	17 ± 8 ng/ml
toxische	$\times 2$	$\times 2$
davon proteingebunden	$\sim 25\%$	$\sim 95\%$

Digoxin und g-Strophanthin werden weitgehend unverändert renal ausgeschieden. Digitoxin wird größtenteils in der Leber metabolisiert. Daher *Strophanthin-* und *Digoxindosis bei Niereninsuffizienz* entsprechend der Kreatinin-Clearance (s. S. 50) *vermindern,* oder Digoxin durch Meproscillarin bzw. Digitoxin ersetzen.

Digitalis einige Tage vor geplanter Defibrillation absetzen!

Digitalis beeinflußt bei *entzündlichen Herzerkrankungen* (meist Viren) nicht den Grundprozeß. Weil es die bereits vorhandene Tendenz zu Rhythmusstörungen verstärkt, sollte es niedrig dosiert werden. Gleichzeitige Glucocorticoidtherapie.

Einige Merksätze, die sich aus 10.2 ergeben

> Alle Herzglykoside wirken prinzipiell gleichartig.

...atriämie ohne Ödeme („trockene Hyponatriämie") entsteht iatrogen ...ch rigide Na^+-Restriktion bei gleichzeitiger massiver diuretischer Therapie.
Na^+-Bestand, meist auch Flüssigkeitsbestand sind erniedrigt; daher Na^+-Zufuhr und Flüssigkeitszufuhr, Diuretica absetzen.
– Hypokaliämie (s. 8.3.).

● Noch in Erprobung sind

– die *Minderung des peripheren Widerstandes und des zentralvenösen Drucks* durch Infusion von Nitroprussid-Natrium (vgl. S. 219) oder Nitroglycerin, oder durch orale Gabe von organischen Nitraten bzw. Hydralazin. Steht der Rückstau in die Lunge im Vordergrund, so genügt häufig ein preload-minderndes Mittel, z. B. ein organisches Nitrat (s. S. 201). Bei stark verminderter Auswurfleistung, erkennbar am gesteigerten linksventriculären Füllungsdruck, erscheint eine Senkung des afterload sinnvoll. Hierzu benutzt man Nitroprussid-Natrium (s. S. 219) bzw. Hydralazin (s. S. 210). Das Risiko einer Hypotension bzw. Tachycardie ist geringer als zunächst befürchtet.
– Die Anwendung *positiv inotroper Katecholamine*, wie Dopamin oder Dobutamin. Ihre Dosierung ist so zu wählen, daß Frequenzsteigerungen, Extrasystolen und periphere Vasoconstriction ausbleiben.

Auch die Kombination von Nitroprussid-Natrium mit Dopamin wird versucht.

Behandlung des kardialen Lungenödems

Ziel ist die Senkung des Capillardruckes in der Lunge (vgl. Abb. 10.2-2).

Vorgehen

● *Morphin* parenteral, auch (fraktioniert!) intravenös, führt durch zentralen Angriff zur
– Minderung der Unruhe und der Hyperventilation und zur
– Verminderung des venösen Rückstroms in den rechten Herzvorhof.
● Oberkörper hochlagern, Beine tief. Dies führt zur
Verminderung des venösen Rückstroms.
● O_2. Aber Vorsicht bei Gabe atemdämpfender Mittel (Morphin!) oder bei respiratorischer Insuffizienz (s. S. 233). Vorsicht mit Beatmungsgeräten (Überdruck → Störung der Lungenperfusion).
● *Herzglykoside* i. v., z. B. Digoxin oder g-Strophantin 0,5 mg; evtl. in 2 Std Abstand 0,25 mg wiederholt geben. Bei Mitralstenose kann Digitalis das Lungenödem verschlimmern; hier frühzeitige Operation anstreben!
● *Diureticum* i. v. (Furosemid). Furosemid wirkt *schnell,* wahrscheinlich durch Erweiterung der Kapazitätsgefäße, *potrahiert* durch Diuresförderung. **Keine** Osmotherapie!
● *Vasodilatantien,* vor allem Nitroprussid-Natrium, dienen unmittelbar der Entlastung des linken Herzens (s. o.). Sie sollten versucht werden, wenn die vorgenannten Maßnahmen nicht ausreichen. Im Lungenödem bei Hypertonie sind sie Mittel der Wahl.

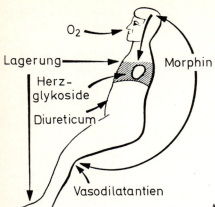

Abb. 10.2-2. Maßnahmen beim Lungenödem

10.3 Mittel zur Therapie kardialer Arrhythmien

Die Therapie von Herzrhythmusstörungen umfaßt die
- Beseitigung pathogenetischer Faktoren,
- Anwendung physikalischer Techniken,
- Behandlung mit antiarrhythmischen Pharmaka.

Beseitigung pathogenetischer Faktoren

Wenn sofortiges Handeln nicht nötig ist, optimiere man zunächst den *Kalium*- und den *Säurebasen*-Haushalt sowie die *Digitalis*-Dosierung. Das genügt oft schon. Behandlung *auslösender Grundkrankheiten*, z. B. des Kreislaufs oder der Schilddrüse, hilft Antiarrhythmica einsparen.

Anwendung physikalischer Techniken

Das Indikationsfeld physikalischer Techniken hat sich erheblich ausgeweitet. Nicht selten überschneidet es sich mit dem der Antiarrhythmica.
Die **Elektrokonversion** beruht auf einer flächenhaften Depolarisation durch Gleichstrom. Man unterscheidet
- *Defibrillation* bei lebensbedrohlichen tachykarden Herzrhythmusstörungen.
  Ziel: Schlagartige Depolarisation aller Fasern mit großflächigen Elektroden und hohem Energiebereich (200–400 Wsec).
- *Kardioversion* bei sonst intraktablen Vorhof- und Kammertachykardien.
  Ziel: R-Phasen-gesteuerte Depolarisation.

Achtung! Bei volldigitalisierten Patienten kann eine Elektrokonversion zur Asystolie führen!
Die *Elektrostimulation* ersetzt die natürliche Reizbildung. Sie wird angewandt als
- *Schrittmachertherapie* bei bradykarden und tachykarden Herzrhythmusstörungen.

Ziele
– Erzeugung eines hämodynamisch ausreichenden Rhythmus bei *Asystolie* durch temporäre oder Langzeit-Schrittmacher.
– Frequenzbezogene Intervallstimulation bei speziellen Formen von *supraventriculären* und *Kammer-Tachykardien*.
– Hochfrequente Vorhofstimulation zur Konversion von *Vorhofflattern* in Vorhofflimmern bzw. in einen Sinusrhythmus, oder als „Overdrive" zur Unterdrückung von *Extrasystolen*.

Wege
Extern transthoracal bei akutem Herzstillstand; transvenös bei den übrigen Formen.

Antiarrhythmische Pharmaka

Ein Universal-Antiarrhythmicum gibt es nicht, weil verschiedene Anforderungen bei den einzelnen Arrhythmie-Formen gestellt werden. Einige Voraussagen (s. u.) sind möglich. Im übrigen ist zu probieren. Auf ein anderes Antiarrhythmicum wechsle man erst dann, wenn die maximal tolerable Dosis des zuvor verwendeten Mittels erfolglos war.
Alle Antiarrhythmica beeinflussen dosis- und substanzabhängig Reizbildung, Reizleitung und Inotropie. Als Merkhilfe für klinisch besonders wichtige Angriffsorte diene Abb. 10.3-1.

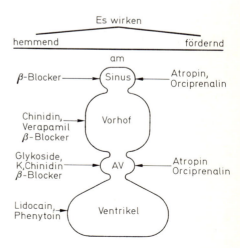

Abb. 10.3-1. Die klinisch wichtigsten Angriffsorte einiger Antiarrhythmica

Einzelsubstanzen

1. Mittel zur Behandlung tachykarder Rhythmusstörungen

Chinidin

Zuordnung nach Tabelle 10.3-1: Klassisches Mittel Typ I.

Chinidin wird gut resorbiert und vor allem hepatisch, aber auch renal eliminiert. Der optimale Plasmaspiegel liegt bei 5–8 µg/ml; höhere Konzentrationen sind riskant. Wegen der kurzen Halbwertszeit von 2–3 Std wird meist eine Retard-Zubereitung (Chinidinbisulfat) verwendet.

Anwendung
- Bei Vorhofflimmern oder dessen Vorstufen, z. B. gehäuften Extrasystolen.
- Als Rezidivprophylaxe nach Konversion von Vorhofflimmern oder -flattern
- Probeweise bei gehäuften Kammerextrasystolen.

Man gibt eine probatorische Dosis (0,2 g) am ersten Tag, dann 0,6–2 g tgl. für einige Tage. Bei Gabe von 0,3 g alle 4 Std sind die Plasmakonzentrationen am günstigsten. EKG-Kontrolle, bes. auf QRS-Verbreiterung. Wenn Dosen bis 2 g tgl. binnen 5 Tagen nicht konvertieren, sollte eine Elektrokonversion durchgeführt werden.

Stets zuvor digitalisieren, weil
- dadurch die Indikation für Chinidin manchmal entfallen kann;
- sonst eine Steigerung der Kammerfrequenz resultieren kann („paradoxe" Besserung der AV-Überleitung durch atropinähnliche Wirkung);
- Chinidin negativ inotrop wirkt.

Unerwünschte Wirkungen
- *Zentralnervöse Erscheinungen,* wie Nausea, Ohrensausen, Schwindel, Sehstörungen, Verwirrtheit (sog. Cinchonismus);
- *Kreislaufeffekte* beruhen vor allem auf der negativ dromo- und inotropen Wirkung von Chinidin. Sie äußern sich in Hypotension bis zum Kollaps, vor allem nach parenteraler Anwendung; Verbreiterung des QRS-Komplexes, Verlängerung von Q-T, AV-Block, gehäufte ventriculäre Extrasystolen, Kammerflimmern. Verbesserung der AV-Überleitung infolge Vagolyse kann sich als „paradoxe Tachykardie" äußern;
- Apnoe (durch curareähnliche Wirkung);
- Allergisch bedingte Thrombocytopenie.

Kontraindikationen sind demnach

- Leitungsstörungen sowie
- Schwere Herzinsuffizienz.

Vorsicht!
- Arrhythmien, insbesondere digitalisbedingte können verschlimmert werden.
- Erhöhtes Blutungsrisiko besteht bei Kombination mit oralen Anticoagulantien.

Chinidinähnlich wirkende Mittel

Zuordnung nach Tabelle 10.3-1: Klassische Mittel Typ I.

Ajmalin muß parenteral gegeben werden. *Prajmaliumbitartrat* ist ein oral anwendbares Ajmalin-Derivat. Die Mittel finden Anwendung vor allem bei Tachykardien im Rahmen eines WPW-Syndroms, ferner bei ventriculären Extrasystolen und Tachykardien. Ajmalin wirkt kaum vagolytisch am AV-Knoten.

Unerwünschte Wirkungen und Kontraindikationen seitens des Kreislaufs entsprechen denen des Chinidins. Dazu kommen nicht selten Magen-Darm-Beschwerden. Eine intrahepatische Cholestase tritt gehäuft auf.

Disopyramid ist oral wirksam. Es wirkt weniger vagolytisch und ist besser verträglich als Chinidin. Indikationen, Kontraindikationen und unerwünschte Wirkungen am Kreislauf entsprechen denen des Chinidins. Eine intrahepatische Cholestase kann auftreten. Kopfschmerz, Schwindel, akute Psychosen erinnern an Cinchonismus.

Propafenon wird oral und parenteral angewandt. Indikationen, Kontraindikationen und unerwünschte Wirkungen am Kreislauf entsprechen denen des Chinidins; doch scheint Propafenon bei ventriculären Extrasystolien besonders wirksam zu sein.

Procainamid ist oral und parenteral (i.m.) anwendbar. Es bestehen keine Vorteile im Vergleich zum Chinidin oder Ajmalin. Sein Nebenwirkungsrisiko ist hoch: Lupus erythematodes (bis zu 40%), Hämolyse, Agranulocytose, Psychose.

Lidocain

Zuordnung nach Tabelle 10.3-1: Klassisches Mittel vom Typ II.

Pharmakokinetik: Lidocain ist nur parenteral wirksam. Die Wirkung tritt sehr schnell ein, hält aber infolge Umverteilung nur kurz an (HWZ der Wirkung nur 5–20 min). Die Elimination durch Abbau in der Leber verläuft langsamer (Eliminations-HWZ ca 2 Std), so daß bei wiederholten Gaben mit einer längeren Wirksamkeit zu rechnen ist.

Anwendung: Lidocain wirkt in üblicher Dosierung ganz überwiegend an der Kammer, wobei die Hemmung der Automatie gegenüber der negativ inotropen Wirkung vorherrscht. Die AV-Überleitung kann sogar gefördert werden. Daraus ergibt sich seine Anwendung bei ventriculären Extrasystolen und Tachykardien (bis zum Flimmern), bei digitalisbedingten Rhythmusstörungen und bei „bedrohlichen Situationen" (Myokardinfarkt, Herzoperation, Katheterismus, Kardioversion).

Dosierung: 50–100 mg i.v. als „Bolus"-Injektion, danach Dauerinfusion 150–250–500 mg/Std, bis zu 3 g tgl.

Tabelle 10.3-1. Gliederung der Antiarrhythmica

1. „Klassische" Mittel

	Typ I	Typ II	Herzglykoside (zum Vergleich)
Substanzen	Chinidin, Ajmalin, Disopyramid Propafenon, Procainamid	Lidocain, Aprindin, Phenytoin	
Beeinflußter Mechanismus der Pathogenese			
– Refraktärzeit	verlängert	verkürzt	am Vorhof verlängert, an der Kammer verkürzt
– Ektopische *Bildung* von Impulsen	gehemmt	gehemmt	gefördert
– Erregungsausbreitung	langsamer	kaum verändert	verlangsamt, (in höheren Dosen)
– *Re-entry*-Mechanismus bei unidireaktionalem Block	gehemmt (durch *bi*direktionalen Block)	gehemmt (durch *Aufhebung* des Blocks)	gefördert
– Inotropie	negativ	wenig negativ	positiv
Klinische Indikation	Konversion und Prophylaxe von Vorhof- und Kammertachyarrhythmien, sowie beim Vorhofflimmern	Digitalis-Toxizität; wenn Risiko des AV-Blocks besteht; ventriculäre (Lidocain, Phenytoin) und atriale (nur Phenytoin) Tachyarrhythmien	s. S. 184

2. *β*-Receptorenblocker
3. Calcium-Antagonisten, z. B. Verapamil
4. Kalium-Ione
5. Herzglykoside
6. Sympathomimetica

Unerwünschte Wirkungen sind
- Herzinsuffizienz und Blutdruckabfall bei schneller Gabe von > 2 mg/kg und/ oder vorgeschädigtem Myokard. Antidot: Orciprenalin
- Zentralnervöse Zeichen, z. B. Schwindel, Ohrensausen, Muskelzuckungen, Krämpfe, Koma bei Dosen > 750 mg/Std. Antidot: Barbiturat i. v.

Kontraindikationen

● Niedere Kammerfrequenz bei totalem AV-Block, die weiter verlangsamt würde; Schenkelblock. Die AV-Überleitung wird dagegen kaum beeinflußt (s. Tabelle 10.3-1).
● Schwere Myokard-Insuffizienz.

Aprindin

Aprindin ist ein Lidocain-ähnlich wirkendes Mittel, das oral und parenteral angewendet werden kann. Wegen der Gefahr einer Agranulocytose und eines cholestatischem Ikterus darf Aprindin nur bei Rhythmusstörungen angewendet werden, die nicht auf andere Antiarrhythmika ansprechen.

Phenytoin

Zuordnung nach Tabelle 10.3-1: Klassisches Mittel vom Typ II.

Pharmakokinetik: Phenytoin ist oral und parenteral anwendbar. Sein wirksamer Serumspiegel liegt bei 10–18 µg/ml. Es wird durch Hydroxylierung in der Leber abgebaut; daher Vorsicht bei Lebererkrankungen.

Anwendung

- Phenytoin ist besonders wirksam bei digitalisbedingten ventriculären Rhythmusstörungen. Es kann auch die gestörte AV-Überleitung verbessern (s. S. 182).
- Wegen seiner Ähnlichkeit mit Lidocain kann es bei dessen Versagen eingesetzt werden.

Dosierung: I. v. 125–250 mg in 2–3 min injiziert (max. 250 mg/15 min, 500 mg/Std oder 1 g/tgl.).

Unerwünschte Wirkungen

- ZNS: Übelkeit, Tremor, Kopfschmerz.
- Kardial: Myokarddepression. AV-Block und Bradykardie sind bei hohen Dosen oder zu schneller Injektion möglich.
- Lokal: Phlebitisneigung. Daher Dauerinfusion in große Venen!

Kontraindikationen

● Totaler AV-Block (absolute Kontraindikation).
● Schwere Herzinsuffizienz (relative Kontraindikation).

β-Receptorenblocker

β-Receptorenblocker hemmen die catecholaminbedingten Veränderungen des Membranpotentials.
Sie finden daher *Anwendung* bei adrenerg mitbedingten tachykarden Rhythmusstörungen, z. B. Sinustachykardie, Vorhofextrasystolie, Tachyarrhythmie bei Vorhofflimmern, Vorhofflattern mit schneller Überleitung, paroxysmaler supraventriculärer Tachykardie, ventriculärer Extrasystolie.

Auswahl: Für die zahlreichen im Handel befindlichen β-Receptorenblocker ergeben sich von Seiten ihrer zusätzlichen Wirkqualitäten (β-sympathomimetische Restaktivität, chinidinartige Wirkung) *keine differentialtherapeutischen Gesichtspunkte.*
Weiteres, auch bezüglich Kontraindikationen s. S. 202.

Calcium-Antagonisten

Verapamil ist als Antiarrhythmikum geläufig. Es reduziert die Frequenz des Sinusknotens und verlangsamt die AV-Überleitung. Weiteres s. S. 204.

Anwendung bei paroxysmaler supraventriculärer bzw. atrioventrikulärer Tachykardie, bei tachykarden Formen von Vorhofflimmern oder -flattern.

Kontraindikationen

- Herzinsuffizienz (wegen negativer Inotropie).
- Hypotonie, Schock, auch Infarkt (wegen Gefäßerweiterung).
- Bradykarde Rhythmusstörungen. Sick-Sinus-Syndrom.

Bei *Kombination* mit β-Receptorenblockern, sympathicolytischen Antihypertensiva oder anderen Antiarrhythmica ist *erhöhte Vorsicht* geboten.

Digitalisglykoside

Zur Charakterisierung s. Tabelle 10.3-1.
Sie können fast alle bekannten *Rhythmusstörungen verursachen.* Näheres auch zur Therapie s. S. 182.
Digitalisglykoside können aber auch *antiarrhythmisch* wirken, durch
- Besserung einer ursächlichen Myokardinsuffizienz.
- Hemmung der Erregungsleitung bei Vorhofflimmern und -flattern.
- Verlangsamung der Frequenz von primärer oder sekundärer Reizbildung, z. B. bei supraventriculärer Tachykardie.

Kaliumionen

Störungen im Kalium-Haushalt (Hypokaliämie, Hyperkaliämie) bedingen nicht selten Herzrhythmusstörungen.

Beispiele:
- Hypokaliämie fördert die digitalisbedingte Extrasystolie und mindert die Effizienz der Antiarrhythmica.
- Anhebung des Kaliumspiegels an die obere Grenze der Norm verschlimmert einen bestehenden AV- oder Schenkelblock, auch wenn er digitalisbedingt ist (s. S. 182).

Umgekehrt kann man den Schweregrad postoperativer oder digitalis-bedingter Tachyarrhythmien mindern, indem man die Kaliumkonzentration an die obere Grenze der Norm anhebt.

2. Mittel bei bradykarden Rhythmusstörungen

Orciprenalin (0,1–1 mg) oder ***Atropin*** (0,5–1 mg)

versucht man zur Steigerung der Sinusfrequenz und zur Förderung der AV-Überleitung. Ihre Wirkung ist oft unbefriedigend und am ehesten noch bei i. v. Gabe zu erwarten. Unter Orciprenalin ist zudem die Tendenz zu Kammer-Extrasystolien verstärkt.

Medikamentöse Therapie der wichtigsten Herzrhythmusstörungen

Stets gilt:

- Man denke nicht nur an das Medikament, sondern auch an die Beseitigung der Ursache (s. 10.3., S. 190) und an physikalische Maßnahmen (s. 10.3., S. 190)!
- Keine EKG-Kosmetik! Ziel ist eine hämodynamisch hinreichende Kammerfrequenz. Die riskanten Frequenzgrenzen hängen weitgehend vom Zustand des Herzens ab: Sie liegen zwischen 40–50 und 120–180. Individuelle Indikationsstellung!

Sinusbradykardie

Sie ist nur bei unzureichendem Herzzeitvolumen behandlungsbedürftig. Orciprenalin und/oder Atropin enttäuschen oft. Schrittmacher erwägen!

Sinustachykardie

Sie verlangt meist eine kausale Therapie, z. B. bei Anämie, Fieber, Volumenmangel, Hyperthyreose, Herzinsuffizienz, Myokarditis etc.

Sonderindikationen bestehen für
- β-Receptorenblocker oder Tranquilizer bei hyperkinetischem Herzkreislaufsyndrom.
- β-Receptorenblocker bei Hyperthyreose.
- Reserpin bei Cor pulmonale.

Paroxysmale supraventriculäre (oder atrioventriculäre) Tachykardie

Zur *Anfallsunterbrechung* dienen
- Vagusreizung (kaltes Sprudelwasser trinken, Valsalva, einseitiger Carotisdruck),
- β-Sympathicolyse, vor allem bei erregten Patienten, bei Hypertonikern, bei Patienten mit coronarer Herzkrankheit. NICHT bei Herzinsuffizienz oder Asthma bronchiale!
- Schnelldigitalisierung, z. B. bis zu 1,5 mg Digoxin schrittweise innerhalb von 90 min.
- Hemmung von Sinusknoten und AV-Leitung mit Verapamil, z. B. 5–10 mg langsam i. v., evtl. nach 20 min wiederholen. NICHT bei Herzinsuffizienz oder vorheriger Gabe anderer Antiarrhythmica!
- Hemmung accessorischer Leitungsbahnen (WPW-Syndrom) mit Ajmalin.

Zur *Rezidivprophylaxe* stehen zahlreiche Mittel zur Verfügung, so Digoxin (bei Herzinsuffizienz), β-Receptorenblocker (bei hyperkinetischem Herz-Kreislaufsyndrom), ferner Verapamil, Prajmalinbitartrat, Chinidinbisulfat, Propafenon,

Tachykarde Formen des Vorhofflatterns und Vorhofflimmerns

Hier ist *Digitalisieren* mit relativ hohen Dosen am wichtigsten; denn Herzglykoside erhöhen zwar die Tendenz zum Vorhofflimmern, setzen aber zugleich die AV-Überleitung herab, was die Kammerfrequenz mindert. Gelegentlich normalisiert Digitalis sogar die Vorhoffrequenz, indem es die Überdehnung des Vorhofs beseitigt.

Zur weiteren *Bremsung der AV-Überleitung* können Verapamil, Antiarrhythmica vom Chinidintyp, Kalium oder β-Blocker herangezogen werden.

Bei *resistenten Dauerformen* ist eine Kardioversion oder Overdrive erforderlich. Man behandelt dann mit Chinidin zur Rezidivprophylaxe mehrere Monate lang nach.

Paroxysmale Formen bedürfen der Prophylaxe mit Chinidin. Nach einer Hyperthyreose fahnden und diese evtl. behandeln!

Bradykarde Formen des Vorhofflimmerns

Rhythmisierung des Vorhofs (s. oben) begünstigt die Förderleistung des Herzens und mindert die Emboliegefahr. Jedoch kann auch bei flimmerndem Vorhof das Herzzeitvolumen über Jahre ausreichen. Mit *β-Sympathomimetica* kann man zwar die Kammerfrequenz anheben; doch erhöhen sie auch die Neigung zu Kammertachykardien. Häufig ist ein *Schrittmacher* erforderlich, besonders wenn wegen einer Myokardinsuffizienz digitalisiert werden muß. Jeder vergrößerte, flimmernde linke Vorhof ist als Risikofaktor für cerebrale Embolien zu betrachten. Orale Antikoagulation erwägen!

AV-Block 2. und 3. Grades mit Bradykardie

Atropin wird zuerst versucht, ist aber wegen seiner Nebenwirkungen nicht zur Dauertherapie geeignet. Häufig bessert *Orciprenalin* die Überleitung, allerdings mit dem Risiko von Kammertachykardien. *Schrittmacher* erwägen! Ein Adams-

Stokes-Anfall ist eine zwingende Indikation für eine Schrittmacherimplantation! – Antiarrhythmica vom Chinidintyp sind beim partiellen Block kontraindiziert, weil sie ihn vervollständigen können.

Gehäufte ventriculäre Extrasystolen
– *Zunächst Ursachen beseitigen,* wie Myokardinsuffizienz, Elektrolytstörung, Digitalisüberdosierung.
– *Antiarrhythmische Behandlung* ist vor allem bei polytopen, salvenartigen oder frühzeitig einfallenden Extrasystolen nötig. Lidocain ist das Mittel erster Wahl; Phenytoin wird bei dessen Versagen oder bei digitalisbedingter Extrasystolie eingesetzt. Chinidinähnliche Mittel, vor allem Propafenon, dienen als Alternativen und auch zur Rezidivprophylaxe.

Kammertachykardien sind Notfälle! Sie müssen alsbald unterbrochen werden
– innerhalb des Krankenhauses durch Defibrillation.
– außerhalb durch Lidocain (100 mg i. v.),
– ventriculäre Tachycardien infolge Überdigitalisierung erfordern jedoch Phenytoin (s. S. 182).

Eine **Tachykardiebehandlung ohne EKG** ist nur bei vitaler Indikation gestattet. Man richtet sich nach der Anamnese.
● Hinweis auf Herzinsuffizienz mit Tachyarrhytmie → Digitalisierung.
● Hinweis auf anfallsweise supraventriculäre Tachyarrhythmie → Verapamil i. v.
● Hinweis auf Myokardinfarkt → Lidocain i. v.

10.4 Mittel zur Therapie ischämischer Herzerkrankungen

Ziel der Therapie ist die Vermeidung oder Verzögerung der Symptome der coronaren Herzkrankheit (s. Abb. 10.4-1). Da die coronare Durchblutungsstörung in über 90% der Fälle auf einer stenosierenden Coronararteriensklerose beruht, sind auch die Prinzipien der Arteriosklerosebehandlung anzuwenden (s. Kapitel 10.7 und 13.1).

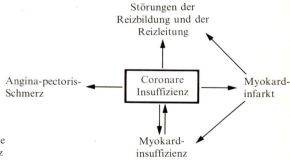

Abb. 10.4-1. Folgeprozesse der coronaren Insuffizienz

Beseitigung von Risikofaktoren

- *Rauchen:* Inhalatives Zigarettenrauchen wirkt sklerogen; das Risiko eines coronaren Herztodes ist bei Rauchern erheblich höher als bei Exrauchern oder Nichtrauchern. Nicotin steigert den myokardialen Sauerstoffbedarf, indem es den systolischen und den diastolischen Blutdruck und den Ruhepuls erhöht. Der Carboxyhämoglobingehalt im Blut nimmt zu.
- *Hochdruck:* Arterielle Hypertension wirkt sklerogen. Ihre Behandlung ist indiziert, auch wenn eine Senkung der erhöhten Herzinfarktquote bsiher nicht nachgewiesen werden konnte.
- *Fettstoffwechselstörungen:* Mit dem Ausmaß der Hypercholesterinämie, aber auch der Hypertriglyceridämie wächst das coronare Risiko. Vor allem bei ausgeprägten Hyperlipidämien sollte gezielt diätetisch und gelegentlich zusätzlich medikamentös behandelt werden (s. S. 249).
- *Diabetes mellitus:* Ein statistischer Zusammenhang mit einem gehäuften Auftreten von Herzinfarkten ist gesichert. Ein zusätzliches Risiko durch orale Antidiabetica wird diskutiert (s. S. 259).
- *Adipositas:* Sie korreliert mit den Risikofaktoren Hypertonie und Diabetes mellitus.
- *Bewegungsmangel:* Körperliches Training hilft Übergewicht abbauen, senkt die Konzentration der sklerogenen low-density-Lipoproteine, führt zu einem Anstieg des „Schutzfaktors" high-density-Lipoprotein und steigert die Belastungstoleranz.
- *Psychischer Streß:* Emotionale Belastungen und Leistungsdrang sollten auf das normale Maß eines ausgeglichenen Lebens reduziert werden.

Die Risikofaktoren wirken kumulativ!

Arzneitherapie der Angina pectoris

Wege

- Elimination sklerogener Faktoren (s. o.).
- Ausschaltung von Faktoren, die den Sauerstoffbedarf des Herzen erhöhen (z. B. Myokardinsuffizienz, Arrhythmien, Hyperthyreose).
- Senkung des myokardialen Sauerstoffbedarfs durch antianginöse Medikamente, nämlich
  - organische Nitrate,
  - β-Receptorenblocker,
  - Calcium-Antagonisten.

Organische Nitrate

Wirkprinzip

Sie mindern die Herzarbeit und damit den Sauerstoffbedarf durch
- Erweiterung der Kapazitätsgefäße („venöses pooling"). Dadurch nehmen

Volumenbelastung („preload") und enddiastolischer Ventrikeldruck ab. Die Durchblutung der subendokardialen Wandschichten („letzte Wiese") wird dadurch verbessert.

– *Abnahme des arteriellen Widerstandes.* Die Druckbelastung („afterload") wird nur gering vermindert. Eine Überdosierung kann jedoch zu schwerwiegendem Druckabfall führen. Ein Teil der Nitroglycerin-Wirkung wird durch die reflektorische Tachykardie „verbraucht". Unterbindet man sie durch β-Blocker, so kann die Wirksamkeit der Nitrate steigen.

– *Coronardilatation?* Sie spielt klinisch keine Rolle, ebensowenig wie eine Coronarspastik bei Angina pectoris. Bei sklerotisch fixierten Stenosen ist eine Dilatation am Engpaß nicht möglich.

Dementsprechend sind *reine Coronardilatatoren* unwirksam und wegen eines möglichen „Steal-Syndroms" eher schädlich. Die Induktion einer vermehrten Ausbildung von Collateralen durch diese Mittel ist für den Menschen nicht zweifelsfrei erwiesen. Eine Übungstherapie fördert die Durchblutung sehr viel stärker als dies Coronardilatatoren tun.

Anfallsbehandlung mit Nitraten

Bei schweren Angina-pectoris-Anfällen sind sublingual applizierbare Nitroglycerinpräparate wegen ihres schnellen Wirkungseintritts die Mittel der Wahl.
Hinweise zur Anwendung
– Nitroglycerin wirkt beim sitzenden Patienten besser als beim liegenden.
– Nitroglycerin darf nicht geschluckt werden, weil es bei der Leberpassage inaktiviert wird. Es sollte, wie die anderen Ester, durch die Mundschleimhaut aufgenommen werden.
– Nitroglycerin wirkt nur kurz. Daher sollte es nur im Anfall oder bei drohendem Anfall angewendet werden.
– Nitroglycerin erzeugt auch bei mehrmaliger täglicher Anwendung *keine Toleranz*. Während eines Angina-pectoris-Anfalls dürfen jedoch wegen der Gefahr einer schweren Hypotension nie mehr als 3 mal 0,8 mg in 15 Minuten appliziert werden.

Intervallbehandlung mit Nitraten

Sublinguales Nitroglycerin oder Isosorbiddinitrat sind zur *ad hoc-Prophylaxe* geeignet, wenn sie *vor* einer Belastung angewendet werden, die erfahrungsgemäß pectanginöse Schmerzen verursacht.
Zur *langfristigen Anfallsprophylaxe* dienen die *oralen* Formen von Isosorbiddinitrat oder anderen Langzeitnitraten, sowie Nitroglycerinsalben. Die antianginöse Wirkung hält bei „richtiger" Dosierung ca. 4 Stunden an.
Die biologische Verfügbarkeit ist schlecht, weshalb individuell eingestellt werden muß.

Unerwünschte Wirkungen
- Mundbrennen (gilt als obligates Zeichen der Wirksamkeit des Präparates).
- Vasomotorischer Kopfschmerz, Flush-Symptome. Eine Toleranzentwicklung binnen Tagen ist möglich.
- Orthostase-Symptome: Müdigkeit, Schwindel, Schwäche bis Nitritkollaps. Reflextachykardie. Kollaps und Schock sind also Kontraindikationen.
- *Weitere Indikationen* für Nitrate beruhen auf der Minderung des venösen Angebotes, z. B. bei akuter Linksherzinsuffizienz (s. S. 189) und beim Myokardinfarkt (s. S. 206).

β-Receptorenblocker

Wirkprinzip

Die antianginöse Wirkung beruht auf einer Blockade adrenerger β-Receptoren am Herzen. Die Herzarbeit und damit der myokardiale Sauerstoffbedarf werden gesenkt durch
- Senkung der Herzfrequenz,
- Verminderung der Kontraktilität,
- allmähliche arterielle Drucksendung (bei Dauertherapie).

Nachteilig sind die gering vermehrte linksventriculäre Wandspannung, die mäßige Verlängerung der Auswurfzeit und die Tendenz zur Coronarverengerung. In der Gesamtbilanz überwiegen jedoch die sauerstoffbedarfsenkenden Einflüsse.

Die günstige Wirkung der β-Receptorenblockade kommt besonders bei Belastungen (Aktivierung des Sympathicus) zum Tragen.

Anwendung

β-Receptorenblocker sind zur *Dauerprophylaxe* der Angina pectoris gut geeignet. Sie sind indiziert, wenn durch orale Langzeitnitrate oder durch Nitroglycerinsalben die Zahl der Anfälle nicht ausreichend gesenkt werden kann, oder wenn die Nitropräparate nicht vertragen werden.

Die Kombination von β-Receptorenblockern mit organischen Nitraten ist wegen der gegenseitigen Kompensation nachteiliger Begleitwirkungen sinnvoll.
β-Blocker sind besonders günstig bei gleichzeitig bestehender Hypertonie (s. S. 214).

Auswahl

Aus den verschiedenen zusätzlichen Wirkungsqualitäten (s. u.) der β-Receptorenblocker ergeben sich keine wesentlichen differentialtherapeutischen Konsequenzen. In der Regel kommt der Arzt mit *einem* der zahlreichen im Handel befindlichen β-Blocker aus. Dessen *Dosis* sollte *einschleichend* ermittelt werden.
Propranolol ist der Prototyp der β-Blocker.

Bei der Auswahl unter den β-Blockern kann man sich von folgenden Eigenschaften leiten lassen:
- *Kardioselektivität*, d. h. selektive Blockade $β_1$-adrenerger Receptoren; vor allem durch Atenolol. Die Selektivität geht bei höheren Dosen zunehmend verloren. Ein „reiner" $β_1$-Blocker fehlt bisher.

- *Intrinsische Aktivität*, d. h. zusätzliche adrenalinähnliche Wirksamkeit am Herzen, vor allem durch Pindolol.
- *Chinidinartige Wirkung*. Sie ist im therapeutischen Dosisbereich bedeutungslos.
- *Pharmakokinetische Eigenschaften*. Bei Leber- bzw. Nierenerkrankungen sollten β-Blocker bevorzugt werden, die vorwiegend renal bzw. hepatisch eliminiert werden. Die Wirkungsdauer einiger Präparate erlaubt die zwei- (oder einmalige) Verabreichung pro Tag.

Unerwünschte Wirkungen

- *Herzinsuffizienz*. Alle β-Blocker können durch Minderung des adrenergen Antriebs eine latente Herzinsuffizienz in die Dekompensation führen. In diesen Fällen muß zuvor Digitalis gegeben werden.
- *Bradykardie*. Die β-Sympathicolyse beeinträchtigt die Reizbildung und Reizleitung. Daher äußerste Vorsicht bei partiellem Block oder bei Kombination mit Ca-Antagonisten!
- *Bronchoconstriction*. Die Blockade bronchialer β_2-Receptoren erhöht den Atemwegswiderstand. Bei chronisch bronchialer Obstruktion sollte auf β-Blocker verzichtet werden. Bei zwingender Indikation wäre ein kardioselektiver Blocker (Atenolol) zu bevorzugen.
- *Metabolische Wirkungen*. Unter-β-Receptorenblockade ist die Glucosefreisetzung aus Leber- und Skeletmuskelglykogen gehemmt. Zu streng eingestellte Diabetiker sind von protrahierten Hypoglykämien bedroht. Die Hypoglykämiesymptome (Schwitzen, Tachykardie, Unruhe etc.) werden durch β-Blocker verschleiert.
- *Entzugssyndrom*. Nach abruptem Absetzen von Propranolol sind Angina-pectoris-Patienten vermehrt von schwerwiegenden Manifestationen der coronaren Herzkrankheit bedroht. Es wird daher ein stufenweises Ausschleichen empfohlen (Halbierung der Dosis alle 2 Tage).

Zusammenfassend seien im folgenden die wichtigsten Indikationen und Kontraindikationen der β-Blocker als Gruppe dargestellt.

Gesicherte Indikationen

- Angina pectoris (Dauerprophylaxe),
- Arterielle Hypertension,
- Hyperkinetisches Herzkreislaufsyndrom,
- Tachykarde Herzrhythmusstörungen,
- Hyperthyreose und thyreotoxische Krise,
- Phäochromocytom (in Kombination mit einem α-Blocker).

Versucht werden β-Blocker zur Migräneprophylaxe, Behandlung bestimmter Tremorformen, Unterdrückung somatischer Angstreaktionen, Therapie der hypertrophischen obstruktiven Kardiomyopathie.

β-Blocker scheinen, als Dauertherapie nach Infarkt gegeben, die Mortalität zu senken.

Kontraindikationen
- Manifeste Herzinsuffizienz,
- AV-Block II. und III. Grades,
- Sick-Sinus-Syndrom,
- Asthma bronchiale.

Calcium-Antagonisten

Wirkprinzip

Durch die Hemmung des Calciumeinstromes in kontraktile Zellen (z. B. Myokard, glatte Gefäßmuskelzelle) wird die Aktivität des kontraktilen Apparates gebremst. Es resultiert eine Herabsetzung des myokardialen Sauerstoffbedarfs durch:
- Herabsetzung der myokardialen Kontraktilität,
- Senkung des peripheren Widerstandes.

Beispiele: Nifedipin, Verapamil.
Weiteres, auch bezüglich Kontraindikationen s. S. 196.

Herzglykoside bei Angina pectoris?

- *Fixe Kombinationen* zwischen Herzglykosiden und antianginösen Mitteln können schon wegen der extrem verschiedenen Pharmakokinetik *nicht* empfohlen werden.
- Angina bei *suffizientem* Myokard kann durch Herzglykoside *verschlimmert* werden, weil diese den absoluten O_2-Verbrauch des intakten Myokards steigern.
- Angina bei *insuffizientem* Myokard wird oft durch Herzglykoside *gebessert,* weil hier der O_2-Verbrauch/Herzarbeit gesenkt wird.

Angina pectoris ist also weder Indikation noch Kontraindikation für Herzglykoside; entscheidend ist der Grad der Insuffizienz.

Arzneitherapie des Myokardinfarktes

Therapeutische Ziele
Schmerzbekämpfung und Ruhigstellung,
Beherrschung des kardiogenen Schocks,
Stabilisierung des elektrisch instabilen Herzens.

Eine Infarkt-spezifische, d. h. die Ischämie-Zone verkleinernde Therapie gibt es dagegen *nicht*.

Zuhause

Für schnellen Transport in die Klinik sorgen! Alle Maßnahmen des Allgemeinarztes sind situationsbestimmt und ohne erwiesenen prophylaktischen oder kurativen Wert.
- Bei Schmerzen: Analgetica bis zum Morphin.
- Sedation (z. B. mit Diazepam).
- Bekämpfung einer eventuellen Anoxie durch O_2-Gabe.
- Nur bei bedrohlichem Blutdruckabfall: Infusion anlegen, α-Sympathomimeticum.
- Nur bei Tachyarrhythmien: 100 mg Lidocain i. v.
- Nur bei Bradykardie: 0,5–1 mg Atropin i. v.

Bei Verdacht auf Myokardinfarkt grundsätzlich keine i. m. Injektion, weil dadurch die CK-Werte falsch positiv werden können!

In der Klinik

- Intensive Überwachung (Monitor!) einleiten.
- Ruhe, davon 7–10 Tage strenge Bettruhe, dann zunehmend Übungen, je nach Situation, Laxantien und leichte Diät.
- Bekämpfung einer eventuell bedrohlichen *Acidose* durch Beatmung oder $NaHCO_3$-Infusion; denn ein Patient in Acidose spricht schlechter auf die nachfolgend genannten Maßnahmen an.
- Therapie der *Herzinsuffizienz:*
  Auch das infarcierte Herz spricht auf Glykoside an. Der Nutzen einer obligaten Glykosidtherapie des Infarktes ist jedoch umstritten, denn Glykoside erhöhen den O_2-Verbrauch und die Tendenz zu Arrhythmien; daher sind sie stets vorsichtig zu dosieren. Mit einer klinisch erwünschten Glykosidwirkung ist erst dann zu rechnen, wenn das Herz vergrößert ist, was nicht vor dem 2. Tag der Fall ist. Der Infarkt selbst ist weder Indikation noch Kontraindikation für Glykoside; das Ausmaß der Herzinsuffizienz entscheidet.
- *Antiarrhythmische Therapie:*
  Prompte medikamentöse Behandlung, auch bei „benignen" EKG-Veränderungen erscheint angebracht. Bisher ist nicht klar, welches Medikament besonders geeignet ist; am ehesten wohl Lidocain zur Prophylaxe des Kammerflimmerns. Lidocain wirkt schnell und kurz und ist daher gut steuerbar (s. S. 194). Wenn binnen 30 min eine riskante Arrhythmie nicht auf Antiarrhythmica anspricht, ist die Kardioversion anzustreben.

Der Nutzen einer langfristigen Prophylaxe mit Antiarrhythmica nach einem Myokardinfarkt ist nicht gesichert.

- *Schocktherapie*
  Volumen mit größter Vorsicht (Lungenödem!) unter Kontrolle des zentralvenösen Drucks oder (besser) des pulmonalen Capillardrucks substituieren. Pressorische Substanzen mit größter Vorsicht anwenden, weil sie eine „unver-

nünftige" Vasoconstriction und Extrasystolien fördern können. Gelegentlich sind sie jedoch nötig, um den Druck wieder auf das erforderliche Minimum anzuheben. Beim Normotoniker strebe man 90 mm Hg an, beim Hypertoniker liegt der erforderliche Druck höher. Am ehesten eignet sich Dopamin (vgl. S. 178).

Noch in der Diskussion sind *Vasodilatantien* (z. B. Nitroglycerin) → Entlastung des Ventrikels durch Senkung des erhöhten enddiastolischen Drucks.

Empfehlungen für eine situationsgerechte Pharmakotherapie des kardiogenen Schocks gibt Tabelle 10.4-1.

Tab. 10.4-1. Situationsgerechte Therapie des kardiogenen Schocks [nach Johnson and Gunnan; J. Amer. med. Ass. **237**, 2108 (1977)]

Situation	Arterieller Druck	Zentraler Venendruck bzw. enddiastolischer Pulmonalisdruck	Maßnahme
1.	Zu niedrig	Zu niedrig	Volumenzufuhr
2.	Zu niedrig	Zu hoch	Dopamin, bei Versagen Noradrenalin
3.	Ausreichend oder zu hoch	Zu hoch	Nitroprussid-Natrium
4. Bei Versagen der genannten Maßnahmen vorsichtig digitalisieren. Wenn keine Stabilisierung gelingt, sollte frühzeitig mit intraaortaler Gegenpulsation begonnen und ein chirurgischer Eingriff erwogen werden.			

Therapie und Prophylaxe mit Anticoagulantien (s. 9.2)

Man verfolgt damit drei *Ziele,* nämlich
– Besserung der Überlebenschance durch Nachbehandlung beim akuten Infarkt;
– Prophylaxe gegen Re-Infarcierung nach Myokardinfarkt sowie gegen Erst-Infarcierung bei schwerer Angina pectoris.

Beidemale ist umstritten, ob die routinemäßige Anwendung erfolgreich oder pathophysiologisch sinnvoll ist.
Auch die Vor- und Nachteile der frühzeitigen Heparingabe (vermehrt Blutungen im Infarktgebiet? Auslösung von Arrhythmien?) erscheinen nicht als ausreichend belegt.

– Minderung der Zahl thromboembolischer Komplikationen (Hirn, Lunge).

Gegenwärtige Meinung

– *Heparin,* in den ersten Tagen nach Infarkt angewandt, hilft thromboembolische Komplikationen verhüten.
– In den ersten Monaten nach Infarkt verbessern *orale Anticoagulantien* vielleicht die Lebenserwartung, besonders bei Männern < 60 J. Späterhin (> 1 Jahr) ist

der Nutzen umstritten. Je stärker die Risikofaktoren, desto länger (evtl. lebenslang) wird man orale Anticoagulantien geben.

– Ein positiver Effekt der *fibrinolytischen Therapie* auf die Gesamtzahl der Infarkte erscheint nicht gesichert. Hinweise auf eine Besserung bei bestimmten Patientengruppen liegen vor.

10.5 Mittel zur Therapie von Hochdruckkrankheiten

Ziel: Senkung des Blutdrucks.
Weg: Durch Eingriffe in den Regelprozeß müssen Herzzeitvolumen, peripherer Widerstand und zirkulierende Blutmenge neu und dauerhaft aufeinander eingestellt werden. Dies gelingt am besten, wenn zugleich die möglichen kompensatorischen Mechanismen gedämpft werden.

Daraus ergibt sich, daß

- die Therapie von Hochdruckkrankheiten notwendig eine Kombinationstherapie mit multiplem Angriff ist (s. hierzu Abb. 10.5-1),
- auch physiologisch wichtige Funktionen beeinträchtigt werden können.

Die *Intensität der Therapie* hängt von der Schwere des Hochdrucks ab. Grundsätzlich wäre jeder Patient mit > 160/90 mm Hg behandlungsbedürftig, weil über einen sehr weiten Bereich eine Korrelation zwischen Blutdruck und Lebenserwartung besteht. Ob allerdings Patienten mit leichter, unkomplizierter Hypertonie (diastolisch < 100 mm Hg) bereits medikamentös und nicht durch Änderung der Lebensweise behandelt werden sollen, steht dahin. – Die Therapie sollte auf diastolischen Druck (stehend) < 100 mm Hg hinzielen, was aber wegen der Nebenwirkungen oft nicht erreichbar ist. Der erwünschte systolische Druck liegt bei 140–160 mm Hg. Kompromiß suchen.

Erfolg: Schlaganfall, Tod an Herzinsuffizienz, Niereninsuffizienz, „maligner Hypertension" wird seltener (z. B. 55 → 18% bei schweren Formen, 35 → 7% bei leichteren Formen); Verlängerung der 5-Jahres-Überlebenszeit bei schweren Formen. Kein eindeutiger (positiver oder negativer) Effekt auf Häufigkeit des Herzinfarkts oder des rezidivierenden Schlaganfalls; man nimmt an, daß manche Patienten „ihre" Gefäßkomplikationen erst wegen der übrigen erfolgreichen antihypertensiven Therapie erleben.

Die antihypertensive Therapie ist der statistisch wichtigste ärztliche Beitrag zur Minderung der Mortalität bezüglich Kreislaufkrankheiten!

Eine massive Blutdrucksenkung kann zu Durchblutungsstörungen in Herz, Hirn und Nieren sowie zum Orthostase-Syndrom führen; daher Dosierung **langsam** erhöhen. Oft sind Herz, Hirn und Nieren bereits vorgeschädigt. Dann ist das Risiko zwar erhöht, wird aber durch die Vorteile einer dauernden Drucksenkung mehr als aufgewogen.

Weitere Maßnahmen, welche der medikamentösen Therapie vorhergehen bzw. sie begleiten müssen:

- Absichern, daß der Blutdruck *permanent erhöht* ist; dazu dienen häufige Kontrollen, z. B. am frühen Morgen, oder fortlaufende Registrierung. Ambulant gemessene Werte sind höher als nach mehrtätiger Hospitalisierung (meist um 5–10 mm Hg). Ein labiler Hypertonus ist häufig allein durch psychische Führung („kleine Psychotherapie") zu beeinflussen, evtl. Sedativa.
- *Operable Fälle diagnostizieren* (Phäochromocytom, renaler Hochdruck, Nierenarterienstenose). Bedenke auch die Möglichkeit von Hyperthyreose, M. Cushing, Nebennierenrinden-Tumor mit primärem Aldosteronismus (Conn-Syndrom). Verdacht auf sekundäre Hypertonie besteht, wenn die medikamentöse Therapie erfolglos bleibt; jedoch kann auch eine sekundäre Hypertonie ansprechen. Als „essentiell" verbleiben $\sim 80\%$.
- Feststellen, welche Risikofaktoren, *Organschäden* oder *Begleitkrankheiten* vorliegen. Zum Teil hängt davon die Prognose und die Wahl der Medikamente ab.

Je schwerer die Risikofaktoren, desto eher wird man auch in Grenzfällen (s. S. 207) behandeln. In Rechnung stelle man Herz-, Gefäß- und Nierenerkrankungen, Diabetes, Hypercholesterinämie, Rauchen, männliches Geschlecht, sowie die Familienanamnese.

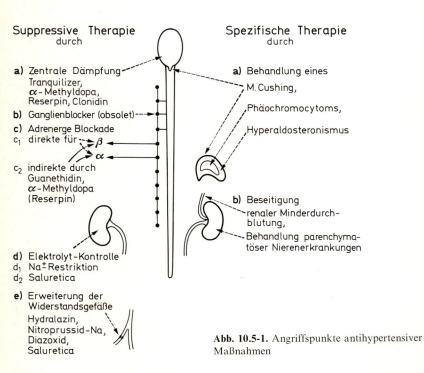

Abb. 10.5-1. Angriffspunkte antihypertensiver Maßnahmen

- *Diät* durchsetzen. Sie soll sein
  - Na$^+$-arm. Sie wäre per se effizient, wenn < 1 g NaCl tgl., was aber nicht realisierbar ist. Einschränkung auf < 6 g tgl. erscheint sinnvoll und spart Diuretica.
  - Calorienarm bei Übergewichtigen. Normalisierung des Körpergewichts anstreben!
- *Ruhigstellung:* Psychische Führung; ausgeglichen leben; evtl. Sedativa; in schweren Fällen Bettruhe.
- *Rauchen* einschränken.
- *Vorsicht mit Medikamenten,* welche die Hypertension verschlimmern, z. B. Ovulationshemmern, Glucocorticoiden, Carbenoxolon, tricyclischen Antidepressiva; keine MAO-Hemmer (vgl. Tabelle 10.5-4).

Antihypertensive Substanzen

Sie senken den Gefäßwiderstand und/oder das Herzminutenvolumen. Meist verwendet man sie als *Kombination,* weil Addition der therapeutischen Wirkung bei voneinander unabhängigen oder gar gegenläufigen Nebenwirkungen der Einzelsubstanzen angestrebt wird. Sie lassen sich gliedern in Diuretica, Arteriolenerweiternde Mittel sowie Mittel mit Angriff am adrenergen und/oder zentralen Nervensystem.

I. **Diuretica**

Wirkprinzip: Diuretica bewirken Na$^+$-Verschiebungen, z. T. durch Elimination, z. T. wohl intracorporal. Nach einigen Wochen Therapie stellt sich ein neues Gleichgewicht der Na$^+$-Bilanz ein, wobei Blutvolumen und Na$^+$-Bestand nahezu zum Ausgangswert zurückkehren, aber der periphere Widerstand erniedrigt bleibt. Die dafür verantwortlichen Gegenregulationen beruhen z. T. auf vermehrter renaler isotoner Reabsorption, z. T. auf Aktivierung des Renin-Angiotensinsystems. – Diuretica sind auch deshalb sinnvoll, weil jede schnelle Blutdrucksenkung von einer Ausscheidungsstörung begleitet ist, vor allem bei bereits vorliegendem Nierenschaden.

Klinischer Effekt: Grundsätzlich dürften alle Diuretica wirksam sein. Bei langwirkenden Diuretica (z. B. Chlorthalidon) hüte man sich vor der Kumulation (Hypokaliämie!). Loop diuretics, wie Furosemid, erscheinen wegen ihrer steilen Dosis-Wirkungs-Beziehung und ihrer kurzen Wirkungsdauer weniger angebracht. Da bei den übrigen Diuretica die Dosis-Wirkungs-Beziehung flach ist und einem Grenzwert zustrebt, sind massive Dosiserhöhungen nicht sinnvoll. Diuretica werden als ,,Basistherapie" mit anderen Mitteln kombiniert.

Unerwünschte Wirkungen und *Vorsichtsmaßnahmen:* s. ,,Diuretica" (8.5). Sonderfall hier: Unter Thiazid-Diuretica kann der Rest-N ansteigen, wenn die Nierenfunktion eingeschränkt ist. Er kehrt meist zur Norm zurück, sobald der Hochdruck kein ,,Erfordernis" mehr ist. Sonst auf Furosemid umstellen.

II. Arteriolenerweiternde Mittel

Diese Mittel mindern den arteriellen Widerstand, lassen aber die venöse Seite des Kreislaufs weitgehend intakt; daher besteht nur eine geringe Tendenz zur orthostatischen Hypotension. Die zwangsläufige reflektorische Tachykardie legt eine Kombination mit β-Blockern (s. S. 202) nahe.

Hydralazin, Dihydralazin

Pharmakokinetik: Gut resorbiert. Maximaler Blutspiegel 3–5 Std nach oraler Gabe. Seine Höhe hängt davon ab, ob der Patient genetisch den „langsamen" oder den „schnellen" Acetylierern (s. S. 53) zugehört.

Klinische Effekte: Hydralazin beeinflußt vor allem den diastolischen Blutdruck. Es gilt als vorteilhaft bei einer Hypertonie mit Niereninsuffizienz, weil eine Tendenz zur Verbesserung der Nierendurchblutung besteht und die Substanz kaum renal ausgeschieden wird.

Unerwünschte Wirkungen

– Kopfschmerz, Tachykardie und stenokardische Beschwerden lassen sich vom Wirkprinzip ableiten. Sie sind dosisabhängig. Der Kopfschmerz verschwindet nach einigen Tagen oft von selbst. Die Tachykardie wird günstig beeinflußt durch gleichzeitige Gabe von β-Blockern, Reserpin oder Guanethidin. Vorsicht bei Angina pectoris!
– Lupus-erythematodes-Syndrom wurde beobachtet, wenn höhere Dosen ($>$ 300 mg) über längere Zeit ($>$ 6 Mon.) genommen wurden. Es ist reversibel (bis auf Antikörper) beim Absetzen.
– Wie bei Isoniazid: Hepatitis (gutartig) und periphere Neuropathie, die auf Pyridoxin anspricht.

Bei der derzeitigen Dosierung (bis 100 mg tgl.) sind Nebenwirkungen sehr selten.

Prazosin

Wirkprinzip: Direkter Angriff an der Gefäßmuskulatur, wobei α-adrenerge Mechanismen besonders betroffen sind.
Klinische Effekte: Bezüglich Wirksamkeit und orthostatischer Nebenwirkungen ist Prazosin dem Hydralazin vergleichbar. Kombinationen mit allen anderen Antihypertensiva sind möglich.

Unerwünschte Wirkungen: Prazosin wird im allgemeinen gut vertragen. Riskant ist ein „first-dose"-Phänomen bei erstmaliger Gabe oder Dosissteigerung, das Kopfschmerz, Erbrechen, sogar schweren Kollaps umfassen kann. Daher schleichend (3mal 0,5 mg/tgl.) beginnen und die Dosis langsam steigern (bis maximal 20 mg/tgl.).

Minoxidil, ein neuer Vasodilatator, wirkt stärker als Hydralazin; daher Reflextachykardie (gib β-Blocker!) und Flüssigkeitsretention (gib Diuretica!). Minoxidil sollte wegen seiner Nebenwirkungen nicht zur Erstbehandlung eingesetzt werden.

Diazoxid, Nitroprussid-Natrium, Verapamil

Sie werden nur bei einer hypertensiven Krise eingesetzt (s. S. 218).

III. Mittel mit Angriff am adrenergen und/oder zentralen Nervensystem

Rauwolfia-Alkaloide

Reserpin gilt als wirksamstes der Rauwolfia-Alkaloide.

Wirkprinzip

– *Periphere* Catecholamin-Depletion führt zu verminderter Impuls-Transmission, aber auch zur Supersensitivität; allerdings ist fraglich, ob dies bei den niedrigen heute verwandten Dosen (s. u.) eine Rolle spielt. Herzminutenvolumen und peripherer Widerstand sinken bei akuter Reserpin-Anwendung. Bei chronischer Anwendung kehrt das HMV meist zur Norm zurück.
– *Zentrale* Sedation ist wahrscheinlich wichtiger, weil rein peripher angreifende Alkaloide, wie Syrosingopin, weniger wirksam sind. Der Vaguseinfluß überwiegt (s. Nebenwirkungen).

Pharmakokinetik: Gut resorbiert. Lansam beginnende und lang anhaltende Wirkung. Bei fixen Kombinationen bedenken, weil die Partner meist kürzer wirken!

Klinische Effekte: Bei der heutigen oralen Dosierung (0,25 mg tgl.) beginnt der Effekt binnen 3–6 Tagen und wird vollständig binnen 3–6 Wochen. Höhere Dosen ermüden zu sehr. 0,25 mg tgl., allein gegeben, senkt den Druck nicht ausreichend. Kombination mit Saluretica genügt jedoch oft bei leichteren Hypertonie-Formen. Kombination mit Hydralazin ist oft günstig (Bradykardie vs. Tachykardie!).

Unerwünschte Wirkungen sind bei der heutigen, niedrigen Dosierung selten. Zentral bedingt sind Ermüdung, Depression, Suicidneigung (bes. bei Älteren). Reserpin ist bei Patienten mit Depressionen in der Anamnese kontraindiziert. Die nicht seltene Gewichtszunahme kommt teils durch mehr Appetit, teils durch Flüssigkeitsretention zustande.

Das Überwiegen der Parasympathicusaktivität erklärt die

– Hyperacidität, die allerdings nur nach heute nicht mehr gebräuchlichen Dosen bedeutsam (> 1 mg/die) ist. Eine Häufung von Magengeschwüren ist nicht gesichert.
– Verstopfte Nase (auch bei Kindern reserpinbehandelter Mütter, Trinkschwäche), Bronchospasmus, Durchfälle, Bradykardie.

Die initiale Catecholaminfreisetzung ist bei den heutigen Dosen bedeutungslos.

α-Methyldopa

Wirkprinzip: Aus α-Methyldopa entsteht an den adrenergen Nervenenden α-Methyl-noradrenalin, das in der Peripherie als schwächer wirksamer Transmitter funktioniert. – α-Methyl-noradrenalin entsteht auch im *ZNS* und dürfte dort die zentrale Dämpfung der Kreislaufreaktionen bedingen. Diese ist klinisch entscheidend, indem sie zur Minderung des Gefäßwiderstandes führt.

Pharmakokinetik: ~ 50% resorbiert. Die Wirkung beginnt ~ 4–5 Std nach oraler Gabe. Renale Ausscheidung, verzögert bei Niereninsuffizienz. α-Methyldopa geht auch ins Gehirn.
Vorsicht! Falsch-positive Tests für Phäochromocytom sind noch einige Tage nach Absetzen zu erwarten!

Der *klinische Effekt* reicht nicht immer aus; manche Patienten sprechen auch auf 4 g tgl. nicht an.

Unerwünschte Wirkungen sind meist nicht schwer

- Trockener Mund, leichte Durchfälle oder Obstipation, Ejakulationsstörungen.
- Orthostatische Hypotension und Bradykardie sind geringer als bei Guanethidin oder Ganglioplegica. Durchblutung der Niere bleibt erhalten.
- Schläfrigkeit tritt bei über 50% der Fälle in den ersten Wochen auf, geht dann zurück; selten Parkinsonismus.
- Positiver Coombs-Test in 10–25% der Fälle, aber nur sehr selten hämolytische Anämie.
- Bei pathologischen Leberfunktionstests muß man sofort absetzen, weil sich eine evtl. tödliche Hepatitis entwickeln kann.

Clonidin

Wirkprinzip: Clonidin besetzt α-Receptoren; dadurch erzeugt es
- zentrale Sedation und Enthemmung des Baroreceptorreflexes (ist entscheidend für die Minderung des Herzzeitvolumens);
- peripheren α-mimetischen Effekt (ist klinisch unbedeutend, erklärt aber die temporäre Drucksteigerung nach i. v. Injektion).

Pharmakokinetik: Clonidin wird gut resorbiert, dringt gut ins ZNS ein, und wird überwiegend renal ausgeschieden.

Wechselwirkungen

Tricyclische Antidepressiva schwächen den Clonidineffekt ab.
Clonidin nicht mit β-Blockern kombinieren, weil beide Mittel bradykard wirken. Extreme Bradykardien kamen vor!
Clonidin stört die Phäochromocytom-Diagnostik nicht!

Unerwünschte Wirkungen
- Sedation, Pruritus.
- Ausgeprägte Senkung der Herzfrequenz kommt vor; daher erhöhtes Risiko bei Digitalisierung. Orthostatische Hypotension ist unbedeutend.
- Bei sehr hoher Dosierung kann der Blutdruck steigen, vielleicht weil dann der periphere α-mimetische Effekt überwiegt.
- Plötzliches Absetzen höherer Dosen kann im Sinne eines Rebound-Effektes den Blutdruck ansteigen lassen. Daher Clonidin nur bei zuverlässigen Patienten anwenden!

Guanethidin

Wirkprinzipien

- Partielle Catecholamin-Depletion in den sympathischen Nervenendigungen.
- Hemmung der Catecholamin-Freisetzung.

Pharmakokinetik: Guanethidin wird mäßig gut resorbiert (30–50%) und durch die Niere langsam ausgeschieden. Kumulation ist möglich. Die Substanz dringt nicht ins ZNS, daher rein periphere Effekte.

Das Wirkungsmaximum wird nach ~ 3 Tagen erreicht; der Effekt hält für ~ 1 Woche an.

Klinische Effekte: Die Hypotension entsteht vor allem durch venöse Poolung (→ Orthostase!), dazu kommen Bradykardie und geringeres Herzminutenvolumen; der periphere Widerstand ändert sich kaum.

Guanethidin wirkt stark, aber individuell verschieden. Daher ist es für schwere Hypertonien reserviert als ultima ratio, für die Ambulanz wenig geeignet. Guanethidin hat die Ganglioplegica wegen seiner größeren Spezifität weitgehend ersetzt.

Unerwünschte Wirkungen

- Die orthostatische Hypotension kann sehr stark werden. Manchmal wird sie bei langfristiger Gabe auskompensiert. Substanz am Mittag oder Nachmittag geben!
- Minderung der Nierendurchblutung bringt erhöhtes Risiko bei Niereninsuffizienz mit sich. Vorsorglich Serumelektrolyte verabfolgen! Guanethidin nie ohne Diureticum geben!
- Minderung des HMV führt evtl. zur Manifestierung einer Herzinsuffizienz. Daher ist auch die gleichzeitige Gabe von β-Blockern höchst riskant!
- Durchfälle erfordern evtl. Atropin. Ejaculations-Störungen.
- Überempfindlichkeit gegen Catecholamine; daher Guanethidin nicht beim Phäochromocytom einsetzen!
- Tricyclische Antidepressiva und indirekte Sympathomimetica wirken dem Guanethidin entgegen, wahrscheinlich durch Hemmung seiner Aufnahme bzw. durch Verdrängung.

β-Sympatholytica (s. 10.4)

Wirkprinzip: Die Blutdrucksenkung ist β-sympatholytisch bedingt. Ihr detaillierter Mechanismus ist umstritten. Man diskutiert eine Minderung des Herzzeitvolumens sowie zentrale Effekte.

Klinische Effekte

β-Sympatholytica sind bei alleiniger Gabe oft unbefriedigend oder nur in hohen Dosen wirksam. Nur durch ca. 14 tägiges Probieren läßt sich feststellen, welche Patienten ansprechen. Gleichwohl sollten β-Blocker frühzeitig eingesetzt werden, weil sie antiarrhythmisch wirken, das Infarktrisiko senken und (im Gegensatz etwa zu den Saluretica) keine laufenden Laborkontrollen verlangen. Kombination mit Saluretica erhöht die Erfolgsquote. Sinnvoll erscheint auch die Zulage von Hydralazin (s. S. 210).

Ein Versuch lohnt sich
– bei juvenilem Hypertonus,
– bei gleichzeitigem hyperkinetischem Herzsyndrom oder Angina pectoris,
– bei gleichzeitiger Gabe arteriolenerweiternder Mittel (s. S. 210).
– bei gleichzeitigen tachykarden Rhythmusstörungen, soweit sie auf β-Blocker ansprechen (s. S. 196).
– wenn ein orthostatisches Syndrom strikt vermieden werden soll.

Unerwünschte Effekte

Trotz hoher Dosierung sind sie erstaunlich gering. Kaum Orthostase; die normale männliche Sexualfunktion bleibt erhalten.
Im übrigen s. S. 203.

Durchführung der Langzeit-Therapie

- Der Blutdruck (in aufrechter Position) sollte soweit als möglich normalisiert werden.

  Zurückhaltung ist evtl. erforderlich bei
  – gestörter Nierenfunktion (→ Rest-N-Anstieg!),
  – gestörter Hirndurchblutung,
  – schwerer Angina pectoris,
  – alten Patienten, vor allem, wenn sie allein leben.

- Mittel nur wechseln, wenn unvermeidlich. Dosierungen *langsam* ändern!
- *Keinesfalls intermittierend* therapieren! Keinesfalls abrupt absetzen; Rebound-Phänomene drohen!
- *Patienten instruieren* über mögliche Nebenwirkungen, z. B. Depression oder orthostatische Hypotension.

- „Versager" der ambulanten antihypertensiven Therapie beruhen meist auf *mangelnder Mitarbeit* des Patienten. *Lehre* daher jeden Patienten:
  - Eine Hypertonie kann mit völligem Wohlbefinden einhergehen, ist aber dennoch behandlungsbedürftig.
  - Nur Dauertherapie verspricht Erfolg!
  - Der Blutdruck ist bei allen derzeit oder früher Behandlungsbedürftigen regelmäßig zu messen. Wenn möglich, sollte der Patient seinen Blutdruck selbst messen.
  - Die Therapie muß auch nach Normalisierung des Blutdrucks noch 1–2 Jahre fortgesetzt werden.
  - Übergewicht reduzieren, Rauchen einstellen, „Zusalzen" unterlassen.
- Der Patient muß regelmäßig einbestellt werden. Wenn er es vergißt, ist er zu mahnen. Behandlungskarte anlegen.
- Manche Hypertoniker haben bzw. entwickeln eine Niereninsuffizienz. α-Methyldopa wird im wesentlichen renal ausgeschieden; Dosis reduzieren! Bei den übrigen Antihypertensiva reicht die extrarenale Elimination meist aus, um die Dosierung beizubehalten.

Grundsätzlich kann jedes Antihypertensivum bei Niereninsuffizienz gegeben werden. Man muß einen Kompromiß zwischen der Erhöhung des Rest-N und der Blutdrucksenkung suchen! S. S. 51.

Wie geht man mit *Kombinationen* um?

Mit Hilfe der Kombinationen möchte man
- einen vollen antihypertensiven Effekt erzielen, aber zugleich
- unerwünschte Effekte eines Antihypertensivums ausschalten bzw. vermeiden, indem man ein zweites gibt.

Kombinationen sind das therapeutische Äquivalent der „Mosaiktheorie" der Hypertension. Also sind auch nur solche Kombinationen sinnvoll, die aus Mitteln mit verschiedenen Angriffspunkten bestehen!

Durchführung: Man beginnt mit einer *Monosubstanz* aus der Reihe der β-Blocker oder der Saluretica, was aber oft nicht ausreicht. – Die nächste Stufe besteht aus einer *Grundkombination,* die ein Salureticum und ein „leichteres" Mittel enthält, z. B. Salureticum + Reserpin, oder Salureticum + Clonidin, oder Salureticum + β-Blocker.

Schwere Hypertonien verlangen immer *stärkere* Kombinationen, z. B.
Salureticum + Reserpin + Hydralazin, oder
Salureticum + β-Blocker + Hydralazin, oder
Salureticum + α-Methyldopa, oder
Salureticum + Guanethidin, oder gar
Salureticum + α-Methyldopa + Guanethidin.
Es gibt kein starres Schema!

Die Auswahl ist eher negativ bestimmt (durch Kontraindikationen, vgl. Tabelle 10.5-1) als positiv (durch spezifische Indikationen, vgl. Tabelle 10.5-2).

Tabelle 10.5-1. VORSICHTSLISTE zum GEBRAUCH von ANTIHYPERTENSIVA[1]

Wenn ...	dann besonders vorsichtig mit ...
Diabetes, Gicht, Kaliummangel (Glykosidempfindlichkeit bedenken!)	Thiaziden
Schwere Niereninsuffizienz	Spironolacton, Triamteren (wegen Hyperkaliämie), Methyldopa (wegen Kumulation)
Salzretention	Guanethidin
Sedierung oder Depression (Sedierung erschwert die Beurteilung der Hochdruckencephalopathie)	**Reserpin,** Methyldopa, Clonidin, (Propranolol?)
Fettsucht	Reserpin
AV-Block, Bradykardie	β-Blocker, Reserpin, Guanethidin
Herzinsuffizienz	Methyldopa, Clonidin, β-Blocker, Guanethidin
Tachykardie	Hydralazin
Coronarinsuffizienz, Cerebralsklerose	Guanethidin
Ulcus pepticum	Reserpin
Parkinsonismus	Reserpin, Methyldopa
Lupus erythematodes	Hydralazin, Methyldopa

---

[1] Die Tabellen 10.5-1 bis 10.5-4 verdanken wir F. O. Simpson [Drugs **6,** 333–363 (1973)], mit freundlicher Genehmigung des Verlags. Sie wurden entsprechend der Konzeption dieses Kapitels modifiziert.

Tabelle 10.5-2. POSITIV-LISTE für Antihypertensiva

Wenn ...	dann bevorzugt ...
Ödeme, Dyspnoe	Diuretica
Hypokaliämie	Spironolacton
Sinustachykardie, Angina pectoris	β-Blocker
Azotämie	Furosemid, Hydralazin, (Methyldopa)
Renin im Plasma erhöht	β-Blocker, Methyldopa, Reserpin

Tabelle 10.5-3. Prinzipielle Nebenwirkungen antihypertensiver Mittel und ihre Vermeidung

Arzneimittel	Nebenwirkung	Was tun?
Diuretica vom Thiazid-Typ	Hypokaliämie	KCl-reiche Kost oder Zusatz von Aldosteron-Antagonisten
	Hyperuricämie	Bei Bedarf Allopurinol
	Hyperglykämie	Neu-Einstellung des Diabetes
	Rest-N-Anstieg	Furosemid verwenden, wenn sehr schlechte Nierenfunktion
Sog. Aldosteron-Antagonisten	Hyperkaliämie	KCl-Zufuhr herabsetzen und Dosis reduzieren
	Nausea (Triamteren)	Dosis reduzieren
	Gynäkomastie (Spironolacton)	Mittel wechseln
Rauwolfia-Alkaloide	Depression	Stop!
	Alle anderen Nebenwirkungen	Dosis reduzieren, evtl. weglassen
Methyldopa	Depression	Stop!
	Hämolytische Anämie	Stop!
	Arzneimittelfieber	Stop!
	Positiver Coombs-Test	Auf hämolytische Anämie achten!
	Müdigkeit	Dosis langsamer steigern, evtl. reduzieren oder auf anderes Mittel übergehen
Guanethidin	Durchfälle	Diphenoxylat versuchen; wenn erfolglos, Dosis reduzieren
	Hypotension beim Aufstehen oder bei Anstrengung	Patient sollte sich daran gewöhnen, wenn unmöglich: Dosis reduzieren
	Ejaculationsstörung	Herunterspielen
Hydralazin	Kopfschmerz	Herunterspielen; evtl. Dosis zeitweise reduzieren
	Exantheme	Stop!
	Lupus erythematodes	Stop!
	Arzneimittelfieber	Stop!

Tabelle 10.5-4. Einfluß weiterer Arzneimittel auf die Hypertonie bzw. die antihypertensive Therapie

Mittel	Effekt
Oestrogene, Contraceptiva	Blutdrucksteigerung in stark wechselndem Ausmaß. Daher gehört die Blutdruckmessung zur Routine-Überwachung. Absetzen, wenn antihypertensive Therapie nicht anschlägt
Carbenoxolon	In hohen Dosen aldosteronähnliche Wirkung (Flüssigkeitsretention und Drucksteigerung)
MAO-Inhibitoren	Sensibilisieren für indirekte Sympathomimetica aus der Nahrung (Tyramin) sowie Arzneimittel (z. B. Phenylephrin, Appetitzügler)
Amphetamin-ähnliche Mittel (Appetitzügler)	Steigerung des Druckes durch Antagonismus gegen Neuronenblocker; aber auch Senkungen sind möglich. Weglassen!
α-Adrenergica (Nasentropfen, Hustensäfte)	Blutdrucksteigerung ist möglich. Weglassen!
β-Adrenergica (Asthma-Mittel)	Wechselnde Kreislaufeffekte
Tricyclische Antidepressiva	Stören die neuronale Aufnahme von Guanethidin und mindern die Wirkung von α-Methyldopa und Clonidin
Phenothiazine, Antihistaminica	Kräftige zusätzliche Blutdrucksenkung ist möglich, aber auch Antagonismus gegen Neuronenblocker
Nitroglycerin	Kräftige zusätzliche Drucksenkung

Dringliche Therapie der Hypertonie

Sie ist einzuleiten, wenn der Druck trotz medikamentöser Bemühungen bedrohlich hoch bleibt, oder wenn der Patient durch Coronarinsuffizienz, Myokardinsuffizienz oder Encephalopathie besonders gefährdet ist. Während man bei der Dauertherapie *langsam* wirkende Mittel *oral* gibt, wendet man bei der dringlichen Therapie *schnell* wirkende Mittel *parenteral* an. Häufige Blutdruckkontrollen sind unentbehrlich.

Bei *milderen Fällen* stehen zur Wahl
- *Clonidin.* Es kann initial den Druck steigern! Eine Bradykardie und Benommenheit werden verstärkt (s. S. 212).
- *Hydralazin.* Risiken sind eine Tachykardie und Coronarinsuffizienz (s. S. 210).

Krisenhafte Druckanstiege werden bekämpft mit Diazoxid oder Nitroprussidnatrium.

- *Diazoxid*

Es wirkt wahrscheinlich über arterioläre Dilatation, steigert daher auch das Herzminutenvolumen und die Nierendurchblutung. Wegen einer starken Proteinbindung muß man schnell i. v. injizieren. 5 mg/kg wirkt für 3–24 Std. Über-

schießende Senkungen lassen sich durch Noradrenalingabe kompensieren (bereit halten!).
Unter längerer Therapie mit Diazoid können auch sonst refraktäre Fälle gebessert werden.

Nebenwirkungen
- Ischämie von Herz, Niere und Gehirn; daher wäre eine gleichzeitige Gabe von Hydralazin äußerst gefährlich!
- Reflektorische Tachykardie. Daher β-Blocker (falls keine Kontraindikation vorliegt!) einsetzen.
- Obwohl Diazoxid den Thiaziden verwandt ist, *mindert* es die Salz- und Wasser-Ausscheidung. Daher Diät und Furosemid.
- Starke Hyperglykämie; Diazoxid ist aber selbst beim Diabetes nicht kontraindiziert.

● *Nitroprussidnatrium*

Wirkprinzip: Erweiterung vorwiegend der Widerstandsgefäße. Durch Infusion (Pumpe!) läßt sich der Blutdruck oft auf eine gewünschte Höhe einstellen.

Nitroprussidnatrium wirkt auch noch bei den wenigen Patienten, die nicht ausreichend auf Diazoxid ansprechen. Bei Niereninsuffizienz oder längerer ($>$ 72 Std) Anwendung ist das Thiocyanat im Serum zu bestimmen, weil höhere ($>$ 0,1 mg/ml) Thiocyanatkonzentrationen Kollaps und Delirien auslösen können. Starke Überdosierung → evtl. Cyanidvergiftung; daher nicht über 0,5 mg/kg bei kurzfristiger Infusion einlaufen lassen. Vorsicht auch bei Hypothyreosen: Thiocyanat hemmt die Schilddrüsenfunktion!

Nitroprussidnatrium wird auch zur Minderung des peripheren Widerstandes beim *Myokardinfarkt* (s. S. 206), bei der therapierefraktären *Herzinsuffizienz* (s. S. 189), ferner auch in der Anaesthesiologie zur *kontrollierten Blutdrucksenkung* eingesetzt.

Sonderfall:
Beim *Phäochromocytom* mit krisenhaftem Blutdruckanstieg gibt man zugleich
- α-Blocker (z. B. Phentolamin), die aber die Herzfrequenz reaktiv steigern,
- β-Blocker (z. B. Pindolol), welche der direkten und der reaktiven Steigerung der Herzfrequenz entgegenwirken.

10.6 Mittel zur Therapie der unspezifischen orthostatischen Hypotonie

Eine Behandlung ist nur sinnvoll, wenn die Beschwerden als ,,Krankheit" imponieren. Vagovasale Mechanismen und sympathotone Formen (z. B. bei Tabes oder Syringomyelie) abtrennen.

Therapeutische Zugänge beruhen auf
- Steigerung des venösen Rückflusses (arterieller Widerstand ist fast stets normal),

- Normalisierung des verminderten zirkulierenden Volumens,
- Training von Regelvorgängen.
Digitalis oder Sympathomimetica sind nur ausnahmsweise erforderlich.

Im Einzelnen stehen zur Auswahl

- *Trainingsverfahren*
  - Hydrotherapie (Kneipp, Duschen, Bürstenmassagen),
  - Übungstherapie mit leichtathletischer Tendenz,
  - Wiedergewinnung des Selbstvertrauens.

- *Mechanische* Maßnahmen
  Leibwickel, Stützstrümpfe, Stützhosen.

- *Pharmakotherapie* (nur zeitweise, nie Dauertherapie!)
  - Dihydroergotamin verengt in therapeutischen Dosen vor allem die Kapazitätsgefäße; sein sympatholytischer Effekt tritt hierbei noch nicht hervor.
  - Theophyllin + Sympathomimeticum; nur bei bradykarden Formen! Beides noch im Liegen morgens einnehmen!
  - Mineralocorticoide, ca. 6 g NaCl tgl.
  - Reichlich schwarzen Tee (vorteilhaft gegenüber Kaffee wegen der langsameren Resorption des Coffeins).
  - Bei hypotonen Regelstörungen mit Tachykardie lohnt ein Versuch mit β-Sympatholytica.

Vielverwendete Sympathomimetica sind nur parenteral wirksam, weil sie bei Passage durch Darmwand und Leber fast völlig metabolisiert werden. Im übrigen ist der Catecholaminspiegel bei der essentiellen Hypotonie eher erhöht. Schließlich verengern α-Mimetica eher die Widerstandsgefäße als die Kapazitätsgefäße, und β-Mimetica stimulieren das Herz. Beides ist hier ungünstig.

10.7 Mittel zur Therapie bei peripheren und cerebralen Durchblutungsstörungen

Abschwächung der disponierenden Faktoren, soweit möglich

Diese sind fast identisch mit demjenigen der Coronarinsuffizienz, also
- Rauchen steht an 1. Stelle bei den peripheren (nicht den zentralen) Durchblutungsstörungen;
- Hypertonie (*vorsichtige* Drucksenkung!);
- Diabetes, Fettstoffwechselstörung, Gicht;
- Hypothyreose;
- „Alter".
- Herzinsuffizienz (behandeln!).
- Unter hormonalen Contraceptiva sind Thromboembolien und Hirn-Ischämien (meist Thrombosen) leicht gehäuft (weglassen!).

Cave bei allen nachfolgend genannten Maßnahmen die ungewollte Verschlechterung der Durchblutung infolge paralleler oder allgemeiner Vasodilatation:

– *Parallele* Vasodilatation → „Steal"-Effekt
  ↓
  weitere Verschlechterung der Durchblutung des Mangelgebietes
                                            ↑
– *Allgemeine* Vasodilation → Blutdrucksendung

Hingegen wird sich die Behandlung einer eventuellen Herzinsuffizienz günstig auswirken.

Verbesserung der Durchblutung ischämischer Extremitäten

● *Operativ*

– Rekanalisierung mit anschließender Anticoagulation,
– Sympathektomie fördert vor allem die Haut-Durchblutung, verschlechtert eher die Muskeldurchblutung (s. u.).

● *Physikalisch:* aktive Übungsbehandlung; Wattepackungen, um Wärme zu halten. Aber keine Wärmezufuhr, weil dies einen Steal-Effekt (s. o.) verursachen würde! Tieflagerung der minderdurchbluteten Extremität zur Verbesserung des arteriellen Drucks.

● *Medikamentös*
– Fibrinolyse (s. S. 170). Je frischer und je weiter zentral der Verschluß, desto besser sind die Aussichten,
– orale Anticoagulantien (s. S. 167) oder Aggregationshemmer bei chronischen Verschlüssen (zur Verhütung des Weiterschreitens);
– Verbesserung der Fließeigenschaften des Blutes, z. B. durch Infusion von 500 ml Dextran 40, oder durch s. c. Injektion eines Schlangengiftenzyms, welches Fibrinogen in ein leicht eliminierbares Fibrinderivat überführt. Der Effekt ist nach beiden Arzneimitteln objektivierbar.

Zum Problem der Vasodilatantien: Die Durchblutung der *Muskulatur* ist (wie die des Herzens) vor allem stoffwechselgesteuert. Daher sind aktive Übungen (z. B. Zehenwippen) sehr viel wirksamer als Vasodilatantien.
Die Durchblutung der *Haut* ist vor allem durch den Sympathicus (α-Receptoren) gesteuert; daher wäre eine gewisse Vasodilatation durch α-Sympatholytica oder auch Nicotinsäurederivate möglich, solange keine anatomische Gefäß-Starre vorliegt. Bei beschränkter Blutzufuhr zur Extremität kann eine Erweiterung der Hautgefäße einen „Steal-Effekt" gegenüber der Muskulatur bedeuten, und umgekehrt. Zur gezielten, kurzfristigen Gefäßerweiterung versucht man die intraarterielle Infusion von ATP; aber der Effekt ist unzuverlässig und dem der Übung unterlegen. Überdies schädigt jeder intraarterielle Einstich die Gefäßwand.

Systemische Vasodilatantien sind abzulehnen (s. „Cave"!), weil sie die Durchblutung ischämischer Bereiche verschlechtern.

Vasodilatantien sind gelegentlich sinnvoll zur Förderung der Durchblutung der Acren. Im übrigen beruht ihre Anwendung, wie auch bei der Behandlung coronarer und cerebraler Durchblutungsstörungen, auf einer Überschätzung der Pharmakotherapie im Vergleich zu den viel sinnvolleren und wirksameren lokalen Regulationsmechanismen.

Pharmaka bei gestörter Hirndurchblutung

Vorbemerkungen

Schließe zunächst eine Embolie (fast immer kardiogen) oder eine Thrombose aus; beides ist Angelegenheit des Spezialisten.

Die Störung beruht in über 90% der Fälle auf einer Sklerose der Cerebralgefäße. Die Steuerung der Hirndurchblutung erfolgt im wesentlichen über den Gewebsstoffwechsel (nicht über das vegetative System). Sogenannte Gefäßdilatatoren sind hier von ebenso zweifelhaftem Wert wie bei der Sklerose der Coronarien oder der Extremitätengefäße. Sie wirken, wenn überhaupt, *nicht* über eine Erweiterung der sklerosierten Gefäße. Eine regionale Verbesserung der Durchblutung würde eher zu Lasten der besonders bedürftigen Hirnabschnitte gehen. Ihr Nutzeffekt wäre anhand einer Verbesserung der Sauerstoffextraktion noch zu beweisen. Das früher vielverwendete Theophyllin *verengt* die gesunden Hirngefäße und ist an sklerosierten Gefäßen unwirksam.

Merke: Nur die **nicht-vasculären** Komponenten der gestörten Hirndurchblutung lassen sich pharmakotherapeutisch beeinflussen. Infolgedessen bleibt für die Behandlung **chronischer** bzw. **wiederkehrender Ischämien:**

- Normalisiere, falls erforderlich, die *Herzfunktion* durch Glykosidgaben oder Rhythmisierung. Behandle eine eventuell bestehende Hypertonie oder Hypotonie.
- Versuche, die *Leistungsfähigkeit* des noch funktionsfähigen Hirngewebes zu verbessern. Die hier angebotenen, zudem oft teuren Präparate besitzen nur einen geringen therapeutischen Stellenwert. Sehr viel wichtiger ist die *psychische und soziale Betreuung* (s. S. 48)!
- Der Indikationsbereich von *Anticoagulantien* oder Aggregationshemmern ist umstritten wegen der Gefahr von Blutungen. Sie sind erwiesenermaßen nützlich bei intermittierenden, vor allem embolisch bedingten Ischämien nach Abklingen der akuten Phase.

Für die Behandlung **akuter, schwerer Ischämien** oder **Infarkte** bleibt

- die Erhaltung einer *ausreichenden Durchblutung.* Daher
  - Ruhe, Transport erst nach Stabilisierung!!
  - Behandlung einer Insuffizienz oder Rhythmusstörung des Herzens.
  - Erhaltung des systolischen Drucks, bei bestehender Hypertonie auf ca. 160 mm Hg. Wenn Senkung erforderlich, am besten mit Clonidin.
  - Vermeide Vasodilatantien!

- die *Besserung der Fließeigenschaften des Blutes* durch niedermolekulares Dextran (500 ml/45 min i. v.), nicht bei Blutungen; es erhöht auch die Durchblutung ischämischer Areale. Klinischer Nutzeffekt noch nicht hinreichend gesichert.
- die *Minderung des Hirnödems*. Die Massenzunahme zu Lasten des Liquorraumes, dann aber auch der Durchblutung (circulus vitiosus!) will man vermindern durch
  - Flüssigkeitsverschiebung ins Blut. Hierzu dienen *hyperosmolare* (z. B. Glycerin, Sorbit) oder *hyperonkotische* (niedermolekulares Dextran) Lösungen.

    Diese Lösungen müssen zur Erzeugung eines hinreichenden (kolloid) osmotischen Gradienten *schnell* einfließen. Gefahren: a) Umkehr des Gradienten bei Elimination des Gelösten → Rebound-Phänomen. b) Die Entquellung betrifft vor allem gesundes Gewebe → evtl. Verstärkung des Ödems! c) Glycerin nicht parenteral (tödliche Hämolyse möglich); besser mit Sonde.

  - allgemeine Exsiccose durch *Diuretica* (Furosemid). Gefahr: Hämokonzentration → Minderperfusion des Gehirns.
  - unbekannte Mechanismen (Gefäßabdichtung?) von *Glucocorticoiden*. Glucocorticoide sind wirksam beim traumatischen Hirnödem. Belege für den Nutzen von Dexamethason und/oder niedermolekularem Dextran beim infarktbedingten Hirnödem ließen sich dagegen nicht erbringen!

11 Mittel zur Behandlung von Störungen der Respirationsorgane

11.1 Mittel zur Therapie chronisch-obstruktiver Atemwegserkrankungen

Die Krankheiten dieses Kreises sind verbunden durch
- Verengung der tiefen Atemwege → Risiko der respiratorischen Insuffizienz;
- Störung der Lungenperfusion → Gefahr des chronischen Cor pulmonale;
- Übergänge zwischen chronischer Bronchitis, Emphysem, Asthma;
- Allgemeine Überempfindlichkeit des Bronchialsystems.

Pathogenetische Faktoren bestehen in

- Spastik der Bronchialmuskulatur,
- Schleimhautschwellung,
- Schleimobturation,

  } besonders bei akuten Formen („Asthma"-Komponente)

- Druckphänomenen,
- Störungen des Flimmerepithels,
- Erschlaffung des Lungengerüstes.

  } besonders bei chronischen Formen („Bronchitis"-Komponente)

Therapeutische Zugänge (vgl. Abb. 11.1-1)

- *Kausal* nur beim exogen-allergischen Asthma; sonst
- *symptomatisch* durch Offenhaltung der Luftwege, Bekämpfung von Infektionen, Herztherapie, Einüben einer ökonomischen Atmung.
- *Psychologische Führung* ist schon wegen der evtl. lebenslangen Dauer der Obstruktion wichtig, aber auch wegen psychosomatischer Komponenten. Stets ist die am wenigsten eingreifende Therapieform zu wählen (s. Abb. 11.1-2 und 11.1-3).

Einzelne therapeutische Maßnahmen

Beseitigung von Reizen

Zigarettenrauchen führt stets zu Lungenfunktionsstörungen! Staub, Dämpfe, extrem kalte Luft vermeiden. Infektionen im Nasen-Rachenraum behandeln.

Kontrolle des Hustens

Produktiven *Husten* möglichst nicht bekämpfen. Vorsicht mit Sedativa, die stets den pCO_2 ansteigen lassen. Wenn erforderlich (z. B. bei sehr ängstlichen

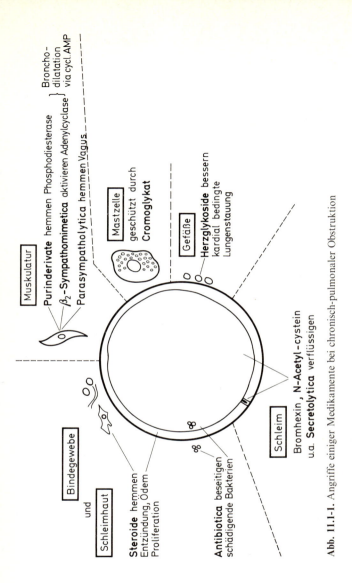

Abb. 11.1-1. Angriffe einiger Medikamente bei chronisch-pulmonaler Obstruktion

Patienten), dann Promethazin (auch im Dauertropf). Die Kombination von Antitussiva mit Expectorantien ist unsinnig und sollte unterbleiben; denn Husten ist das beste Expectorans.

Man kann nicht zugleich schlucken und husten. Daher wirken kleine Schlucke Flüssigkeit, z. B. Tee oder inerte Hustensäfte, antitussiv. Das gleiche gilt für Maßnahmen, welche die Speichelsekretion fördern, z. B. Lutschen von „Hustenbonbons".

Hustenstillende Arzneimittel (Antitussiva) sind nur sinnvoll, soweit der Husten schadet, etwa weil er den Schlaf stört oder den Kreislauf belastet. Sie greifen sämtlich zentral an. Präparate:
- Grundsätzlich alle Opiate; Codein und seine Derivate werden zur Hustenstillung bevorzugt.
  Risiken: Dependenz ist unbedeutend beim Codein, stark beim Normethadon. Atemdepression und Obstipation sind bei allen Opiaten zu bedenken (auch beim Codein!).
- Noscapin (Narcotin) besitzt nicht die Nachteile der Opiate, wirkt allerdings schwächer.
- Synthetische Antitussiva ohne Opiatcharakter; Fominoben stimuliert gleichzeitig die Atmung.

An hartnäckigem Husten nicht herumkurieren, sondern Diagnose überprüfen!

Verflüssigung des Sekrets

Sie gelingt am besten am „gewässerten" Patienten. Also reichlich trinken lassen, z. B. „Brust-Tee".

Die Wirksamkeitsnachweise für pharmazeutisch zubereitete Sekret-Verflüssiger befriedigen häufig nicht; stets ist mit einer starken Placebo-Komponente zu rechnen.

● *Mucolytica* sollen den Schleim durch direkten Angriff lösen. Zur lokalen Anwendung dienen
  - Aerosoliertes (2–10 μm) Wasser oder Sole.
  - N-Acetyl-cystein als Aerosol (3–5 ml einer 20% Lösung alle 4–6 Std), dazu Bronchodilatator, weil evtl. Constriction durch Reizung. Nicht über längere Zeit geben. Nicht bei Asthma. Dazu Antibiotica!
  Systemisch:
  - Heute vor allem Bromhexin, das durch direkten Angriff an den Bronchien die Sekretion eines dünneren Schleimes fördert. Die übliche Dosis genügt häufig nicht.

● *Expectorantien* sollen die Verdünnung des Schleimes reflektorisch fördern, indem sie die vagalen Afferenzen vom Magen her stimulieren. Höhere Dosen können also Erbrechen auslösen! Auch kräftig gewürzte Speisen dürften über den Vagus expectorierend wirken.

Radix Ipecacuanhae, Ammoniumchlorid, Guajacol, Kampfer, ätherische Öle sind von eher subjektivem Wert.
Jodid wirkt nicht nur reflektorisch, sondern auch direkt; jedoch werden ca. 5–7 g tgl. benötigt. Diese Menge verursacht bereits in 10% der Fälle Nebenwirkungen (Speicheldrüsenschwellungen, Schnupfen, Magenbeschwerden). Jodid nicht in Kropfgegenden verschreiben!
Bei *Säuglingen* gibt man Präparate mit ätherischen Ölen nicht in die Nase und vermeidet Überdosierungen auch beim Einreiben peinlich. Sonst sind resorptive Vergiftungen möglich!

Entfernung des Sekrets

Sie ist vor allem bei Sekretansammlungen in Bronchiektasen oder Kavernen angezeigt. Hierzu lagert man den Oberkörper tief. – Bei Obturation von Bronchien können inhalierte Wirkstoffe nicht mehr in das betroffene Gebiet gelangen. Leichtere Formen sprechen oft auf intermittierende Überdruckbehandlung an. Massive Schleimausgüsse müssen eventuell bronchoskopisch entfernt werden.

Bronchodilatation

Man muß individuell vorgehen: Je stärker die ,,Asthma"-Komponente, desto wichtiger ist die medikamentöse Bronchialerweiterung. Starke subjektive Einflüsse spielen mit (ausnutzen!). Die Objektivierung des Wertes arzneitherapeutischer Neueinführungen gelingt nur durch Ganzkörper-Plethysmographie.
Bronchodilatatoren sind β_2-Adrenergica, Parasympatholytica oder Xanthine.

1. β_2-Adrenergica

Früher benutzte man $(\beta_1 + \beta_2)$-Stimulatoren, wie Isoproterenol, Orciprenalin. Vorteilhafter sind die stärker auf β_2-Receptoren gerichteten Mittel, wie Salbutamol, Fenoterol, Terbutalin.

Anwendungsformen

Aerosole machen die Lunge zum bevorzugten Zielorgan. Besondere Wirksamkeit erwartet man dort, wohin das Aerosol direkt gelangt. Jedoch schlägt sich der größte Teil der Wirksubstanz auf der Mund- und Rachenschleimhaut nieder. Nach partieller Resorption erreicht er auf dem Blutweg auch verstopfte Bronchien.
Placebo-Effekte sind oft beteiligt. Selbst schnellwirkende Dilatatoren brauchen ca. 20 sec; kürzere Zeiten sind Suggestion.

Dosierung: Der Patient bestimmt die Zufuhr selbst! Daher sind ,,Dosier-Aerosole" zu empfehlen, die jeweils nur eine bestimmte Dosis zerstäuben. Patienten vor Tachyphylaxie bewahren; daher
– nur *soviele Atemzüge* mit Aerosol erlauben, *bis* volle *Erleichterung* eintritt.
– Aerosole nur in *Abständen von 3–4 Std* verwenden. Kürzere Abstände oder höhere Dosen bringen keine weiteren Erleichterungen, sondern gehäufte Nebenwirkungen.
– Bedienung der Inhalier-Vorrichtung und auch die Atemtechnik erklären: maximale Exhalation – kräftige Inhalation – Atem einige sec anhalten.

Gehäufte Asthma-Todesfälle in England vor einigen Jahren waren kein Effekt von Corticosteroiden oder Treibmitteln; unkontrollierte Anwendung der Sprühdosen führte zur Tachyphylaxie. Die Todesrate nahm ab, als die Sprühdosen rezeptpflichtig wurden und dadurch eine bessere ärztliche Kontrolle gegeben war.

Wirkungsdauer der Bronchodilatantien

Substanz	Beginn (ca.)	Ende (ca.)	Nebenwirkungen
Isoproterenol	20 sec	1 Std	Herz, stark
Orciprenalin	1 min	2 Std	Herzklopfen
Salbutamol			
Terbutalin	2 min	4–8 Std	Manchmal Muskelzittern,
Fenoterol			Herzklopfen
Clenbuterol			
Ipratropium	15–20 min	4 Std	

Orale Anwendung ist weniger sicher; z. B. Isoproterenol sublingual; Orciprenalin Tabl. (ca. 40% resorbiert); vor allem *Ephedrin* (fast völlig resorbiert). Ephedrin ist ein indirekt wirkendes Sympathomimeticum. Es ist wohl der eigentliche Wirkstoff der zahllosen „Asthmapulver". Sein Nutzen ist durch beschränkte Wirksamkeit, Tendenz zu Tachyphylaxie und deutliche Nebenwirkungen (Schlaflosigkeit, Herzklopfen) begrenzt. Nicht am Abend geben!

Parenteral (nur ausnahmsweise i. v.!) appliziert man nur in Notfällen, z. B. Orciprenalin mehrfach in 30 min Abstand, bis der Anfall nachläßt. Resistenz ist möglich, vielleicht infolge respiratorischer Acidose. Jedoch größte Vorsicht mit Alkalitherapie, weil die iatrogene metabolische Alkalose evtl. zu schwerster Hypoxie führt!

Risiken der β_2-Adrenergica

- Toleranzentwicklung; dann ca. 1 Woche Karenz, die mit Aminophyllin und/oder Glucocorticoiden überbrückt werden kann.
- Harnretention bei alten Leuten.
- Wegen der kardialen Nebenwirkungen ist Vorsicht bei Myokard- und Coronarinsuffizienz, Hypertonie, Hyperthyreose geboten. Dies gilt vor allem für Isoproterenol und Orciprenalin.

2. Parasympatholytica

Atropin vermeide man; denn es vermehrt die Viscosität des Schleimes und verstärkt die Nebenwirkungen gleichzeitig gegebener Sympathomimetica.

Neuere Anticholinergica, z. B. Ipratropiumbromid-Aerosol, sind jedoch gut brauchbar.
Sie eignen sich vor allem zur Langzeittherapie; bei der Anfallsbehandlung ist der langsame Wirkungseintritt ($>$ 5 min) nachteilig. Bei Patienten mit Kreislaufkrankheiten sind Parasympatholytica vorteilhaft, weil ihnen die direkten adrenergen Effekte (s. o.) fehlen.

3. Xanthine

Das Hauptpräparat ist Theophyllin, welches zusammen mit einem Lösungsvermittler Aminophyllin ergibt. Daneben gibt es viele Derivate, die allerdings keine bemerkenswerten Vorteile aufweisen.

Kardiale Wirkungen sind bedingt

- pulmonal durch direkte Erweiterung der Bronchien;
- zentral durch Atemanregung;
- zirkulatorisch durch positiv inotrope Wirkung und Erniedrigung des peripheren Widerstandes; daher werden Xanthine auch beim kardialen Lungenödem eingesetzt.

Xanthine sind gute Bronchodilatantien bei *parenteraler* Applikation.
Unerwünschte Wirkungen bei zu schneller i. v. Injektion sind Erbrechen, Hypotension, Flush, Arrhythmien. Todesfälle kamen vor!

Dosierung: 1 mg/kg × min Aminophyllin langsam über 5–10 min i. v. in akuten Situationen.
Cave: i. m.-Ampullen (mit Zusatz von Lokalanaestheticum) nicht i. v.!
Bei stationären Patienten: bis zu 1 g über 6 Std als Infusion. Die Wirkung hält nur sehr kurz an! Die zur Besserung der Lungenfunktion erforderliche Plasmakonzentration liegt bei ca. 5 mg/l.

Oral wird Theophyllin meist unterdosiert. Retard-Tabletten dilatieren mäßig über mehrere Stunden. Möglichst nicht am Abend geben, weil Theophyllin den Schlaf stören kann.

Rectal: Die Resorption aus Suppositorien ist höchst unzuverlässig; Risiko der Proktitis und der Vergiftung.

Hinweis zu „Asthmapulvern"

Asthmapulver wirken vorwiegend psychologisch. Der Patient kann „sein" Asthmapulver erhalten, vorausgesetzt, er schadet sich damit nicht.
Meide prinzipiell phenacetinhaltige Asthmapulver. Nierenschäden sind bekannt.
Vorsicht mit Acetylsalicylsäure! Gefahr des „Aspirin-Asthmas". Aspirinsensitive Patienten können aber auch auf andere Analgetica-Antiphlogistica mit Asthma-Anfällen reagieren.

Bekämpfung von Entzündungen, bes. allergischer Genese, durch Glucocorticoide

Glucocorticoide sind bei „gewöhnlichem" Asthma nicht indiziert; sie dürfen nur als Zusatztherapie zu anderen Maßnahmen eingesetzt werden.

Als *„Notfallmaßnahme"* bei schweren Anfällen dient Prednisolon (z. B. 100–200 mg) i. v. oder 40–60 mg Prednisolon oral für einige Tage. Versuche, bald und schnell abzusetzen; wenn dies zum Rezidiv führt, ermittle man die kleinste Erhaltungsdosis.

Als *Dauertherapie* setzt man Glucocorticoide erst dann ein, wenn bei der bisherigen Behandlung Invalidität droht. Besonders geeignet sind sie bei Asthma; bei chronischer Bronchitis sind sie weniger sicher bezüglich Indikation und Erfolg. Die Glucocorticoidwirkung beginnt meist 3–4 Tage nach Einnahmebeginn und hält etwa ebensolang nach Absetzen an.

,,Erhaltungsdosis" suchen, bei der das Asthma gerade noch stabilisiert ist, z. B. 20 mg Prednison jeden 2. Tag. Stets Einsparungen anstreben, z. B. um $^1/_2$ Tablette/Woche. Erhöhung wird evtl. erforderlich bei Belastungen, z. B. Infektionen. Der Patient soll die Dosis möglichst nicht selbst variieren, weil er zur Überdosierung neigt. Dosen unter 5 mg tgl. Prednis(ol)on sind sinnlos; dann ganz absetzen. Plötzliches Absetzen höherer Dosen führt oft zu Rückschlägen. ACTH-Substitution ist sinnlos, weil die Nebennierenrinde atrophiert ist.

Fixe Kombinationspräparate ablehnen; denn ihr Glucocorticoidgehalt wird allzuoft übersehen.

Mit *Glucocorticoid-Aerosolen* kann man häufig den Bedarf an oralem Glucocorticoid senken und dieses eventuell ganz ersetzen. Die systemischen Nebenwirkungen sind sehr viel geringer als bei oraler Gabe. Gleichwohl sollte man die Tagesmaximaldosis einhalten. Ganz langsam von oralem Steroid auf Aerosol übergehen; sonst kann die Nebennierenrinden-Insuffizienz hervortreten. Bei Zusatz-Streß oder Exacerbation des Asthmas sollte man auf ein orales Steroid zurückgreifen.

Candida-Infektionen der Luftwege wurden beobachtet.
Dosierung: 3–4 × 4 Hübe à 0,05 mg Beclomethason/Tag.

Patienten aufklären: *Diese Aerosole erweitern die Bronchien nicht unmittelbar, sondern erst binnen Tagen!* Glucocorticoide sind keine Spasmolytica!

Achte besonders auf folgende Nebenwirkungen (s. 14.1)

– Osteoporose und Ulcus (Röntgen!),
– Steroid-Myopathie,
– Erschwerung von Infekten (Tuberkulose!).
– Wachstumsstörungen.

Bei Kindern vor der Pubertät, welche einen Wachstumsrückstand unter Steroidmedikation zeigen, lohnt ein Versuch mit ACTH. Die Wachstumshemmung unter ACTH dürfte geringer sein. Auch der Übergang von systemischem zu lokalem Steroid mindert die Belastung.

Hemmung der allergischen Reaktion durch Dinatrium-Cromoglycat

Wirkprinzip: Die Histaminfreisetzung aus Mastzellen wird gehemmt. Dinatrium-Cromoglycat wirkt prophylaktisch bei einem Teil der jugendlichen Asthmatiker, nicht aber im Anfall oder beim älteren Asthmatiker. Der Effekt tritt

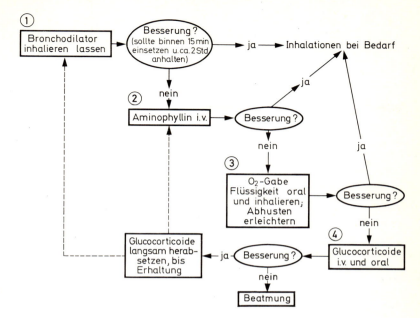

Abb. 11.1-2. Behandlung des akuten Asthma-Anfalls

erst nach längerer Behandlung ein; daher sollte der Therapieversuch über ca. vier Wochen geführt werden. – Cromoglycat kann auch bei allergischer Rhinitis mit Erfolg versucht werden.

Man läßt das Mittel in Pulverform inhalieren. Oral wäre es unwirksam, weil nur wenig resorbiert wird.

Abb. 11.1-2 und 11.1-3 geben die Reihenfolge der bronchialerweiternden Maßnahmen beim Anfall bzw. bei Dauerbehandlung wieder. Man suche stets die am wenigsten riskanten Therapieformen.

Abweichungen vom Schema sind möglich. Falls z. B. eine allergische Komponente fehlt, ist Cromoglycat sinnlos.

Infekt-Bekämpfung

Sie ist kein fester Bestandteil der Therapie der chronisch-obstruktiven Erkrankungen, sondern eine jeweils gesondert zu begründende Zusatztherapie.
Ziel ist die Durchbrechung des Circulus vitiosus:

Infekt ⇌ Obstruktion.

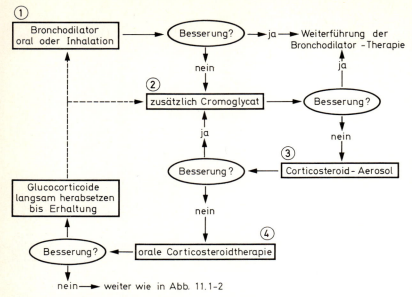

Abb. 11.1-3. Erhaltungstherapie beim Asthma bronchiale

Die Erregertestung ist unergiebig. Sie erbringt meist Pneumokokken oder H. influenzae. Als antibakterielle Mittel dienen Tetracycline, Ampicillin oder Cotrimoxazol. Man wählt empirisch nach früheren Erfahrungen oder individueller Verträglichkeit aus; erst bei hartnäckigen Fällen benötigt man den Sputumbefund zur Resistenzprüfung.

Akute Infektionen bei chronisch pulmonaler Obstruktion erfordern sofortige volle antibiotische Therapie für 10–14 Tage. Dies gilt hier ausnahmsweise auch bei Virusinfekten wegen eventueller bakterieller Komplikationen!

Infektionsprophylaxe betreibe man im allgemeinen nicht als Dauerprophylaxe, wohl aber als Schutz bei Risiken, z. B. starker Vermehrung des Sputums, drohenden Grippe-Epidemien (Schutzimpfung!), Infekt unter Glucocorticoidbehandlung. Husten und Auswurf allein sind jedoch keine Indikation für Antibiotica.

Behandlung der Überbelastung des rechtes Herzens

Allgemeine Hinweise zur Digitalistherapie des Cor pulmonale
- Der Patient ist besonders empfindlich für digitalisbedingte Rhythmusstörungen. Respiratorische Insuffizienz, Ödembildung, gleichzeitige Therapie mit

Diuretica oder Glucocorticoiden verursachen häufig Elektrolytstörungen, welche die Digitalistherapie weiter erschweren.
- Der Patient bleibt oft tachykard durch Sympathicuseinfluß; daher ist die Frequenz kein Maßstab der Digitalisierung!
 Digitalis also *vorsichtig* geben. Als Feinzeichen dient die Verlängerung von P-Q ($> 0,2$ sec).

Ein Patient mit chronischer pulmonaler Obstruktion ist gefährdet durch
- Sedativa und morphinähnliche Mittel, z.B. Antitussiva ($\rightarrow$ Atemdepression);

    Merke: Es gibt kein „harmloses" Sedativum bei Ateminsuffizienz! Hüte dich auch vor dem Circulus vitiosus Hypoxie $\rightarrow$ psychotisches Verhalten

    dämpfendes Psychopharmakon

- β-Receptoren-Blocker ($\rightarrow$ Wegfall des Sympathicus-Antriebes auf das Herz, sowie Auslösung von Asthma-Anfällen);
- Alkali-Therapie ($\rightarrow$ Atemdepression);
- Atemstimulantien (erhöhen hier besonders die Totraum-Ventilation!).

Geht man eines dieser Risiken ein, so muß man den Patienten sorgfältig beobachten und künstliche Beatmung bereithalten!

Hinweise zur Sauerstoffanwendung

Sie ist sinnvoll, wenn ein O_2-Defizit besteht. In schwereren Fällen ist sie zur Rekompensation erforderlich. O_2 ist unbedenklich, solange pCO_2 noch nicht erhöht ist. Bei chronisch erhöhtem pCO_2 wird die Atmung durch das O_2-Defizit am Glomus caroticum angetrieben, so daß die O_2-Gabe dann riskant wird.

Vorsichtsmaßnahmen

- Patienten beobachten! Erniedrigung von Atem- und Herzfrequenz bedeutet Erfolg, Erniedrigung nur der Atemfrequenz bedeutet Gefahr!
- O_2 nicht zu hoch dosieren (Nasenkatheter, 2–3 l/min).
- Wenn unter O_2 die Acidose (Blutgasanalyse!) zunimmt, muß die künstliche Beatmung als ultima ratio eingeleitet werden (s. S. 174).

Zur Therapie des Status asthmaticus

Definition: Der Anfall dauert länger als 24 Std und spricht auf β-Sympathomimetica nicht mehr ausreichend an. Die Verschlimmerung beruht eher auf Schleimobturation als auf Bronchospasmus.

Drei Phasen lassen sich unterscheiden:
1. pO_2 normal, $pCO_2\downarrow^1$, keine Cyanose { Psychopharmaka noch gestattet; O_2 unbedenklich.
2. pO_2 $\downarrow$, $pCO_2\downarrow$ oder normal
3. pO_2 $\uparrow$, $pCO_2\uparrow$, Cyanose { Psychopharmaka oder Antitussiva unbedingt vermeiden! O_2 nur unter strenger Aufsicht (s. S. 233).

Vorgehen

- Aminophyllin 0,24 g i. v., auch als Infusion; alternativ 500 mg Pednisolonäquivalent i. v.
- Prednisolon in sehr hohen Dosen oral (1–3 g!).
- Promethazin (als Sedativum und Antihistaminicum), alternativ Diazepam i. v. Am wenigsten dämpft das allerdings nicht sedierende Haloperidol den Atemantrieb.
- Hydratisierung (3–4 l/die) zur Erweichung des Schleimes. Aerosole erreichen die obstruierten Gebiete nicht und werden oft schlecht vertragen.
- Nur in schwersten Fällen: Bronchuslavage mit $NaHCO_3$ und N-Acetyl-cystein.

Auch nach Abklingen der akuten Symptome erholt sich der Patient nur langsam. Daher ist Intensivtherapie mit allmählich abfallenden Dosen von Aminophyllin und Steroiden über ca. 1 Woche nötig. Sorgfältig eingestellte Dauertherapie, meist unter Steroiden, hilft Rückfälle vermeiden.

Anhang: Iatrogene Lungen- und/oder Pleurafibrosen

- *Aminorex* war mit erheblicher Wahrscheinlichkeit am Zustandekommen einer pulmonalen Hypertonie beteiligt und wurde deshalb aus dem Verkehr gezogen. Chemisch verwandte Appetitzügler sollten vorsorglich vermieden werden, auch wenn sie die pulmonale Hypertonie nicht nachweislich fördern.
- *Methysergid,* ein Migränemittel, kann bei langfristiger Gabe Fibrosen an den verschiedensten Organen, bes. im Retroperitonealraum und am Herzen hervorrufen, seltener an der Lunge. Prophylaxe: Patienten regelmäßig befragen, besonders nach Bauchbeschwerden. Bei Verdacht Harnwege und Lunge röntgen.
- *Cytostatica:* Zu befürchten sind Lungenveränderungen insbesondere nach Busulfan oder Bleomycin, letztere häufig schon nach kurzdauernder Therapie. Der Zusammenhang ist schwierig zu beweisen, weil meist eine schwere Grundkrankheit vorliegt.
- *Paraquat,* ein Herbicid, kann im Anschluß an eine akute Vergiftung zu progredienter irreversibler Lungenfibrose führen.
- *Nitrofurantoin* führt, vielleicht über einen Autoimmunprozeß, zu akuten und chronischen pulmonalen Reaktionen.

---

[1] Infolge Hyperventilation.

11.2 Mittel zur Behandlung der allergischen Rhinitis

Kausale Maßnahmen sind Vermeidung des Allergens und Desensibilisierung.

Verminderung der Reaktionsbereitschaft gelingt durch
- Einatmung von Dinatrium-Cromoglycat oder Glucocorticoiden. Hierzu benutzt man grobdisperse Sprays; denn Aerosole würden in die tieferen Luftwege gelangen.
- Glucocorticoide als Depot (nur wenn alles andere versagt!).

Symptomatische Behandlung
- Oral mit *Antihistaminica*. Meist sind sie unzureichend wirksam. Eine Dosiserhöhung führt zu Sedation, an die sich die Patienten jedoch gewöhnen können. Die Verkehrssicherheit kann eingeschränkt sein.
- Lokal mit *α-Sympathomimetica,* meist auf Imidazolinbasis (z. B. Xylometazolin). Bei erstmaliger oder nicht regelmäßiger Gabe lassen sie die Schleimhaut für etwa 6 Std zuverlässig abschwellen.

Risiken treten vor allem durch zu häufige Gabe auf: *lokal* vermindertes Ansprechen, Schädigung der Schleimhaut, reaktive Hyperämie, lästiges Austrocknen. Bei langfristiger Gabe (> 3 Wochen) wird also zur allergischen noch die medikamentöse Rhinitis eingehandelt. *Systemisch* Blutdrucksteigerungen, bes. bei Hypertonie, Hyperthyreose; bei Säuglingen Sedation bis zur Atemdepression.

Hält die Behinderung der Nasenatmung über drei Wochen an, so sollten die abschwellenden Nasentropfen abgesetzt werden. Ist die Nasenatmung von vornherein chronisch verlegt, so sollte mit abschwellenden Nasentropfen erst garnicht begonnen werden. Die Hauptgefahr liegt in der nicht indizierten Anwendung rezeptfreier Nasentropfen durch den Patienten.

12 Mittel bei Störungen der Magen-Darmfunktionen

12.1 Antiemetica

Sie entstammen sehr verschiedenen Gruppen:
- *Cholinolytica,* z. B. Scopolamin, Atropin sind wirksam auch bei Bewegungskrankheiten, besitzen aber zahlreiche Nebenwirkungen.
- *Antihistaminica,* z. B. Meclozin, Dimenhydrinat benutzt man in der Schwangerschaft und bei Bewegungskrankheiten.
- *Neuroleptica,* bes. piperazinsubstituierte, z. B. Perphenazin werden bei Urämie, Bestrahlungen, Infektionen, Gabe von Cytostatica, Alkoholismus eingesetzt.

Piperazinsubstituierte Neuroleptica wirken auch bei Bewegungskrankheiten, sind aber hierbei nicht indiziert.
- *Metoclopramid* beeinflußt nur die Triggerzone, ist also nicht wirksam bei Kinetosen. Es regt (zentral?) auch die Magenmotilität an und führt zur Erschlaffung des Duodenums.

Nebenwirkung: Dyskinetisches Syndrom (Schulter–Hals), verschwindet nach Absetzen oder nach Biperiden.

Maßnahmen, die bei jedem schweren Erbrechen zu treffen sind:
- *Glucose*spiegel halten, evtl. durch Infusionen.
- *Elektrolyte* halten, z. B. durch Korrektur einer Hypokaliämie.
- *Ursächliche Therapie des Erbrechens* anstreben (psychogen – zentral – otogen – Area postrema – Magen)!

12.2 Abführmittel und Obstipation

Wirkprinzipien: Laxantien
- fördern die Darmmotilität,
- fördern die Sekretion von Flüssigkeit,
- vermindern die Konsistenz und/oder vermehren das Volumen des Darminhaltes.

Laxantien sind neben Analgetica und Tranquilizern die am häufigsten mißbrauchten Mittel (z. B. in Schlankheitsdragees).
Aufgabe des Arztes ist meist, die Verwendung von *Abführmitteln* zu *stoppen,* statt sie zu *verschreiben.* Nach Absetzen entsteht oft eine „Defäkationspause".
Obstipationen sind in der Regel funktionell.
Oft zeigt eine sorgfältige Anamnese, daß überhaupt keine Obstipation vorliegt.
Entgegen einer weitverbreiteten Meinung gehört täglicher Stuhlgang nicht zu den Bürgerpflichten!

Vermeide folgenden, durch Laxantien-Abusus bedingten Circulus vitiosus:

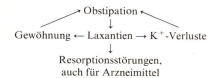

Resorptionsstörungen,
auch für Arzneimittel

Wichtiger als Laxantien sind

– Psychische Führung;
– Schlackenreiche Mahlzeiten mit Obst und Gemüse, eventuell verstärkt durch Kleie-Präparate;
– Bedingte Reflexe einüben (Morgenkaffee, Glas kaltes Wasser);
– In der Klinik: Naßzelle statt Bettschüssel;
– Körperliche Bewegung;
– Beseitigung einer eventuellen Hypokaliämie, die wiederum auf Laxantien-Abusus beruhen könnte.

Indikationen für Laxantien können bestehen bei

– Bettlägerigen Patienten (aber nicht routinemäßig!);
– Patienten, bei denen Pressen bedenklich wäre, z. B. nach Myokardinfarkt;
– Patienten mit Analleiden (z. B. Hämorrhoiden);
– Vorbereitung diagnostischer Maßnahmen (Röntgen, Rectoskopie);
– Manchen Vergiftungen.

Kontraindikationen sind

– Unklare Bauchbeschwerden,
– Chronische Obstipation,
– Subileus.
Vorsicht in der Schwangerschaft (keine Harzdrogen, keine Mineralöle)!

Bedenke arzneimittelbedingte Obstipationen durch Opiate, Sedativa, Psychopharmaka, Anticholinergica, einige Antacida ($CaCO_3$, Aluminiumhydroxyd).

Präparate

● Zur *einmaligen* Anwendung
  – Ricinusöl erregt den Dünndarm via Ricinolsäure, was zur prompten Entleerung nach 1–4 Std führt. Nicht bei Vergiftungen, weil Ricinusöl die Resorption einiger Gifte erleichtern könnte.
  – Salinische Abführmittel wie Natriumsulfat, Magnesiumsulfat verwendet man meist als isotone (ca. 4%) Lösungen. Sulfat wird schlecht resorbiert und

hält daher Wasser und Kationen im Darmlumen zurück. *Mg-Salze nicht bei Nierenpatienten geben,* weil bis 20% der Dosis resorbiert wird, und auch nicht bei Myasthenie; denn Mg^{2+} verschlimmert die Lähmung.

Mg^{2+} setzt Cholecystokinin-Pankreozymin frei, was nicht nur zur Peristaltikförderung, sondern auch zur (diagnostisch wichtigen) Entleerung der Gallenblase beitragen mag.

- Als nichtsalinisches, aber gleichfalls osmotisches Abführmittel dient konzentrierte Sorbitlösung.

- Der gesamte Magen-Darmtrakt kann „ausgewaschen" werden, indem man mindestens 10 l physiologische Salzlösung in kurzer Zeit mit der Magensonde zuführt: Indikationen sind Vergiftungen, Diagnostik, Operationen.

● *Zur wiederholten Anwendung*

Ziel ist vor allem die Vermehrung des Darminhalts, was indirekt die Motilität erhöht.

- *Direkt volumenwirksam* und weitaus am wichtigsten ist faserreiche, pflanzliche Kost. Sie kann durch Kleie-Präparate ergänzt werden.

  Mittel, welche auf andere Weise die Konsistenz des Darminhalts verändern, sind weniger wichtig.
  Quellmittel, z. B. Agar-agar oder Carboxymethylcellulose müssen mit viel Wasser eingenommen werden; sonst besteht die Gefahr des Obstruktionsileus! – *Paraffinöl* kann in den Peritonealraum gelangen (→ Fremdkörper-Reaktionen) oder aspiriert werden (→ Lipidpneumonien!). Sinnvoll ist es nur bei Vergiftungen mit organischen Lösungsmitteln. – Das oberflächenaktive *Dioctylnatriumsulfosuccinat* wirkt nur sehr schwach und dient daher meist nur als Partner in Kombinationen.

- *Indirekt volumenwirksam* sind Abführmittel, welche die Flüssigkeitsakkumulation im Dickdarm fördern. Sie wirken mit 6–12 Std Latenz, weil sie durch Enzyme des Dünndarmes oder der Darmbakterien gespalten werden müssen

  Phenolphthalein und seine Derivate, z. B. *Bisacodyl,* werden resorbiert, in der Leber konjugiert, biliär sezerniert und im Dickdarm mikrobiell zu den Wirkstoffen gespalten. *Anthrachinonglykoside* sind in den wichtigsten pflanzlichen Abführmitteln enthalten (z. B. Fol. Sennae). Sie werden intestinal zu den zuckerfreien Emodinen gespalten und im Dickdarm zu den wirksamen Anthranolen reduziert. Ein Teil wird resorbiert. Manche (aber nicht alle!) *Gallensäuren* können als „physiologische Laxantien" betrachtet werden. Aus ihren Konjugaten wird im Dickdarm die wirksame Säure mikrobiell freigelegt.

12.3 Mittel zur Behandlung von Diarrhoen

Allgemeine Maßnahmen

● Ursache suchen.
● Darmtrakt ruhig stellen, evtl. durch ausschließliche Gabe von Flüssigkeit.

- In schweren Fällen orale und/oder parenterale Volumen- und Elektrolytsubstitution. Cave Kaliummangel (→ weitere Störung der Darmfunktion).
- Medikamentöse Hilfen.
Sie sind bei unspezifischen, milden Diarrhoen nicht wirksamer als Placebos. Bei akuten infektiösen Diarrhoen sowie bei Kindern sollten sie vermieden werden. Ziele sind
  - *Schutz der Schleimhaut* durch *Adsorbentien* (z. B. Tierkohle) und *Adstringentien* (z. B. Tanninpräparate). Sie wirken wohl nur in Magen und Duodenum.
  - *Ruhigstellung der Muskulatur* durch *Opiate,* z. B. Opium oder Codein; Morphin benötigt man nur in seltenen, schweren Fällen.

  Diphenoxylat ist dem Methadon verwandt, hat aber eine geringere analgetische und eine stärkere Darmwirkung. In hohen Dosen (Vergiftung) oder bei Mißbrauch tritt jedoch seine opiatähnliche Wirkung zutage. – *Loperamid* ist ebenfalls dem Methadon verwandt, aber in therapeutischen Dosen noch selektiver als Diphenoxylat.

- Infektbekämpfung (s. 5.4).

  8-Hydroxychinoline sind zwar wirksam gegen Bakterien, Pilze und Hefen, aber nutzlos bei Reisediarrhoe. Wahrscheinlich rufen sie beim Menschen nach längerer Verabreichung Polyneuritiden und Opticusatropie hervor. Sie sollten zur Therapie nicht länger als eine Woche gegeben werden. Keinesfalls zur Dauerprophylaxe!

  Früher waren Oxychinoline unentbehrlich bei Acrodermatitis enteropathica. Dieser Krankheit liegt ein Zinkmangelsyndrom zugrunde; daher behandelt man sie heute mit ZnO oral.

  Doxycyclin scheint bei manchen Reisediarrhoen prophylaktisch zu wirken.

Konservative Behandlung der Colitis ulcerosa und des M. Crohn

Je nach Schweregrad greift man zu immer differenteren Mitteln: zunächst
- Spasmolytica, Antidiarrhoica, Salazosulfapyridin; dann
- Glucocorticoide; dann
- Immunsuppressiva.

Die einzelnen medikamentösen Verfahren sind in der Tabelle 12.3-1 gegenübergestellt.

- *Salazosulfapyridin* oral

  Die Kombination von m-Aminosalicylsäure und Sulfapyridin wird von der Darmflora z. T. gespalten. Sulfapyridin wird resorbiert; m-Aminosalicylsäure erreicht hohe Konzentrationen in den Faeces. Wirkungsmechanismus und Rolle der Einzelbestandteile sind unbekannt.

  Salazosulfapyridin kann als Basistherapeuticum zur Behandlung milder Attakken sowie zur Dauerbehandlung der Colitis ulcerosa eingesetzt werden.

  Beginn mit 5 g tgl.; wenn keine Besserung (Fieberabfall, Besserung der Diarrhoen), bis auf 12 g tgl. steigern; dann allmähliches Absetzen (3–4 g → 1–2 g → 0); meist folgt ein Rezidiv, dann wiederholen und erneut langsam absetzen. Blutstatus kontrollieren

(Leukopenie, Agranulocytose, Pancytopenie, hämolytische Anämie kommen vor). Nebenwirkungen sind besonders häufig bei „langsamen Acetylierern".

- *Glucocorticoide* lokal
  tgl. instillieren für 2–4 Wochen, was bei milden Attacken im Enddarm ausreichen kann.
- *Glucocorticoide* systemisch
  sind *nur bei starken Attacken* indiziert. Kein Erfolg bei Dauerbehandlung (man müßte mindestens 30 mg Prednisolon tgl. geben). Die Therapie mit Salazosulfapyridin soll weiterlaufen.
- Immunsuppressiva besitzen noch keinen definitiven Platz in der Therapie, wenn auch Azathioprin die Häufigkeit der Rückfälle beim M. Crohn herabzusetzen scheint.

Zur Frage der *Diät:* Beim M. Crohn sollte schlackenfreie Diät versucht werden. Bei Colitis ulcerosa gibt es keine spezifische Diät. Man sollte nicht zuviel oder zu wenig Unresorbierbares anbieten. Oft besteht Unverträglichkeit für Milch (Lactase-Mangel im Dünndarm). Laxantien sind bei Colitis-Anamnese kontraindiziert.

Zur Frage der *Operation:*
Beim M. Crohn ist nur die Korrektur schwerer Veränderungen sinnvoll, z. B. von Strikturen oder Fisteln. Bei Colitis ulcerosa besteht ein hohes Carcinom-Risiko. Daher sollte bei häufigen Schüben nach spätestens 5 Jahren colektomiert werden.

Tabelle 12.3-1. Colitis ulcerosa und M. Crohn – Vergleich der Behandlungsverfahren (z. T. nach Northfield, 1977)

	Colitis ulcerosa	M. Crohn
Erzeugung von Remissionen		
Glucocorticoide	ja	ja
Salazosulfapyridin	ja	ja
Azathioprin	unbekannt	nein
Verhütung von Rückfällen		
Glucocorticoide	nein	nein
Salazosulfapyridin	ja	nein?
Azathioprin	nein	ja
Operation		
Indiziert bei Komplikationen	ja	ja
Erwägenswert wegen Carcinomgefahr	ja	nein
Dauerheilung durch Operation möglich	ja	nein

Behandlung des „irritablen Colons"

Häufigkeit: bis zu 70% der gastroenterologischen Diagnosen.

Vorgehen

- Gründliche *Untersuchung* zum Ausschluß organischer Ursachen.
- Erklärendes und beruhigendes *Gespräch* mit dem Patienten.
- Regulierung der *Darmfunktion:*
  - Wenn Schmerz vorherrscht: Schlackenarme Kost, evtl. Spasmolytica.
  - Wenn Obstipation vorherrscht: Schlackenreiche Kost, evtl. Agar-agar- oder Cellulose-Präparate; in schweren Fällen auch stärkere Laxantien.
  - Wenn Durchfälle vorherrschen: Tct. opii oder Diphenoxylat.
- *Psychische Führung,* evtl. Psychotherapie oder Behandlung der Depression; Tranquilizer.

12.4 Mittel zur Behandlung des Ulcus pepticum

Ziele

- Beseitigung der subjektiven Systome. Sie sind jedoch kein zuverlässiges Indiz; das Ulcus kann trotz Minderung der Symptome fortschreiten.
- Erhöhung der Heilungschancen. Der Erfolg wird am besten endoskopisch objektiviert.
- Verhütung der Recidive.

Einzelmaßnahmen (beim *nicht* blutenden Ulcus)

1. Psychische Ruhigstellung durch Bettruhe, evtl. Sedativa (bes. Diazepam).
2. Rauchen einstellen.
3. Spezifische Mittel, wie Carbenoxolon oder H_2-Antihistaminica anwenden.
4. Diät. Sie ist nicht spezifisch; man läßt schlecht vertragene Nahrungsmittel weg, z. B. Kaffee, Alkohol, scharfe Gewürze bei Hyperacidität; Süßigkeiten bei Hypacidität. Was, wieviel und wie oft ein Patient ißt, kann ihm selbst überlassen bleiben. Man sollte es aber mit ihm besprechen.
5. Arzneimittel weglassen (Glucocorticoide, Salicylate), welche ein Ulcus verschlimmern können.
6. Antacida.
7. Anticholinergica.
8. Psychotherapie. Wahrscheinlich ist der Arzt nicht weniger wichtig als die Medikamente.

Die Heilungschancen des Magengeschwürs werden erhöht durch die unter 1 und 2 genannten Maßnahmen sowie durch Carbenoxolon. Bei der Behandlung des U. duodeni sind H_2-Antihistaminica Mittel der Wahl. Die spontane Heilungstendenz ist sehr hoch (morphologisch binnen 4–8 Wochen); die Beschwerden können schon binnen Tagen verschwinden.
Auch die Symptome eines Magen-Ca können sich unter dieser Therapie bessern!

Zum Problem der ulcerogenen Fremdstoffe

Bezüglich *Steroide* s. S. 279. – Regelmäßige Einnahme von *Acetylsalicylsäure* ($> 4 \times$ /Woche) verdoppelt etwa die Wahrscheinlichkeit eines Magengeschwürs. – Massives *Rauchen* erhöht die Wahrscheinlichkeit von Magen- und Duodenalgeschwüren. – *Coffein* beeinflußt die Säuresekretion nur wenig. Wirksamer sind Röstprodukte, die auch im coffeinfreien Kaffee vorkommen. –

Entgegen zahlreichen Behauptungen fehlen Belege über ulcerogene Effekte von Indometacin, Phenylbutazon oder Reserpin beim Menschen.

Arzneimittelgruppen

Antacida

Theoretische Basis: Kein Ulcus entsteht ohne Säure. Vermehrte basale, nächtliche und maximale Säuresekretion findet man vor allem beim Ulcus duodeni und beim Zollinger-Ellison-Syndrom. Das Ulcus ventriculi kann sogar mit einer Hypacidität einhergehen.

Ziele
– *Erhöhung des Magen-pH-Wertes* auf $> 3,5$ (pH-Optimum von Pepsin: um 1,7).
– Adstriction (gilt als relativ unwichtig).
– Adsorption bzw. Fällung des Pepsins.

Dosierung: Stets *zwischen* den Mahlzeiten geben! Der Effekt wird durch die Entleerung des nüchternen Magens (30–40 min) begrenzt. Im Prinzip wäre stündliche Gabe bei Tag und Nacht nötig, was aber nicht konsequent durchführbar ist. Flüssige Präparate sind sehr viel günstiger als feste. Tabletten gründlich zerkauen lassen.

Akute Gabe von Antacida führt zu einer kompensatorischen Mehrsekretion von H^+-Ionen, die beim Abklingen der Antacida-Wirkung als Säure-Rebound in Erscheinung tritt. Bei chronischer Gabe treten hingegen keine meßbaren Änderungen der Gastrin- oder H^+-Sekretion auf.

Unterschiede
– *Systemische* Antacida werden resorbiert, erzeugen Alkalose. Beispiel: $NaHCO_3$.
– *Nicht-systemische* Antacida werden nicht resorbiert, sondern binden H^+ im Magen, geben H^+ im Darm wieder ab. Beispiel: Präparate auf Silicatbasis.

Unerwünschte Wirkungen und Vorsichtsmaßnahmen

- *Alle* Antacida (wahrscheinlich auch $NaHCO_3$) *stören die Resorption* von Tetracyclinen (wahrscheinlich auch anderer Antibiotica). Mindestens 1 Std Abstand lassen. Milch (via Ca^{2+}) wirkt analog. Auch Anticholinergica können gebunden werden, z. B. Atropin durch $Al(OH)_3$.
- $NaHCO_3$ eignet sich kaum als Antacidum. Es wirkt zu kurz und kann durch CO_2-Entwicklung den Magen überdehnen. Bei Ödempatienten oder Hypertonie ist die Na^+-Zufuhr riskant, bei Niereninsuffizienz auch die systemische Alkalose.
- *Mg-Verbindungen* (lösliche): Durchfälle sind möglich. Hypermagnesiämie ist bei gleichzeitiger Niereninsuffizienz zu befürchten.
- $CaCO_3$ stimuliert die Säuresekretion und die Gastrin-Inkretion. Obstipation ist durch Bindung der Fettsäuren möglich. Hohe Dosen, zusammen mit Milchdiät, können Hypercalcämie verursachen → Milch-Alkali-Syndrom (Schwäche, Erbrechen, Durst, Polyurie, mit temporärer oder bleibender Nierenschädigung).
- $Al(OH)_3$ bindet Phosphat, wird daher bei Patienten mit Phosphatsteinen versucht. Es bedingt Tendenz zur Obstipation.

Kombinationen der Antacida untereinander oder mit Adringentien (z. B. Bi) sind rein additiv; bei Kombination von Mg^{2+} mit Al- oder Ca-Verbindungen bleibt die Darmmotilität eher normal. Bi-Verbindungen färben den Stuhl schwarz!

Frage der Effizienz: Hochdosierte regelmäßige Gabe von Antacida beschleunigt die Heilung des Ulcus duodeni. Das Verfahren ist jedoch unbequem, mit zahlreichen Nebenwirkungen behaftet, teuer und wahrscheinlich der Cimetidin-Therapie (s. S. 244) unterlegen. – Meist benutzt man Antacida nur zur Linderung der Beschwerden und dosiert sie in den hierfür erforderlichen Mengen und Intervallen.

Anticholinergica

Ziel

Man möchte den Magen-pH erhöhen und die Spastik mindern.

Anticholinergica reduzieren zwar das *Volumen* der Magensekretion, *nicht* jedoch die H^+-*Konzentration.* Sie *verlangsamen* die *Entleerung* und erleichtern dadurch die Neutralisation durch Antacida.

Pepsin- und Schleimproduktion werden nicht eindeutig beeinflußt; über die reaktive Säureproduktion nach Mahlzeiten liegen widersprüchliche Berichte vor.

Wichtiger ist wohl die Minderung der Spastik → Minderung des Schmerzes.

Substanzen: Meist verwendet man Atropin. Synthetische Derivate haben keine Vorteile erbracht.

Anticholinergica besser *nicht* verwenden bei
- Pylorusstenose (weitere Verschlechterung),
- Glaukom bei engem Kammerwinkel (Erhöhung des Innendrucks),
- Miktionsschwierigkeiten (Harnretention bei Prostata-Hypertrophie),
- schweren Coronarerkrankungen (Tachykardie).

Anticholinergica lassen die Kardia erschlaffen und begünstigen so eine Reflux-Oesophagitis.

Zur Frage der Effizienz: Bisher fehlen Hinweise auf eine Besserung des Krankheitsverlaufs; daher hat man die Anticholinergica auch als „logische Placebos" bezeichnet.

H_2-Antihistaminica (Cimetidin)

Sie *mindern* schnell die basale und die nahrungsinduzierte *Säuresekretion.* Bei richtiger Dosierung (3 × tgl. 0,2 g zu den Mahlzeiten, 2 × 0,2 g vor dem Schlafengehen) gelingt dies über 24 Std. Antihistaminica *fördern* dadurch die *Heilung* des Ulcus duodeni und wahrscheinlich auch des Ulcus ventriculi. Sie dämpfen die HCl-Hypersekretion beim Zollinger-Ellison-Syndrom.

Dauertherapie (0,4–0,8 g tgl.) mindert die Rezidiv-Neigung des Ulcus duodeni. – Bei schlechtem Allgemeinzustand, vor allem bei Leberversagen treten Blutungen aus Erosionen des Magens oder Oesophagus auf. Ob die prophylaktische Gabe von Cimetidin dem entgegenwirkt, ist nicht gesichert.

Unerwünschte Wirkungen sind unbedeutend. Bei langfristiger Therapie sieht man gelegentlich Gynäkomastien durch Erhöhung des Prolactinspiegels.

Carbenoxolon

Wirkprinzip: Carbenoxolon fördert, wohl durch lokalen Angriff, die Bildung von Schleim und Granulationen. Wahrscheinlich besteht zusätzlich ein systemischer entzündungswidriger Effekt. Auch bei ambulanten Patienten wirksam!

Unerwünschte Wirkungen: Aldosteronähnliche Na^+-Retention, K^+-Verluste, Neigung zu Ödemen und Blutdrucksteigerung.
Vorsichtsmaßnahmen: Keine Na^+-haltigen Antacida; kein Spironolacton (hemmt auch den therapeutischen Effekt), besser Triamteren; K^+-reiche Kost.

Kontraindikationen (relativ): Insuffizienz von Myokard, Leber, Niere; Hypertonie; Schwangerschaft.

Zur Frage der Effizienz: Der Nutzen des Carbenoxolons bei der Behandlung des Ulcus ventriculi erscheint gesichert. Beim Ulcus duodeni dürfte die Dauer des Kontakts zwischen Carbenoxolon und Schleimhaut zu kurz sein.

Was tun beim blutenden Ulcus?

Praktiker: Gleich einweisen!

Klinik: Gastroskopieren. Sonde zur Erkennung von Verlauf und Schwere der Blutung legen. Kleine Mahlzeiten und Antacida durch die Sonde geben. Lokal oder (angeblich!) generalisiert wirkende Haemostyptica vermeiden; sie sind eher schädlich!
Evtl. Blut transfundieren, aber nur entsprechend dem Bedarf! Visite durch Chirurgen ist mehrmals pro Tag erforderlich.

Operieren, wenn
- Perforation, Penetration, Stenose oder Verdacht auf Malignität besteht, oder
- die Blutung sehr stark ist oder > 48 Std anhält.

12.5 Mittel zur Behandlung von Koliken und Steinleiden

Mittel bei Koliken

1. Pyrazolonderivate (z. B. Dipyron) hochdosiert, parenteral, sind Mittel erster Wahl.
2. *Parasympatholytica,* z. B. Atropin, Butylscopolamin sind wirksam, besitzen aber entsprechende Nebenwirkungen.
3. Starke zentrale *Analgetica* vom Morphintypus sind bei schweren Koliken gelegentlich unvermeidlich. Sie sind *keine* Spasmolytica, auch Pethidin nicht! Daher Kombination mit Spasmolytica oder Parasympatholytica benützen.

Gallenkolik und Gallensteine

Leichte Koliken: Nitroglycerin 0,3–0,5 mg sublingual versuchen, evtl. wiederholen.
Heftige Koliken: Dipyron i. v. oder Pethidin (100 mg) mit Atropin (1 mg) i. v. (alles *langsam!*).
Sehr schwere Koliken: Hydromorphon mit Atropin i. v., evtl. auch Morphin (trotz verstärkten Risikos der Spastik); beides wird jedoch nur ganz selten benötigt.

Die **medikamentöse Cholelitholyse** von Cholesterinsteinen mit Chenodesoxycholsäure befindet sich noch im Versuchsstadium. Verkleinerung oder Auflösung des Steines wird in ca. 50% d. F. erreicht.
Der *Mechanismus* ist noch nicht gesichert (Hemmung von Synthese und/oder Resorption von Cholesterin? Verbesserung des Gallensäure-Cholesterinverhältnisses?).
Indikation: Patienten mit kleinen hellen Steinen in darstellbarer Gallenblase, bei denen eine Operation nicht in Frage kommt.
Dosierung: 10–20 mg/kg für 6–24 Monate (!).
Nebenwirkungen sind offenbar geringer als ursprünglich angenommen: Durchfälle und Anstieg der Transaminasen. Bleiben sie permanent erhöht, sollte vorsorglich abgesetzt werden.

Nierenkolik und Harnsteine

Nierenkolik behandelt man symptomatisch wie Gallenkoliken. Nitroglycerin ist hierbei allerdings nicht geläufig.

Allgemeine Richtlinien

- Viel körperliche Bewegung; Normalisierung des Gewichts.
- Normale Nahrung, aber nicht zuviel Ca^{2+} (Milch und Milchprodukte einschränken!).
- Harnausscheidung von mindestens 1,5 l/die anstreben.
- Infekte der Harnwege behandeln.

Steinspezifische Maßnahmen

- Bei Oxalatsteinen ist nur eine Prophylaxe möglich, d. h. man läßt oxalatreiche Nahrungsmittel weg.
- Bei Phosphatsteinen Urin-pH < 6 einstellen mittels Betain-HCl oder Ammoniumchlorid; Phosphat-Resorption durch Gabe von Aluminiumhydroxid einschränken (umstritten!).
- Bei Cystinsteinen versucht man Thiolderivate, z. B. Penicillamin (s. S. 285).
- Bei Harnsäuresteinen: Stets Harn auf pH $\sim$ 6,4 einstellen; Harnsäureproduktion mittels Allopurinol einschränken (s. Gicht, S. 252).
- Bei Ca^{2+}-haltigen Steinen (Oxalat; Phosphat) nach Hypercalciurie fahnden. Eine Minderung des Nahrungs-Ca^{2+} ist dann häufig erfolgreich. Aber Vorsicht! Zwischen Ca^{2+}- und Oxalat- bzw. Phosphationen bestehen pharmakokinetische Wechselwirkungen bei Resorption und Verteilung, deren Einflüsse auf die Harnkonzentrationen im Einzelfall kaum vorhersagbar sind.

Die Erfolgsaussichten der Stein-spezifischen Maßnahmen sind sehr gut bei Harnsäure, mäßig (nur „frische" Steine) bei Phosphat, minimal bei Oxalat.

12.6 Sonstige Hilfsmittel

Substitutionstherapie

Magensekret

In der Regel ist auch bei Achlorhydrie *keine Substitution von Säure oder Pepsin* erforderlich. Chronische Gastritis und Achlorhydrie machen meist keine Symptome! Die Produktion von ca. 500 ml 0,2 N (= 0,7%) HCl/Mahlzeit (100 mval) entspräche 30 ml Acidum hydrochloricum dilutum (= 12,5%), was man von außen kaum zuführen kann.

Säuernde Handelspräparate enthalten meist Citronensäure oder Betain-HCl. Der Nutzen des in ihnen beigegebenen Pepsins ist zweifelhaft, weil der erforderliche pH-Wert im Magen nicht erreicht wird.

Verdauungsenzyme

Man benutzt Präparate aus Pankreas (Amylase, Lipase, Proteasen), pflanzliche und Pilzproteasen. Die Standardisierung verschiedener Handelspräparate ist kaum vergleichbar.

Indikation besteht nur bei der pankreatogenen Maldigestion. Bei den übrigen Patienten wird ihre regelmäßige Einnahme zum gastrointestinalen Ritual und damit zum Abusus. Ernsthafte Erkrankungen (Tumoren) können verdeckt werden.

Der in-vivo-Nutzen von Enzympräparaten läßt sich schwer vorhersagen, weil der pH-Wert des Darminhalts bei Pankreasinsuffizienz vom pH-Optimum der Enzyme abweichen kann. Motilitätsstörungen können das Präparat in einen „falschen" Abschnitt bringen. So könnte es bei zu langem Verweilen im Magen zerstört werden; gelangt es zu schnell in tiefere Darmabschnitte, so ist es gleichfalls nutzlos, weil die Spaltprodukte der Nahrung dort kaum mehr resorbiert werden.
Dosierung und Zubereitung (Kapsel, Granulat) richten sich nach der Beschaffenheit des Stuhles.

Stomachica

Meist handelt es sich um Bitterstoffe, z. B. Tct. amara. *Keine Chinin- oder Arsenhaltigen Präparate verwenden!*
Vergleichbar sind Aperitifs. Der Übergang zu „Tonica" (keine Arzneimittel-Gruppe!) ist fließend.

Entleerung des Magens

● *Erbrechen* lassen. Der Patient muß bei Bewußtsein sein, weil er sonst aspirieren würde.

Technik: Zunächst reichlich trinken lassen, dann Hinterwand des Rachens mechanisch reizen. Hypertone Kochsalzlösung wirkt per se emetisch; man soll sie aber nicht bei Kindern geben, weil Gefahr der resorptiven NaCl-Vergiftung besteht. Für Kinder wird Radix Ipecacuanhae empfohlen.
Apomorphin ist obsolet.
Gegenindikationen wie bei der Magenspülung.

Weitaus wichtiger, weil zuverlässiger ist die

● *Magenspülung*
Technik: Nie in Rückenlage; am besten im Sitzen; möglichst dicker Schlauch, angefeuchtet. Bei komatösen Patienten nur nach Intubation! *Viel* Spülflüssigkeit in *kleinen* Portionen verwenden: beim Erwachsenen nicht mehr als 200 ml, beim Kleinkind ca 50 ml pro Portion; sonst drückt man den Mageninhalt in den Darm.

Indikationen: Nur wenn erfolgversprechend, d. h., wenn das Gift noch im Magen ist. Bei Schlafmitteln oder Psychopharmaka kann dies bis 24 Std nach Vergiftung angenommen werden, weil die Magenmotorik gedämpft wird.

Gegenindikationen. Sie sind sämtlich relativ. Als Kompromiß bietet sich das Absaugen mit *dünnem* Schlauch an.

- Halogen-Kohlenwasserstoffe, Benzin – weil besondere Gefahr der Aspirationspneumonie. Stattdessen 200 ml Paraffinöl, welches die organischen Lösungsmittel aufnimmt. Abführmittel nicht vergessen!
- Waschmittel – weil Schaumbildung zu schwerer Aspirationspneumonie führen würde. Todesfälle oder bleibende Schäden durch anionische Waschmittel sind nicht bekannt. Daher empfiehlt sich Zurückhaltung in der Therapie. Silikonentschäumer sollten als erste Hilfe verabreicht werden.
- Säuren und Laugen, manche Schwermetallsalze ($HgCl_2$, $FeSO_4$), Phenol – weil Perforationsgefahr. Als erste Hilfe reichlich Wasser; dies verdünnt das Ätzmittel. Sobald verfügbar, gibt man:
  Essigwasser bei Laugen, Trispuffer oder MgO (kein Bicarbonat!) bei Säuren, spezifische Antidote bei Schwermetallsalzen.
  Glucocorticoide werden zur Bekämpfung des Schocks und der Narbenbildung versucht.

13 Mittel zur Behandlung einiger Stoffwechselkrankheiten

13.1 Medikamentöse Prophylaxe und Therapie der Hyperlipidämien

Pathogenetische Faktoren der Arteriosklerose

Ebenso wie bei der Hypertonie muß man von einer „Mosaik-Theorie" der Pathogenese ausgehen. Neben genetischen Faktoren spielen Hyperlipidämie, Diabetes, Hyperuricämie und Adipositas wichtige Rollen. Das Risiko erhöht sich, wenn mehrere Faktoren zusammentreffen. Alle Risikofaktoren sind nach Möglichkeit auszuschalten bzw. zu behandeln.

An anderer Stelle sind die therapeutischen Möglichkeiten bei (meist arteriosklerotisch bedingten) Durchblutungsstörungen von Herz (S. 199), Gehirn (S. 222) und Beinen (S. 221) dargestellt.

Hyperlipidämien

Sie sind mit ~10% die häufigsten Stoffwechsel-Krankheiten. „Normale" Lipidwerte steigen mit dem Alter. Als behandlungsbedürftig gilt bei < 55jährigen:
Plasmacholesterin > 250 mg% (200 + Alter),
Plasmatriglyceride > 200 mg% (150 + Alter).
Die Arteriosklerose ist zwar nicht mit typischen Veränderungen der Serumlipide verknüpft. Jedoch ist die Coronarmorbidität bei 260 mg% Cholesterin etwa doppelt so hoch wie bei 200 mg% bei ~ 40jährigen sogar ~ 5 mal höher. Sie steht auch mit der Triglycerid-Konzentration in Zusammenhang. Ähnlich sind die Korrelationen bei peripheren Verschlüssen.

Nützt die Prophylaxe?

Die Cholesterin- und Triglycerid-Konzentration wird herabgesetzt durch
- quantitative und qualitative Diät
- regelmäßige, kräftige körperliche Belastung
- Medikamente.

Wichtig ist nicht nur die absolute Lipidkonzentration im Serum, sondern auch das Verhältnis zwischen den *protektiven high-density*-Lipoproteinen und den *ungünstigen low-density*-Lipoproteinen.
Der Nutzen der Prophylaxe durch Medikamente ist zweifelhaft. Regelmäßige Gabe von Clofibrat minderte nur die Häufigkeit der nichttödlichen Infarkte. Weder die Häufigkeit der tödlichen Myokardinfarkte noch die Gesamtletalität wurden gemindert. Die Häufigkeit von Gallensteinen und damit zusammenhängenden Komplikationen wurde vervielfacht. *Daher kann Clofibrat nicht als breit anzuwendendes Prophylaktikum empfohlen werden.*

Behandlung der Hyperlipidämie

- Bei *sekundären Hyperlipidämien* muß vor allem die *Grundkrankheit* behandelt werden (Diabetes, nephrotisches Syndrom, Hypothyreose, Alkoholismus, Cholestase, Pankreatitis). Oestrogene oder orale Contraceptiva weglassen (vgl. S. 348).
- *Normalisierung des Körpergewichts* durch *quantitative Diät* anstreben (bes. bei Typ III-V). Appetitzügler einstweilen vermeiden, da das Risiko einer pulmonalen Hypertension (Aminorex!) besteht. Als Richtwert gilt die Formel (cm Körperlänge $-$ 100) $-$ 10% = Idealgewicht in kg.
- *Typenspezifische Diät:*
  Hypercholesterinämien (z. B. Typ IIa) verlangen
  – weniger tierisches Fett, d. h. Fett mit überwiegend gesättigten Fettsäuren (am wichtigsten!)
  – mehr pflanzliches Fett, d. h. Fett mit überwiegend mehrfach-ungesättigten Fettsäuren
  – weniger Cholesterin (max. 300 mg tgl.; dies ist am wenigsten effizient).
  Hypertriglyceridämien (z. B. Typ III-V) verlangen in der Regel kohlenhydratreduzierte Ernährung.

- *Medikamentöse Behandlung:*
  Sie besitzt nur unterstützenden Charakter. Sie sollte nur bei massiven Hyperlipidämien begonnen werden, die auf andere therapeutische Maßnahmen (Diät!) nicht ansprachen. Sie sollte nur weitergeführt werden, wenn sie binnen 1–2 Monaten erfolgreich war, d. h. die Lipide um ca. 15% senkte. Ob damit eine Minderung des Risikos verbunden ist, steht noch dahin (s. o.). Je nach Art der Hyperlipidämie (s. Tab. 13.1.–1) wählt man zwischen den folgenden Arzneimittelgruppen a) und b) aus.

a) Arzneimittel, welche vor allem die *very-low-density Lipoproteine (Triglyceride)* senken:
   – Derivate der Clofibrinsäure
   Wirkprinzip: Wahrscheinlich hemmen sie die Freisetzung von Triglycerid aus der Leber und fördern die Elimination von Triglyceriden. Die Cholesterinkonzentration sinkt vergleichsweise weniger.
   Unerwünschte Wirkungen: Wegen seiner beschränkten Wirksamkeit und der hohen hepato-biliären Komplikationsrate wurde Clofibrat vom Markt genommen. Da seine (zugelassenen) Verwandten einen ähnlichen Wirkungsmechanismus aufweisen, dürften sie keine Vorteile bieten. Eine Aussage über die Clofibrat-Folgepräparate ist derzeit nicht möglich.

   – Nicotinsäure

   Wirkprinzip: Wahrscheinlich hemmt Nicotinsäure das Adenylatcyclase-System und damit die Lipolyse; dazu kommt eine Hemmung der Lipoprotein-Synthese. Nicotinsäure wirkt binnen Std. auf very-low-density-Lipoproteine, binnen Tagen auch auf low-density-Lipoproteine. Hohe Dosen sind erforderlich (3–6 g tgl.). Einschleichen!
   Unerwünschte Wirkungen: Akut stören Flush und Hautjucken. Bei chronischer Gabe wird die Leberfunktion beeinträchtigt und Gicht und Diabetes verschlimmert.

b) Arzneimittel, welche vor allem die *low-density Lipoproteine* (Cholesterin) senken. Sie sind nur bei Typ IIa/b sinnvoll:

Tabelle 13.1-1. Gliederung der Hyperlipidämien

Typ	I (selten)	II a/II b	III (selten)	IV	V (=I + IV) (selten)
Befund					
Triglyceride	+ + +	normal/+	+ +	+ +	+ + +
Cholesterin	+	+ + +	+ +	+	+
Chylomikronen	+ + +	normal	normal	normal	+ + +
(low-density)[a] β-Lipoproteine	normal	+ +	⎱ atypi- sche ⎰ Bande	⎰ normal ⎱	normal
(very low-density) Prä-β-Lipoproteine[b]	normal	normal/+		+ +	+ + +
Therapie	Fette nur als mittellang-kettige Tri-glyceride		Kohlenhydrate einschränken		
a) Diätetisch			Cholesterinsenkende Diät		
b) Medikamentös Derivate der Clofibrinsäure	Keine effek-tiven Medi-kamente	(+); nur bei II b	+	+	keine effektiven Medika-mente
Nicotinsäure und Verwandte		+	+	(+)	
Cholestyramin, Sitosterin		+	unwirk-sam	unwirk-sam	

[a] High-density-Lipoproteine wirken antiatherogen.
[b] Diese Lipoproteine gehen durch Cholesterineinlagerung in low-density-Lipoproteine über.

- **Cholestyramin** bindet Gallensäuren, was verminderte Resorption und vermehrten Verbrauch von Cholesterin bedeutet. Durch die Senkung der Gallensäure-Konzentration mindert es auch den Pruritus infolge Verschlußikterus. Unerwünschte Wirkungen bestehen in Magen-Darm-Beschwerden, insbesondere Obstipation, die zum Absetzen zwingen können. Cholestyramin stört die Resorption zahlreicher Medikamente, die also vorher oder 4 Std. später zu geben sind!
- **Sitosterin** bildet Mischkristalle mit Cholesterin und stört so dessen Resorption. Im Gegensatz zu Cholestyramin werden kleine (max. 5%) Mengen Sitosterin resorbiert. Es hat kaum unerwünschte, aber auch nur mäßige therapeutische Effekte.
- **D-Thyroxin**

Wirkprinzip: Schilddrüsenhormone beschleunigen die Synthese und den Abbau von Cholesterin; sie senken den Cholesterinspiegel (der beim Myxödem erhöht ist). Partielle Dissoziation von calorigenem und lipidsenkendem Effekt ist möglich.

Lipidsenkende Dosierungen (4–10 mg tgl.) sind aber doch kreislaufwirksam (dosisabhängige Angina pectoris als Nebenwirkung). Handelspräparate enthalten wechselnde Mengen an L-Thyroxin als Verunreinigung. Ob die unerwünschten Wirkungen hierauf zurückzuführen sind, bleibt offen. Größte Vorsicht!!

Anmerkung: Die Behandlung der sog. Fettsucht ist ein psychologisches Problem, kein arzneitherapeutisches. Sie wird daher hier nicht besprochen.

13.2 Gicht und Nephrolithiasis urica

Zur Pathogenese

Gemeinsam sind Störungen im Harnsäure-Stoffwechsel durch:

Stoffwechsel-Defekte (polygenetisch, familiär) → vermehrte Harnsäurebildung (5% der Fälle)

Leukämie-Behandlung, langsam verlaufende Hämoblastosen, Nierenkrankheiten (sehr selten).
→ verminderte tubuläre Harnsäure-Ausscheidung (95% der Fälle)

Risikofaktoren sind Übergewicht, Alter, Geschlecht ($\male > \female$), Medikamente (z. B. Diuretica).

Ziele der Therapie

– *Langfristig* strebt man die Behebung der Hyperuricämie bis zur völligen (!) Anfallsfreiheit an.
– *Kurzfristig* kommt es auf die Beherrschung des Gichtanfalls an.

Behebung der Hyperuricämie

Die Langzeittherapie der Gicht ruht auf drei Säulen; nämlich
– der qualitativen und quantitativen Diät,
– der Förderung der renalen Harnsäure-Ausscheidung,
– der medikamentösen Hemmung der Produktion von Harnsäure.

Die *Plasma-Harnsäure* (Normalwert: < 6,5 mg%) besitzt hohen pathophysiologischen Stellenwert: 8 mg% → Gicht in $1/3$ der Fälle; > 9 mg% → fast regelmäßig Gicht.
Eine Indikation zur Therapie besteht bei Symptomen oder mindestens 8 mg% Harnsäure im Serum. Bei Harnsäurekonzentrationen unter 9 mg% reicht strikte Diät in der Regel aus; sie sollte aber auch dann unbedingt eingehalten werden, wenn Medikamente erforderlich sind!

- *Minderung der Purine in der Nahrung* durch „zellfreie Kost" („qualitative Diät"). Als Eiweißquellen werden Eier und Milch empfohlen. Auch die Eiweißzufuhr ist einzuschränken; denn sie vermehren den Umsatz der Purine und damit die Harnsäureausscheidung.
  Gemüse enthalten pro Calorie fast ebensoviel Purine wie Fleisch. Coffein ergibt keine Harnsäure; Kaffee und Tee sind also gestattet.

  Wichtiger ist die Normalisierung des Körpergewichts durch eine quantitative Diät. Dabei riskiert man allerdings einen temporären Harnsäureanstieg.

  Jede Acidose ist strikt zu vermeiden, weil sie die renale Ausscheidung von Harnsäure hemmt und einen Gichtanfall auslösen kann. Also keine ketogenen Diäten zur Abmagerung! Diabetes sorgfältig einstellen! Auf Einschränkung des Alkoholgenusses (→ Hyperlactacidämie) hinwirken!

- *Uricosurische Therapie*

  A. Man *fördert* die *glomeruläre Filtration*.

  Man strebt ein Harnvolumen von ca. 2 l tgl. an. Zur Vermeidung von Harnsäuresteinen alkalisiert man den Harn auf pH 6,5–7,0 indem man Natriumcitrat oral gibt. Bei höherem pH ist Harnsäure zwar noch besser löslich, doch fallen dann Phosphate eher aus.

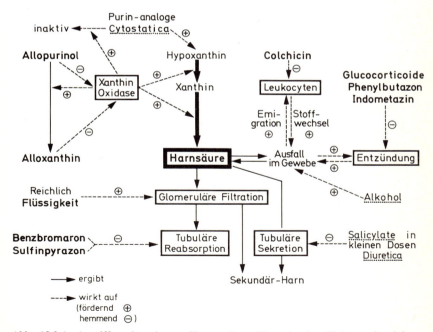

Abb. 13.2-1. Angriffspunkte der medikamentösen Therapie der Gicht sowie einiger „uricogener" Pharmaka

B. Man *hemmt* die *Rückresorption* durch *Uricosurica*.

Wirkprinzip: Harnsäure wird glomerulär filtriert, tubulär sezerniert *und* rückresorbiert. Tubulär angreifende Substanzen hemmen zuerst die empfindlichere Sekretion, dann erst die Resorption der Harnsäure. Daher stören zwar zahlreiche Arzneimittel die Sekretion, aber nur wenige, die Uricosurica, mindern auch die Resorption.

Substanzen und Dosierung:
Die Tagesdosis wird anhand des Harnsäurespiegels durch Probieren *einschleichend* festgelegt und als Dauerdosis weitergeführt.
Probenecid (1–3 g tgl., evtl. bis 5 g) und
Sulfinpyrazon (100–400 mg tgl.) wirken nur kurz und müssen daher über den Tag verteilt gegeben werden

Benzbromaron (50–100 mg 1 × tgl.) wirkt langsam und lange, wodurch die Harnsäure-Belastung der Niere sinkt. Jedoch muß auch beim Benzbromaron eine intakte Nierenfunktion vorausgesetzt werden!

Risiken

– Gefahr der Ausfällung von Harnsäure in den Tubuli; Fälle von Anurie wurden bekannt. Uricosurica sind bei Niereninsuffizienz nicht nur unzureichend wirksam, sondern auch gefährlich! Daher keine uricosurische Therapie bei Niereninsuffizienz, Pyelonephritis, Nephrolithiasis etc.
– ,,Paradoxe" Harnsäureretention; denn manche Uricosurica (außer Benzbromaron!) mindern in kleinen Dosen bevorzugt die Harnsäuresekretion kompetitiv.

Wechselwirkungen

Thiazid-Diuretica erhöhen den Bedarf an Uricosurica; Hyperuricämie nach Thiazid-Diuretica spricht auf Uricosurica an (vgl. 8.5).
Uricosurica nicht zusammen mit Acetylsalisäure geben! Diese wirkt zwar selbst uricosurisch (5–6 g tgl.), hemmt aber den Effekt anderer Uricosurica (außer Benzbromaron) und hemmt in kleinen Dosen auch die tubuläre Harnsäure-Sekretion.
Bei allen Uricosurica, besonders beim Probenecid ist mit einer Hemmung der tubulären Sekretion saurer Arzneimittel zu rechnen (s. 2.5); so muß man dann die Indometacin-Dosis verkleinern.

● *Hemmung der Harnsäure-Produktion durch Allopurinol.*

Wirkprinzipien

– Allopurinol und das aus ihm im Organismus entstehende Oxypurinol hemmen kompetitiv die Xanthinoxidase, welche die oxidativen Schritte Hypoxanthin → Xanthin → Harnsäure katalysiert.
– Auch die Summe der genannten Xanthinderivate im Harn wird kleiner. Wahrscheinlich werden die de novo-Synthesen von Purinen durch negative Rückkopplung eingeschränkt und stattdessen die anfallenden Purine wiederverwendet.
– Das häufig diskutierte ,,falsche" Allopurinol-Nucleotid spielt in vivo wahrscheinlich keine Rolle.

Heute ist Allopurinol *das* Mittel zur Dauertherapie, weil die Niere entlastet wird. Kombination mit Uricosurica ist möglich. Ziel: Harnsäure < 6 mg%. Allopurinol ist gegenüber Uricosurica vorzuziehen, vor allem bei Hämoblastosen, Harnsäuresteinen, Gichtniere, refraktären Fällen. Xanthin ist besser löslich als Harnsäure, so daß das Risiko der Steinbildung entfällt.
Dosierung: 300 mg jeden Morgen, bei Niereninsuffizienz weniger.

Unerwünschte Wirkungen: Exantheme, Leukopenie.

Falls Mercaptopurin oder Azathioprin gegeben wird sollte man deren Dosis reduzieren, weil ihr Abbau ebenfalls gehemmt wird! Besser ersetzt man Mercaptopurin durch Thioguanin, das kein Substrat für die Xanthinoxidase darstellt.

Therapie des akuten Anfalls

Beschwerden sind innerhalb 4–8 Std zu bessern, binnen 2 Tagen zu beseitigen.

- *Antiphlogistica* wirken unspezifisch. Wegen ihrer besseren Verträglichkeit haben sie Colchicin (s. u.) weitgehend verdrängt.
  - Indometacin: 4 × 50–100 mg am ersten Tag, dann über 1 Woche langsam abfallend (s. S. 283).
  - Phenylbutazon: 4 × 200 mg am ersten Tag, über 1 Woche langsam abfallend. Kontraindikationen beachten (vgl. S. 282), vor allem die häufige Kombination zwischen Gicht und Herzinsuffizienz!
  Keine Dauerbehandlung mit Indometacin oder Phenylbutazon!
  - Glucocorticoide werden nur ausnahmsweise benötigt.
- *Colchicin* wirkt spezifisch (evtl. diagnostische Hilfe). Wirkprinzip (hypothetisch): Bindung an Mikrotubuli der Granulocyten → „Ruhigstellung" der Leukocyten → weniger Phagocytose.
Colchicin in wirksamen Dosen ruft oft akute Durchfälle und Erbrechen hervor; langsame Ausscheidung bedingt Gefahr der Kumulation. Colchicin ist ein Cytostaticum!

Jede akute Änderung des erhöhten Harnsäurespiegels (nach oben oder unten) kann einen Gichtanfall auslösen. Diätfehler (Hunger → Acidose!), Beginn oder abrupte Änderung der medikamentösen Therapie mit Uricosurica oder Allopurinol können verantwortlich sein. So soll vor allem während des Anfalls die laufende Dosierung von Uricosurica oder Allopurinol beibehalten werden!

Folgende *Fremdstoffe* sind bei der Anamnese von Gichtanfällen zu bedenken:

- Thiazid-Diuretica (sie hemmen wahrscheinlich die tubuläre Sekretion der Harnsäure), nicht dagegen Triamteren oder Spironolacton;
- uricosurische Agentien in kleinen Dosen (die Sekretion der Harnsäure wird stärker gehemmt als ihre Rückresorption);
- Alkohol (via Acidose).

13.3 Therapie des Diabetes beim Erwachsenen

Sie hängt erheblich davon ab, welcher Diabetes-Typ vorliegt (vgl. Tabelle 13.3-1).

Tabelle 13.3-1. Typisierung des Diabetes nach Pathogenese und Insulinbedarf

Vorwiegendes Alter bei Erstmanifestation	Jugend	ab 45 J.
Aussehen der Patienten	mager	fett
Tendenz zur Ketoacidose	hoch	gering
Dekompensation vorwiegend	ketoacidotisch	hyperglykämisch
Insulin im Plasma	erniedrigt	normal bis erhöht
Insulinbedarf durch	verminderte Produktion; orale Antidiabetica sind also sinnlos!	Resistenz der Zielorgane (außer Fettgewebe!) und/oder Sekretions-Starre des Pankreas
Häufigkeit	10–20%	80–90%

Ziele der Therapie

– *Akut:* Vermeidung der Stoffwechselentgleisung.
– *Auf lange Sicht:* Verhütung oder Verzögerung der Späterscheinungen, dabei möglichst „normales" Leben.
– *Immer:* Vermeidung der therapiebedingten Hypoglykämie.

Wege (in dieser Reihe auch mit zunehmender Schwere des Diabetes gehen)
1. Drosselung des Insulinverbrauchs;
2. Förderung von Freisetzung und Wirksamkeit endogenen Insulins;
3. Zufuhr exogenen Insulins.

1. Drosselung des Insulinverbrauchs

Entscheidend ist die Schulung des Patienten!
● Er soll sein Körpergewicht normalisieren durch *quantitative* Diät. KG regelmäßig kontrollieren!
● Er soll eine insulinsparende Relation von Eiweiß, Fett, Kohlenhydraten einstellen durch *qualitative* Diät.
Die Diät soll möglichst wenig leicht aufschließbare Kohlenhydrate enthalten und auch die Plasmalipide senken, d. h. ca. $^1/_2$ der Fettsäuren sollen hochungesättigt sein.

Man gibt als	Menge	Obergrenze ist bedingt
Eiweiß	ca. 100 g/Tag	finanziell
Fett	ca. 50 g/Tag	durch Gefahr von Ketose und Hyperlipidämie
Kohlenhydrate	den Restbedarf	durch unzureichende Kompensation im Bereich des Calorienbedarfs. Dann ist die Arzneitherapie unumgänglich.

- Er soll seine *Mahlzeiten* staffeln (regelmäßig; 5/Tag), um die Leistungsfähigkeit des Pankreas optimal auszunutzen. Gleichzeitig wird dadurch Rechnung getragen, daß
  - beim Altersdiabetes das Pankreas verzögert auf den Glucosereiz anspricht;
  - bei Gabe von Depotpräparaten der Insulinspiegel im Plasma relativ gleichmäßig verläuft.
- Er soll regelmäßig *körperlich tätig sein;* denn körperliche Tätigkeit führt zu Insulin-unabhängigem Glucose-Einstrom in die Muskulatur.

Die Diät hat eine doppelte Funktion:
- *Akut* mindert sie *immer* den Insulinbedarf, weil sie den Stoffwechsel entlastet;
- *Chronisch* mindert sie beim *fetten Typ* den Insulinbedarf, weil die Endorgane eines mageren Menschen besser auf Insulin ansprechen (vgl. Tabelle 13.3.-1), und die Insulinkonzentration im Plasma mit dem Körpergewicht sinkt.

Wer fett ist, hat grundsätzlich genügend Insulin.
Wer fett ist, braucht jedoch zuviel Insulin.

Bei vielen Patienten ist es falsch, durch wohlgemeinte Therapie mit Insulin oder Sulfonylharnstoffen den Circulus vitiosus

Übergewicht → Hyperglykämie
↑   ↓
Fettansatz ←——— Therapie mit Insulin oder Sulfonylharnstoffen

zu fördern oder gar ein Somogyi-Phänomen (s. S. 260) auzulösen. Die allmähliche (!) Senkung des Übergewichts hingegen drosselt den Insulinverbrauch und bricht den Teufelskreis.

2. Anregung der Insulinfreisetzung (und damit der Produktion) durch Sulfonylharnstoffe

Voraussetzungen (sie gelten auch für die Biguanide) sind
- Unzureichende Kompensation trotz richtiger Diät.
- Wirksamkeit der Antidiabetica (bis Normoglykämie und Aglykosurie).
- Regelmäßige Stoffwechselkontrollen.
- Nachweis der Notwendigkeit durch Auslassungsversuche.

Die *Indikation* für Sulfonylharnstoffe sollte sich auf diejenigen Patienten beschränken, welche durch gründliche Diät eben nicht mehr einstellbar sind. Sulfonamide (und Biguanide) sind also keine Lückenbüßer für Diätfehler!
Sulfonylharnstoffe sind (wie die Biguanide) *nicht brauchbar, wenn* ein Juveniler Diabetes oder sonstiger Insulinmangeldiabetes, eine Stoffwechselentgleisung oder eine Schwangerschaft vorliegt; Schwangerschaft und Altersdiabetes schließen sich ohnehin gegenseitig aus.
Auch Leber- und Niereninsuffizienz sind Kontraindikationen (Elimination!).
Vorsicht bei interkurrenten Belastungen, weil dadurch die Voraussetzungen der Sulfonylharnstoffgabe entfallen können.

Dosierung: Alle Sulfonylharnstoffe wirken durch Förderung der Insulinfreisetzung aus der β-Zelle des Pankreas. Eine Unterscheidung ergibt sich aus der Dosierung: so wirkt Tolbutamid im Gramm-Bereich, Glibenclamid im mg-Bereich. Zahlreiche verwandte Verbindungen liegen dazwischen. Niedrig zu dosierende Mittel sind manchmal noch wirksam, wenn hoch zu dosierende versagt haben. Daher beginnt man zunächst mit einem „milde" wirkenden Mittel (z. B. Tolbutamid) oder mit niedrigen Dosen eines stärker wirkenden Mittels (z. B. Glibenclamid 2,5 mg). Später muß man eventuell einen stärker wirkenden Sulfonylharnstoff einsetzen bzw. dessen Dosis erhöhen. Von der Gesamtdosis (1–1,5 g Tolbutamid; 2,5–15 mg Glibenclamid) größere Menge am Morgen geben (bei niedriger Dosierung die Gesamtmenge). Stets Dosisreduktion anstreben!

Hinweise zur Pharmakokinetik

Tolbutamid besitzt eine Halbwertszeit von $\sim$ 5 Std. Es wird z. T. in der Leber metabolisiert; Substanz und Metaboliten erscheinen im Harn. Tolbutamid soll (wie alle hypoglykämisch wirkenden Agentien) also nicht bei Leber- oder Niereninsuffizienz gegeben werden.

Andere Arzneimittel (Dicumarol, Phenylbutazon, Sulfonamide) können die Elimination, vielleicht auch (nur in vitro erwiesen!) die Proteinbindung von Tolbutamid beeinträchtigen und dadurch dessen Wirksamkeit erhöhen. Tolbutamid kann mit dem Abbau anderer Arzneimittel (z. B. Dicumarolderivaten) interferieren.

Es bestehen Hinweise auf angeborene Stoffwechselstörungen, die auch den Abbau von Tolbutamid betreffen.

Chlorpropamid hat eine längere Halbwertszeit ($\sim$ 36 Std) als Tolbutamid und kann dieses bei besonders stabilen Krankheitsbildern ersetzen.

Für die gesamte Substanzgruppe gilt: Je kleiner die erforderliche Dosis, desto stärker tritt die Leber als Eliminationsorgan hervor.

Unerwünschte Wirkungen

– Hypoglykämien können bei allen Antidiabetica auftreten. Sie verlaufen in der Regel protrahiert, auch bei kurzer Halbwertszeit des auslösenden Agens. Dann sind große Glucosemengen, evtl. für mehrere Tage, nötig. Besonderes Risiko besteht bei eingeschränkter Nierenfunktion!
– Übelkeit.
– Unverträglichkeit mit Alkohol ($\sim$ Disulfiram).
– Diverse allergische Reaktionen (Haut, Blutbild); auch Parallel-Allergien mit antimikrobiellen Sulfonamiden (die als Antidiabetica gebräuchlichen Sulfonamide wirken aber nicht etwa antibakteriell!).
– Teratogen im Tierversuch (schon deshalb nicht an Schwangere!).
– Zusätzlich beim Chlorpropamid: Cholestatische Hepatose (dann absetzen!).

Zur Frage der Verwendung der Biguanide

Wirkprinzip
Biguanide setzen kein Insulin frei, benötigen aber Insulin zu ihrer Wirkung. Ihr Wirkungsmechanismus ist komplex. Praktisch wichtig ist die Hemmung der intestinalen Resorption von Glucose und die Förderung der anaeroben Glykolyse, welche die gefürchtete Lactatbildung zur Folge hat.

Präparate: Wegen der hohen Risiken wurden Phenformin und Buformin vom Markt genommen, so daß nur noch Metformin verfügbar ist. Ob der therapeutische Quotient des Metformins günstiger ist, steht dahin.
Strikte *Indikationen* für Biguanide gibt es nicht. Ihr therapeutischer Nutzen geht nicht über den einer konsequenten Diät hinaus.

Das hohe Risiko der Lactatacidose bedingt eine so große Zahl von *Kontraindikationen,* daß eigentlich kein älterer Mensch Biguanide erhalten darf.

Der Arzt muß vor jeder Biguanidtherapie schriftlich anhand der Laborwerte die Wahl der Biguanide begründen. Er muß ferner für jede Verschreibung einen besonderen Fragebogen ausfüllen und an den Hersteller senden. Künftige Lactatacidosen dürften die Gerichte beschäftigen.

Sind orale Antidiabetica nützlich und unbedenklich?

Diabetiker erleiden unter oralen Antidiabetica wahrscheinlich mehr Kreislaufkomplikationen (vor allem Myokardinfarkte) als unter Diät oder Diät mit Insulin. Biguanide sind überdies mit dem durch nichts gerechtfertigten Risiko der Lactatacidose behaftet. Anderserseits macht eine konsequente Diät die Anwendung oraler Antidiabetica häufig überflüssig. Lerne an diesem Beispiel:

Theoretisch sinnvolle Arzneimittel können schaden, indem sie Arzt und Patient von wichtigeren Maßnahmen abhalten.
Daher:
Keine Lockerung der Diät unter oralen Antidiabetica.
Sulfonylharnstoffe gibt man nur, wenn die Diät allein eben nicht mehr ausreicht; sonst Insulin. Jede Ketose ist eine absolute Indikation für Insulin! Biguanide vermeiden!

3. Insulin-Substitution

Vorbemerkungen zur Pathophysiologie

Die tägliche Inkretion dürfte bei 50 E liegen. Die externe Zufuhr besitzt gegenüber der Inkretion grundsätzliche Nachteile:
– Man adaptiert die Nahrung an die Insulinzufuhr, nicht umgekehrt.
– Pankreatisches Insulin gelangt direkt in die Leber, zugeführtes Insulin in den großen Kreislauf.

Variationen des Insulinbedarfs

● Starke *Fluktuationen* des Blutzuckerspiegels ohne erkennbaren Grund wecken Verdacht auf
   – ungenaue Abmessung oder falsche Injektion;

- Diätfehler;
- physischen oder psychischen Streß; wechselnde Arbeitsbelastung;
- „Somogyi-Phänomen" = iatrogener Hyperinsulinismus (s. auch S. 257).

Man versteht hierunter starke Fluktuationen mit Ketonurie, Episoden von (meist nächtlicher, daher unerkannter) Hypoglykämie und scheinbar steigendem Insulinbedarf. Gegenregulationen (Nebennierenmark, Nebennierenrinde, Wachstumshormon) auf Insulin sind verantwortlich. Durch Gabe *geringerer* Insulinmengen läßt sich der Circulus vitiosus eventuell unterbrechen.

- Der *Insulinbedarf* wird *gesteigert*
  - bei Gewichtszunahme, Schwangerschaft, Infekten, Operationen, verminderter körperlicher Tätigkeit;
  - bei endokrinen Erkrankungen, z. B. Hyperthyreoidismus;
  - durch Arzneimittel, z. B. Glucocorticoide, Schilddrüsenhormone, Ovulationshemmer, adrenerge β-Stimulatoren, Thiazid-Diuretica; besonders stark durch Diazoxid (hemmt die Funktion der β-Zellen).

  Adrenerge β-Blocker wirken komplex: Sie hemmen die Insulinsekretion → Tendenz zur *Hyper*glykämie; sie hemmen aber auch die β-adrenerge Gegenregulation → Tendenz zur *Hypo*glykämie.

- Der Insulinbedarf hängt besonders stark vom Diabetes-Typ ab (vgl. Tabelle 13.3-1):
  1. Je *jünger* der Patient, je schneller der Beginn des Diabetes, je höher die Ketoseneigung, je magerer der Patient, je schneller er an Gewicht verlor – desto stärker wird er auf die Insulinsubstitution angewiesen sein.
  2. Der *fette* Diabetiker hat und braucht (solange er fett ist!) höhere Insulinkonzentrationen. Theoretisch sind Insulin und Sulfonylharnstoffe bei ihm eher ungünstig (vgl. S. 257). Ziel ist hier vor allem die *allmähliche* (sonst Gefahr der Stoffwechselentgleisung!) Erreichung des Normgewichts.

Zur Pharmakokinetik

Insulin wird schnell eliminiert (HWZ einige Minuten), teils glomerulär, teils durch Abbau in Organen. Injektion ins Gewebe ergibt einen Depot-Effekt, der nach s. c. Injektion ausgeprägter ist (Wirkungsdauer ca. 4 Std) als nach i. m. Gabe (Wirkungsdauer ca. 2 Std). Durchblutungsstörungen (bei Koma!) und Zusätze (s. u.) können die Invasion aus den Depots massiv verlangsamen.

Präparate (s. Abb. 13.3-1)

- Alt-Insulin: Seine Wirkung hält nur kurz an. Es wird benötigt bei Acidose oder akuten Situationen; auch als Beimischung zu Depot-Präparaten.
- Intermediär wirkende: 4–12 Std anhaltend; daher 1–2 × tgl. injiziert. Depots stets s. c. setzen; i. m. Applikation ergäbe andere Resorptionsverhältnisse.
- Langwirkende: > 12 Std anhaltend; selten indiziert, weil nächtliche Hypoglykämie zu befürchten ist.

Heute werden nur noch Monospecies-Präparate verwendet, und zwar routinemäßig **R**inderinsulin, für **S**onderfälle Schweine-Insulin.
Bei Mischung von Insulinpräparaten auf Kompatibilität achten(pH-Verschiebungen etc. ändern die Löslichkeit!).

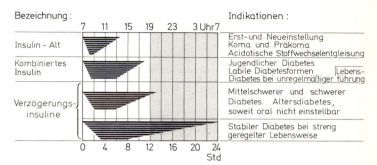

Abb. 13.3-1. Wirkungsdauer verschieden zubereiteter Insulin-Präparate

Hinweise zur Dosierung

Faustregel: 2 g Glucose im Harn erfordert 1 E Altinsulin 3 mal tgl. Später auf 1–2 mal tgl. Depotinsulin umstellen; bei nicht-dringlicher Indikation kann auch direkt auf Depot-Insulin eingestellt werden. Nicht zuviel auf einmal variieren!
Man suche stets mit der kleinsten Dosis an Insulin oder oralen Antidiabetica auszukommen, weil die Dauerschäden des Diabetikers heute großenteils durch Hypoklykämien bedingt sein dürften. Auf die Dauer sollte

a) der Nüchternblutzucker < 160 mg% liegen (beim alten Patienten bis 200 mg%),
b) möglichst wenig Zucker im Harn erscheinen. Wenn allerdings der Patient zu Hypoglykämien neigt, läßt man bis 10 g/24 Std zu.

Zur Bewertung der Labordaten
Der *Nüchtern*-Blutzucker ist besonders wichtig zur Erkennung von Hypoglykämien. – Der *11 Uhr-Wert* gibt vor allem akute Ausschläge nach oben wieder. – Die *Harn*-Glucose gestattet Rückschlüsse auf Dauer und Schwere der Hyperglykämie, sofern die Nierenfunktion nicht eingeschränkt ist.

Unerwünschte Wirkungen und Vorsichtsmaßnahmen

● Hypoglykämie → Risiko von Hirnschädigung oder Angina pectoris-Anfall. Kontinuierliche Registrierung der Blutglucose unter Langzeitinsulinen zeigt z. T. groteske Schwankungen. Bei Verdacht mehrfach den Nüchternblutzucker bestimmen.

> Hypoglykämien gehören zu den schwersten Risiken des Diabetikers. Sie werden oft nicht erkannt, weil sie nächtlich auftreten (Symptome erfragen!).

Therapie bei Hypoglykämie:
- wenn mild: Süßigkeiten, süßer Tee;
- wenn schwer: Glucose-Infusionen, auch probatorisch bei Verdacht auf hypoglykämisches Koma (50 ml 50% Glucose),
- bei Hirnödem: Dexamethason i. v.; Furosemid i. v.
- Hautreaktionen
  a) Lokale oder generalisierte Reaktionen erscheinen oft zu Beginn der Therapie, verschwinden später. Sie sind vermeidbar durch tiefere Injektionen, evtl. Wechsel des Präparates.
  b) Subcutane Fibrose; aus diesen Gebieten wird Insulin schlechter resorbiert. Sie ist vermeidbar durch Wechsel des Injektionsortes laut „Kalenderschema."
  c) Atrophie oder Hypertrophie des s. c. Fettes (lokal) ist ohne Bedeutung.

  a) beruht auf Antikörpern vom IgE-Typ (Früh-Überempfindlichkeit); b) und c) beruhen auf sensibilisierten Lymphocyten (Spät-Überempfindlichkeit).
- Chronische Insulinresistenz ist häufig antikörperbedingt. Von Resistenz spricht man, wenn > 100 E Insulin tgl. benötigt werden; manchmal werden über 1000 E benötigt!
  Ihre Umgehung ist nur zum Teil möglich durch
  - Präparatewechsel auf andere Species oder auf CR-Insuline, d. h. Insuline besonderer Reinheit.
  - Wirksam sind oft Steroide (initial z. B. 40–60 mg Prednisolon); der Insulinbedarf kann anschließend niedrig bleiben!

Der Patient ist zu informieren über

- Ursache, Verlauf und Komplikationen des Diabetes;
- Wirkungsweise des Insulins und/oder der oralen Antidiabetica;
- Sinn und Zubereitung der Diät;
- Insulin-Injektion (Abmessen, Injektionstechnik, Spritzenpflege);
- Verhalten bei Krankheit oder Störung der Nahrungsaufnahme;
- Erkennung und Behandlung von Hyperglykämien;
- Körperpflege, insbesondere Fußpflege;
- Urinkontrolle auf Zucker und Ketonkörper.

Behandlung der Ketoacidose

- *Leichte* (Bewußtsein erhalten, kein Erbrechen): Altinsulin alle 3–6 Std.; Flüssigkeit oral.
- *Schwere:* Stets in Klinik einweisen! Zum *Transport* je 20 E Alt-Insulin i. v. und i. m. Möglichst 500 ml Kochsalzlösung infundieren.

Die Behandlung in der *Klinik:* ruht auf zwei Säulen: Der Substitution von Insulin und der Normalisierung des Elektrolythaushaltes.

- *Insulin* gibt man nur als Altinsulin (nie Depot!) teils i. v., teils i. m. (nicht subcutan!). Die klassische Therapie beruhte auf der Gabe hoher Dosen, z. B. 160 E in den ersten 4 Std, ~ 80 E in den nächsten 8 Std. Neuerdings setzt sich die Therapie mit kleinen Insulin-Dosen immer stärker durch; denn ausschließliche *Infusion* kleiner Insulinmengen (5–10 E/Std) ergibt besser steuerbare Blutzuckersenkung.

  Steht kein Infusionsapparat zur Verfügung, so kann niedrig dosiert i. v. bzw. i. m. injiziert werden. Man beginnt mit 0,33 E/kg i. v. und spritzt stündlich 8 E i. m. nach.

- An *Flüssigkeit* benötigt der Patient ca. 5 l in den ersten 5 Std; mit abnehmender Geschwindigkeit infundieren. Dabei Kaliumzufuhr (s. 8.3.) nach Bedarf. – Bicarbonat gibt man erst, wenn der erste Liter physiologischer Kochsalzlösung verabreicht ist. Es ist nur bei schwerer Acidose (Blut-pH < 7,2) indiziert. Vorsicht! Gefahr der akuten Hypokaliämie (vgl. S. 153)!

Die Therapie mit Insulin bzw. Infusionslösungen ist dem Bedarf anzupassen anhand von Blutglucose, Ketonkörpern, Säure-Basenstatus, Na^+ und K^+ im Blut, zentralem Venendruck.

Ziel: Der Blutzucker soll innerhalb 12–24 Std auf < 300 mg% gebracht werden.

Wenn dies erreicht ist, wird, besonders bei der klassischen Hochdosen-Therapie, die Infusion von Glucose erforderlich, weil der Insulinbedarf nach Besserung der Stoffwechsellage stark abnehmen kann. Zu schnelle Senkung der Plasmaglucose (d. h. um mehr als 50%/5 Std) ist zu vermeiden, weil Hypoglykämie und Hirnschwellung drohen.

Anmerkung: Unterscheide *vier Komaformen* (mit unterschiedlicher Therapie!)
1. Hypoglykämisches Koma (s. S. 262).
2. Ketoacidotisches Koma (s.o.).
3. Hyperosmolares Koma: Jedes Hyperosmolarität belastet den Organismus infolge der Elektrolytstörungen (z. B. via Diurese). Dazu kommt bei hohen Blutzuckerwerten (Grenze ist umstritten!) eine direkte Schädigung, z. B. des ZNS.
   Behandlung: Ihr Ziel ist die Korrektur der Elektrolytstörungen sowie die Senkung der Blutglucose. Insulin nur sehr vorsichtig verabreichen; der Patient spricht gut an. Bicarbonatzufuhr ist oft unnötig. Ansonsten wie beim ketoacidotischen Koma.
4. Lactatacidotisches Koma: z. B. durch Zusatzstreß, der zur Lactatacidose führt (s. 8.4.); auch Biguanide (s. S. 258) begünstigen.

13.4 Mittel zur Therapie einiger Schilddrüsenerkrankungen

Vorbemerkungen

Hypothalamus, Hypophysenvorderlappen und Schilddrüse sind humoral verbundene Glieder von Regelkreisen. Zufuhr von körpereigenen oder körperfremden Substanzen kann bedeuten:
- Substitution eines Gliedes der Regelkreise oder
- Störung der Regelkreise.

Eine Übersicht gibt Abb. 13.4-1.

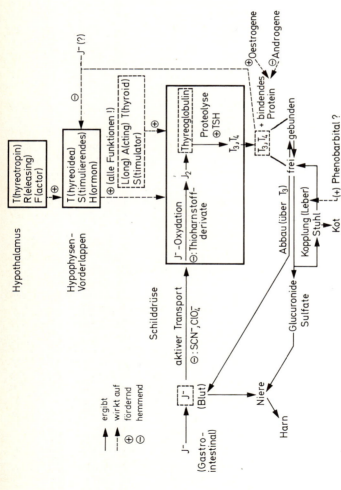

Abb. 13.4-1. Wege und Wechselwirkungen der für die Schilddrüsenfunktion relevanten Wirkstoffe

Anmerkung: Beim M. Basedow sind die TSH-Spiegel nicht erhöht; denn jetzt stimuliert LATS die Schilddrüse.

Die *pharmakokinetischen* Unterschiede zwischen T_3 und T_4 bestimmen die Auswahl des Mittels.

	T_3	T_4	Bemerkungen
Wirkungs-Maximum nach	ca. 5 Std	ca. 2 Tagen	Wirkung hält nach 1 mg T_4 bis zu 4 Wochen an!
Halbwertszeit	ca. 1–2 Tage	ca. 6 Tage	Abhängig von Schilddrüsenfunktion
Resorptionsquote (%)	ca. 85%	40–80%	Stark schwankend

Einzelne Arzneimittel

Liothyronin (T_3) und Levothyroxin (T_4)

Die *Effekte* von T_3 und T_4 sind qualitativ ähnlich:
- Stoffwechselsteigerung,
- Förderung von Reifungs- und Metamorphoseprozessen,
- Rückläufige Bremsung von Hypophyse und Hypothalamus.

Die Plasmakonzentration von T_4 ist bei exogener Zufuhr gleichmäßiger als die von T_3; daher wird die Substitution mit T_4 bevorzugt.
Bei Dauertherapie muß die Kumulation ($\sim$ Digitalis!) in Rechnung gestellt werden. Einschleichend behandeln; am besten mit 0,05 mg T_4 tgl. beginnen, alle 8–14 Tage 0,05 mg tgl. zulegen, bis maximal 0,25 mg tgl.

Faktoren, welche die Pharmakokinetik beeinflussen

- Bei Hyperthyreosen ist die Elimination von T_3 und T_4 beschleunigt, bei Hypothyreosen verlangsamt.
- Die längere Wirkungsdauer und geringere Wirkungsstärke von T_4 erklärt sich durch seine excessive ($> 99,9\%$) Proteinbindung. Die Bindungskapazität des Plasmas kann infolge genetischer Defekte vermindert sein. Bei Schwangerschaft oder oraler Contraception ist sie vermehrt. Stark proteingebundene Arzneimittel wie orale Anticoagulantien, Acetylsalicylsäure, Phenytoin verhalten sich kompetitiv. Solange allerdings der Regelmechanismus funktioniert, ist die Änderung der Proteinbindung klinisch uninteressant.
- Unter physiologischen Bedingungen produziert die Schilddrüse im wesentlichen T_4, das z. T. durch Dejodierung in der Peripherie in T_3 übergeht. Bei erniedrigtem Jodid-Angebot wird zunehmend T_3 statt T_4 gebildet.

Indikationen

- Zur *Substitution* bei Hypothyreose. Bei angeborenen oder frühkindlichen Formen hat nur eine *frühzeitige* Therapie Sinn! Der Thyreoidektomierte benötigt täglich ca. 50 µg T_3 oder 150 µg T_4.

– Zur *Bremsung* der Regelkreise in der Schilddrüsen-Diagnostik (Bremsung der Radiojod-Aufnahme = Suppressions-Test),
– *sowohl* zur Substitution *als auch* zur Bremsung bei Gabe antihyreoidaler Substanzen, Struma-Behandlung, Schilddrüsen-Resektion.
Objektive Kriterien für Dosierung sind Pulsfrequenz-Anstieg, Gewichtsabfall, Plasmacholesterin-Abfall, Achillesreflex-Steigerung.
Subjektive Frühzeichen der Überdosierung sind Nervosität, Schlaflosigkeit, Herzklopfen, Durchfälle. Leichte pectanginöse Beschwerden sprechen auf β-Receptorenblocker an.
Achtung! Myokard- oder Coronarinsuffizienz kann manifest werden!

Jodid

Pharmakokinetik: Nur das Ion wird aufgenommen; das elementare Jod in der Lugolschen Lösung oder in der Jodtinktur wird nicht resorbiert. Es folgt eine 20–200fache Konzentration in der Schilddrüse (Durchsatz ca. 60μg tgl.).

J^--Mangel

– Scheinbarer Mangel entsteht durch Hemmung der thyreoidalen Aufnahme (durch Perchlorat) oder der Verwertung (durch Thioharnstoffderivate).
– Echter Mangel besteht bei Minderzufuhr. Daraus resultiert der endemische Kopf sowie eine erhöhte Tendenz zum toxischen Adenom.
Die Minderzufuhr ist am besten erkennbar an der Jodid-Ausscheidung, die mindestens 75 μg tgl. betragen soll.
Der Jodmangel wird zum Teil hormonal kompensiert durch Verschiebung des T_3/T_4-Quotienten zugunsten des biologisch aktiveren T_3 (s.o.). Dennoch haben ca. 20% aller Patienten mit „blander" Struma eine latente Hypothyreose.
Prophylaxe: In der Schweiz setzt man 10 mg Jodid pro kg Kochsalz zu. Auch die Bundesrepublik Deutschland, besonders ihr Süden, ist als Jodmangelgebiet aufzufassen. Die gesetzliche Einführung der Jodsalzprophylaxe in allen Jodmangel-Gebieten erscheint dringend erforderlich (Empfehlung der WHO). Die dortige Bevölkerung ist einstweilen dahingehend aufzuklären, daß sie jodiertes Speisesalz verwendet. Jodreichstes Nahrungsmittel sind Seefische.

J^--Überschuß

Man erzeugt ihn *kurzfristig* durch „Plummern" (8–14 Tage zur Operations-Vorbereitung) oder bei thyreotoxischer Krise (s. S. 271). Auf noch unbekannte Weise mindert er Synthese und Freisetzung der Hormone sowie die Vascularisierung der Schilddrüse. Diese Effekte sind gut zu erreichen beim diffusen, schlechter beim nodulären Kropf. Jodid nicht zusammen mit Perchlorat geben, weil Perchlorat die Jodidaufnahme kompetitiv hemmt.
Dosis: ~ 1 g KJ tgl., auf mehrere Tagesdosen verteilt.

Bei *langfristiger* Jodidgabe kommen die Symptome der Hyperthyreose wieder, eventuell sogar als thyreotoxische Krise.

Die *Nebenwirkungen* werden als Jodismus zusammengefaßt (Jodakne, Jodschnupfen, Jododerm).
Die Auslösung einer Hyperthyreose beim Gesunden ist nur bei massiver Jod-Exposition zu erwarten, also nicht bei der üblichen Jodid-Prophylaxe. Oral sind > 500 µg tgl. für lange Zeit nötig. Hyperthyreosen sind in Jodmangelgebieten nicht seltener; sie verlaufen dort erwartungsgemäß (s.o.) als T_3-Hyperthyreosen.

Radionuklide (^{125}J, ^{131}J)

Ihre diagnostische (harte Strahlung) und therapeutische (weiche Strahlung) Verwendung basiert auf der spezifischen Aufnahmefähigkeit des Schilddrüsengewebes.
Die Aufnahme von Radiojodid in die Schilddrüse wird durch Gabe von jodhaltigen Präparaten gestört. Die Dauer der Störung muß man *vor diagnostischen Maßnahmen bedenken:*
– Kurzfristige Jodidgabe → Wochen. Langfristige Jodidgabe → Monate.
– Jodhaltige Kontrastmittel: Gefäß- und Nierenkontrastmittel → Wochen, Gallenkontrastmittel → Monate,
Mittel für Myelo-, Lympho- und Bronchographie → Jahre!

Schwefelhaltige Thyreostatica

Wirkprinzip: Sie hemmen den oxidativen Einbau des Jodids in das Thyreoglobulin, nicht aber die J^--Aufnahme in die Schilddrüse.
Pharmakokinetik: Gute ($\sim 80\%$) Resorption. Schnelle Elimination; daher anfangs 2mal tgl. geben. Die HWZ der Thyreostatica und anderer Arzneimittel ist bei Hyperthyreose verkürzt, bei Hypothyreose verlängert.
Präparate: Heute benutzt man im wesentlichen Thiamazol und Carbimazol, die bereits in kleineren Dosen wirken als die älteren Thiouracilderivate.

Kein kurativer, sondern nur ein suppressiver Effekt ist zu erwarten. Auch ein unbehandelter M. Basedow heilte früher binnen 2 Jahren in ca. 33% d.F., was den Dauererfolgen der Thyreostatica-Therapie entsprechen dürfte. Als erforderliche Therapiedauer wurden bisher 12–18 Monate angesehen. Neuerdings wurden vergleichbare Erfolge erzielt, wenn die Therapie bereits kurz nach Eintritt des euthyreoten Zustandes beendet wurde. Rückfälle treten meist innerhalb der ersten 2 Monate auf.

Regeln zur Anwendung

– Erst kommt die Diagnose, dann die Therapie (nie umgekehrt!).
– Die Dosierung und die Dauer der Therapie sind individuell einzurichten! Man beginnt mit höheren Dosen und reduziert dann entsprechend dem einsetzenden Erfolg.
– Viele Versager beruhen auf unregelmäßiger Einnahme.

- Sobald der euthyreote Zustand erreicht ist, sollte Schilddrüsenhormon zugelegt werden; sonst kann sich eine Struma oder eine endokrine Ophthalmopathie entwickeln, oder der Grundumsatz zu weit absinken.
- Die Leukocytenzahlen sind anfangs wöchentlich (!), später monatlich zu kontrollieren (s.u.).

Toxische Reaktionen: Zwischen den einzelnen Verbindungen bestehen keine qualitativen Unterschiede; doch ist quantitativ das Risiko bei den neueren, niedriger dosierbaren Substanzen geringer. Man achte auf
- Allergische Reaktionen, wie Exantheme, Fieber.
- Granulocytopenie meist in den ersten Monaten, dosisabhängig, reversibel.
- Agranulocytose, meist in der 3.–7. Woche. Oft plötzlich einsetzend. Anschließend am besten *kein* Thyreostaticum mehr geben!

In der Schwangerschaft weniger geben, sonst kann sich ein Kropf im utero entwickeln. Ob Thyreostatica oder Operation während der Schwangerschaft vorzuziehen sind, wird nicht einheitlich beantwortet.

Schilddrüsenhormone gehen schlechter als Thyreostatica auf den Feten über; daher wird die supprimierte Schilddrüse bei der Mutter viel besser substituiert als beim Feten.

Perchlorat

Es blockiert die J^--Aufnahme in die Schilddrüse, J^- hemmt die Perchloratwirkung. Leukopenie, aplastische Anämie, Panmyelopathie sind bekannt; daher ist Perchlorat nur Mittel zweiter Wahl.

Anwendung einzelner Therapieverfahren

Euthyreote Strumen

Größere: Operation wird aus mechanischen (Trachea, Gefäße) oder kosmetischen Gründen nötig.

Kleinere: Vor jeder Therapie $\sim 1/4$ Jahr warten; denn kleinere Kröpfe verschwinden manchmal von selbst. Schilddrüsenhormon zur Bremsung der Hypophyse einsetzen; man kann die Dosis steigern bis zur iatrogenen Hyperthyreose, die gutartig verläuft.

In Jodmangelgegenden an die Normalisierung der Jodid-Zufuhr denken, aber keine hochdosierte Jodid-Gabe!

Gabe von Radiojod ist als „Verzweiflungsakt" manchmal wirksam.

Cave: Thyreostatica → weitere Vergrößerung!

Hypothyreoidismus (s. auch J⁻-Mangel)

Postpartal entstandener Hypothyreoidismus ist durch Schilddrüsenhormon komplett substituierbar. Jeder Hypothyreoidismus muß behandelt werden, weil Arbeitsunfähigkeit, vorzeitige Arteriosklerose und generalisiertes Myxödem (sogar Koma!) drohen.
Man verwendet nur noch das reine Hormon, z. B. 0,1–0,3 mg T_4 tgl. für komplette Substitution. Ob $T_3 + T_4$ gegenüber T_4 besser ist, bleibt umstritten. *Langsam* Dosis steigern, bis der Bedarf gedeckt ist (s. S. 265). Die Therapie ist dann lebenslang weiterzuführen.

Risiken

- Eine *Myokardinsuffizienz* oder *Coronarinsuffizienz* kann sich unter Hormongabe manifestieren.
- Bei schwerem Hypothyreoidismus besteht meist zugleich eine *Nebennierenrinden-Insuffizienz*. Durch Glucocorticoide ausgleichen.
- Myxödematöse Patienten sprechen verändert auf Arzneimittel an. So besteht verstärkte Tendenz zur Atemdepression; also keine Opiate!

Solitäre Knoten

„Warme" Knoten nehmen J⁻ (auch Radio-J⁻) auf. Sie sind selten maligne; daher zunächst Beobachtung, dann Operation oder Radio-J⁻.
„Kalte" Knoten sind häufig maligne. Frühzeitig, bei Verdacht auch sofort operieren, desgleichen bei Patienten < 20 Jahren.

Hyperthyreoidismus

Die *spezifische Therapie* (s. Tabelle 13.4-1) zielt auf Minderung der Hormonproduktion.

Unterstützende Maßnahmen bestehen in
- Reichlicher Kost,
- Vegetativer und psychischer Dämpfung,
- Behandlung einer eventuellen Herzinsuffizienz.

Sonderfälle

Endokrine Ophthalmopathie

Ihre Pathogenese ist unklar. Dementsprechend ist die Therapie symptomatisch:
- Schutz des Auges.
- Bei hypothyreoter Stoffwechsellage Schilddrüsenhormon, bei Hyperthyreose Behandlung entsprechend Tabelle 13.4-1. Ziel: Normalisierung des Stoffwechsels.

Tabelle 13.4-1. Hyperthyreoidismus – ein Vergleich arzneitherapeutischer mit weiteren Maßnahmen

	Operation	Radio-Jodid	Antithyreoidale Substanzen
Indikation	a) Konkurrierend mit $^{131}J^-$ und Thyreostatica, sowie bei deren Versagen. b) Absolute Indikation bei Verlegung von Luftwegen und Gefäßen, auch bei substernaler Struma ($\rightarrow$ Schwellung bei anderen Therapie-Formen). c) Bei „kalten" Bezirken in Scintigrammen.	Wenn Operation nicht möglich, z. B. bei älteren Patienten, Herzkranken. Brauchbar bei Hyperthyreose mit endokriner Ophthalmopathie, toxischem Adenom. Bei metastasierendem Schilddrüsenkrebs meist unbefriedigend.	Definitive Behandlung der Hyperthyreose mit endokriner Ophthalmopathie. Unterstützung der Radio-J$^-$-Therapie (erst Radio-J$^-$, dann antithyreoidale Substanzen). Auch zur Operations-Vorbereitung, dann aber präoperativ möglichst noch mit J$^-$ „plummern".
Vorbedingungen	Der Patient sollte durch Vorbehandlung mit antithyreoidalen Substanzen, dann J$^-$ (Plummern) möglichst euthyroid sein. Bei Ophthalmopathie ist die Operation *letztes* Mittel.	Bindungsvermögen des pathologischen Gewebes muß hinreichen. In der Regel nicht bei Patienten unter 35–45 J. (genetisches Risiko); keinesfalls bei Schwangeren!	Der Patient muß zuverlässig sein.
Komplikationen und Nachteile	– Rezidive in $\sim 10\%$; dann evtl. Radio-J$^-$. – Vorübergehend (oft) oder dauernd (2–10%) Hypothyreoidismus. – Stimmbandlähmung. – Tetanie ($\sim 1\%$).	Langsam einsetzender Effekt; anfangs leichte Exacerbation möglich. Hypothyreoidismus noch nach Jahren (ca. 50% der Fälle!). Lebenslange Kontrolle. Leukämie oder Carcinome sind **nicht** gehäuft.	Lange Dauer der Therapie; mäßige Erfolgsquote (ca. 75%) und hohe Rezidivrate (ca. 40%). Arzneimittel-Nebenwirkungen (s. S. 268).

Die in der Tabelle aufgeführten Therapieformen durchbrechen den Regelkreis; die Schilddrüsenfunktion kann unter die Norm absinken. Bei Bedarf ist also zu substituieren.

– Glucocorticoide (z. B. tgl. 100 mg Predni(so)lon für 14 Tage), dann auf Erhaltungstherapie ($\sim$ 20 mg/tgl.) zurückgehen. Ziel: lokale Abschwellung; Bremsung der Immunprozesse.

- Röntgenbestrahlung des Retrobulbärraumes.
- Evtl. chirurgische Dekompression.

Thyreotoxische Krise

Eine Hyperthyreose kann durch physische oder psychische Belastung dekompensieren, aber auch durch antithyreoidale Maßnahmen, wie Radiojod-Therapie, Operation, Jodid-Exposition. Die thyreotoxische Krise ist selten, aber überaus gefährlich; daher ist eine Therapie mit mehreren Angriffspunkten nötig:
- Schockbehandlung (s. S. 173).
- Corticosteroide i.v.; mindestens 100 mg Prednis(ol)on.
  Ziele:
  Substitution wegen relativer Nebennierenrinden-Insuffizienz und gesteigerten Cortisol-Abbaus.
  Pharmakodynamische Effekte im Rahmen der Schocktherapie.
- Thyreostatica i.v. (z. B. Thiamazol 3–5 × 40 mg), 1–2 Std darauf Jodid (zunächst i.v., später oral ,,plummern"
  Ziel: Bremsung der Schilddrüsenfunktion.
- Phenothiazine hochdosiert (z. B. Promethazin).
  Ziel: Sedierung, Temperatursenkung.
- Herzglykoside, evtl. (Vorsicht!) β-Blocker.
  Ziel: Verbesserte Herzfunktion.

13.5 Mittel zur Behandlung des gestörten Calciumstoffwechsels

Vorbemerkungen zur Pathophysiologie

Dem Organismus sollten ca. 1 g Ca^{2+} tgl. angeboten werden, noch mehr bei Behandlung der Osteomalacie, während der Schwangerschaft und der Lactation. Ca. 20% des oralen Ca^{2+} werden resorbiert, vor allem in Abhängigkeit von Vitamin D.

Die Plasmakonzentration beträgt ca. 2,5 mM, davon ist etwa die Hälfte ionisiert. Der Knochen enthält ca. 99% des Gesamt-Ca^{2+}, ist also ein riesiges Depot!

Entscheidend für die *Pharmakokinetik des Calciums* (s. Abb. 13.5-1) sind weniger die Einzelschritte als die Homöostase des Gesamtsystems. Die Einzelprozesse sind häufig gekoppelt; so ist Vit. D permissiv für die meisten Effekte des Parathormons. Steigerung des Plasma-Ca^{2+} mindert sowohl die Freisetzung von Parathormon als auch die Aktivierung von Vitamin D. Der ,,antirachitische" Effekt von Vitamin D beruht im wesentlichen auf dem erhöhten Ca^{2+}-Angebot an den Knochen, das aus der verbesserten Resorption resultiert.

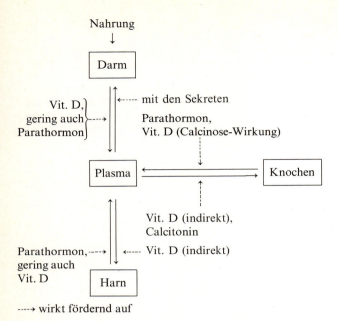

Abb. 13.5-1. Der Weg des Ca^{2+} und seine hormonale Steuerung

Parathormon und Calcitonin sind als Arzneimittel von beschränktem Wert, weil sie injiziert werden müssen und eine Resistenzentwicklung möglich ist. Praktisch bedeutend sind vor allem Vitamin D_3 und Calcium.
Vitamin D und Parathormon wirken *langsam* und *langfristig,* sind also nicht geeignet für Notfälle. Vitamin D *kumuliert* bei wiederholter Gabe.

Vitamin D_3 *(Colecalciferol)*

Wirkprinzip

Vitamin D fördert in physiologischen Dosen die Resorption von Calcium aus dem Darm; dadurch wird dem Knochen und der Niere mehr Calcium angeboten (s. Abb. 13.5-1). Bei Überdosierung fördert es auch die Verkalkung parenchymatöser Organe.

Pharmakokinetik

Vitamin D unterliegt, wie nachstehend am Colecalciferol gezeigt, einem komplizierten, störanfälligen Bildungs- und Aktivierungsprozeß, an welchem Haut, Leber und Niere teilnehmen.

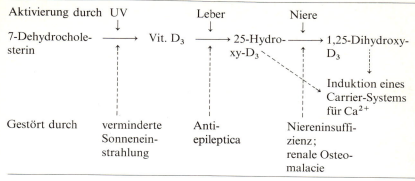

Abb. 13.5-2. Aktivierung von Colecalciferol und deren Störung

Quellen für Vitamin D sind Milch, Leber, Eigelb. 1 µg = 40 E.
Der *Bedarf* liegt bei ca. 200 E tgl. für Kinder, ca. 100 E tgl. bei Erwachsenen, ca. 800 E tgl. bei Schwangeren.
Der erhöhte Bedarf unter antiepileptischer Therapie (s. S. 314) wird erklärt durch Induktion des Vit. D-Abbaus durch Antiepileptica, sowie durch Störung der enteralen Ca^{2+}-Aufnahme durch Phenytoin.
Überdosierung von Vitamin D führt zur *Calcinose*. Sie äußert sich in Gedeihstörungen bei Kindern (mit „idiopathischer" Hypercalcämie!), Schwäche, Durst, ektopischer Verkalkung, besonders der Niere, tubulärer Insuffizienz mit Polyurie und vermehrter Ca^{2+}-Ausscheidung.

Ein Risiko ist gegeben, wenn tgl. 10000 E für 3 Monate zugeführt werden.
Überdosierung in der Schwangerschaft führt zur Häufung der supravalvulären Aortenstenose beim Nachwuchs.

Indikationen

- Zur Behandlung von Rachitis und Osteomalacie genügen ca. 1000–5000 E tgl., dabei aber Ca^{2+}-Blutspiegel kontrollieren! Maximaler Effekt tritt nach 1–2 Monaten ein. Bedenke bei Osteomalacie: Diarrhoen, Gallenverschluß, Nierenerkrankungen, antiepileptische Therapie verursachen gelegentlich höheren Bedarf; evtl. muß man Vit. D injizieren.
- Zur Behandlung des Hypoparathyreoidismus benötigt man 5–15 mg Vit. D_3 2–3mal/Woche, dabei Kontrolle des Serum- und Harn-Ca^{2+}.
- Zur *Prophylaxe* gibt man bei Säuglingen ab 14. Tag für 1 Jahr je 1000 E tgl., desgl. im Winter des 2. Jahres; in der Schwangerschaft ca. 400 E tgl. Zweckmäßig ist die Kombination von Rachitisprophylaxe mit Cariesprophylaxe; daher Vitamin D + Fluorid.

> Keine Stoßtherapie! Keine Überdosierung! Vorsicht mit angereicherten Nahrungsmitteln! Normal lebende Erwachsene brauchen kein zusätzliches Vitamin D, weil ihr Bedarf durch Nahrung und Sonneneinstrahlung gedeckt ist.

Dihydrotachysterol wirkt prinzipiell ähnlich wie Vit. D, aber schneller und kürzer. Wegen besserer Steuerbarkeit wird es manchmal dem Vitamin vorgezogen. Ähnliches dürfte von den aktiven Metaboliten des Vit. D gelten, die noch nicht im Handel sind.

Hypocalcämie

Sie entsteht, mit abnehmender Häufigkeit, durch Hypoparathyreoidismus > Malabsorption > langdauernden Abusus von Laxantien oder Diuretica > Vit. D-Mangel > Vit. D-Verwertungsstörung.
Behandlung:
Bei geringer Hypocalcämie genügen Calciumsalze oral.
Eine *akute* hypoparathyreoide *Krise* (Tetanie, Stridor, EKG-Veränderungen, Plasma-Ca^{2+} < 2 mM) erfordert Ca^{2+} als Gluconat i.v. (1–2 g), evtl. auch als Infusion, dazu Vit. D_3 (15 mg und mehr i.v.).
Die chronischen Hypocalcämien bei Rachitis, Osteomalacie oder *Hypoparathyreoidismus* lassen sich *nicht* mit Ca^{2+} allein beherrschen. Stets auch Vitamin D_3 zuführen; dabei aber die gefährliche Hypercalcämie (s. S. 273) vermeiden!

„Rachitis" ist heute meist renal bedingt und mit Nephrocalcinose bzw. Glykosurie gekoppelt (tubuläre Acidose; Fanconi-Syndrom; Vit. D-resistente Rachitis).
Beim *chronischen Hypoparathyreoidismus* ist die Dosierung von Vit. D anhand des Plasma-Ca^{2+} einzustellen, weil der Bedarf extrem variiert.
Zur Hyperventilationstetanie s. S. 157.

Hypercalcämie

Sie entsteht, mit abnehmender Häufigkeit, durch Tumoren > primären Hyperparathyreoidismus > Vit. D-Überdosierung > Milch-Alkali-Syndrom.
Die Symptome entsprechen denen einer D_3-Überdosierung (s.o.). Sie sind uncharakteristisch und werden daher oft übersehen. Riskant sind > 3 mM Ca^{2+} im Plasma.

Therapie

– In Notfällen *forcierte Diurese* mit Furosemid einleiten, bei Niereninsuffizienz Hämodialyse.
– *Phosphat* oral und als hohen Einlauf geben; bei resistenten Fällen Phosphatpuffer pH 7,4, 0,1 M infundieren, dabei jedoch Gefahr des Nierenschadens und metastatischer Verkalkungen einkalkulieren.
– *Calcitonin* ist brauchbar, wenn Ca^{2+} aus dem Knochen stammt (z. B. beim Hyperparathyreoidismus, M. Paget oder bei der Vit. D-Vergiftung).

- *Glucocorticoide* (z. B. 1 mg/kg Prednisolon) sind bei verschiedenen Formen der Hypercalcämie wirksam, nicht jedoch beim Hyperparathyreoidismus. Wahrscheinlich hemmen sie die Calcium-Resorption aus dem Darm. Sie benötigen Tage, bis die Wirkung eintritt, sind daher nicht bei hypercalcämischen Krisen geeignet.
- *Mithramycin* (eine cytostatische Substanz) versucht man, wenn alles andere versagt hat. Es mag die Osteoclasten hemmen.

Osteoporose

Zuerst Ursachen suchen und spezifisch behandeln!

Arzneimittelbedingte Osteoporosen sind nach langfristiger Gabe von Glucocorticoiden (s. S. 280) oder Vitamin D (!) zu erwarten.

Die häufige *postmenopausale* Osteoporose läßt sich durch langfristige Prophylaxe mit Oestrogenen wahrscheinlich mindern. Ist sie erst einmal manifest, sind Oestrogene ohne Wert. Zur Problematik der Dauerbehandlung mit Oestrogenen s. S. 344.

Bei *idiopathischer* Osteoporose ist nur *Fluorid* von erwiesener Wirksamkeit.

Wirkungsweise: Fluorid fördert die Einlagerung von Ca^{2+} in noch vorhandene Knochenbälkchen, löst also keine echte Neubildung aus!

Dosierung: 50–100 mg tgl. für 1–2 Jahre (!)

Unerwünschte Wirkung: Knochenschmerzen, wahrscheinlich als periostale Reaktion. Gib evtl. Indometacin.

Sind ca. 20 g NaF kumulativ gegeben, so achte man zunehmend auf Fluorose-Zeichen am Skelet.
Zusätzliche Gabe von Ca^{2+} und Anabolica (postmenopausal Oestrogen) wird versucht. Ca^{2+} ist nur bei Mangel sinnvoll; allein gegeben, ist es wertlos. Ca^{2+} in mehrstündigem Abstand vor F^- geben, weil sonst im Darm schwerlösliche CaF_2 entsteht.

14 Mittel zur Behandlung von Entzündungen und Gelenkserkrankungen

Ziel: Unterdrückung der entzündlichen Reaktion, auch bei rheumatischen Entzündungen. Antiphlogistica (Antirheumatica) wirken aber nie kausal.

14.1 Glucocorticoide

Effekte

Glucocorticoide besitzen vier unterschiedliche Indikationsbereiche
- Bremsung der Hypophyse, z. B. beim adrenogenitalen Syndrom.
- Substitution bei Insuffizienz der NNR, je nach Schwere mit Glucocorticoid oder Glucocorticoid + Mineralocorticoid.
- Zusatztherapie bei Notfällen (z. B. manchen Schockformen).
- Dämpfung mesenchymaler Reaktionen (Entzündung, Immunreaktionen, Proliferationen). Dies ist die weitaus häufigste Indikation!

In entzündungshemmender Dosis angewandt, führen Glucocorticoide zwangsläufig zu Stoffwechseleffekten

- Eiweißkatabolie
- Gluconeogenese   } bis zum Extrem des M. Cushing.
- Umverteilung des Fettes

Zur Pharmakokinetik

Die menschliche NNR produziert täglich ca. 15–30 mg Cortisol. Dosen, welche < 30 mg Cortisol tgl. äquivalent sind (z. B. < 5 mg Prednison oder Prednisolon tgl.), haben keinen nennenswerten antiphlogistischen oder immunsuppressiven Effekt. Sie werden durch Minderproduktion kompensiert. Die Wirkungsdauer der Steroide (Tage) übertrifft bei weitem ihre Verweildauer im Organismus. Die Halbwertszeit im Plasma liegt bei ca. 2 Std; das Wirkungsmaximum wird erst nach 6–8 Std. erreicht.

Zur Anwendungstechnik

Nach der Dosierung und der Applikationsart läßt sich die Anwendung von Glucocorticoiden in vier Gruppen teilen.
1. Systemische Anwendung *physiologischer Dosen.* Diese Substitutionstherapie ahmt die normale Funktion der Glucocorticoide nach und ist toxikologisch

unbedenklich. Beim Nebennieren-gesunden Menschen wäre sie unwirksam, weil die Zufuhr durch Minderproduktion kompensiert würde.

2. Systemische, langfristige Anwendung pharmakologischer, d. h. über der durchschnittlichen endogenen Produktion liegender Dosen. Hierbei treten die Probleme auf, mit denen sich dieses Kapitel vor allem befaßt.

3. Systemische, *kurzfristige* Anwendung auch *höchster* Dosen. Diese kommt bei der Schock- und sonstigen Notfallstherapie vor (s. S.178). Sie ist klinisch unbedenklich; denn die akute Toxizität der Glucocorticoide ist gering.

4. *Lokale* Anwendung, z. B. auf der Haut, (s. S. 77), durch Inhalation (s. S. 230), durch intraarticuläre Injektion. Bei sachgemäßer Anwendung sind keine systemischen Reaktionen zu befürchten. Wohl aber kann längere Anwendung am Zielorgan nicht nur therapeutische, sondern auch typische toxische Effekte auslösen.

Entzündungswidrige oder immunsuppressiv wirksame Dosen liegen immer oberhalb des physiologischen Bereichs, d. h. sie werden bei längerer Anwendung Cushing-Äquivalente auslösen. Infolgedessen ist die therapeutische Breite von Glucocorticoiden in der genannten Indikation minimal; der Übergang vom Normalzustand zum vollen Cushing-Syndrom ist fließend. Die Nebenwirkungen hängen weitgehend vom Produkt aus *Tagesdosis* × *Therapiedauer* ab. Die Verbindung zwischen entzündungswidrigen und zum Cushing hinführenden Stoffwechseleffekten ist zwangsläufig; daher ist auch der therapeutische Quotient der in Tabelle 14.1-1 aufgeführten Glucocorticoide praktisch identisch.

Die Höhe der Tagesdosis ist bei *kurzfristiger* Therapie mit entzündungswidrigen Dosen (maximal eine Woche) unbedenklich. Ist hingegen eine *Langzeittherapie* erforderlich, d. h. Dosis und Therapiedauer durch den Krankheitsprozeß vorgegeben, versucht man die Nebenwirkungen möglichst gering zu halten. Hierzu dient

a) Ermittlung der eben noch wirksamen Dosis (oft Kompromiß erforderlich!); daher wiederholte Versuche zur Dosisreduktion, evtl. absetzen.

b) Alternierende Behandlung durch Gabe der doppelten Dosis jeden 2. Tag.

c) Circadian richtige Therapie durch Gabe der Gesamtdosis gegen 8 Uhr morgens, nach der Spitze der Cortisolproduktion. $^2/_3$ des endogenen Cortisols wird zwischen 4 und 12 Uhr gebildet. Maßnahme b) und c) mindern zwar die Nebenwirkungen, vor allem die NNR-Insuffizienz. Ob dabei der volle antiphlogistische Effekt erhalten bleibt, ist zunächst umstritten.

Der Patient sollte (wie bei jeder langfristigen oralen Therapie) eine schriftliche Anweisung (zum Abhaken!) erhalten.

Eine Langzeittherapie muß *langsam* abgesetzt werden, weil sich sonst die Grundkrankheit und/oder die stets vorhandene NNR-Insuffizienz manifestieren können. Nebennierenfunktion (Cortisol-Sekretion) *und* Hypophysenfunktion (ACTH-Sekretion) müssen sich erholen. ACTH-Gabe würde zwar die NNR-Funktion anstoßen, die Hypophyse aber bremsen; überdies würde ACTH an einer atrophierten NNR kaum wirken.

Glucocorticoide müssen genau und sparsam dosiert werden. Fixe Kombinationen mit anderen Arzneimitteln (Antirheumatica) sind abzulehnen, weil
- die Pharmakokinetik so verschieden ist, daß Glucocorticoide häufig falsch dosiert werden, und
- die Kombination zur unnötigen und unkontrollierten Anwendung von Glucocorticoiden verführt.

Sondereigenschaften einzelner Glucocorticoide

- Wegen ihres relativ starken Mineralcorticoideffekts sind Cortisol und Cortison besonders zur Substitution beim M. Addison geeignet. Oft ist hierbei ein zusätzliches Mineralocorticoid, z. B. Fludrocortison oder Desoxycorticosteron erforderlich.
- Für die weitaus meisten übrigen Indikationen genügen Prednison bzw. Prednisolon.
- Cortison wird in der Leber zu Cortisol umgesetzt; daher nicht bei Leberschäden oder lokal anwenden.
- Triamcinolon: Berichte über gehäufte Myopathien.
- Dexamethason: Berichte über starke Hypophysenbremsung, starke Tendenz zum Cushing-Syndrom und zur Myopathie.

Unerwünschte Wirkungen, Kontraindikationen und Vorsichtsmaßnahmen bei der Langzeittherapie

Überlege stets, was bedenklicher ist: die Grundkrankheit oder die Nebenwirkungen! Davon hängt ab, wie weit die Cushing-Schwellendosis überschritten werden darf.

Tabelle 14.1-1. Äquivalenzdosen der Glucocorticoide (Hydrocortison = 50 mg)

Freiname	Äquivalent (mg)
Betamethason	2
Dexamethason	2
Paramethason	4
Triamcinolon	8
Methylprednisolon	8
Prednison	10
Prednisolon	10
Fluocortolon	10

Die Äquivalenz bezieht sich auf die entzündungswidrige **und** die sogenannte Cushing-Schwellendosis. Feinere Unterschiede im therapeutischen Quotienten sind nicht ausgeschlossen, treten aber gegenüber sonstigen Variablen (Patient, Art der Einnahme, Art der Krankheit) zurück. Angaben über Äquivalenzdosen und therapeutische Breite sind als Näherungswerte zu betrachten.

Die *Liste der Risiken* ist zwar lang, aber von den kardinalen Wirkungen der Glucocorticoide ableitbar. Die wichtigsten Risiken und Kontraindikationen seien vorweg herausgehoben.

> Die zwei schwersten Risiken sind
> – Osteoporose (mit Frakturen),
> – Nebennierenrinden-Insuffizienz.
>
> Die wichtigsten (stets relativ!) *Kontraindikationen* sind dementsprechend
> – ausgeprägte Osteoporose,
> – bestimmte Infektionen (s. u.); ferner
> – floride Ulcuskrankheit.

Im einzelnen sind zu bedenken

a) *Mineralocorticoideffekte,* d. h. Na$^+$ Retention und K$^+$-Verluste, sind nur noch bei kardiovasculären Erkrankungen bedeutsam; Vorsicht bei Kombination mit Saluretica, weil hierbei der K$^+$-Verlust bedrohliche Formen annehmen kann!

b) *Suppression der Nebennierenrinde* bedingt *Risiken beim Absetzen oder Zusatzstreß* (auch bei Neugeborenen von Müttern, die unter Steroiden standen!). Das Risiko der Nebennieren-Insuffizienz beginnt nach etwa 1 Woche hochdosierter Steroidtherapie und nimmt mit der Therapiedauer zu.

> Substitution bei Streß ist gelegentlich auch in den ersten 6 Monaten (!) **nach** Absetzen der Steroidtherapie erforderlich.

c) *Glucocorticoideffekte im engeren Sinn*
Die Funktionsfähigkeit von Bindegewebe und Immunsystem ist eingeschränkt, was *Infektionen* begünstigt. Besonders gefürchtet sind Herpes cornae, Varicellen, Pockenschutzimpfung. Grundsätzlich kann aber jede Infektion schwerer als normal verlaufen.
Also: Antibiotica-Schutz bei definiertem Risiko, aber nicht ungezielt (s. S. 93)!

Exacerbation einer exsudativen Tuberkulose ist möglich. Tbk vor Beginn der Corticoidtherapie immer ausschließen; langfristige Gabe von Corticoiden bei Tbk-Anamnese verlangt prophylaktische Chemotherapie.
Tritt eine Infektion unter langfristiger Glucocorticoid-Therapie auf, sollte sie sorgfältig antiinfektiös behandelt werden. Die Steroidtherapie läuft zunächst weiter, weil beim Absetzen die NNR-Insuffizienz manifest würde.

Gewichtszunahme, Stammfettsucht, cushingoides Aussehen. *Also:* täglich wiegen.

Magengeschwüre: Steroidbedingte Häufung bei Magengesunden ist umstritten. Gleichwohl vermeide man eine Glucocorticoidtherapie beim manifesten Geschwür.

Während der Glucocorticoidtherapie sollte man 2–3 mal im Jahr nach Geschwüren fahnden. Prophylaktische Gabe von Antacida beruhigt den Arzt, aber gewiß nicht die Säureproduktion. Glucocorticoide werden oft mit anderen Antiphlogistica kombiniert, die die Magenschleimhaut schädigen, z. B. Acetylsalicylsäure oder Indometazin.

Osteoporose, Gelenkveränderungen, sogar Kompressionsfrakturen der Lumbalwirbel stellen ein hohes Risiko bei langfristiger Therapie (> 6 Monate) dar.
Sie sind gehäuft bei rheumatischer Arthritis sowie bei Frauen > 50 Jahre.
Also: Prophylaktisch (keinesfalls zuverlässig!). eiweißreiche Ernährung, Röntgen-Kontrolle, Für einen Nutzen von Anabolica besteht kein Anhalt.
Wachstumshemmung bei Kindern ist nur bei langfristiger Therapie bedeutsam.
Sie wird nach Absetzen wieder eingeholt, weil die Epiphyse offen bleibt.
Myopathie durch Einschmelzung der Muskulatur. Davon abzutrennen ist der „*Steroidrheumatismus*", der beim plötzlichen Entzug der Steroide auftreten kann. Myopathie und Steroidrheumatismus werden oft mit der rheumatischen Grundkrankheit verwechselt. Myopathie ist vielleicht gehäuft bei 9α-fluorierten Verbindungen, z. B. Triamcinolon, Dexamethason, Betamethason.
Also: Bei Myopathie Steroide absetzen!
Diabetes mellitus (gutartig)
Also: Vorbestehenden Diabetes neu einstellen; alle Patienten regelmäßig auf Blut- und Harnzucker prüfen.
Hypertonie (selten > 30 mm Hg).
Also: Antihypertensive Therapie neu einstellen.
Die *Thromboseneigung* ist erhöht.

Lokale Reaktionen
– Bei häufig wiederholter *intraarticulärer* Injektion s. S. 288.
– Bei Anwendung auf der *Haut* s. S. 77.
– Am *Auge* sind *Katarakte* und *Glaukom* möglich. Der Innendruck wird bei regelmäßiger lokaler Anwendung erhöht. *Also:* Regelmäßige Kontrolle, wenn Glucocorticoide länger als eine Woche benutzt werden.
Kontraindiziert ist die lokale oder langfristig systemische Anwendung von Glucocorticoiden bei Infektionen am Auge, z. B. Herpes corneae, Verletzungen und Ulceration der Hornhaut, weil dadurch die *Gefahr der Perforation steigt*; ferner bei allen Arten von Glaukom.

d) *Zentrale Effekte*
Psychische Reaktionen bestehen in Unruhe, Getriebensein, selten Euphorie, Auslösung von Psychosen, Selbstmord.
Also: Vorsicht beim psychiatrischen Patienten, Fachmann beiziehen!
Erhöhter Hirndruck führt zum Pseudotumor cerebri bei Kindern und disponiert zur Epilepsie bei Erwachsenen. Dies wurde auch bei schneller Steroidreduktion beobachtet.
Also: Steroide *langsam* reduzieren.

e) *Teratogene Effekte* (z. B. Gaumenspalten) im Tierversuch, vielleicht auch Reifungsstörungen beim Menschen.
Also: Möglichst niedrige Dosis in der Schwangerschaft, möglichst nicht im 1. Trimenon.

Die umfangreiche Liste der Risiken zeigt:
Langzeittherapie mit Glucocorticoiden ist riskant. Sie ist nur gestattet, wenn
- die Wirksamkeit bei der betreffenden Erkrankung gesichert ist (also: nicht „mal probieren"),
- die zu erwartenden Nebenwirkungen zumutbar sind (Begleitkrankheiten bedenken!)
- andere Mittel nicht ausreichen.

Die *„Disposition"* (individuell oder familiär) erlaubt oft eine Voraussage der wahrscheinlichsten Nebenwirkungen, z. B. von Diabetes, Psychosen, Hochdruck, Ulcus, Glaukom.

Typische Indikationen (s. einzelne Kapitel, auch bezüglich der Erweiterungen und Einschränkungen)
- Lunge: Schweres Asthma bronchiale, schwere chronische Bronchitis; Status asthmaticus, Pneumonie durch Reizgase oder Aspiration.
- Lymphatisches System und Knochenmark: Immunhämolytische Anämie; M. Werlhof; akute lymphatische Leukämie; Organtransplantation; schwere allergische Reaktionen aller Art; zusätzlich bei lymphoproliferativen Erkrankungen.
- Dermatologie: Schwerer Pemphigus, Lupus erythematodes, Dermatitis exfoliativa.
- Gelenke: Rheumatisches Fieber; rheumatoide Arthritis.
- Darm: Colitis ulcerosa.
- Niere: Leichtes nephrotisches Syndrom des Erwachsenen, nephrotisches Syndrom des Jugendlichen.
- Hirn: Erhöhter Hirndruck (Dexamethason).

Als *falsch* gilt die Gabe von Glucocorticoiden bei der unkomplizierten Hepatitis, bei Lebercirrhose mit Ascites, beim schweren nephrotischen Syndrom des Erwachsenen, bei der chronischen myeloischen Leukämie, im Endstadium der chronischen Polyarthritis, bei degenerativen Wirbelsäulen- und Gelenkleiden, bei stationärer multipler Sklerose.

Vergleich zwischen ACTH und exogenen Steroiden

- ACTH ist weniger spezifisch, weil es Cortisol (mit Glucocorticoid- + Mineralcorticoid-Eigenschaften) *und* Androgene (anabol; virilisierend) aus der Nebennierenrinde freisetzt.
- ACTH erzeugt Nebennieren-Hypertrophie, Glucocorticoid Nebennieren-Atrophie.
- Glucocorticoid bremst den Hypothalamus stärker als ACTH-Gabe.
- Der maximale Effekt von ACTH liegt bei ca. der Vervierfachung der normalen Cortisolproduktion; bei Glucocorticoiden besteht keine Grenze nach oben. Dadurch ist die Intensität der Wirkung, aber auch der Nebenwirkungen von ACTH begrenzt.
- Allergische Reaktionen gegen ACTH kommen vor.
- ACTH wirkt nur parenteral.
- Die bisherigen klinischen Berichte bezüglich Überlegenheit des ACTH sind meist impressionistisch. ACTH ist gelegentlich vorteilhaft im Kindesalter, weil es, im Vergleich zu den Glucocorticoiden, weniger das Wachstum hemmt.

Zusammenfassung: Ein Ersatz von Glucocorticoiden durch ACTH ist nur in Ausnahmefällen sinnvoll.

14.2 Nicht-steroidale Antiphlogistica

Salicylate und Salicylsäure-ähnliche Verbindungen

1. Acetylsalicylsäure

Hier werden nur die antiphlogistischen Eigenschaften abgehandelt. Bezüglich Analgesie und Antipyrese sowie unerwünschter Effekte s. S. 324.

Indikation und Dosierung

Acetylsalicylsäure ist ein kräftiges Antiphlogisticum, vor allem bei Entzündungen des rheumatischen Formenkreises. Beim *rheumatischen Fieber* stellte es früher die Standard-Therapie dar. Es mußte in subtoxischen Dosen gegeben werden. Glucocorticoide haben inzwischen den „Salicylatstoß" ersetzt (vgl. S. 286). Bei der *Rheumatoiden Arthritis* ist Acetylsalicylsäure in vielen Ländern das Mittel zur medikamentösen Erstbehandlung. Man sucht die maximal tolerierte Dosis, die meist bei 4–6 g tgl. liegt.

2. Salicylsäure-ähnliche Antiphlogistica

Eine Reihe organischer Säuren sind pharmakologisch und chemisch der Acetylsalicylsäure eng verwandt. Verbreitung haben *Naproxen, Ibuprofen, Alclofenac, Diclofenac, Tolmetin, Azapropazon, Sulindac* gewonnen.
Sie sind nicht wirksamer als Acetylsalicylsäure; doch sind die benötigten Dosen und die Nebenwirkungen wirkungsäquivalenter Dosen geringer.

Indikationen

Sie werden bei Entzündungen, besonders rheumatischer Genese eingesetzt. Ihre leichte analgetische und antipyretische Wirkung wird kaum genutzt. Sie sind gut brauchbar bei rheumatoider Arthritis und Arthrosis deformans, weniger gut bei ankylosierender Spondylitis.

Unerwünschte Wirkungen sind qualitativ ähnlich wie bei Acetylsalicylsäure:
- Magenbeschwerden (auch Mikroblutungen),
- Hemmung der Plättchen-Aggregation,
- Starke Proteinbindung → Vorsicht bei Kombination mit anderen proteingebundenen Arzneimitteln. Nicht in der Spätschwangerschaft geben wegen Gefahr des Kernikterus beim Neugeborenen.

Phenylbutazon

Indikationen: Phenylbutazon wirkt kräftig antiinflammatorisch, aber nur schwach analgetisch bzw. antipyretisch. Seine uricosurische Wirkung wird kaum mehr genutzt. Therapeutische Effekte sollten in 1 Woche sichtbar sein; sonst setze man wegen der erheblichen Risiken ab.

Dosis: Nicht über 100 mg/Dosis, 3–4 mal tgl., mit den Mahlzeiten, Kumulationsneigung (Halbwertszeit 72 Std)!

Die *Proteinbindung* ist bei niedriger Dosierung sehr stark (98%); mit steigender Dosierung tritt Sättigung ein, so daß die prozentuale Bindung sinkt. Kompetition um die Bindungsstellen mit Sulfonamiden, Tolbutamid, oralen Anticoagulantien ist in vitro möglich, dürfte aber in vivo durch Wechselwirkungen im hepatischen Arzneimittelabbau überlagert sein (s. 1.7). Bedenke eventuelle Wirkungsverstärkungen dieser Arzneimittel!

Unerwünschte Wirkungen sind häufig und gefährlich; daher strenge Indikationsstellung. *Phenylbutazon ist kein Analgeticum!*

Häufig treten Nausea und Erytheme auf.
Seltener sind
– Wasser-Retention mit Ödemen, Auslösung einer Herzinsuffizienz,
– Magenbeschwerden (Ulcus?),
– Leberschäden,
– Hemmung der Knochenmarksfunktionen. Todesfälle durch aplastische Anämie oder Agranulocytose führen zu einer Mortalität von 3/100 000 Behandelten!
I. m. Injektion → Tendenz zu Nekrosen; *cave Spritzenabscesse.*
Analoge: *Oxyphenbutazon* tritt auch als Hydroxylierungsprodukt des Phenylbutazons in vivo auf. Es zeigt keine Vorteile gegen dieses. – *Sulfinpyrazon* wird zur Förderung der Harnsäure-Ausscheidung eingesetzt (s. S. 254).

Indometacin

Das Mittel wirkt kräftig antiinflammatorisch und antipyretisch; seine analgetische Wirkung ist nur bei entzündlichen Reaktionen zu verwerten.

Indikationen: Besonders Spondylitis ankylopoetica, Gicht (s. S. 255), auch rheumatoide Arthritis (hier jedoch Mittel zweiter Wahl nach Acetylsalicylsäure und Verwandten). Der Effekt wird manchmal erst nach 3–4 Wochen deutlich.

Dosis: Nicht über 200 mg tgl. auf 2–3 Dosen verteilt, weil sonst zu viele gastrointestinale Nebenwirkungen auftreten.

Unerwünschte Wirkungen machen oft eine Dosisreduktion erforderlich:
– Kopfschmerz, Schwindel (∼ 20–40% der Fälle), die spontan bei Fortsetzung der Therapie verschwinden können. Also nicht bei Kraftfahrern, Gerüstarbeitern etc.

- Appetitlosigkeit, Erbrechen, okkulte Blutungen. Also nicht bei Patienten mit Ulcus-Anamnese. Nicht auf leeren Magen einnehmen!

Seltener sind
- Überempfindlichkeitsreaktionen.
- Leukopenie; selten weitere Knochenmarksstörungen.
- Retinaschädigung; daher regelmäßige ophthalmologische Kontrolle.

Wegen seiner zahlreichen und häufigen Nebenwirkungen ist Indometacin ebensowenig wie Phenylbutazon als „leichtes" Analgeticum und Antipyreticum geeignet.

14.3 Specifica in der Arzneitherapie der rheumatoiden Arthritis

Im Gegensatz zu den unter 14.1 und 14.2 genannten Substanzen fehlt dem Gold und dem d-Penicillamin die allgemeine antiphlogistische Wirkung. Wegen ihres tiefergreifenden, aber noch immer nicht kausalen Angriffs werden Gold und d-Penicillamin zusammen mit den Immunsuppressiva auch als „Basis-Therapeutica" bezeichnet.

Gold

Es ist nicht sicher, ob Gold den Ablauf der rheumatoiden Arthritis insgesamt bessert, aber 50% der Patienten profitieren durch temporäre Remissionen. Ein Effekt ist erst mehrere Wochen nach Therapiebeginn zu erwarten.

Indikation

Wegen ihrer Risiken wird man die Goldtherapie erst bei voll entwickelter rheumatoider Arthritis einsetzen. Besonders profitieren die exsudativen Formen sowie Patienten, die Steroide nicht erhalten dürfen.

Dosierung

Der Effekt ist der Goldmenge im Organismus etwa proportional. Ca. 1 mg Gold/Tag wird maximal ausgeschieden. Daraus ergibt sich folgendes *Vorgehen*
- Zum Ausschluß der Überempfindlichkeit einige mg injizieren; dann
- Aufsättigung: 25–100 mg Gold/Woche, bis 700–1000 mg; dann
- Dauerbehandlung: Alle 2 Monate 60 mg Gold, mindestens 6–12 Monate über das Abklingen der Symptome hinaus. Falsch wäre eine kurze „Goldkur".

Präparate: Goldkomplexe i. m. (Aurothioglucose etc.; keine prinzipiellen Unterschiede). Kolloidales Gold wäre unwirksam und toxisch! Achte darauf, ob Dosisangaben sich auf Gesamtsubstanz oder auf *Gold* beziehen.

Unerwünschte Wirkungen sind häufig ($\sim$ 30% der Patienten), besonders im Alter.
– Meist Dermatitis und Stomatitis (reversibel). Frühzeichen sind Jucken, Metallgeschmack und ein mildes Exanthem, das wieder verschwinden kann.
– Nierenschaden, evtl. schwer (membranöse Glomerulonephritis, Tubulusnekrose).
– Knochenmarks-Hemmung, evtl schwer.
Bei eingetretener Vergiftung Gold sofort absetzen und Dimercaprol injizieren.

Vorsorglich kontrolliert man regelmäßig Blutbild und Harneiweiß. Beste Absicherung gelänge durch Messung von Gold im Plasma mittels Atomabsorptions-Spektrophotometrie. Die erwünschte Konzentration liegt bei 0,5–4 µg/ml. Bei „Versagern" bemühe man sich um einen Plasmaspiegel von 3 µg/ml.

Sog. Immunsuppressiva

Sie werden bei therapieresistenten entzündlichen Erkrankungen versucht (z. B. rheumatoide Arthritis). Ihr Nutzen ist umstritten. Immunsuppressiva wirken auch direkt antiphlogistisch (s. 6.2).

d-Penicillamin

Wirkprinzip: d-Penicillamin ist kein Analgeticum oder Antiphlogisticum! Es wirkt antirheumatisch, vermutlich indem es die Vernetzung von Kollagenketten hemmt.

Seine Fähigkeit zur Chelatbildung mit Cu^{2+} wird beim M. Wilson genutzt, seine Fähigkeit zur Dissoziation von Disulfidbrücken bei der Prophylaxe von Cystinsteinen (s. S. 246). Beides dürfte nichts mit der antirheumatischen Wirkung zu tun haben.

Dosierung: Man beginnt mit 150–300 mg tgl. und steigert allmählich auf 750 mg tgl. Da bei dieser vorsichtigen Anwendung der Effekt erst binnen Monaten deutlich wird, sollte die Behandlung mindestens 6 Monate fortgeführt werden.

Unerwünschte Wirkungen

– Geschmacksverlust durch Cu^{2+}-Verluste – evtl. substituieren.
– Knochenmarksschädigung bis Panmyelophthise – daher nicht bei bestehender Funktionsminderung.
– Magenbeschwerden (aber kein Ulcus!),
– Proteinurien (in 20%), selten nephrotische Syndrome – daher nicht bei bestehendem Nierenschaden.
– Polyneuropathien, myasthenische Symptome.
– Hautreaktionen, auch Lupus erythematodes.

Ob d-Penicillamin schon frühzeitig oder erst als ultima ratio eingesetzt werden soll, ist derzeit noch unklar. Nur dann darf es eingesetzt werden, wenn die Diagnose gesichert ist, keine Tendenz zu Spontanremissionen besteht und laufende Kontrollen von Blut, Harn und Nervensystem gewährleistet sind. Erfolge sind in ca. 50–80% der Fälle zu erwarten, ernsthafte Nebenwirkungen aber bei ca. 30%!

14.4 Behandlung einiger Krankheiten des Bewegungsapparates

Rheumatisches Fieber

Ziele: Beseitigung der Streptokokken und Supression der rheumatischen Reaktionen.

- Beseitigung der β-hämolysierenden Streptokokken
  Der *Patient* erhält 600 000 E Procain-Penicillin 1–2 mal tgl. i. m. für 10 Tage. Die Beseitigung der Streptokokken kann jedoch keine Heilung bewirken, weil das immunpathologisch entscheidende Geschehen längst abgelaufen ist. Wichtig ist die konsequente *Metaphylaxe* mit Benzathin-Penicillin (1,2 Mill. E alle vier Wochen). Sie ist möglichst lang durchzuhalten: Bei Kindern bis ins Erwachsenenalter, beim Erwachsenen 2–3 Jahre. Lokale Unverträglichkeit (10% der Patienten) zwingt zum Übergang entweder auf Oralpenicillin (200 000 E 2 × tgl.) oder Sulfadiazin (1 g 1 × tgl.).

> Der Erfolg der oralen Metaphylaxe hängt weitgehend von der Zuverlässigkeit des Patienten ab.
> Jede Pharyngitis während der Metaphylaxe ist als „neuer Infekt" zu behandeln!
> Jeder Eingriff bei Patienten mit rheumatischer (oder congenitaler!) Herzerkrankung hat unter Penicillinschutz zu geschehen.

- *Glucocorticoide* unterdrücken die immunpathologische Reaktion.
  Wie die klassischen Mittel, z. B. Acetylsalicylsäure, wirken sie gut antirheumatisch, mindern aber nicht eindeutig die Zahl der Rückfälle oder der Herzkomplikationen. Glucocorticoide gelten jedoch wegen ihrer generell stärkeren Wirksamkeit gegenüber dem Salicylatstoß als überlegen.

  Dosierung: 30–60 mg Prednisolon tgl. für 2–3 Wochen, dann allmählich Abbau binnen 4 weiterer Wochen, evtl. unter Ersatz durch nichtsteroidale Antiphlogistica, z. B. Acetylsalicylsäure, Phenylbutazon. Mit diesem Ausschleichen sucht man den post-steroidalen „Rebound" zu vermeiden.

Chronische Erkrankungen

Die *nicht-medikamentöse Therapie* ist bei diesen Krankheitsbildern besonders wichtig. Man sorgt für
- Entlastung, d. h. Übergewicht beseitigen.
- Vermeidung von Zusatzschäden, z. B. durch körperliche Arbeit.
- vorsichtige Übungstherapie
- oder passive physikalische Therapie } durch den Spezialisten dem Krankheitsbild angepaßt.
- oder Ruhigstellung

Die *medikamentöse* Therapie kann nur unterstützen. Eine kausale Behandlung chronisch-rheumatischer oder degenerativer Erkrankungen gibt es nicht; man kann bisher nicht einmal den Krankheitsablauf entscheidend beeinflussen.

Rheumatoide Arthritis (vgl. Abb. 14.4-1)

Die *medikamentöse Therapie* sollte zurückhaltend eingesetzt werden, weil sie stets ein Risiko darstellt. Sie sollte auch zurückhaltend beurteilt werden, weil Spontanremissionen häufig sind.

– Bei frisch *diagnostizierter Rheumatoider Arthritis* genügen meist die nichtsteroidalen Antiphlogistica nach Art der Salicylate. Man sollte hinreichend wirksame oder maximal tolerierte Dosen anstreben. Die neueren salicylatähnlichen Mittel sind nicht stärker wirksam als die klassische Acetylsalicylsäure, aber besser verträglich; daher kann es vorteilhaft sein, mit einem dieser Mittel zu beginnen.
– Bei *vollentwickelter Rheumatoider Arthritis*, welche auf Salicylate und Verwandte nicht hinreichend anspricht, stehen zur Auswahl
   a) Unspezifisch entzündungswidrige Substanzen, die stärker als Salicylate wirken, wie Phenylbutazon, Indometacin, Glucocorticoide.
   b) Spezifisch bei der Rheumatoiden Arthritis wirkende Substanzen, wie Gold und Penicillamin, fälschlich auch als „Basistherapeutica" bezeichnet.
   Risiken und Kontraindikationen bedenken! Evtl. abends nicht-steroidales Antirheumaticum, vormittags Steroid anwenden (circadianer Rhythmus).

Die Anwendung von Steroiden sollte nur zögernd, am besten garnicht erfolgen, 10 mg Prednisolon tgl. sollte nicht überschritten werden, weil die Risiken bei der Rheumatoiden Arthritis besonders hoch sind: Aseptische Nekrosen des Femur- und Humeruskopfes, Magengeschwür, Vasculitis.

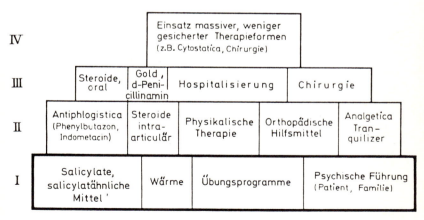

Abb. 14.4-1. Stufenplan der Behandlung der Rheumatoiden Arthritis. I = Grundprogramm, die Stufen II–IV werden dem Grundprogramm nach Bedarf zugefügt [modifiziert nach Smyth: Postgrad. Med. **51**, 31–39 (1972). Mit Genehmigung von McCraw-Hill Inc]

- *„Maligne"* und resistente Formen
  Immunsuppressiva (z. B. Azathioprin, Cyclophosphamid) und Penicillamin versuchen. Immunsuppressiva sind gleichzeitig Antiphlogistica! Ihre Anwendung ist Spezialkliniken vorbehalten.

Spondylitis ankylopoetica

- Physikalische Therapie und Bewegungstherapie, evtl. beides intensiv!
- Glucocorticoide gibt man nur bei akuten Schüben (Osteoporose ist hier besonders riskant!!), sonst Phenylbutazon oder Indometacin. Salicylate und Verwandte enttäuschen.

Degenerative Erkrankungen der Gelenke und Weichteile

Hierher zählen die Arthrosis deformans großer Gelenke, degenerative Wirbelsäulenerkrankungen, Polyarthrosen, Periarthrosen, Tendinosen.
Im Vordergrund steht hier die physikalische Therapie.

Nichtsteroidale Antiphlogistica sind hilfreich bei entzündlichen Begleiterscheinungen. Glucocorticoide lokal sind meist recht wirksam, man sollte sie aber nicht regelmäßig anwenden, weil gelenknahe Knochennekrosen häufig auftreten. Keinesfalls Glucocorticoide systemisch!

15 Mittel zur Beeinflussung zentralnervöser Funktionen

Vorbemerkungen

Blinde oder isolierte Anwendung zentralnervös angreifender Pharmaka wäre unärztlich. Im Behandlungsplan stehen (je nach Krankheitsbild) in verschiedener Gewichtung und Wechselwirkung

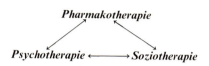

Wenn hier nur die Pharmakotherapie abgehandelt wird, so bedeutet dies keinesfalls, daß die anderen Therapieformen weniger wichtig wären.
Auffindung und Behandlung somatischer, sozialer und/oder psychischer Ursachen hilft also, die Indikationen für zentralnervös angreifende Mittel einzuschränken.

Beispiele

– Vermeide die arzneitherapeutische „Bestätigung" und damit Fixierung psychischer Fehlhaltungen.
– Vermeide *Fehldiagnosen* (z. B. Verwechslung von Antriebsarmut bei Frontalhirn-Tumoren mit depressiver Gehemmtheit).
– Normalisiere die *Kreislauffunktionen;* denn Depressionen oder Schlaflosigkeit bei über 50jährigen beruhen nicht selten auf einer Herzinsuffizienz.

Bei *jeder* Verordnung eines zentral wirksamen Mittels gilt

– *Vorsicht im Straßenverkehr und im Beruf!* Bei allen stärker wirkenden Mitteln Autofahren untersagen (S. 55)!
– *Wechselwirkungen* mit Schlafmitteln und Alkohol bedenken! Wir empfehlen eine harte Haltung: Jede Kombination von Psychopharmaka mit sedierenden Mitteln bedeutet Aufhebung der Verkehrssicherheit für 24 Std; Alkohol ist zu untersagen (Einzelheiten S. 23)!
– Zufuhr zeitlich befristen, weil *Gefahr der Bindung!*
– Mit *kleinster Dosis* auszukommen suchen!
„Leichte" und „starke" Mittel (s. 1.8) angemessen einsetzen!
– Durchwegs ist eine kräftige Placebo-Komponente zu erwarten.

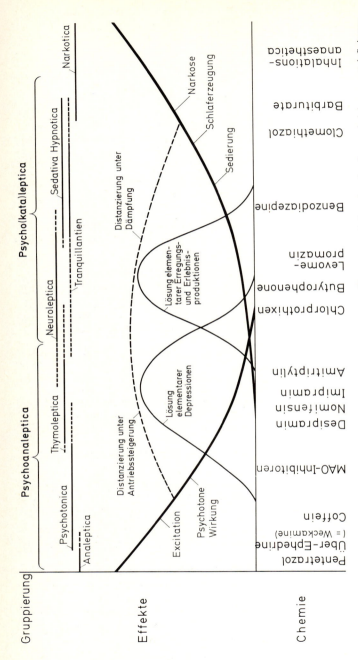

Abb. 15.1-1. Psychopharmaka: Benennung und Effekte. Beachte die fließenden Übergänge zwischen den einzelnen, scheinbar so gut definierten Gruppen

15.1 Psychopharmaka

Definition: Psychopharmaka dienen zur Veränderung von Erleben, Verhalten und/oder Befinden.
Viele Pharmaka besitzen eine psychopharmakologische Komponente, z. B. die starken Analgetica. Die Abgrenzung zwischen Neuroleptica, Thymoleptica, Tranquilizern, Sedativa, Hypnotica ist oft weniger scharf, als die Nomenklatur zugibt. Cave Werbung, welche jedem Psychopharmakon ein „eigenes Profil" zuschreiben möchte. Oft sind die Zielsymptome so ungenau definiert, daß sich der vorgebliche Nutzen nicht überprüfen läßt (Abb. 15.1-1).

Für alle Psychopharmaka gelten drei Aussagen:

1. Psychopharmaka haben keine spezifische Wirkung im Sinne der Nosologie. Sie zielen vielmehr auf psychopathologisch gefaßte Symptomengruppen, die sogenannten *Leitsymptome* (Tabelle 15.1-1).

Tabelle 15.1-1. Leitsymptome für die Anwendung von Psychopharmaka

Neuroleptica	Thymoleptica	Tranquilizer
– Psychotische Erlebnisproduktion (Störungen des Ich, des Denkens und des Wahrnehmens) – Erregung, die sich „nach innen" oder „nach außen" manifestieren kann	– Depression (melancholische Herabgestimmtheit, affektive Leere) – Hemmung (psychisch, psychomotorisch, vital), aber auch Steigerung des Antriebs (Agitiertheit)	– Affektive Spannung – Ängstlichkeit, Unruhe, Schlafstörungen – Psychosomatische und psychovegetative Reaktionen

Bei Anwendung von Psychopharmaka sind außerdem Ausgangslage, Schwere und Verlauf der Krankheit zu berücksichtigen. Die Therapie ist also einerseits symptomgerichtet, andererseits ist sie nosologisch einzuordnen („doppelte Buchführung").

2. Psychopharmaka *bessern die genannten Symptome* und *schaffen* dadurch *Voraussetzungen* für
   – eine Umstrukturierung krankhafter Fehlhaltungen, so daß reparative somatische und psychodynamische Prozesse (die sogenannten „Selbstheilungstendenzen") einsetzen können;
   – die Anwendung anderer Therapieformen, z. B. Psychotherapie, Verhaltenstherapie, Gruppentherapie, Arbeitstherapie, Gestaltungstherapie;
   – eine Verkürzung oder Vermeidung stationärer Aufenthalte und für ambulante Therapien.

3. Man beschränke sich auf die Anwendung *weniger*, dem Arzt in ihrer Wirkungsweise gut bekannter *Medikamente*. Fixe Kombinationspräparate sind überflüssig. Die individuelle Kombination von reinen Präparaten kann unter strenger Berücksichtigung der Leitsymptome indiziert sein.

Habituation (s. S. 308) und Dependenz (s. S. 307) sind nur bei den Tranquilizern bedeutsam.

Neuroleptica

Hypothese zur Wirkungsweise: Neuroleptica *blockieren cerebrale Dopamin-Receptoren* und erhöhen (dadurch?) den Umsatz von Dopamin. Die erwünschte neuroleptische Wirkung dürfte auf der Blockade am limbischen System beruhen, während die Blockade im extrapyramidalen System für den unerwünschten Parkinsonismus verantwortlich ist.

Substanzgruppen
– Phenothiazine und Verwandte.
– Butyrophenone und Verwandte.
– Reserpin wird wegen seiner peripheren Effekte kaum mehr als Neurolepticum verwendet.

Kardinale Wirkungen
● *Psychisch:* Das *neuroleptische Syndrom* besteht in einer Antriebs- und Affektverarmung (niedriges „psychisch-energetisches Niveau") ohne hypnotischen Effekt und ohne Beeinträchtigung der Kritikfähigkeit. Neuroleptica erleichtern die Distanzierung von psychotischen Erlebnisproduktionen und mindern ihren affektiven Erlebnisgehalt.

Eine spezifische „antipsychotische" Wirkung ist jedoch nicht erwiesen. Die Verbesserung der Langzeitprognose, insbesondere von Schizophrenien, läßt sich nur zusammen mit psycho- und soziotherapeutischen Maßnahmen erreichen.

● *Somatisch*
– Eine *extrapyramidale Antriebshemmung* (medikamentöses Parkinsonsyndrom) geht der therapeutischen Wirksamkeit gebräuchlicher Neuroleptica annähernd parallel. Eine feste Verbindung besteht jedoch nicht, wie das Beispiel des extrapyramidal unwirksamen Neurolepticums Clozapin[1] zeigt.
– Die *vegetative* und die *sedierende* Wirkung treten mit zunehmender neuroleptischer und extrapyramidaler Wirksamkeit eher zurück (vgl. die ansteigend neuroleptische Reihung der Phenothiazine nach ihrer Seitenkette: aliphatisch < mit Piperidinring < mit Piperazinring). Der Quotient zwischen neuroleptischer und sedierender Wirkung ist besonders hoch z. B. beim Haloperidol, besonders niedrig beim Promethazin.

---

[1] Die Dissoziation beruht wahrscheinlich auf einer atropinähnlichen Zusatzwirkung des Clozapin (vgl. S. 296).

Klinische Erwägungen

Die *Dosierung* ist äußerst variabel, die *therapeutische Breite* erstaunlich groß.
Die *Applikationsart* ergibt sich aus der jeweiligen klinischen Akuität der Psychose.
Will oder kann man nicht injizieren, so ist eine orale Therapie möglich. Faustregel hierfür: Dosis gegen parenterale Applikation verdoppeln.

● *Höhere Dosen* dienen zur Behandlung von Psychosen; dabei ist das Leitsymptom entscheidend, nicht die nosologische Einordnung (vgl. Tabelle 15.1-1).

Tabelle 15.1-2. Gruppierung einiger Neuroleptica nach ihrer Wirk-Charakteristik

Neurolepsis	Sedation	Beispiel
Stark	Gering	Haloperidol
Mittel	Deutlich	Levomepromazin
Gering	Stark	Prothipendyl

Neurolepticum hierzu nach seinem Wirkungsspektrum (Tabelle 15.1-2) auswählen. So wird man *sedierende* Neuroleptica bei Erregungszuständen oder Suicidgefahr einsetzen. „*Reine*" Neuroleptica, wie Haloperidol, benutzt man bei besonneneren Psychosen, welche einer Sozio- oder Psychotherapie geöffnet werden sollen, mit dem Ziel einer psychodynamischen Aufarbeitung ihrer Halluzinationen und Wahnthematiken. Zur Akutbehandlung von Erregungszuständen ist Haloperidol den dämpfenden Neuroleptica vorzuziehen, wenn Kreislaufeffekte (vegetative Dämpfung!) bedenklich wären, z. B. bei alten Patienten. Auch bei katatonem Stupor ist Haloperidol das Mittel der Wahl, am besten als Infusion (bis 100 mg/tgl., evtl. mehrtägig.

Leitsätze

– Als Dosierungsrichtlinie gilt die beginnende psychomotorische Hemmung.
– „Antipsychotische" Effekte beruhen auf der Minderung der Leitsymptome und der Besserung der Verständigungsmöglichkeit. Dementsprechend ist eine Wirksamkeit vor allem bei produktiven Psychosen zu erwarten, weniger bei versandeten Formen. Neuroleptica beeinflussen vor allem die „Plus-Symptomatik".
– Die akute Dämpfung des psychotischen Bildes, z. B. durch eine parenterale Injektion, tritt zwar schnell ein; der Längsschnitt der Psychose hingegen bessert sich erst binnen Wochen.
– Die Therapie ist über die Symptomfreiheit hinaus fortzuführen. Wenn binnen 4 Wochen kein befriedigender Erfolg erreicht wird, versuche man ein anderes (meist ein stärkeres) Neurolepticum. Behandlungsfreie Perioden einschalten, um

a) festzustellen, ob eine Dauertherapie weiterhin erforderlich ist,
b) Spätdyskinesien (s. S. 295) rechtzeitig zu erkennen.

- Eine Überlegenheit von Arzneimittelkombinationen ist nicht erwiesen.
- Wichtig sind Depotpräparate für uneinsichtige Patienten. Am besten freitags oder samstags spritzen, weil sich oft initiale Nebenwirkungen einstellen. Der Effekt hält 1–3 Wochen an. Dosis nach Effekt einstellen, aber minimale Dosis anstreben.
- Falls Elektrokrämpfe bei katatonen Formen erforderlich sind, sollte man ein behandlungsfreies Intervall einschieben; denn Neuroleptica fördern die Krampfneigung.
- *Langzeittherapie* mit Neuroleptica mindert die Wahrscheinlichkeit der Rückfälle bei Schizophrenie. Risiko und Aufwand einer solchen Therapie bedingen, daß sie nur auf Patienten mit hoher Rezidivwahrscheinlichkeit angewandt wird. Die Gefahr einer tardiven Dyskinesie (s. S. 295) macht die Zustimmung des Patienten oder der für ihn verantwortlichen Person bei jeder langfristigen (> 3 Monate) Neuroleptica-Behandlung nötig. Die tardive Dyskinesie bei Neuroleptica-bedürftiger Schizophrenie stellt ein therapeutisches Dilemma dar, das bisher nicht aufgelöst wurde.
- *Standardisierte Dosen* genügen bei nicht-psychiatrischen Indikationen, z. B.
  - zur Unterstützung der Effekte von Sedativa und Analgetica;
  - zur Hemmung des Erbrechens (s. S. 236);
  - bei schwerem Singultus;
  - bei Hyperthermie;
  - zur Juckreizstillung, bes. in der Dermatologie (weniger gut bei internistischen Erkrankungen), s. S. 85;
  - zur Behandlung von Schwindel;
  - zur Prämedikation bei zahlreichen Eingriffen, wobei Neurolepsis, zentrale und vegetative Dämpfung und Hemmung des Erbrechens erwünscht sind. Die Neuroleptanalgesie beruht auf der Kombination zwischen einem „reinen" Neurolepticum (Droperidol) und einem kurzwirkenden Opiat (Fentanyl).

Neuroleptica keinesfalls benutzen, wenn Tranquilizer ausreichen!
Grund: Die Wahrscheinlichkeit der Nebenwirkungen bei nicht-bestimmungsgemäßer Verwendung ist höher als bei den „echten" Tranquilizern.
Die einzige derzeit akzeptable Ausnahme von dieser Regel ist das Promethazin.

Unerwünschte Wirkungen

Zentral

- Neuroleptische und sedierende Effekte können bei anderen Indikationen stören. Paradoxe Excitation mit Desorientierung tritt besonders bei alten Leuten auf. Die dämpfende Wirkung anderer Pharmaka (Alkohol, Schlafmittel, Opiate, Scopolamin) wird verstärkt. Die Krampfbereitschaft steigt an, z. B. bei vorgeschädigtem Hirn oder gleichzeitiger Gabe von zentralen Analeptica.

- Pharmakogene psychotische Reaktionen sind selten. Depressive Syndrome sind bei langfristiger Behandlung gehäuft. Sie können Suicidgefahr bedingen!
- **Extrapyramidale Reaktionen** (bes. bei Piperazin-substituierten Verbindungen) nehmen mit Dosis und Behandlungsdauer zu. Bei vorgeschädigtem ZNS (Alter, Hirnschäden) sind sie verstärkt. Manifestationen s. Tabelle 15.1-3. Mit Ausnahme der Spätformen lassen sie sich durch Gabe anticholinerger Mittel beherrschen (Tab. 15.1.-3). Besser ist es jedoch, die Dosis der Neuroleptica herabzusetzen.
- Eine Atemdepression ist bei chronisch erhöhtem pCO_2 riskant, sonst unbedeutend.

Tabelle 15.1-3. Manifestationsformen extrapyramidaler Reaktionen auf Neuroleptica [nach Berchtold et al.: Dtsch. med. Wschr. **99**, 420 (1974)]

Syndrom	Auftreten	Symptome	Differentialdiagnose	Therapie[a]
Akute Dystonie (= Frühdyskinesie)	Stunden bis Tage nach Therapiebeginn oder Dosiserhöhung	Bizarre Muskelspasmen (Opisthotonus, Torticollis, Zungen-, Augen- und Mundmuskelspasmen, Grimassieren)	Tetanie, Tetanus, Hysterie	Meist sofortiger Erfolg einer einmaligen Gabe von Barbituraten oder Anticholinergica. Neurolepticum kann weiter gegeben werden
Parkinsonismus	Frühestens nach 1–2 Wochen	Maskengesicht, Rigor, typischer Gang mit verminderten Armbewegungen und Propulsion; Schütteltremor	Andere Formen des Parkinsonismus (idiopathisch, cerebralsklerotisch, postinfektiös)	Dosis mindern, evtl. Anticholinergica
Akathisie	Meist erst nach längerer (> 2 Wochen) Therapie	Bewegungszwang (Unfähigkeit, still zu sitzen oder zu stehen; „restless legs")	Unruhige Psychose (cave Dosiserhöhung!)	Antiparkinsonmittel reichen oft nicht aus; Dosis evtl. mindern
Tardive Dyskinesie	Monate bis Jahre nach Therapiebeginn; kann bestehen bleiben!	Stereotype, unwillkürliche Bewegungen von Wange, Lippe, Zunge (Saugen, Schmatzen); choreatische Körperbewegungen	Chorea-Syndrom, Stereotypie bei Schizophrenie, abnorme Bewegungen von Parkinson-Patienten unter DOPA-Therapie	Keine Therapie bekannt. Anticholinergica können verschlimmern! Daher ***Vorsicht bei Dauertherapie mit Neuroleptica; regelmäßig Auslaßversuch!***

[a] Ob durch regelmäßige Gabe von anticholinergen Antiparkinsonmitteln der therapeutische Effekt der Neuroleptica beeinträchtigt wird, ist umstritten. Anticholinerge Antiparkinsonmittel verdecken die Entwicklung einer tardiven Dyskinesie. Die Frage des längerfristigen Einsatzes von Anticholinergica muß im Einzelfall abgewogen werden.

Peripher

- Hypotension (durch zentrale und periphere antiadrenerge Wirkung); sie verschwindet nach einigen Tagen bei Fortsetzung der Therapie.
- die meisten Neuroleptica wirken nur leicht anticholinerg; gleichwohl sind Kontrollen bei Prostatahypertrophie und Glaukom angezeigt.
- Endokrinologische Veränderungen, wie Amenorrhoe, Ovulationshemmung, Gynäkomastie, Appetitsteigerung können erheblich stören.
- Toxische Kardiomyopathie kann bei langfristiger Verwendung auftreten. Dies gilt für *alle* tricyclischen Psychopharmaka, also auch für Antidepressiva.
- Hautreaktionen auf Phenothiazinderivate, wie Überempfindlichkeit, Photosensibilisierung, Pigmenteinlagerungen (dies nur bei mehrjähriger Therapie).
- Auge: Retinitis pigmentosa bei langfristiger Gabe bes. von Thioridazin.
- Cholestatischer Ikterus auf tricyclische Pharmaka erscheint gehäuft in der 2.–4. Behandlungswoche. In der Regel geht er nicht in hepatocellulären Ikterus über. Man wird auf ein Butyrophenon-Derivat umstellen.
- Leukopenie und Leukocytose sind häufig, Agranulocytose und Pancytopenie sehr selten. Leukocyten soll man schon *vor* Therapiebeginn zählen, weil eine geringe Knochenmarksreserve größere Empfindlichkeit bedeutet. Kritisch ist die 4.–10. Behandlungswoche. Besonders riskant ist Clozapin.

Butyrophenone entsprechen in ihrem zentralnervösen Wirkungsbild etwa den piperazinsubstituierten Phenothiazinen. Sie haben kaum periphere Effekte. Beispiel: Haloperidol.

Thymoleptica = *Antidepressiva*

Hypothesen zur Wirkungsweise: Nach der Catecholamin-Hypothese hemmen Antidepressiva die *Wiederaufnahme von Noradrenalin in die Nervenendigungen.* Daneben wird die α-adrenerge Blockade und die Hemmung zentraler cholinerger Funktionen diskutiert, was aber nicht oder nur eingeschränkt für die neueren Antidepressiva gilt.

Substanzgruppen

- *Klassisch* sind die *tricyclischen,* den Phenothiazinen entfernt ähnlichen Verbindungen (Imipramin, Amitriptylin, Desipramin).

  Zur Bedeutung der *Pharmakokinetik*
  Obwohl Imipramin gut resorbiert wird, bestehen massive Unterschiede in der Plasmakonzentration. Sie beruhen zum großen Teil auf genetischen Unterschieden in der hepatischen Arzneimitteloxidation. Es wäre aber noch zu beweisen, daß das unterschiedliche Ansprechen Depressiver pharmakokinetisch bedingt ist.

- *Neu* sind u. a. ein *Isochinolinderivat* (Nomifensin), ferner tetracyclische Verbindungen (Mianserin, Maprotilin).

- *MAO-Hemmer* haben sich wegen Kreislaufwirkung, Leberschäden, Senkung der Krampfschwelle, Provokation von Unruhezuständen und Wechselwirkungen mit zahlreichen anderen Arzneimitteln nicht durchgesetzt.

Erwünschte Wirkungen

Die *thymoleptische* (= *antidepressive*) Wirkung wird an der Aufhellung der Stimmung erkannt. Der Antrieb kann gefördert *(psychotone Wirkung)* oder abgeschwächt werden, je nach Präparat, Dosis und Patient in verschiedenem Ausmaß und verschiedener Richtung. Je stärker die allgemein dämpfende Wirkung eines Antidepressivums ist, desto stärker ist seine *anxiolytische* Wirkung. Bei erregten Depressiven kann sogar auf Neuroleptica mit zunehmend sedierender Komponente übergegangen werden, zunächst auf Thioridazin und Chlorprothixen.

Entsprechend dem jeweiligen Gewicht der drei genannten Effekte lassen sich die Antidepressiva in drei Gruppen gliedern, den

– Desipramintyp mit stark antriebsfördernder Wirkung. *Beispiele:* Desipramin, Nortriptylin.
– Imipramintyp mit leicht antriebsfördernder Wirkung. *Beispiele:* Imipramin, Dibenzepin, Nomifensin.
– Amitriptylintyp mit stärker dämpfender und angstlösender Wirkung. *Beispiele:* Amitriptylin, Doxepin, Mianserin, Maprotilin.

Die Auswahl erfolgt also auch innerhalb der Gruppe der Antidepressiva entsprechend den Leitsymptomen; die nosologische Einordnung (psychoreaktive, neurotische, endogene, klimakterische, Alters-, Involutionsdepression) ist weniger wichtig für die Therapie mit Antidepressiva, aber wesentlich für weitere, eventuell kausal wirksame Maßnahmen, und auch für den Behandlungserfolg.

Wichtige Zusatzindikation ist das *Narkoleptische Syndrom.* Hierbei gibt man Imipramin niedrig dosiert am Vormittag (nicht abends, weil ohnehin eine Schlafstörung vorliegt).

Unerwünschte Wirkungen

An der *Motorik*

– Unruhe oder Sedation, je nach Typ des Antidepressivums (s. o.). Diese Nebenwirkungen können erwünscht sein und sollten zur Therapie genutzt werden.

– Leichte extrapyramidale Symptome, vor allem choreatische Bewegungen, Myoklonus, fein- bis mittelschlägiger Tremor.
– Gelegenheitskrämpfe durch Senken der Krampfschwelle.

An *vegetativen* Organen

Wegen der zum Teil gegenläufigen zentralen und peripheren Effekte am Sympathicus und Parasympathicus sind eine Vielfalt von Manifestationen zu erwarten. Art und Ausmaß der vegetativen Effekte hängen stark davon ab, welche chemische Klasse der Antidepressiva benutzt wird.

– Alle Antidepressiva besitzen anticholinerge Effekte (Hypotonie, Mundtrockenheit, Schwitzen, Akkomodationsstörungen). Sie sind besonders unangenehm bei Glaukom, Prostatahypertrophie, Obstipation, Pylorusstenose. In diesen Fällen laufende Kontrollen durchführen! Die neuen Antidepressiva Nomifensin und Mianserin scheinen besonders schwach anticholinerg zu wirken.

– Alle tricyclischen Antidepressiva sensibilisieren für Noradrenalin und Adrenalin; daher nur *geringe* Zusätze zu Lokalanaesthetica (Zahnarzt!) verwenden. Auch in dieser Hinsicht scheinen die neuen Antidepressiva schwächer zu wirken als die klassischen.

– Tricyclische Antidepressiva hemmen die Wirkung adrenerger Neuronenblocker, z. B. von Guanethidin, bei der Hypertonie, desgl. die zentrale antihypertensive Wirkung von Clonidin und α-Methyldopa.

– Tricyclische Antidepressiva (nicht aber Nomifensin) wirken chinidinähnlich am Herzen, was bei vorgeschädigtem Herzen deutlich werden kann (dann strenge Kontrollen!).

Die Symptome der Überdosierung tricyclischer Antidepressiva ähneln der Atropin-Vergiftung. Sie lassen sich dementsprechend durch Gabe des Cholinesterasehemmers Physostigmin bessern. Jedoch Vorsicht! Physostigmin wegen Gefahr von Krämpfen und Herzstillstand nur bei vitaler Indikation anwenden! Überdosierung unbedingt vermeiden!

Klinische Erwägungen

● *Nicht jede depressive Stimmungslage erfordert Medikamente.* Wenn kein Hinweis auf eine endogene Depression besteht, sollte man abwarten, ob die Depression trotz ärztlichen Gesprächs fortbesteht. Bei leichten (ambulanten) depressiven Zuständen genügen häufig Benzodiazepine. Möglicherweise beruht die antidepressive Wirkung des Imipramins bei dieser Patientengruppe auf seiner sedativen Wirkkomponente.

● Je nach *Krankheitsbild* ein stärker sedierendes oder anregendes Antidepressivum auswählen. Auch eine individuelle Kombination mit Neuroleptica oder Tranquilizern ist gestattet, wenn es die Leitsymptome verlangen. Sedierende (und keinesfalls aktivierende!) Mittel verwenden, wenn eine Suicidgefahr besteht. Zeitabhängig und dosisabhängig kann dasselbe Antidepressivum sedieren oder aktivieren.

● Dosis binnen ca. 3 Wochen *langsam* steigern (sonst evtl. delirante Zustände) und *langsam* senken (sonst Absetzerscheinungen wie Unruhe, Erbrechen).

- Individuell dosieren, weil die *Patienten unterschiedlich ansprechen*. Weise den Patienten darauf hin, daß die Wirkung langsam (d. h. erst nach 1–2 Wochen einsetzt. Wahrscheinlich spricht nur ein Teil der Depressiven an, dieser aber gut. Bei den übrigen Patienten funktionieren die Antidepressiva als „gefährliche Placebos".

- Therapie *über das Abklingen der akuten Symptome hinaus* fortsetzen. Die Phase (~ 6 Monate) der Depression bleibt unvermindert lang, verläuft aber milder. Bei niedriger Dosierung besteht die Gefahr der „Verschleppung" von Depressionen. Im Übergang zur Besserung besteht erhöhte Suicidgefahr, weil der Antrieb wiederkehren kann, ehe sich die Stimmung gebessert hat.

- Die *Dauertherapie* zur Verhütung weiterer cyclothymer Phasen wird *mit Lithiumsalzen* (15.2) durchgeführt. Alsbald damit beginnen, weil Lithium erst binnen Monaten wirksam wird. Über den Erfolg einer Dauertherapie mit tricyclischen Antidepressiva liegen noch zu wenig Studien vor.

- *Wechselwirkungen* mit Psychotonica, Alkohol und Barbituraten bedenken! Alles untersagen. Benzodiazepine sind bei Bedarf gestattet. Andere Medikamente nicht wahllos zusammen mit tricyclischen Antidepressiva geben, weil zahlreiche Wechselwirkungen möglich sind. Ausnahmen sind z. B. depressive Schizophrenien oder agitierte Depressionen; beidemale kann die Kombination mit Neuroleptica erforderlich werden. Besonders riskant ist die Kombination mit den zentral dämpfenden Antihypertensiva Reserpin, Clonidin oder α-Methyldopa; denn sie können eine Depression verschlimmern.

- Vorsichtige Dosierung ist erforderlich
  – bei alten Patienten, da Unruhezustände auftreten können,
  – bei Anfallspatienten, weil Krampfneigung steigt (EEG-Kontrollen!),
  – bei Schizophrenen; Symptome der Schizophrenie können provoziert werden.
  Dynamik des Krankheitsverlaufs beachten; Depressionen können in Manie umschlagen.

Differentialindikation gegen Elektrokrampf: Elektrokrampfbehandlung wirkt im Vergleich zu den Antidepressiva gleich gut und obendrein schneller. Wegen der dabei unvermeidlichen, aber kalkulierbaren Parenchymverluste wird man ihn erst dann einsetzen, wenn
– eine besonders schwere Depression vorliegt oder wenn
– eine 2–3 Monate lange Behandlung mit Antidepressiva nichts erbracht hat. Patienten unter starkem Leidensdruck, welche nicht ausreichend auf Arzneitherapie ansprechen, darf die Elektrokrampfbehandlung nicht vorenthalten werden.

Tranquilizer

Hypothesen zur Wirkungsweise:
Neuropharmakologisches Substrat ist das Limbische System. Benzodiazepine dürften inhibitorische GABAerge Mechanismen begünstigen. Eine umfassende Transmitter-Hypothese fehlt.

Substanzgruppen
– Benzodiazepine, Prototyp: Diazepam,
– Carbaminsäure-Derivate, Prototyp: Meprobamat,
– Tri- und tetracyclische Tranquilizer, z. B. Benzoctamin und Opipramol,
– Neuroleptica, soweit sedierend (in kleiner Dosis!) und Antihistaminica mit sedierender Wirkung, Prototyp: Promethazin.
Der Übergang zu den Sedativa und Hypnotica ist fließend.

Indikationen
– *Einfühlbare emotionale Störungen*, wie Angst, Spannung und damit verbundene psychosomatische Reaktionen; Erregungszustände nicht-psychotischer Genese. Bei ängstlich-agitierten psychotischen Depressionen dienen Tranquilizer (oder sedierende Neuroleptica) als Zusatz zur antidepressiven Basistherapie (s. Tabelle 15.1-1).
– *Allgemeine Sedation* („Induktion" des Schlafes). Diese tritt besonders dann hervor, wenn die eigentlichen Zielsymptome fehlen. Beispiele: Prämedikation in der Anaesthesiologie, Geburtshilfe, bei diagnostischen Eingriffen; beim Herzinfarkt.
– Spinale *Muskelrelaxation* (durch Benzodiazepine) ist nützlich bei Spastik nach Apoplex, bei Multipler Sklerose, Geburtshilfe, Tetanus
– Die *antiepileptische Wirkung* wird besonders genutzt bei Diazepam und Clonazepam (s. 15.4).
Hingegen fehlen Wirkungen auf das vegetative Nervensystem oder das extrapyramidale System. Kein neuroleptischer Effekt; daher fehlt auch die „antipsychotische" Wirkung.

Klinische Erwägungen

Am besten reagieren Patienten mit starker Angst und nachgiebiger Persönlichkeit, und einem Arzt, der auf sie eingeht und an Medikamente glaubt. Tranquilizer werden zumeist auf pseudo-wissenschaftlicher Basis verabreicht. Sie dienen als (unzureichende) Prothesen für die personale Arzt-Patient-Beziehung. Die Grundsituation des Patienten wird nicht geändert; dieses verleitet zum Dauerkonsum, d. h. zur iatrogenen psychischen Schädigung. Daher ist die Gabe von Tranquilizern nur unter ständiger Kontrolle sinnvoll. Die unbestreitbare Wirksamkeit von Tranquilizern ist nur in bezug zur Psycho- und Soziotherapie (beides im weitesten Sinne) zu nutzen.

Unerwünschte Wirkungen: Sie ähneln denjenigen der Barbiturate, sind aber schwächer.
– „Hang over" und *Kumulation* beruhen auf der langsamen Elimination (s. S. 302). Bei Dauertherapie kann eine Kumulation erwünscht sein. Die zu erwartende Toleranzentwicklung wird dadurch verdeckt.
– *Müdigkeit* und Leistungsabfall können zur Verwendung anregender Mittel verführen. Zur Verkehrssicherheit s. S. 55.

- Paradoxe *Unruhe* beobachtet man vor allem bei cerebral abgebauten Patienten, paradoxe Aggression bei psychotischen oder frustrierten Patienten.
- *Suicid* nur mit Benzodiazepinen ist kaum möglich, wohl jedoch mit Meprobamat oder bei Kombination mit Hypnotica.
- *Additive Effekte* sind zu erwarten mit zentral dämpfenden Mitteln, vor allem auch Alkohol. Patienten darauf hinweisen!
- *Dependenz* kann auftreten bei längerem Abusus; sie äußert sich in *Entziehungserscheinungen* bis zu Delir oder Krämpfen. Entzugserscheinungen sind, entsprechend den unterschiedlichen Halbwertszeiten, beim Meprobamat binnen 1–2 Tagen, bei Benzodiazepinen noch nach 1–2 Wochen zu erwarten. Schrittweise Reduktion der Dosis nach langfristigem Gebrauch, wie bei Barbituraten, hilft Entziehungserscheinungen verhüten.
- Speziell bei Benzodiazepinen und Meprobamat findet man Artikulationsstörungen, Hinstürzen durch Muskelrelaxation und Koordinationsstörungen; daher *Myasthenie als Kontraindikation!*
- Atemdepression ist bes. bei chronischer respiratorischer Acidose zu befürchten.

Das wichtigste Risiko der Tranquilizer besteht in nicht-indizierter Anwendung und daraus resultierender Habituation und Dependenz.

Vorteile der Benzodiazepine

- Im Vergleich zu *Barbituraten* besteht ein geringeres Risiko bei Überdosierung, ein geringeres Risiko von Mißbrauch, Dependenz oder Entziehungserscheinungen und geringere Wechselwirkung mit anderen Arzneimitteln. Die Arbeitsfähigkeit bleibt erhalten.
- Im Vergleich zu *Meprobamat:* Selbstmordversuche mit Meprobamat enden häufiger letal. Dependenz nach Meprobamat ist häufiger. Meprobamat wirkt schnell und kurz, Benzodiazepine wirken langsam und langfristig.
- Im Vergleich zu *tricyclischen Antidepressiva* sind Benzodiazepine schneller wirksam.
- Im Vergleich zu *Placebos* sind sie etwas wirksamer.

Eine besondere Indikation für einzelne Benzodiazepine wäre noch zu beweisen. Die Vielfalt der Einzelsubstanzen beruht wesentlich auf kommerziellen Erwägungen. Eine scharfe Grenze zwischen Tranquilizern und Sedativa wäre künstlich. Fixe Kombinationen zwischen Tranquilizern und anderen Pharmaka lassen keine Vorteile erkennen. Sie sind schon wegen der besonders langen Verweildauer der Benzodiazepine nicht sinnvoll.

Besondere *Hinweise zur parenteralen Injektion* von Benzodiazepinen
- Nicht i. m., weil unsichere, zu langsame Resorption.
- In *größere* Vene, weil die Gefahr einer Thrombophlebitis besteht. Intraarterielle Injektion sorgfältig vermeiden!
- Nicht mit anderen Arzneimitteln mischen, weil evtl. Präcipitation. Jedoch kann es bei alsbaldigem Gebrauch der Glucose- oder Kochsalzlösung zugegeben werden.
- Patienten einige Minuten beobachten wegen evtl. ausgeprägter Muskelrelaxation.

Zur *Pharmakokinetik:* Benzodiazepine gehören durchwegs zu den lang wirkenden Pharmaka (HWZ mindestens 10 Std. bereits bei einmaliger Gabe). Sie binden stark mit Proteinen und gelangen bei wiederholter Anwendung in „tiefe Kompartimente", aus denen sie erst binnen Tagen verschwinden. Daraus leiten sich Kumulationsneigung und Hang-over ab; Toleranz- und Entziehungsphänomene werden verdeckt. Z. T. entstehen aus Benzodiazepinen aktive Metaboliten (z. B. Diazepam → Oxazepam; Medazepam → Diazepam). Am schnellsten werden noch Bromazepam, Oxazepam und Nitrazepam eliminiert.

Einige akute psychiatrische Syndrome

Psychopharmaka werden auch hierbei vor allem entsprechend den Leitsymptomen und erst in zweiter Linie entsprechend den Ursachen eingesetzt.

1. Delirien

Stets in die Klinik einweisen, weil umfangreiche Diagnostik und meist Therapie mit Clomethiazol erforderlich ist. Vor Einweisung evtl. Haloperidol injizieren (nicht mehr als 5 mg, weil Gefahr der Krampfauslösung). Dämpfende Pharmaka vermeiden!

Tabelle 15.1-4. Übersicht der Behandlungsprinzipien deliranter Syndrome verschiedener Ursache (nach Benkert und Hippius)

Ursache	Behandlung
1. Alkoholdelir	Sofortiger Entzug; bei Bedarf medikamentöser Schutz mit Clomethiazol
2. Delir bei Medikamentensucht	Bei Opiaten: sofortiger Entzug; bei Hypnotica, sukzessiver Entzug über ca. 10 Tage
3. Delir nach Rauschmitteln	Sofortiger Entzug; bei Bedarf medikamentöser Schutz mit Clomethiazol oder Haloperidol
4. Delir bei therapeutischer Anwendung von zentralwirksamen Pharmaka (z. B. Antidepressiva, Neuroleptica, Anticholinergica)	Sofortiges Absetzen oder starke Reduktion der Pharmaka entsprechend dem Schweregrad des Delirs; evtl. zusätzlich Clomethiazol
5. Delir bei schweren Allgemeinkrankheiten (z. B. Infektionskrankheiten, Vergiftungen, Stoffwechselkrankheiten. Kreislaufstörungen, akute cerebrale Krankheiten)	Primäre Behandlung der Grundkrankheit; evtl. zusätzlich Clomethiazol

Achtung! Eine Infusion von Clomethiazol muß ständig überwacht werden! Bewußtlosigkeit, Atemdepression, Kreislaufversagen kommt wie bei anderen Hypnotica vor. Todesfälle sind bekannt.

Falls möglich, sollten auch EEG-Kontrollen durchgeführt werden. Bei „Krampfpotentialen" vorsorglich anticonvulsiv behandeln mit Phenytoin oder Carbamazepin.

2. Psychomotorische Erregungszustände

		ED (mg)	TMD (mg)	weil
a) Nicht-psychotische, vor allem mit Angst verknüpfte Erregungen	Tranquilizer, z. B. Diazepam möglichst i. v.	10	40	Leitsymptom ängstliche Unruhe (s. Tabelle 15.1-1)
b) Erregungen bei Depression	Dämpfendes Antidepressivum, z. B. Amitriptylin i. m.	50	150	Wirkt in dieser Dosis antidepressiv *und* dämpfend; Störungen der Kreislaufregulation sind zu erwarten
Wenn die Erregung sehr stark ist, zusätzlich	Dämpfendes Neurolepticum, z. B. Levomepromazin i. m.	25–50	Keine strikte obere Grenze	Zugleich dämpfendes und aufhellendes Neurolepticum
c) Erregungen bei Schizophrenie oder Manien	Dämpfendes Neurolepticum, z. B. Levomepromazin i. m.	25–50	Keine strikte obere Grenze	Desgleichen
d) Erregungen bei Patienten, die psycho-organisch beeinträchtigt sind: – Rauschhafte Intoxikationen nach Alkohol, Schlafmitteln, Rauschdrogen. – Hirnerkrankungen (z. B. arteriosklerotisch, atrophisch bedingte, Alter). – Akute internistische oder neurologische Erkrankungen	Nicht-dämpfendes Neurolepticum, z. B. Haloperidol i. m. oder i. v; später evtl. dämpfendes Neurolepticum nach Bedarf	5	Keine strikte obere Grenze	Starkes, schnellwirkendes Neurolepticum ohne sedierende oder direkt periphere, z. B. Kreislaufeffekte. *Achtung!* Keine stärker zentral dämpfenden Mittel (Clomethiazol, Barbiturate) bei rauschhaften Intoxikationen!

Bei Suicidgefahr gilt die Regel: Je höher das Risiko, desto stärkere Dämpfung durch sedierende Neuroleptica ist erforderlich. Vermeide die pharmakogene Suicidalität! Beispiele hierfür:

a) Behandlung mit Antidepressiva → Antriebssteigerung *vor* Stimmungsaufhellung → Suicid. Auswege: in leichteren Fällen ein dämpfendes Antidepressivum, z. B. Amitriptylin, in schweren Fällen ein dämpfendes Neurolepticum, z. B. Laevomepromazin, einsetzen.
b) Behandlung mit Neuroleptica → pharmakogene Depression → Suicid. Auswege: Neurolepticum reduzieren oder Antidepressivum zulegen. Auslaßversuch!

3. Arzneimittelbedingte Akutsituationen neurologisch-psychiatrischer Art

Sie treten vor allem bei älteren und hirngeschädigten Patienten auf, ferner bei (bewußten oder unbewußten) Kombinationen von Psychopharmaka untereinander oder mit anderen zentralwirksamen Pharmaka.

Beispiele

Extrapyramidale Reaktionen durch alle Neuroleptica, auch Reserpin (aber nicht Clozapin); Metoclopramid; α-Methyldopa; seltener Antidepressiva.
Ausweg: Auslaßversuch; evtl. Anticholinergicum. s. auch S. 295.

Psychomotorische Erregungen durch Antidepressiva oder durch „reine" Neuroleptica, z. B. Haloperidol, in hohen Dosen.
Ausweg: Häufig ist ein Auslaßversuch sinnvoll. Evtl. ein stärker dämpfendes Neurolepticum einsetzen, z. B. Levomepromazin oder Clozapin.

Pharmakogene Depression durch alle Neuroleptica, vielleicht auch durch Barbiturate sowie zentralwirkende Antihypertensiva.
Ausweg: Durch Auslaßversuch Ursache feststellen. Menge an Arzneimittel reduzieren, evtl. bis Null. Vorsichtige antidepressive Therapie. Eine endogene Depression in der Anamnese erhöht die Wahrscheinlichkeit einer arzneimittelbedingten Depression.

Pharmakogene Delirien: s. Tabelle 15.1-4

Psychostimulantien = Psychotonica (Weckamine und Appetitzügler)

Psychotonica gelten als „Nachschlüssel für Leistungsreserven". Sie vermitteln zwar das Gefühl erhöhter Spannkraft. Die objektiven Ergebnisse entsprechen jedoch nur z. T. dem subjektiven Eindruck. Die Leistungsgrenze wird schlechter erkannt. Eine begrenzte Spezifität ist gegeben, z. B. bezüglich Appetitminderung.

Indikationen bestehen nur ausnahmsweise, z. B. für Methylphenidat bei Narkolepsie oder hyperaktiven Kindern.

Gefahren: Gewohnheitsbildung → evtl. totale Erschöpfung.
– Schlaflosigkeit → Schlafmittelmißbrauch.
– Starke psychische, deutliche physische Dependenz.
– Einmündung in symptomatische Psychose.
– Depression beim Absetzen.

Beim Gesunden sind Psychotonica *nicht* indiziert; auch als Appetitzügler sind sie nicht zu verantworten, solange nicht das bei einigen Vertretern dieser Gruppe bestehende Risiko der pulmonalen Hypertonie (s. S. 234) ausgeschlossen ist.

Anhang: Therapie des Schwindels

Schwindel ist ein Symptom, keine Krankheit. Häufig läßt sich die Ursache nicht feststellen.
Wenn eine kausale Therapie nicht möglich ist, können versucht werden
- Phenothiazine, z. B. Thiäthylperazin, Promethazin;
- Tranquilizer, z. B. Diazepam, Meprobamat;
- Antihistaminica, z. B. Meclozin;
- Chinidin. „Günstiger Eindruck" besteht seit Charcot, aber ein Beweis für eine Wirksamkeit fehlt.
- Diuretica, z. B. beim M. Menière.

Bei Reisekrankheiten werden meist Antihistaminica mit sedierender Wirkung eingesetzt. Bedenke, daß sie die Fahrtüchtigkeit einschränken können!

15.2 Therapie der Cyclothymie mit Lithiumsalzen

Lithium erzeugt im Gegensatz zu den „typischen" Psychopharmaka kein spezifisches Verhaltensmuster. Jedoch setzt es dosisabhängig psychische Leistungen herab. Sein Wirkungsmechanismus ist unbekannt.

Indikation: Nur Manie bzw. Cyclothymie.

Lithiumsalze
- dämpfen leichte oder abklingende manische Phasen, nicht dagegen die schweren akuten manischen Symptome (hier wären zusätzlich Neuroleptica indiziert).
- verlängern die Intervalle zwischen einzelnen (manischen und/oder depressiven) Phasen der Cyclothymie oder verhindern in günstigen Fällen das Auftreten von Phasen überhaupt. Sie glätten also den Verlauf der Cyclothymie.

Lithiumsalze wirken erst binnen Wochen, machen also die initiale Behandlung mit Psychopharmaka oder Elektroschock nicht überflüssig.

Dosierung: Dauertherapie ist erforderlich. Laborkontrolle anfangs wöchentlich, später monatlich. Zur Prophylaxe oder Nachbehandlung ca. 0,8 mVal/l einstellen, zur Therapie 1– 1,4 mVal/l. Die Empfindlichkeit ist jedoch individuell verschieden. Toleranzentwicklung oder Entzugserscheinungen sind nicht bekannt. Kombination mit Psychopharmaka bietet keine Probleme.

Kontraindikationen und Vorsichtsmaßnahmen ergeben sich aus der gemeinsamen Elimination von Li^+ und Na^+. Eine verminderte Ausscheidung ist also zu erwarten bei Na^+-armer Diät, Herz- und Niereninsuffizienz und allgemein bei alten und geschwächten Patienten. – Umgekehrt würden Diuretica (Kontraindikation!) oder Na^+-Zufuhr die Ausscheidung von Li^+ steigern. – Beim M. Addison wäre Li^+ wegen der Elektrolytstörungen kontraindiziert.

Unerwünschte Wirkungen

Schon bei *therapeutischen Dosen* sieht man
- Tremor (Hände, Mund), Ataxie, Schwindel, Ohrensausen, Kopfschmerz, Schlaflosigkeit;
- Durst, Erbrechen, Durchfall;
- Schilddrüsenvergrößerung, die euthyreot oder hypothyreot sein kann. Bei hypothyreoter Vergrößerung substituiert man wie üblich (s. S. 269). Diesen Nebenwirkungen begegnet man mit einer Reduktion der Dosis, nicht mit Absetzen! Der Tremor spricht auf β-Blocker an.
- Eine Leukocytose ist häufig und unbedenklich.

Bei *massiver Überdosierung* kommt es zu
Koma, Hyperreflexie, Nystagmus, Muskelfasciculieren, Herzstillstand.
Therapie: Forcierte Diurese mit viel Na^+.

Der Patient ist über die Gefahren und Frühsymptome der Intoxikation regelmäßig aufzuklären (Merkblatt!).
Nur erfahrene Ärzte sollten mit Lithium umgehen.

15.3 Mittel zur Förderung des Schlafes (Sedativa und Hypnotica)

Vorbedingungen der Arzneitherapie

Die Behandlung mit Sedativa und Hypnotica ist das klassische Beispiel einer *symptomatischen Therapie*. Voranzugehen hat eine – wenn auch zunächst nur orientierende – Analyse der Schlafstörung. Diese setzt das vertrauensvolle Gespräch voraus, welches die Vorgeschichte der Beschwerden, die biographische und soziale Situation, die Lebensführung und den Tagesablauf klären soll.

Man hat zu unterscheiden nach der Entstehung
● Körperlich begründete Schlafstörungen (meist *Durchschlaf*störungen):
  - bei Kreislaufstörungen und Infektionskrankheiten,
  - im Alter (u.a. durch gestörte Hirndurchblutung, weshalb Digitalis oder Coffein als „Schlafmittel" wirken),
  - bei Schmerzen.
● Schlafstörungen bei endogenen und symptomatischen Psychosen als
  - Achsensymptom der endogenen Depression, oder
  - Schlaf-Wachumkehr beim amentiellen und deliranten Syndrom.
  Hier können Psychopharmaka als „Schlafmittel" wirken.
● Funktionelle Schlafstörungen (meist *Einschlaf*störungen):
  - exogen durch Umwelteinflüsse, Änderung von Schlafrhythmus oder Schlafgewohnheiten;
  - psychoreaktiv; durch Erwartung, Erschöpfung, Konflikte, neurotische Fehlhaltung.

Die Schlafstörung wird *fixiert*, indem der Patient am Nicht-Schlafenkönnen leidet. Schließlich soll die Tablette das leisten, wozu er selbst nicht imstande ist. Kann der Patient sein Wachsein in Ordnung halten, so kann er auch schlafen. Therapie der ersten Wahl muß sein: Aufklärung über äußere oder/und biographisch situative Ursachen der Schlafstörung. Psychische Führung, unterstützt durch autogenes Training. Verhaltenstherapie, evtl. vorübergehend auch Tranquilizer zur Anxiolyse.

● Schlafstörungen durch Arznei- und Genußmittel (vermeiden!):
  – Alkohol, Coffein (beide können fördern *und* hemmen!),
  – indirekte Sympathomimetica (in Asthmamitteln, Appetitzüglern, Nasentropfen),
  – Absetzen von Schlafmitteln oder Toleranzentwicklung gegen sie (s. Abb. 15.3-1) stört den Schlaf durch Rebound-Phänomene.

Therapeutische Maxime bei jeder Schlafstörung ist der Versuch des Eingreifens an der „frühestmöglichen Stelle", möglichst durch Behandlung des Grundleidens!

Alle Sedativa und Hypnotica

– entwickeln eine starke *Placebo*-Komponente (ähnlich Laxantien); sie sind daher meist durch psychische Führung oder durch Gabe von „Beinahe-Placebos" (z. B. Präparate aus Hopfen oder Baldrian) ersetzbar;
– verstärken die Wirkungen von *Alkohol* und von dämpfenden Medikamenten;
– vermindern die *Selbstkontrolle*, besonders der Motorik (Ataxie! Straßenverkehr!);
– verursachen bzw. verstärken eine *Atemdepression*;
– sind potentielle *Suicid*-Mittel. Die Risiken sind geringer bei Mitteln mit flacher Dosis-Wirkungsbeziehung, wie Benzodiazepine, Antihistaminica;
– führen bei langfristiger Anwendung zu *psychischer Dependenz*. Stärker wirksame Vertreter können auch *physische Dependenz* sowie *chronische Intoxikation* (Antriebsstörung, Abstumpfung, verlangsamtes Denken) hervorrufen.

Toleranz (= Gewöhnung = Abschwächung der Wirksamkeit bei wiederholter Gabe) kann sich schon innerhalb 4 Tagen entwickeln. Bei Schlafmitteln mag sie psychologisch, durch Induktion des hepatischen Arzneimittelabbaus, oder durch vermindertes Ansprechen des ZNS bedingt sein (s. Abb. 15.3-1). Toleranz ist ein Ausdruck der Lernfähigkeit des Organismus, vor allem des ZNS. Sie ist auch gegenüber erregenden Mitteln zu erwarten, wenn sie nur lange genug angewandt werden.

Die Induktion des Arzneimittelabbaus, z. B. durch Barbiturate, erstreckt sich auch auf zahlreiche andere Pharmaka (s. S. 20).

Abstinenzsyndrome sind Ausdruck der Dependenz. Sie treten häufig in milder Form als Unruhe, Schlaflosigkeit, unbestimmtes Mißbefinden auf. Schwere Formen entwickeln Krämpfe bei plötzlichem Entzug (Cave!).

Alkohol und manche Barbiturate werden schnell eliminiert, so daß sich auch das Abstinenzsyndrom schnell und unübersehbar einstellt. Benzodiazepine (s. S. 300) haben eine lange HWZ, so daß ihrem Entzug nur selten massive Erscheinungen folgen.

„Gewohnheitsbildung" (= Abusus = Habituation = gehäufte, nicht angebrachte Verwendung) gibt es auch bei Mitteln, die keine „Sucht" erzeugen! Unterschiede zwischen den einzelnen Mitteln sind wahrscheinlich, aber durch den modischen Wechsel der Gebrauchsgewohnheiten verdeckt. Schlafmittel und Sedativa soll man grundsätzlich nur vorübergehend (zur „Einrenkung" des gestörten Schlafverhaltens) verschreiben, um beizeiten der Habituation entgegen zu wirken.

Also durchwegs **Vorsicht** *bei*
- alten Patienten (besondere Empfindlichkeit, paradoxe Reaktion);
- Leber- oder Niereninsuffizienz (Ausscheidungsstörungen);
- Hyperkapnie (Atemdepression);
- geschwächten Patienten (besondere Empfindlichkeit);
- psychisch abnormen Menschen (Mißbrauch, Suicid; beidem geht oft eine vom Arzt mitverschuldete Hortung von Schlafmitteln voraus!);
- „paradoxen" Reaktionen in der Anamnese;
- Kombination mit anderen sedierenden Mitteln (Alkohol (!!), Tranquilizern, Neuroleptica, Antihistaminica, Opiaten);
- Patienten im Straßenverkehr,
- Hangover, d.h. Überhang der Wirkung auf den nächsten Tag.

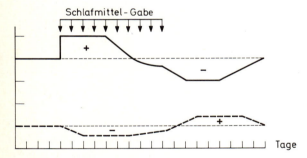

Abb. 15.3-1. Toleranzentwicklung und Rebound-Effekt bei wiederholter Schlafmittel-Gabe (schematisiert). ——— = Dauer des Schlafes; - - - = Dauer des REM-Schlafes (Ordinate). Der Rebound-Effekt beim REM-Schlaf ist nicht völlig gesichert

Der Patient ist aufzuklären, daß
- Schlafmittel nur vorübergehend eingenommen werden dürfen. Der Schlaf wird nur geborgt (s. Abb. 15.3-1). Auch ein Wechsel der Mittel ändert daran nichts;
- die Verkehrstüchtigkeit noch am nächsten Tage vermindert sein kann;
- kein Alkohohl gleichzeitig getrunken werden darf;
- nur eine einzige Dosis kurz vor dem Zubettgehen zulässig ist.

> Regelmäßige Verwendung von Schlafmitteln oder Sedativa
> – ist pharmakologischer Nonsens,
> – verdeckt neurotische Fehlhaltungen,
> – stört die seelische Reifung und Entfaltung.

Die pharmazeutische Industrie sollte

- angeben, nach welcher Zeit bei dem angebotenen Mittel Toleranz zu erwarten ist. Regelmäßige Einnahmen sollten auf diesen Zeitraum begrenzt werden;
- auf solche Werbung verzichten, welche die unterschiedliche Beeinflussung einzelner Schlafarten (z. B. REM-Schlaf) betont. Niemand kennt die biologische Rolle der einzelnen Schlafarten;
- auf solche Werbung verzichten, welche Nichtbarbituraten grundsätzliche Vorteile gegenüber Barbituren zuspricht.

Prinzipien der Behandlung akuter Schlafmittelvergiftungen

- *Magenspülung* erscheint bis zu 24 Std nach Vergiftung sinnvoll. Bei Komatösen nur nach Intubation spülen! Cave Aspiration, die sicher zur Pneumonie führt (s. S. 247).
- *Forcierte Diurese* unter Bicarbonatgabe, was die Rückresorption saurer Arzneimittel mindert (s. S. 21). Cave Atemdepression durch Alkalose. Cave Lungenödem durch Hydratisierung. Dauerkatheter in die Harnblase legen!
- Intensivpflege, evtl. mit Beatmung.
- Analeptica nur zur Überbrückung, z. B. bei Transport ohne Beatmungsmöglichkeit einsetzen. Am ehesten wäre noch Bemegrid vertretbar.

Diese Prinzipien gelten für alle Substanzen, deren Überdosierung als „schlafmittelähnliche" Vergiftung imponiert. Die Chemie spielt nur insofern eine Rolle, als bei nicht-sauren Verbindungen das Bicarbonat entfällt.

Einzelsubstanzen

„Leichtere" Mittel (d.h. Mittel mit geringerem Risiko; s. 1.8)
Alle häufiger verwendeten Mittel dieser Reihe sind wegen der Gefahr von Gewohnheitsbildung und Suicid rezeptpflichtig. Neuen Mitteln bringe der Arzt das ihnen gebührende Mißtrauen entgegen.

● *Carbamide*

Bromhaltige Carbamide

Beispiele: Carbromal, Bromisoval.
Diese vielverwendeten Mittel haben zwei schwere zusätzliche Nachteile.
- Zwar ist ihre eigene HWZ kurz (2–3 Std); doch kumuliert das aus ihnen abgespaltene Bromid (HWZ 1–2 Wochen!) und gibt Anlaß zum Bromismus.

– Größere Mengen, wie sie zum Suicid eingenommen werden, bilden im Magen große, als Depot wirkende Konkremente, welche eine langanhaltende Vergiftung bewirken.

Bei Vergiftung muß man röntgenologisch nach Carbromal-Konkrementen suchen und evtl. gastroskopisch zerkleinern. Sonst wie Schlafmittelvergiftung behandeln. Bromid im Plasma kann durch reichliche Gabe von Chlorid und kräftige Diurese gesenkt werden.

Bromfreie Carbamide

Beispiele: Ethinamat, Diäthylpentenoylamid; auch Meprobamat (s. unten) kann nach Struktur und Wirkung dazugerechnet werden.

Diäthylpentenoylamid ist inzwischen an die Stelle der Bromcarbamide getreten, leider auch bezüglich Gewohnheitsbildung und Suicid.

● *Chloralhydrat* ist ein gutes Schlafmittel. 250–500 mg sedieren, 1–2 g erzeugen Schlaf. Als Flüssigkeit ist es aber unpraktisch in der Anwendung (Rectiole, Kapseln), es schmeckt scheußlich.
Vorsicht:
– nicht bei Herzpatienten, weil Chloralhydrat für Adrenalin sensibilisiert und daher Extrasystolien fördern kann;
– nicht bei Leberpatienten, weil die Substanz in der Leber metabolisiert wird;
– ein Abbauprodukt (Trichloräthanol) ergibt evtl. eine positve Zuckerreaktion im Harn.
– Chloralhydrat und Alkohol potenzieren sich gegenseitig durch gemeinsame Wirkungen *und* gemeinsame Abbauwege.

● *Benzodiazepine* (s. 15.1) gelten als besonders günstig, weil
– sie das Schlafverhalten weniger verändern; der Ausdruck „Induktion des Schlafs" bleibt aber doch ein Werbeslogan;
– sie weniger riskant bei Überdosierung sind (flache Dosis-Wirkungskurve);
– die Dependenz weniger ausgeprägt ist
– die Enzyminduktion geringer ist.
Zusätzlich zur Schlafförderung bewirken sie
– eine Dämpfung des limbischen Systems → Tranquilizer-Effekt,
– eine Hemmung polysynaptischer Spinalreflexe → Muskelrelaxation.

Die Halbwertszeit (stets > 10 Std) aller Benzodiazepine ist länger als der Nachtschlaf. Sie sind also Dauer-Sedativa, und ihre Verwendung als Einschlafmittel ist nur in kleinster, d. h. beinahe-Placebo-Dosierung vertretbar. Alle Benzodiazepine wirken gleichartig. Nitrazepam und Oxazepam werden als Schlafmittel bevorzugt, weil ihre HWZ kürzer ist als die von Diazepam oder Chlordiazepoxid.

● *Meprobamat* ist heute unbedeutend, weil es durch Benzodiazepine ersetzt ist. Es wirkt grundsätzlich diesen ähnlich, aber schwächer und kürzer. Psychische und physische Dependenz sowie Suicide sind bekannt.

● *Diphenhydramin* wurde als Antihistaminicum eingeführt. Heute dient es wegen seiner sedierenden Wirkung (s. S. 137) auch als Ersatz für Carbamide.

„Starke" Mittel, d. h. Mittel mit höherem Risiko

Sie entwickeln
- stark dosisabhängige Wirkungen mit Gefahr der akuten Überdosierung (mit oder ohne Absicht);
- Verwirrtheit und Ataxie bei chronischem Mißbrauch;
- physische Dependenz und Entzugserscheinungen; daher *langsam* absetzen, sonst können epileptiforme Krämpfe auftreten;
- Euphorie und psychische Dependenz. Sie kommen bei allen, besonders den starkwirkenden Hypnotica vor. Aktuelle Beispiele sind: Cyclobarbital, Glutethimid, Methaqualon, Clomethiazol. Folgende Reihung des Mißbrauchs ist typisch: zuerst nächtliche Entspannung, dann Konfliktverdrängung, dann Dependenz vom „Tagestranquilizer".

Stark wirkende Schlafmittel sollten also möglichst garnicht, keinesfalls langfristig verwendet werden.

● *Barbiturate und Verwandte*

Sie stellen die chemisch größte Gruppe der Sedativa-Hypnotica dar. Ausnahmslos sind sie zu den „starken" Mitteln zu zählen. Substanz- und dosisabhängig können sie Sedation, Schlaf oder Allgemeinanaesthesie erzeugen.

Ihre *Gruppierung* erfolgt nach der *Wirkungsdauer:*
- Zu den *lang* wirkenden zählt Phenobarbital, das auch alsLangzeit-Sedativum mit $^1/_5$–$^1/_{10}$ der schlafmachenden Dosis eingesetzt wird. Barbital heute nicht mehr verwenden, weil es zu lang wirkt! Auch Phenobarbital kumuliert.
- *Mittellang* wirkende Durchschlafmittel (Wirkungsdauer 3–6 Std) werden repräsentiert durch Heptabarbital und Cyclobarbital. Glutethimid ist zwar kein Barbiturat, aber im übrigen hier einzustufen.
- *Kurz* wirkende Einschlafmittel (Wirkungsdauer 0,5–2 Std) sind Hexobarbital und Pentobarbital.

Für die Beurteilung kommt es nicht darauf an, ob ein Schlafmittel chemisch ein Barbiturat ist, sondern ob es barbituratähnlich wirkt.

Hinweise zur *Pharmakokinetik*
- Alle Barbiturate werden in der *Leber abgebaut.* Je länger sie wirken, ein desto größerer Anteil wird renal ausgeschieden, und desto größer ist der Nutzen der forcierten Diurese bei der Vergiftung.
- Barbiturate *induzieren den Arzneimittelabbau* (s. S. 20). Dadurch kann die Wirksamkeit von Antiepileptica, oralen Antidiabetica, oralen Anticoagulantien und auch von hormonalen Contraceptiva abgeschwächt werden. Mitinduktion der Aminolävulinsäure-Synthetase kann eine bestehende Porphyrie verstärken (Kontraindikation!).

● *Methaqualon* ist ein stark wirkendes Schlafmittel, das bezüglich seiner akuten und chronischen Effekte wie Barbiturate einzustufen ist. Dazu kommen zwei Besonderheiten:

- Methaqualon hat eine *enthemmende* Wirkkomponente, was seinem Mißbrauch als „love drug" zugrunde liegen mag. Eine Überdosierung kann Hyperreflexie und sogar Krämpfe hervorrufen.

- Es besteht der Verdacht, daß eine langfristige Verwendung eine *Polyneuropathie* auslösen kann; daher nicht mehr als 0,3 g tgl. für maximal 4 Wochen gestatten.
- *Clomethiazol* wird schnell resorbiert und schnell eliminiert, es ist daher gut steuerbar. Wegen seiner prompten Wirkung besteht aber auch die besondere Gefahr der Dependenz; daher ist es *nicht als Schlafmittel in den üblichen Indikationen* geeignet.

Die Hauptindikation ist die Therapie des *Delirium tremens* alcoholicum, aber prinzipiell aller Delirien (s. S. 302).

Die Therapie beginnt meist mit einer Infusion (nur unter strikter Beobachtung, weil Gefahr von Atemdepression und Schock!) und wird dann oral für 1–2 Wochen weitergeführt. *Falsch wäre eine ambulante oder gar eine Dauertherapie von Alkoholikern mit Clomethiazol;* denn psychische und physische Dependenzen sind häufig. Entzug von Clomethiazol kann sich in Krämpfen (s. S. 307) oder deliranten Bildern (!) äußern. Die Substanz ist auch bei Leberkranken oder alten Menschen verwendbar. Gleichzeitige Gabe von Alkohol erhöht, wie bei allen dämpfenden Mitteln, die Toxizität.

Fixe Kombinationen von Schlafmitteln untereinander oder mit anderen Medikamenten sind unnötig. Begründung:
- Mindestens eine Komponente wird *fehldosiert*.
- Die Risiken der Arzneimittel-*Neben*wirkungen sind erhöht.
- Die Risiken der Arzneimittel-*Wechsel*wirkungen sind erhöht.

15.4 Mittel zur Behandlung von Anfallskrankheiten

Vorbemerkungen

Bedeutung: Nicht weniger als 1–2% der Bevölkerung leiden an Krampfanfällen. Idiopathische Anfälle beginnen meist schon in der Jugend oder in der Pubertät. Den Patienten drohen Verletzungen, Unfälle, Status epilepticus, hirnorganische Wesensänderung durch Hypoxie.

Ziel der Behandlung ist die langfristige Freiheit von Anfällen. Oft muß man sich mit der Minderung ihrer Häufigkeit begnügen. *Wege* hierzu sind
- die Vermeidung auslösender Faktoren, sowie
- die Arzneitherapie. Antiepileptica wirken aber nur suppressiv, nie kausal!

Folgende Faktoren können die Wahrscheinlichkeit von Anfällen erhöhen und sind daher möglichst zu vermeiden bzw. zu behandeln:
- Metabolische Störungen, z. B. Hyperventilation, Störungen des Wasserhaushalts, Hypoglykämie, Fieber;
- Pharmaka, z. B. Penicillin (in hohen Dosen), Psychotonica, Neuroleptica, Antidepressiva, Alkohol;
- Entzugssyndrome nach Alkohol, Opiaten, Schlafmitteln;
- starke rhythmische Reize; Störungen des Wach-Schlafrhythmus;
- Emotionen, z. B. nach Verkehrsunfall.

Zuordnung der Antiepileptica zu Manifestationsformen

Antiepileptica dienen der Stabilisierung des zu synchronisierten Entladungen neigenden Gehirns. Ursachen und Manifestationsformen der Anfallkrankheiten sind überaus verschieden. Keine Theorie, sondern nur die klinische Erfahrung sagt aus, welches Mittel bei welcher Manifestationsform besonders aussichtsreich ist (vgl. Tabelle 15.4-1).

Tabelle 15.4-1. Art des Krampfleidens und Wahl des Medikaments

	(1) Benzodiazepine	(2) Succinimide	(3)[a] Barbiturate	(4) Phenytoin	(5) Carbamazepin	(6) Valproat	(7) Dexamethason	Kombinationen (bei Versagen der Einzelsubstanzen)
Petit mal-Tetrade 1. BNS-Krämpfe der Säuglinge (Propulsiv-Petit mal)	+ +						+ +	
2. Myoklonisch-astatisches Petit mal der Kleinkinder	+ +	+	+ +				+	(1) oder (3) mit (7)
3. Pyknolepsie der Schulkinder (Absencen; Retropulsiv-Petit mal)	+ +	+ +	+			+ +		(3) oder (6) mit (2)
4. Myoklonisches Petit mal der Jugendlichen (Impulsiv-Petit mal)	+	+	+ +	+		+ +		(3) mit (6)

Grand mal (typischer Anfall oder abortive Formen):
Anfälle vorzugsweise
  im Schlaf
  beim Aufwachen
  gemischt
	+		+ +
			+ +
				+ +
				+
				+ +
					+
					+
					+
						+ +		(3) oder (6) mit (4)
								(3) mit (4)

Focale (und psychomotorische) Anfälle	+			+	+ +	+		
Kombinations- oder gemischte Epilepsien	Kombination je nach Fall							

[a] Alternativ Primidon.

Die Kreuze in Tabelle 15.4-1 geben etwa die zu erwartende Wirksamkeit wieder. Jedoch muß der Arzt je nach Schwere der Erkrankung, Verträglichkeit und Ansprechen das individuell geeignetste Mittel auswählen. Die Situation ist also komplizierter als etwa bei den Empfindlichkeitsspektren der Antibiotica!

In grober Annäherung ergibt sich eine empirische Gliederung:
1. Beim Grand mal benutzt man vor allem Phenytoin und Barbiturate, wobei Carbamazepin bei milderen Formen als Substitut für Phenytoin dienen kann.
2. Beim Petit mal sind Benzodiazepine, Succinimide und Valproat besonders wirksam:
   – im frühen Lebensalter in Verbindung mit Dexamethason;
   – im Schulalter meist zusammen mit Primidon.
   Benzodiazepine besitzen eine sehr breite Indikation mit Schwerpunkt im Säuglings- und Kindesalter.

Unerwünschte Wirkungen

Unabhängig vom verwendeten Arzneimittel sind zu erwarten:
– Leistungseinschränkung mit daraus folgender Gereiztheit;
– cerebelläre Symptome, wie Nystagmus, Dysarthrie, Ataxie;
– Leukopenien (außer bei Barbituraten und Benzodiazepinen); daher regelmäßige Kontrollen!
– Unvorhersagbare Wechselwirkungen mit Alkohol.

Abhängig vom Arzneimittel ergeben sich folgende Schwerpunkte unerwünschter Wirkungen:

Phenytoin

Phenytoin sediert kaum. Diesem wichtigen Vorteil stehen jedoch zahlreiche unerwünschte Wirkungen gegenüber:
– Zahnfleisch-Hyperplasien, Hypertrichose, Exantheme;
– Ataxien. Hohe Dosen über lange Zeit können das Kleinhirn anatomisch schädigen; daher bei Kleinkindern nur unter Blutspiegelkontrolle geben. Hyperkinesien sind vor allem bei Patienten mit vorgeschädigten Basalganglien zu erwarten;
– Osteomalacie durch Störung des Vit. D-Stoffwechsels (s. 13.5);
– Megaloblasten-Anämie durch Störung des Folat-Metabolismus;
– Verdacht auf Teratogenität. Phenytoin soll das Risiko stärker erhöhen als die Grundkrankheit dies tut. Auch andere Antiepileptica werden angeschuldigt. Phenytoin mit Contraception kombinieren, wenn kein dringlicher Kinderwunsch besteht. Wenn möglich, bei Schwangerschaft auf Barbiturat umstellen. Die Induktion des Arzneimittelabbaus durch Phenytoin oder Barbiturate mindert die Zuverlässigkeit oraler Contraceptiva!

Vielleicht beruht die vermutete Teratogenität auf der Störung des Vitamin D- und Folatstoffwechsels. Daher bei epileptischen Schwangeren besonders auf Substitution von Vit. D, Ca^{2+} und Folat achten!

– Wechselwirkungen mit zahlreichen anderen Arzneimitteln (s. 1.7).

Primidon

- Störung des Folatmetabolismus führt zur Megaloblasten-Anämie; in solchen Fällen Folat geben;
- Wie Barbiturate macht Primidon müde. Kinder zeigen daher unkonzentriertes Verhalten, Unruhe, Leistungsschwäche, Nachlassen in der Schule; durch Einschleichen und niedrige Dosierung (Kombinationen!) ist dies meist vermeidbar.

Succinimide (vor allem als Ethosuximid verwendet)

- Müdigkeit, in späteren Stadien auch Schlaflosigkeit;
- Provokation großer Anfälle wird vermutet; daher mit Primidon oder Phenytoin (niedrig dosiert) kombinieren.

Benzodiazepine

- Müdigkeit, aber auch gesteigerte Reizbarkeit;
- Muskelschwäche, Ataxie durch Dämpfung spinaler Reflexe;
- Bei Clonazepam stört die vermehrte Speichel- und Bronchialsekretion.

Valproat

Seine unerwünschten Wirkungen sind unbedeutend: Erbrechen, Durchfall; sehr selten Hepatotoxizität.

Wegen ihrer besonders bedenklichen unerwünschten Wirkungen sind Bromid enthaltende Mittel möglichst zu vermeiden, desgleichen Oxazolidine und Phenacemid. Unter den Hydantoinen ist Phenytoin zu bevorzugen, unter den Succinimiden Ethosuximid.

Hinweise zur Pharmakokinetik

Wenn der therapeutische Effekt ausbleibt oder ungewöhnlich starke Nebenwirkungen auftreten, sollte möglichst die Plasmakonzentration gemessen werden. Die Beziehungen zwischen Plasmakonzentration und Anfallsfrequenz sind jedoch stark vom Patienten abhängig!

Phenobarbital, Phenytoin, Primidon, Carbamazepin und Valproat induzieren und belasten sämtlich den Arzneimittelstoffwechsel. Daher sind stets pharmakokinetische Interaktionen (s. S. 20) zu erwarten, auch solche zwischen den genannten Antiepileptica.

Phenobarbital

Phenobarbital wirkt lange (HWZ ca 60 Std). Es induziert den Arzneimittelabbau, was aber gegenüber den anderen Variablen der antiepileptischen Therapie weniger bedeutend sein dürfte. Die therapeutische Plasmakonzentration liegt bei 10–20 µg/ml. Methyl-Phenobarbital geht im Organismus in Phenobarbital über und bietet wohl keine Vorteile.

Phenytoin

Seine therapeutische Plasmakonzentration liegt bei 10–20 µg/ml. Die Halbwertszeit beträgt ca. 12 Std. Bei hoher Dosierung ist sie jedoch erheblich länger, weil die Kapazität des abbauenden Systems dann nicht ausreicht. Die beträchtlichen individuellen Variationen der Plasmakonzentration sind z. T. erblich (s. 2.7), z. T. durch Induktion oder Hemmung des Arzneimittelabbaus bedingt.
Das Tuberculostaticum Isoniazid hemmt den Abbau, so daß langsame Acetylierer (s. S. 53) vergiftet werden können.
Phenytoin nicht i.m. geben, weil die ursprünglich alkalische Lösung dort präcipitiert und daher der Plasmaspiegel niedriger als nach oraler Gabe liegt.

Primidon

Bei einer Halbwertszeit von ca. 12 Std liegt die effektive Plasmakonzentration um 10–20 µg/ml. Zum größeren Teil geht Primidon im Organismus in Phenobarbital über, das eine längere Halbwertszeit (ca. 60 Std) besitzt. Hierbei liegt also eine ,,Kombinationstherapie durch Arzneimittelmetabolismus" vor.

Ethosuximid

Halbwertszeit ca. 60 Std.

Carbamazepin

Therapeutische Plasmakonzentration bei 6–8 µg/ml.
Schnelle Elimination, daher 3–4 Dosen/Tag. Vielleicht über einen Metaboliten (Epoxid) wirkend.

Valproat

Seine Halbwertszeit liegt bei ca. 15 Std. Trotz starker Proteinbindung ist mit erheblichen Schwankungen der Plasmakonzentration zu rechnen. Pharmakokinetische Wechselwirkungen (Induktion; Hemmung) bestehen mit zahlreichen anderen Antiepileptica.

Einige praktische Hinweise für die antiepileptische Therapie

- Hirnorganische Anfälle sind nur ein Symptom! Erstmalig, vereinzelt oder selten auftretende Anfälle noch unbekannter Ursache führt man möglichst unbehandelt unverzüglich der nervenärztlichen Abklärung zu. Nur bei vitaler Gefährdung (z. B. Anfallsserie oder -status) beginnt man die anticonvulsive Behandlung sofort und weist dann zur stationären Diagnostik und Therapie ein. Gehäufte Anfälle und Anfälle bei cerebraler Vorschädigung wirken sich besonders deletär aus.

- Häufig kommt man nicht mit einem einzigen Medikament aus. Die Behandlung ist jedoch in der Regel mit einem einzigen Medikament zu beginnen. Bei gemischten Anfallsformen sollte dasjenige Medikament zuerst gegeben werden, das auf die klinisch den Patienten am meisten beeinträchtigende Anfallsform wirkt. Die Auswahl der Medikamente ist im Einzelfall Empirie, folgt aber für größere Kollektive statistisch gesicherten Regeln (s. Tabelle 15.4-1). Zunächst keine Kombinationspräparate anwenden, sondern Kombinationen von Einzelpräparaten. Erst nach Kenntnis der Wirksamkeiten sind Kombinationspräparate erlaubt.

> Stets einschleichend behandeln, da sich der Patient wegen der Nebenwirkungen an die Medikamente gewöhnen muß. Meist ist die maximal tolerierte Dosis erforderlich; sie liegt individuell verschieden. Bei Medikamentenwechsel niemals abrupt absetzen, da sonst ein Status epilepticus droht. Eine überlappende Gabe ist besser!

- Die Dosierung der Antiepileptica richtet sich nach
  - Anfallskalender,
  - Ausmaß der Nebenwirkungen,
  - EEG-Veränderungen.
  - evtl. Plasmakonzentration
- Die Therapie soll unter laufender ärztlicher Kontrolle stehen. Richtwerte sind Anfallsfreiheit, EEG-Befund und Nebenwirkungen. Antiepileptica gibt man in Streßsituationen weiter, z. B. vor, während und nach Operationen, Infekten usw. Bei Klinikeinweisung von Epileptikern mache man die behandelnden Ärzte aufmerksam! Bei bewußtlosen Epileptikern führt man Antiepileptica parenteral oder durch Sonde zu.

> - Patient und Angehörige sind über Anfallsleiden, Notwendigkeit einer regelmäßigen Medikamenteneinnahme und Wirkungsweise der Medikamente sowie Nebenwirkungen aufzuklären. Notwendigkeit des „Probierens" erklären! Epileptiker sind häufig schwer zu einer konsequenten langfristigen Therapie zu bewegen; viele Versager beruhen hierauf. Die Aufklärung der Angehörigen ist besonders wichtig bei epileptisch wesensgeänderten oder intellektuell eingeschränkten Patienten. Vertrauensperson suchen! Unbedingt Anfallskalender führen lassen! Schriftliche Anweisungen geben.

- Nach etwa 3jähriger Anfallsfreiheit versucht man die antiepileptischen Medikamente über Monate hin ausschleichend abzusetzen. Bei sehr seltenen Anfällen wäge man ab, ob Medikamente auf die Dauer sinnvoll sind.
- Soziale Betreuung nicht vergessen. Anfallskrankheit bedeutet in der heutigen Arbeitswelt in der Regel soziale Schlechterstellung. Eine Anfallskranken-Behandlung ist eine langfristige Behandlung. Nur der sozial engagierte Arzt sollte sich ihr zuwenden. Zeit und Erfahrung sind erforderlich: Lösung schulischer, berufsberatender, beruflicher, ehelicher Probleme. Keine Arbeiten an offen laufenden Maschinen, Feuerstellen, auf Gerüsten. Kein Führerschein!

● Individuelle Vorsorge: Regelmäßige Lebensweise; ausreichender und regelmäßiger Schlaf; kein Alkohol; bei Frauen Contraception nahelegen. Über alle zusätzlich genommenen Arzneimittel muß der Arzt Bescheid wissen. Cave zentrale Analeptica, Anthelminthica auf Piperazinbasis, Glucocorticoide, sehr hoch dosierte Penicilline und Cephalosporine.

Status epilepticus

Definition: Man versteht hierunter Serien epileptischer Anfälle, die nicht durch geordnete, bewußte Geistestätigkeit unterbrochen sind.

Formen: Große, tonisch-klonische Anfälle (Grand mal), Anfälle der Petit mal-Tetrade, psychomotorische Anfälle und focale Anfälle können statusartig auftreten. Man spricht vom Grand mal-Status, Petit mal-Status, Status psychomotorischer oder focaler Anfälle.

Stets besteht Lebensgefahr! Daher:
– Sofortiger Versuch der Unterbrechung des Status;
– Unverzügliche stationäre Einweisung.

Medikamentöse Behandlung

● Beim Petit mal-Status (in allen Lebensaltern) sind Benzodiazepine die Mittel erster Wahl:
 – In der *Praxis* gibt man Diazepam, 1 Ampulle à 10 mg, langsam i.v., bei Bedarf nach 15–30 min nochmals. Kontrolle der Atmung! Ohne Beatmungsmöglichkeit keine häufigere Wiederholung wegen Kumulation! Analog wird Clonazepam eingesetzt (0,5–2 mg).
 – In der *Klinik* kann man unter Vitalwertbeobachtung und evtl. Beatmungsmöglichkeit bei Bedarf höher dosieren:

 Infusionsflasche mit 500 mg physiol. NaCl oder Ringerlösung + 60 mg Diazepam, langsam nach Bedarf in 8–16 Stunden einlaufen lassen. Wiederholung ist möglich. Achte auf Atmung und Kreislauf.

● Grand mal-Status und Status focaler und psychomotorischer Anfälle:
 – In der *Praxis* versucht man zunächst Diazepam oder Clonazepam (s.o.). Wenn dies nicht ausreicht, gibt man bis zu 0,2 g Phenobarbital oder bis zu 0,5 g Phenytoin langsam (nicht mehr als 50 mg/min) i.v. Das wichtigste Risiko der parenteralen Phenytoingabe liegt in der Störung von Reizbildung und Reizleitung bis zum Herzstillstand; daher nur bei Herzgesunden anwenden!

 Pharmakokinetische Anmerkung: Benzodiazepine i.v. und Phenytoin i.v. wirken binnen Minuten; Phenobarbital entwickelt auch nach i.v. Injektion eine Latenz von ca. 20 min wegen langsamer Passage ins Gehirn (geringere Lipophilie!).

 – In der *Klinik* besteht die zusätzliche Möglichkeit der Infusion von Diazepam, Phenytoin oder Clomethiazol (dieses vor allem bei Alkoholdelir mit Anfallsserien).

Besondere Risiken (daher Intensivüberwachung) liegen beim Diazepam in der Atemdepression und dem Blutdruckabfall, beim Phenytoin in der Störung von Reizbildung und Reizleitung, beim Clomethiazol in der Atemdepression.
Risiken abwägen und das geeignetste Mittel aussuchen! Achte auf EKG, EEG, Puls, Blutdruck.

Unterstützende Maßnahmen entsprechen dem allgemeinen Vorgehen der Notfallmedizin:
Hirnödembehandlung mit Furosemid;
Freihalten der Atemwege: Absaugen;
Venöse Zufuhr offen halten;
Evtl. Sauerstoffkatheter.

● Gelingt die Statusunterbrechung nicht, so können Muskelrelaxantien, Intubation, assistierte oder kontrollierte Beatmung erforderlich werden.

Opiate, Phenothiazine, O_2-Überdruck, Hyperventilation sind zu vermeiden, weil dadurch die Krampfbereitschaft steigt.

Bei Anfallskrankheit in der Anamnese muß man nach verschlimmernden Faktoren suchen, z. B. Hypocalcämie, Hypoglykämie, Alkoholentzug, Weglassen der Antiepileptica (!). Letzteres läßt sich objektivieren durch Messung der Plasmakonzentration.
Bei „leerer" Anamnese unverzüglich mit Diagnostik beginnen!

15.5 Mittel zur Therapie des Parkinsonismus

Vorbemerkungen

Dem Parkinsonsyndrom fast jeder Genese liegt eine Unterfunktion der dopaminergen Verbindung zwischen Substantia nigra und Striatum zugrunde. So entsteht ein funktionelles Ungleichgewicht zwischen Dopamin und Acetylcholin im Striatum. Daraus resultieren die Kardinalsymptome: Rigor, Tremor, Hypokinese, Bradyphrenie.
Das Grundleiden ist nicht beeinflußbar. Es schreitet trotz Therapie fort. Man versucht, die Symptome durch hemmende oder substituierende Pharmaka zu unterdrücken.
3 medikamentöse Wege sind möglich:

– Hemmung des cholinergen System durch die Gruppe der Anticholinergica;
– Substitution am dopaminergen System mit Levodopa;
– Anderweitige Stützung des dopaminergen Systems mit Amantadin oder Bromocriptin.

Generell gilt für die Arzneitherapie des Parkinsonismus: Hohe Dosen benötigt man bei postencephalitischem M. Parkinson, mittlere Dosen bei hereditären Prozessen (atrophisierenden cerebralen Prozessen), niedrige Dosen bei cerebralarteriosklerotisch verursachtem M. Parkinson. Besonders die letzte Gruppe entwickelt häufig sog. symptomatische Psychosen im Involutionsalter mit deliranten Bildern. Behandlung einer Herzinsuffizienz und Blutdruck-Regulierung nicht vergessen!

Abrupte Änderungen der Dosierung oder plötzliche Übergänge zwischen den drei medikamentösen Behandlungsprinzipien vermeide man. Der Erfolg läßt sich erst nach ca. dreimonatiger Therapie beurteilen.

Die alleinige medikamentöse Behandlung ist jedoch unzulänglich! *Unterstützende Maßnahmen* bestehen in

- psychagogischer Führung; denn Parkinsonkranke sind fast immer depressiv gestimmt, und in
- krankengymnastischer Übungsbehandlung.

In schweren Fällen ist ein stereotaktischer Eingriff zu erwägen!

Hemmung des cholinergen Systems

Sie bessert vor allem den Rigor, weniger den Tremor, kaum die Hypokinesie, und ist die Therapie der Wahl u. a. bei arzneimittelbedingtem Parkinsonismus (nach Neuroleptica). Dieser spricht nicht auf Levodopa an, weil Neuroleptica die dopaminergen Receptoren blockieren.

Substanzen: Biperiden, Trihexyphenidyl. Ihre Dosis wird langsam gesteigert, bis ein Effekt erzielt oder die Toleranzgrenze erreicht ist.

Unerwünschte Wirkungen äußern sich, wie bei anderen Anticholinergica, als

- Verwirrtheitszustände, welche der Grundkrankheit zur Last gelegt werden, sich aber beim Weglassen des Anticholinergicums bessern,
- Trockener Mund (saure Drops empfehlen),
- Glaukomgefahr.
- Erschwertes Harnlassen, vor allem bei Prostatikern.

Substitution am dopaminergen System

Sie bessert vor allem die Hypokinesie und Bradyphrenie, weniger den Rigor, kaum den Tremor.

Als Vorläufer der Wirksubstanz wird Levodopa verabreicht, aus dem in zahlreichen peripheren Organen und auch im Gehirn der Wirkstoff Dopamin entsteht. Levodopa dringt im Gegensatz zu Dopamin ins Hirn ein.

Die *Dosierung* variiert zwischen 0,5 und 6 g täglich. Der Bedarf wird durch langsam steigende Dosierung austitriert. Der Grenzwert ist erreicht bei allgemeiner Unruhe oder ausfahrenden, unfreiwilligen Bewegungen. Das nicht seltene Erbrechen läßt sich durch Antiemetica dämpfen. Gleichzeitige Gabe von Anticholinergica (s. o.) oder Amantadin (s. u.) ist möglich.

Die *Decarboxylase-Hemmer* Benserazid und Carbidopa dringen kaum ins Gehirn ein. Sie hemmen also die Dopaminbildung nur peripher, nicht aber im Gehirn. Eine Kombination zwischen Levodopa und Hemmstoff führt zu
- geringerem Bedarf an Levodopa (ca. $1/5$).
- geringeren peripheren Nebenwirkungen (s. u.), und damit zu einem günstigeren therapeutischen Quotienten.

Pyridoxin (Vitamin B_6) ist Coenzym der Dopa-Decarboxylase. Bei alleiniger Gabe von Levodopa würde es stören, nicht dagegen bei gleichzeitiger Gabe eines Hemmers der Dopa-Decarboxylase.

Unerwünschte Wirkungen und Vorsichtsmaßnahmen

- Am häufigsten sind *extrapyramidal-motorische* Symptome (Myoklonien, Dyskinesien), die oft in tageszeitlichem, gelegentlich in abruptem (on-off) Wechsel auftreten.
- *Zentrale Erregung* kann sich in Unruhe, Schlaflosigkeit, erhöhter sexueller Aktivität, manisch-depressiver Verstimmung äußern.
- *Vegetative Zeichen* sind orthostatisches Syndrom, Tachykardie, Erbrechen.
- **Vorsicht** bei allen Patienten, die Sympathomimetica erhalten (z. B. wegen Asthma bronchiale) oder voraussichtlich schlecht vertragen würden (z. B. bei Hyperthyreose, Hypertonie, Herzrhythmusstörungen, Halothan-Narkose, Glaukom). Dopamin ist ein Sympathomimeticum! Bei eventueller Lokalanaesthesie unter Levodopa-Therapie kein Sympathomimeticum zusetzen. MAO-Inhibitoren vermeiden!

Amantadin

Amantadin fördert die Freisetzung von Dopamin; daher entsprechen seine Zielsymptome etwa denen des Levodopa. Bei vorherrschender Hypokinesie wird es oft als erstes Mittel (0,1–0,6 g/tgl.) eingesetzt. Es wirkt schwächer als eine Hemmung des cholinergen Systems (s. S. 320) oder eine Substitution am dopaminergen System (s. oben), weshalb es oft mit diesen Verfahren kombiniert wird.

Unerwünschte Wirkungen

- Hypotension, Schlaflosigkeit, Unruhe;
- Kombination von Amantadin mit anderen Antiparkinson-Mitteln führt zur Verstärkung der unerwünschten Wirkungen, welche aus der Hemmung des cholinergen Systems und der Substitution am dopaminergen System resultieren.

Bromocriptin

Dieses Derivat der Mutterkorn-Alkaloide verhält sich wie ein Dopamin-Agonist. Bromocriptin wird vor allem dann eingesetzt, wenn die Levodopa-Therapie nicht ausreicht. Seine Dosierung wird durch Dyskinesien begrenzt.

15.6 Analgetica

Vorbemerkungen

Der Schmerz greift wie keine andere Sinnesqualität in die Persönlichkeit des Patienten ein. Er wird verarbeitet und gewinnt dadurch individuelle Züge. Zu den im Tierversuch nachvollziehbaren Schmerzreaktionen und der Schmerzwahrnehmung (*naturwissenschaftliche* Komponente) treten Ergebnisse der Schmerzverarbeitung, wie das Gefühl des Unangenehmen, des Krankseins, häufig auch Angst und sogar die Abschaltung anderer Erlebnisse und Aktivitäten (*personale* Komponente). Wegen der starken subjektiven Faktoren sind Placebo-Effekte an der Wirkung aller, auch der stärksten Analgetica beim Menschen beteiligt. Suggestive Maßnahmen können das Analgeticum nicht selten ersetzen.

Die Unterscheidung von naturwissenschaftlicher und personaler Komponente gestattet eine einfache Gliederung der Schmerzmittel:

– *Analgetica, welche nur die Wahrnehmung des Schmerzes mindern,* sind unter den BTM-freien Präparaten zusammengefaßt. Sie sind brauchbar vor allem für nicht-intestinale Schmerzen, wie Kopfschmerz, Zahnschmerz, Schmerzen seitens des Bewegungsapparates.

– *Analgetica, die auch die Schmerzverarbeitung beeinflussen,* sind wesentlich stärker wirksam; sie mindern sogar Unlustgefühle, die aus der Verarbeitung anderer Impulse stammen. Allerdings sind sie Betäubungsmittel und daher riskant.

Die Übergänge zwischen beiden Gruppen sind fließend.

Aus der Vielschichtigkeit des Schmerzes ergeben sich einige für die Therapie wichtige Regeln:

- Analgetica können häufig eingespart werden, indem man eine spezifische Therapie an möglichst früher Stelle ansetzt, z. B. Nitroglycerin bei Angina pectoris, Antacida bei Ulcus duodeni verwendet.
- Ein starker Suggestiv-Faktor wohnt allen Schmerzmitteln inne. Diesen fördern und ausnutzen!
- Gewohnheitsbildung vermeiden; also möglichst keine längere Anwendung. Besondere Vorsicht bei Patienten, die zur Dependenz neigen.
- Herkunft, Dauer, Schwere des Schmerzes bei der Wahl der Schmerzmittel berücksichtigen. Stets das risikoärmste, eben noch wirksame Mittel anwenden. Es gilt also die Reihung:

    1. Analgetica – Antipyretica > 2. Mittel an der Grenze zu den Betäubungsmitteln > 3. Betäubungsmittel.
- Betäubungsmittelgesetzgebung beachten (s. 3.4)!

Betäubungsmittelfreie Präparate (Analgetica – Antipyretica)

● *Phenacetin* und *Paracetamol*

Sie sind relativ leichte, wenig bedenkliche Analgetica; Dauer und Menge der Einnahme sind dennoch zu beschränken (Gefahr des Abusus!).

Elimination: Aus Phenacetin entsteht im Organismus vor allem Paracetamol, in kleinen Mengen aber auch der Met-Hb-Bildner p-Phenetidin. Bei Phenacetindosen > 1 g tgl. nimmt die Phenetidin-Bildung überproportional zu. Daher niedrig dosieren! Niedrige Phenacetindosen (< 250 mg) gehen bei einer erstmaligen Leberpassage praktisch vollständig in Paracetamol über.

Unerwünschte Wirkungen

– *Methämoglobin*-Bildung durch Phenacetin. Der Säugling ist gegen Met-Hb-Bildner empfindlicher als der Erwachsene und erhält daher kein Phenacetin. Phenacetin und Paracetamol ferner vermeiden bei Glucose-6-Phosphat-Dehydrogenase-Mangel (→ Hämolyse; s. S. 54).

– *Nierenschäden,* die sich als interstitielle und/oder Pyelonephritis manifestieren. Die Anamnese weist hierbei auf mehrjährigen Mißbrauch (kg-Dosen) hin. Bestehende Nierenschäden sind Kontraindikationen für Phenacetin und Paracetamol.

Einstweilen ist ungewiß, ob Phenacetin selbst oder ein Metabolit verantwortlich ist. Eine Mitwirkung anderer Inhaltsstoffe analgetischer Kombinationen ist nicht ausgeschlossen. Daher *jeden* Mißbrauch von Analgetica vermeiden!

– Die *Leber* wird bei akuter Überdosierung von Paracetamol toxisch geschädigt.

Ein Metabolit scheint zunächst das Glutathion, dann Makromoleküle der Leber zu arylieren. Als Antidote dienen SH-Donatoren, die im Gegensatz zu Glutathion lebergängig sein müssen, z. B. Cysteamin als Infusion.

● *Acetylsalicylsäure*

Acetylsalicylsäure ist das meistgebrauchte Analgeticum-Antipyreticum. Zusätzlich wirkt sie antirheumatisch (s. 14.2).

Zur Pharmakokinetik

Acetylsalicylsäure wird im Organismus schnell zu Salicylat gespalten, das entweder als solches oder nach Konjugation mit Glycin ausgeschieden wird. Die HWZ von Salicylat (normal ca. 3 Std) wird stark verlängert (bis 20 Std!) durch

– Erniedrigung des Harn-pH's, was die Rückresorptions begünstigt, oder
– Erhöhung der Dosis, wodurch das konjugierende System gesättigt wird.

Unerwünschte Wirkungen
- *Schleimhautschäden* im Magen-Darmtrakt führen *sehr häufig* zu klinisch unauffälligen Mikroblutungen. Nicht bei Magenpatienten verwenden (s. S. 242). Antacida schützen nicht ausreichend. Überdies senken sie die Plasmakonzentration von Salicylat durch Beschleunigung der renalen Elimination. Empfehlung: Tabletten mit viel Wasser oder mit den Mahlzeiten einnehmen, nicht im Ganzen schlucken.
- Die tubuläre Sekretion von Harnsäure wird kompetitiv gehemmt (s. S. 254); daher Acetylsalicylsäure bei Gicht vermeiden!
- 5 g und darüber hemmen die *Prothrombinsynthese*. Derartige Dosen *nicht* mit oralen Anticoagulantien kombinieren.
- 1–1.5 g tgl. hemmen die *Thrombocytenaggregation* (s. S. 168). Daher keine Acetylsalicylsäure 36 Std vor einer Blutspende oder bei einer hämorrhagischen Diathese! Größte Vorsicht bei einer Anticoagulantien-Therapie!
- Mögliche *Asthma-Auslösung* bedenken! Daher keine Asthmapulver verschreiben, die Acetylsalicylsäure enthalten.

Salicylatvergiftung
Schon beim „Salicylatstoß" (ca. 10 g/Tag), der früher zur Behandlung des rheumatischen Fiebers diente, kam es zu Schwindel, Ohrensausen, Benommenheit. Höhere Dosen erzeugen
- zunächst rauschartigen, dann komatösen Zustand;
- Hyperthermie und Hyperexcitation, bes. bei Kindern;
- Atemstörungen (Hyperpnoe, Dyspnoe) durch gleichzeitige periphere metabolische Acidose (Salicylat + saure Stoffwechselprodukte) und zentral ausgelöste respiratorische Alkalose. Evtl. Tod durch Atemlähmung.

Therapie
- Magenspülung, Tierkohle;
- Bicarbonat und reichlich Flüssigkeit infundieren zur besseren renalen Ausscheidung. Dabei streng achten auf Atmung (bei starker respiratorischer Alkalose evtl. CO_2 zulegen), Plasma-pH, Plasma-K^+. K^+-Verluste infolge Alkalose evtl. ausgleichen (vgl. 8.3).

● *Pyrazolon-Derivate*

Substanzen: Nach dem Verbot des Aminophenazons (s. u.) steht nur noch Dipyron (= Novaminsulfon) als Reinsubstanz zur *oralen* Anwendung zur Verfügung; in Kombinationspräparaten ist häufig Propyphenazon enthalten. Zur *parenteralen Anwendung* sind neben Dipyron mehrere Kombinationspräparate verfügbar.

Indikationen: Als leichte Analgetica und Antipyretica sind Pyrazolonderivate entbehrlich, wie das Beispiel der USA zeigt. Bei Spezialindikationen sind sie wertvoll, z. B.
- zur Injektion bei starken Schmerzen (Gallenkoliken, Ureterkoliken, Unfallschock). Sie sind den Opiaten möglichst vorzuziehen, weil sie keine Betäubungsmittel sind und das Krankheitsbild weniger verdunkeln;
- zur Entzündungsbekämpfung (vor allem das verwandte Phenylbutazon; s. S. 282).

Unerwünschte Wirkungen

- Die allergische Agranulocytose mag bei den heute noch zugelassenen Pyrazolon-Derivaten sehr selten sein. Ihr Risiko steht aber in keinem Verhältnis zur geringen Bedeutung der Substanzklasse als leichte Analgetica.
- *Cutane Überempfindlichkeitsreaktionen* äußern sich als generalisierte oder fixe Arzneimittelexantheme.
- Bei *fiebernden Patienten* kann die regulatorische Erweiterung der Hautgefäße einen Blutdruckabfall herbeiführen.
- Wenn Aminophenazon im schwach sauren Gebiet mit Nitrit zusammentrifft, bildet sich *carcinogenes Dimethyl-Nitrosamin.* Hierfür sind die Vorbedingungen im Magen gegeben. Auch handelsübliches Aminophenazon enthielt Spuren von Nitrosaminen. Aminophenazon ist jetzt nicht mehr zugelassen.

Phenylbutazon und seine Verwandten sowie Indometacin sind nicht als Analgetica zu verwenden, obwohl ihnen eine analgetische Wirkung zukommt (s. S. 283)!

Sonderfall: Migräne-Mittel

Der Migräne liegt eine *anfallsweise Störung der Durchblutung* im Carotisgebiet zugrunde, die mit neurologischen Ausfällen und typischen Kopfschmerzen einhergeht. Man vermutet, daß die initiale, constriktorische Phase der Migräne auf einer Serotoninfreisetzung beruht, die anschließende Phase der Vasodilatation auf Verarmung der Gefäße an Serotonin. Die Serotoninhypothese macht verständlich, weshalb zahlreiche Migräne-Mittel Amin-Antagonisten sind.

Die Bewertung der Migräne-Mittel wird dadurch erschwert, daß zahlreiche Patienten bereits auf Placebos ansprechen.

Man unterscheidet Mittel zur Behandlung des *Anfalls* von solchen zur *Dauerbehandlung.*

Im **Anfall** strebt man die Vasoconstriction der erweiterten Cerebralgefäße an.
- Ergotamin und sein Dihydro-Derivat wirken spezifisch bei migränebedingtem Kopfschmerz. Ergotamin ist kein Prophylakticum, sondern nur während der Prodrome oder im Anfall anzuwenden. $\sim 90\%$ der Patienten sprechen an. – Unerwünschte Wirkungen bestehen in Nausea (häufig) sowie Zeichen des Ergotismus, z. B. Kribbeln, Muskelschmerzen. Der sog. Ergotamin-Kopfschmerz wird als Rebound-Phänomen gedeutet.

Dosierung: I. v. gibt man nur ausnahmsweise 0.25-(maximal!) 0,5 mg Ergotamin, besser 1 mg Dihydroergotamin. *S. c.* oder *i. m.* benötigt man 0,5–1 mg tgl. Ergotamin. Praktisch und erfolgreich ist auch dessen Anwendung als Dosier-Aerosol.
Die *orale* und *sublinguale* Anwendung (3–4 mg initial, bis 10 mg tgl.) wirkt weniger zuverlässig und langsamer.
Die Applikationsform hängt von der Schwere des Anfalls ab. Bei häufigen Anfällen (> 4 Monat) besteht die Gefahr der Habituation für Anfallsmittel. Der Ergotamin-

Kopfschmerz verführt zu vermehrter Einnahme (→ Circulus vitiosus). Daher verwendet man bei häufigen Anfällen nur noch die Intervall-Mittel.

- *Coffein* wirkt ähnlich dem Ergotamin, aber schwächer. Meist wird es in Kombination verwendet.

Im *Intervall* benutzt man die verschiedensten Amin-Antagonisten. Ihr Wirkungsmechanismus bei Migräne ist unklar. Sie sind, mit Ausnahme der auch vasoconstrictorisch wirksamen Mutterkornalkaloide, nur zur Prophylaxe geeignet. Eine Beschwerdefreiheit wird nur ausnahmsweise erreicht, eine Besserung in etwa der Hälfte der Fälle; daher muß probiert werden. Die Schutzwirkung beginnt einige Tage nach dem Therapiebeginn. Beim Absetzen besteht die Gefahr des „Rebound."

- *Hydrierte Mutterkornalkaloide* (Dihydroergotamin, Dihydroergocornin etc.) sind α-Sympatholytica und außerdem direkt gefäßwirksam (s. o.).

- *Methysergid* ist ein Serotonin-Antagonist. Wegen ihrer vielfältigen Nebenwirkungen ist die Substanz für schwere Migräneformen vorbehalten. Initial ruft sie häufig Nausea, Schwindel, Zeichen des Ergotismus hervor, daher einschleichend behandeln. Später besteht das Risiko der sehr seltenen, aber gefürchteten Fibrosen (Lunge, Endokard, Retroperitonealraum); daher stets auf gastrointestinale oder Kreislaufstörungen achten! Nicht länger als 4 Monate geben!

- *Cyproheptadin* und *Pizotifen* werden ähnlich dem Methysergid eingesetzt. Sie sind polyvalente Amin-Antagonisten.
Unerwünschte Wirkungen äußern sich als Schläfrigkeit und Gewichtszunahme.

- Der Nutzen von *β-Sympatholytica* (s. S. 202) ist wahrscheinlich, aber nicht gesichert. Er mag auf der Verhütung der β-adrenergen Vasodilatation beruhen.

Keine Indikation besteht für Tranquilizer oder Neuroleptica. Antidepressiva sind nur indiziert, wenn die Kopfschmerzen depressiv mitbedingt sind.

Zur Problematik der Kombinationspräparate

Analgetica untereinander?

Ziel dieser Kombination ist es, eine überadditive Wirksamkeit oder wenigstens eine Addition der analgetischen Wirkung zu erzielen. Eine Wirkungszunahme wurde bisher nur bei Kombinationen mit starken Analgetica wahrscheinlich gemacht, so zwischen Acetylsalicylsäure und Codein.

Jedoch: Kombinationen sind grundsätzlich riskant, weil die Zahl der grundsätzlich möglichen Nebenwirkungen dadurch vermehrt wird. Manche Nebenwirkungen sind relativ wenig dosisabhängig (z. B. Pyrazolon-Agranulocytose), andere werden möglicherweise durch Kombination von Analgetica gefördert (z. B. „Phenacetin"-Niere). Pyrazolonhaltige Mittel (s. S. 324) sollten nur in begründeten Ausnahmefällen verschrieben werden.

Analgetica + Schlafmittel?

Ziel dieser Kombination ist die Unterbrechung des Circulus vitiosus: Schmerz ↔ Schlaflosigkeit.

Jedoch: Schlafmittel haben keine direkte analgetische Wirkung; es wird sogar eine antianalgetische Wirkung behauptet! Besser gibt man die beiden Komponenten nach Bedarf getrennt, weil die Gefahr der Überdosierung der Schlafmittel mit dem Bedarf an Analgetica wächst. Pharmakokinetisch ungeschickt wäre auch die Kombination eines langwirkenden Barbiturats (z. B. Phenobarbital) mit einem kurz wirkenden Analgeticum.

Analgetica + Neuroleptica?

Ziel ist die Unterbrechung des Circulus vitiosus: Schmerz ↔ Emotion.

Jedoch ist es fraglich, ob die Dosierung der Neuroleptica in den Kombinationspräparaten hierzu ausreicht. Bei Bedarf einzeln verschreiben. Eine Verstärkung der Analgesie ist nicht erwiesen.

Analgetica + Coffein?

Bei dieser Kombination herrscht wohl eine psychopharmakologische Wirkung vor, die sich auf die Verarbeitung des Schmerzes bezieht. Dazu tritt eine Constriction der Cerebralgefäße. Sie ist interessant bei Migräne (s. S. 325).

Jedoch: Coffein + Acetylsalicylsäure ist bei chronischen, peripher bedingten Schmerzen nicht wirksamer als Acetylsalicylsäure allein.

Cave: Kopfschmerz bei Coffeinentzug; er wird ebenfalls durch Coffein gebessert! Dadurch wird die Bindung an das Analgeticum verstärkt.

Zusammenfassung: Trotz ihrer gewaltigen Verbreitung bieten die analgetischen Kombinationspräparate keine nennenswerten Vorteile, sondern zusätzliche Risiken. Analgetica sollten also möglichst als Reinpräparate für eine begrenzte Zeit verschrieben werden. Falls nach einigen Wochen noch ein Analgetica-Bedarf besteht, wechsle man das Präparat.

Mittel an der Grenze zu den Betäubungsmitteln

Psychische und physische Dependenz sind für diese Mittel bekannt. Die Entziehungserscheinungen sind aber viel milder als bei den Opiaten. Daher unterliegen die Vertreter dieser Gruppe nicht oder nur eingeschränkt der BTMVV (s. S. 61).

- *Codein*
  wirkt grundsätzlich ähnlich dem Morphin, aber allgemein schwächer. Die Wirksamkeit des Morphins bezüglich Analgesie oder Hustenstillung wird selbst bei massiver Dosissteigerung nicht erreicht.

- *Dextropropoxyphen* und *Tilidin*
  besitzen eine methadonähnliche Struktur.

Dextropropoxyphen wirkt nicht stärker analgetisch als Codein, und Tilidin verhält sich wie ein mildes Pethidin. *Mit beiden Mitteln wird erheblicher Abusus getrieben.* Man könnte auf sie verzichten. Tilidin ist ein Betäubungsmittel im Sinne der BTMVV, außer es ist mit 7,5% Naloxon „vergällt". Dextropropoxyphen-haltige Präparate werden zunehmend zum *Suicid* benutzt. Therapie: Naloxon.
Für beide Substanzen gilt: Vorsicht bei Berufstätigen. Kein Kfz. steuern, kein Alkohol. Bei Schwindel hinlegen. Keinesfalls gehören sie in die Hände von Personen, die zur Sucht neigen.

- *Pentazocin*
besitzt neben den opiatähnlichen auch opiatantagonistische Eigenschaften (s. Abb. 15.6-1). Gleichwohl ist es ein kräftiges Analgeticum. Parenteral entsprechen 30 mg $\sim$ 10 mg Morphin; die Wirkung läuft schneller ab als beim Morphin. Oral wirkt es erheblich schwächer und länger als parenteral. Nach Tierversuchen ist eine obere Grenze der Analgesie anzunehmen. Das Maximum ist i. v. nach $\sim$ 15 min, i. m. nach $\sim$ 60 min, oral nach $\sim$ 1–3 Std erreicht.

Unerwünschte Wirkungen

Die opiatähnliche Komponente äußert sich in *Atemdepression,* Spastik, ist aber weniger schwer als bei den „reinen" Opiaten.

Der Quotient $\frac{\text{Atemdepression}}{\text{Analgesie}}$ entspricht bei therapeutischen Dosen etwa dem des Morphins, bei Überdosierung wird er kleiner.

Pentazocin ist ein *partieller Opiat-Antagonist,* daher gibt man es nicht bei Patienten, die Opiate erhalten oder abhängig sind. Es ist auch nicht zur Substitution bei Opiat-Abusus geeignet. Höhere Pentazocin-Dosen erzeugen Dysphorie. Pentazocin ist also ein Analgeticum mit eingebauter Bremse, die allerdings nicht immer greift: physische und psychische Dependenz kommen manchmal vor. Mit Zurückhaltung verschreiben!
Eine Überdosierung wird nicht mit dem (ebenfalls partialantagonisischen) Nalorphin behandelt, sondern mit dem „reinen" Antagonisten Naloxon.

Soll ein Patient der Neuroleptanalgesie unterzogen werden, so darf man ihm zuvor kein Pentazocin verabreichen, weil es die Wirksamkeit des Fentanyl (s. S. 331) beeinträchtigen würde.
Opioide Substanzen werden auch gebraucht zur Hustenstillung (s. 11.1) und zur Ruhigstellung des Darmes, z. B. Diphenoxylat und Loperamid (s. 12.3).

Starke Analgetica (Betäubungsmittel) (s. hierzu 3.4)

Die *kardinalen Effekte* und ihre Konsequenzen für die therapeutische Nutzung sind in Tabelle 15.6-1 zusammengestellt.

Der Quotient $\frac{\text{Atemdepression}}{\text{Analgesie}}$ ist für die einzelnen Präparate annähernd konstant. Cave Werbung!

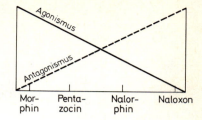

Abb. 15.6-1. Beziehung zwischen Agonismus und Antagonismus in der Opiat- (bzw. Opioid-) Reihe

Tabelle 15.6-1. Kardinale Effekte von starken Analgetica und ihre Bedeutung für die Therapie

Effekt	Konsequenz
Analgetisch und distanzierend	Wirksam auch bei schweren Schmerzen
Atemdepression	Wirksam auch bei schwerem Husten und schwerer Atemnot, z. B. Lungenödem; Gefahr bei chronischer respiratorischer Insuffizienz (s. S. 233) Todesursache bei Vergiftung (s. S. 331)
Minderung der circulierenden Blutmenge	Teilkomponente der Wirkung beim kardialen Lungenödem (s. S. 189).
Sedation und Schlaf (nicht in therapeutischen Dosen!)	Koma bei Überdosierung
Förderung der Krampfneigung	Bei Krampfkrankheiten vermeiden
Emetische Wirkung	Nur beim liegenden Patienten anwenden
Toleranzentwicklung besonders gegen die zentralen Effekte	Tendenz zur Dosissteigerung; regelmäßige Gabe vermeiden!
Psychische Umstellung, Euphorie	Gefahr des Mißbrauchs
Miosis	Wichtiger Hinweis auf Opiat, z. B. bei Vergiftung
Tonisierung der glatten Muskulatur	Nutzung bei schweren Diarrhoen (s. S. 239); Unerwünscht bei der Behandlung von Koliken (s. S. 245).

Regeln für die Anwendung

- Erschwere Dir und andern nicht die *Diagnose* bei vermutetem „akutem Abdomen" oder vermuteten Kopfverletzungen! In diesen Fällen besser ein Pyrazolon-Derivat injizieren!

- Vermeide *Toleranz* und *Dependenz!*
  Also nur bei Bedarf, keinesfalls „3 mal täglich" geben; möglichst nicht länger als einige Tage (außer bei terminalen Zuständen). Besondere Vorsicht ist bei den

ersten Anzeichen von Euphorie geboten. Die iatrogene Dependenz ist jedoch unbedeutend und meist reversibel. Sogenanntes „Postoperatives Mißbefinden" kann Äquivalent eines Entzugssyndroms sein. Mit dem mildesten Mittel auszukommen suchen: Codein < Pentazocin < Methadon. Möglichst oral anwenden, weil die Dependenz durch Injektion stärker gefördert wird.

- Scheue Dich nicht, Opiate bei Bedarf *ausreichend* zu dosieren! Der Patient kann auch deshalb mehr Opiat wünschen, weil er noch Schmerzen leidet! Entgegen einer weitverbreiteten Ansicht dürfen Kinder jenseits des Säuglingsalters die nämliche Dosis /kg erhalten wie Erwachsene; man sollte sie also nicht unnötig leiden lassen!

- Bewahre den Patienten vor der *Atemdepression*!

Schon in therapeutischen Dosen mindern Opiate die Atemtiefe, in höheren Dosen auch die Frequenz. Dadurch fördern sie die Ausbildung postoperativer Atelektasen.
Bronchospasmus ist möglich. Deshalb und wegen der Eindickung des Bronchialsekrets möglichst nicht bei Asthmatikern verwenden!
Vorsicht bei respiratorischer Acidose, z. B. chronisch-pulmonaler Obstruktion, weil die Reaktion auf CO_2 weiter vermindert wird.
Vorsicht bei der Zufuhr von konz. O_2, weil durch die Beseitigung der Hypoxie ein Atemantrieb entfällt.
Vorsicht bei Hirnverletzten: Atemdepression führt zu cerebraler Vasodilatation, diese zu erhöhtem Liquordruck.
Vorteile von Kombinationen zwischen starken Analgetica und Morphinantagonisten sind für die Klinik nicht gesichert. Der Quotient $\frac{Atemdepression}{Analgesie}$ wird dadurch gekürzt, aber nicht verbessert.

- Der *Tonus glattmuskulärer Organe steigt* unter Opiaten an. Es gibt kein spasmolytisches Opiat! Daher bei spastischen Schmerzen oder Neigung hierzu mit Spasmolyticum oder Atropin (s. 12.5) kombinieren, oder ein weniger stark spasmogenes Mittel wählen, z. B. Pethidin. – Da die Toleranzentwicklung gegen die intestinale Spastik geringer ist als gegen die ZNS-Symptome, kann die Obstipation bei längerer Anwendung von Opiaten sehr stören. Bei langfristiger Gabe für weichen Stuhl sorgen!
Vorsicht bei Miktionsschwierigkeiten, etwa Prostatahypertrophie, weil die Harnverhaltung zunehmen kann. Vorsicht bei Pankreatitis wegen Spasmen des Sphincter Oddi!
Die Defäkation kann unter Opiaten „vergessen" werden.

- Das häufige *Erbrechen* kann vermieden werden durch Gabe einer kleinen Vordosis oder von Atropin.
Beim liegenden Patienten ist das Erbrechen seltener als beim ambulanten.

- Die Minderung der Kreislaufreflexe äußert sich in *orthostatischer Hypotension*, die beim Lungenödem das Herz entlasten hilft.

- *Verstärkte Wirksamkeit* ist zu erwarten
  - bei allen geschwächten, unterernährten, alten Patienten,
  - bei erniedrigtem Grundumsatz (Hypothyreose, M. Addison); ein unbehandeltes Myxödem ist eine glatte Kontraindikation!
  - bei Gabe von Neuroleptica oder Schlafmitteln,
  - wenn Morphin im Schock mehrfach s. c. gegeben wurde und sich später die Durchblutung bessert; beim Schock alle Arzneimittel besser i. m. oder i. v. verabreichen!
- *Sedation und Neurolepsis sind Neben-Effekte*, die nicht primär angestrebt werden dürfen!

Einzelsubstanzen

Tabelle 15.6-2. Vergleich einiger starker Analgetica

	Eignung zur oralen Gabe	Antitussive und obstipierende Wirkung	Erzeugung von Spastik	Eignung zur Analgesie in der Geburtshilfe	Suchterzeugung	Schwere der Dependenz	Wirkungsdauer
Morphin	gering[a]	gut	stark	weniger günstig	ja	hoch	4–6 Std
Pethidin	gut	unbedeutend	geringer	ja[b]	ja	erheblich	2–3 Std
Levomethadon	mäßig	gut	geringer	nein	ja, aber langsamer	erheblich	5–8 Std

[a] Morphin wird in Darmschleimhaut und Leber rasch konjugiert (First-pass-Effekt, s. S. 35).
[b] Weil am kürzesten wirkend.

Zwischen den einzelnen Substanzen bestehen keine wesentlichen Unterschiede, wenn äquianalgetische Dosen benutzt werden, außer bezüglich

- oraler Resorbierbarkeit ⎱ beidemale ist Levomethadon dem Morphin
- Schwere des Entzugssyndroms ⎰ vorzuziehen (vgl. Tabelle 15.6–2).

- Wirkungsdauer: Fentanyl wirkt nur kurz, weil es im Organismus schnell umverteilt wird (∼ Thiobarbiturate); daraus ergibt sich ein hohes Suchtpotential. Fentanyl ist nur für die Neuroleptanalgesie zugelassen (s. S. 63).

Behandlung der akuten Opiatvergiftung

Drei Leitsymptome erwecken Verdacht: Atemdepression – Koma – Miosis.

Außerhalb der Klinik sofort einen Morphin-Antagonisten, z. B. Naloxon injizieren. Der Effekt ist an der Besserung der Atmung am ehesten zu erkennen. Andernfalls ist die Diagnose zu bezweifeln. Dosis nach ~ 30 min wiederholen, weil die Antagonisten im allgemeinen kürzer wirken als die Opiate. Bei Pentazocinvergiftung ist nur der reine Antagonist Naloxon sinnvoll (s. S. 328).

In der Klinik, d. h. wenn intubiert und beatmet werden kann, darf man ohne Antagonisten zuwarten. Sofern die Umstände auf hochgradige Opiat-Toleranz schließen lassen, sind Opiat-Antagonisten zu vermeiden. Sie könnten akute Lebensgefahr hervorrufen! Hilfsmaßnahmen folgen den Regeln der Intensivmedizin, also

- Beatmung, falls erforderlich.
- Katheterisierung wegen opiatbedingter Harnverhaltung.
- Salinisches Abführmittel wegen opiatbedingter Stuhlverhaltung.
- Schocktherapie mit reichlich Infusion.
- Keinesfalls ein Atemanalepticum verabreichen, weil es die Krampfneigung verstärken würde.

16 Arzneimittel zur Beeinflussung der Sexualfunktionen

16.1 Mittel zur Modulation des Sexualtriebes

Mittel zur spezifischen Förderung oder Hemmung des Sexualtriebes gibt es nicht. Die umfangreiche Laienwerbung ist falsch. Sedativa, Tranquilizer, Alkohol, Schlafmittel (s. Methaqualon), Antiparkinsonmittel (s. S. 321), Halluzinogene können störende Hemmungen abbauen; dämpfende Mittel können aber auch die Potentia coeundi mindern. *Psycho- und Soziotherapie sind entscheidend.*

Männliche oder weibliche Sexualhormone, exogen zugeführt, modulieren den Sexualtrieb nur

- in der Pubertät oder
- wenn im reproduktionsfähigen Alter zu wenig endogenes Testosteron oder Oestradiol vorliegt (Kastration) oder
- wenn durch massive Gaben eines Hormons der Sexualstatus insgesamt verschoben werden soll.

Beispiele: Behandlung bestimmter Formen der Intersexualität; Nebenwirkung bei gegengeschlechtlicher Behandlung von Mamma- oder Prostatacarcinom (vgl. S. 130).

> Alle Sexualhomone und ihre Derivate wirken
> - direkt auf ihre Erfolgsorgane,
> - indirekt durch Beeinflussung spezifischer Regelkreise.

16.2 Arzneimittel, welche die Sexualfunktion des Mannes beeinflussen

Testosteron und seine Derivate (Androgene) werden eingesetzt
- selten als Sexualhormone im eigentlichen Sinne,
- meist als Anabolica.

Direkte Effekte als Sexualhormone

- Virilisierung durch bevorzugten Angriff an maskulinen Zielorganen,
- Förderung der Spermiogenese, Stimulierung der accessorischen Geschlechtsdrüsen.

In vertretbaren Dosen beeinflussen Androgene weder die Libido noch die Fertilität des endokrinologisch gesunden Mannes.

Indirekte Effekte als Sexualhormone

Testosteron und seine Derivate bewirken
- geringere ICSH (LH)-Freisetzung und dadurch geringere Hormonproduktion der Leydigschen Zellen,
- geringere FSH-Freisetzung und dadurch Hemmung der Spermiogenese. Ihr folgt nach Weglassen der Hormonzufuhr gelegentlich eine überschießende Produktion von Spermatozoen, dies wird therapeutisch bei Oligozoospermie genutzt.

Androgene als Anabolica

Prinzip

Männliche Sexualhormone fördern den Eiweißansatz, bes. der Muskulatur. Der Effekt ist unabhängig von der Ursache der Katabolie und hält nur für die Dauer der Zufuhr an. Änderungen am Ring A des Testosterons können die Relation zwischen anaboler und virilisierender Wirkung erhöhen, nicht aber die virilisierende Wirkung beseitigen.

Indikationen sind alle Zustände mit relativem oder absolutem Eiweißmangel, *soweit sie nicht durch Diät allein zu bessern sind!*
Z. B. chronische Infekte, Tumoren, Röntgenkater, Glucocorticoidtherapie, Osteoporosen, vorübergehend auch bei Hyperthyreose.
Nicht bei dystrophen Kindern! Dort genügt eiweißreiche Ernährung allein.

Die Trainingsergebnisse von Sportlern (und Sportlerinnen!) lassen sich wahrscheinlich durch Anabolica verbessern. Der Wettkampf der Sportler wird dadurch zum unzulässigen Wettkampf der Sportärzte. Da diese Art von Doping bei rechtzeitigem Absetzen des Anabolicums nicht nachgewiesen werden kann, ist der Anreiz zu Verstößen groß.

Unerwünschte Wirkungen

- Übelkeit, Brechreiz, Kopfschmerzen, Hitzegefühl;
- Virilisierung (Akne, Hirsutismus, tiefe Stimme; Vorsicht bei Sängerinnen etc.!!); diese kann bleiben, auch wenn das Medikament sofort abgesetzt wird;
- vorzeitiger Epiphysenschluß bei Kindern, fetale Wachstumsstörungen;
- Ikterus infolge intrahepatischer Cholestase.

Kontraindikationen

- Prostata-Ca (würde stärker wachsen!),
- Gravidität (s. o.),
- Leberschäden (s. o.),
- akute Krankheitsbilder (z. B. akute Phase von Verbrennungen).

Oestrogene wirken ebenfalls anabol; jedoch tritt in nutzbaren Dosen ihr Effekt auf den Elektrolythaushalt stärker hervor. Die einzige Nutzung liegt im Versuch mit Oestrogenen bei klimakterischer Osteoporose. – Oestrogen-Gestagen-Kombinationen, vor allem solche mit androgenen Gestagenen (s. S. 336), könnten auch zur Leistungssteigerung bei Sportlerinnen eingesetzt werden.

Antiandrogene

Cyproteronacetat ist ein
- kompetitiv wirkendes Anti-Androgen,
- Gestagen und kann dadurch die LH-Freisetzung hemmen.

Indikationen

- Beim Mann gegen Hypersexualität, Sexualdeviationen,
- bei der Frau zur Unterdrückung von Virilisierungserscheinungen (Hirsutismus), aber auch bei Akne und Seborrhoe,
- bei Pubertas praecox zur Verhinderung des vorzeitigen Epiphysenschlusses, dadurch Verhütung des sekundären Minderwuchses.

Zur Behandlung leichter Androgenisierungserscheinungen dient eine Kombination von Cyproteronacetat (2 mg/tgl.) mit Äthinyloestradiol (0,05 mg/tgl.); damit wird zugleich eine hormonale Contraception erzielt. Man darf sie nicht in der Schwangerschaft anwenden, weil männliche Feten verweiblicht würden. Ausgeprägte Fälle mit Hirsutismus erfordern hochdosiert (100 mg) Cyproteronacetat vom 5.–14. Cyclustag in Verbindung mit 0,05 Äthinyloestradiol vom 5.–25. Cyclustag (umgekehrte Sequenz). Ein Wirkungseintritt ist nach 6–9 Behandlungsmonaten zu erwarten.

16.3 Arzneimittel, welche die Sexualfunktion der Frau beeinflussen

Verwendete Substanzen

Releasing-Hormone (RH) für FSH und LH.
Sie werden klinisch neuerdings genutzt im LH-RH-Stimulations-Test zur Unterscheidung zwischen einer hypothalamischen und einer hypophysären Amenorrhoe. Der RH-Test gibt, bei gleichzeitiger Bestimmung von LH und FSH, Aufschluß über die Funktion und die Reservekapazität des Hypophysenvorderlappens bezüglich der Sekretion dieser Gonadotropine.

Gonadotropine

a) **H**uman **M**enopausal **G**onadotropin (HMG); FSH-Aktivität überwiegt.
b) **H**uman **C**horionic **G**onadotropin (HCG); LH-Aktivität.

Clomiphen, Cyclofenil, Epimestrol fördern die Ausschüttung von LH/FSH-RH und Gonadotropinen. Clomiphen und Cyclofenil bewirken dies aufgrund einer zentralen antioestrogenen Wirkung, während Epimestrol als Oestrogen das sog. cyclische Zentrum stimuliert.

Oestrogene

Oral angewandt werden Äthinyloestradiol (dessen Äther = Mestranol), konjugierte Oestrogene und Oestradiolvalerianat.
Parenteral angewandt werden vor allem Oestradiolester.
Die einzelnen Oestrogene unterscheiden sich nur in ihrer Wirksamkeit, nicht in ihrem Wirkungsspektrum. Cave Werbung!

Gestagene

Genuines Progesteron wäre nur sehr schwach oral wirksam. Unter den halbsynthetischen Progestagenen findet man
- einige *ohne* androgene Nebenwirkung (Derivate des 17-Hydroxyprogesterons): Chlormadinonacetat, Medroxyprogesteronacetat,
- die meisten mit *androgener* und teils auch schwacher *oestrogener* bzw. *antioestrogener* Nebenwirkung (Derivate des 19-Nortestosterons): Norgestrel, Lynestrenol. Diese Progestagene sind in der Schwangerschaft kontraindiziert, da sie in hoher Dosierung zur Virilisierung des Feten führen können,
- eines mit kräftiger antiandrogener Wirkung (Cyproteronacetat; s. S. 335),
- Retroprogesteron, ein Gestagen ohne thermogenetischen Effekt und mit nur geringem Einfluß auf die Ovulation.

Grundlagen der Anwendung von Oestrogenen und Gestagenen

Man unterscheidet *periphere (direkte)* Effekte an den Erfolgsorganen und *zentrale* (indirekte) Effekte an Hypophyse und Hypothalamus.
Die *peripheren Effekte* sind in Tabelle 16.3-1 aufgeführt.

Zentrale Effekte der Steroidhormone kommen zustande
● durch *negative* Rückkopplung
  - auf tonisches Zentrum im Hypothalamus, was zu geringerer Basissekretion von Gonadotropinen führt;
  - auf Adenohypophyse (möglicherweise durch Inhibierung des RH-Effektes).

Tabelle 16.3-1. Biologische Wirkungen von Steroidhormonen – *periphere Manifestationen*

	Oestrogene	Gestagene
Uterusschleimhaut	Proliferation	Sekretorische Transformation
Uterusmuskulatur	Fördern Wachstum und Motilität	Vermindern den Tonus
Cervix-Schleim	Vermehrt, klar, spinnbar	Spärlich, trüb, viscös
Bei regelmäßiger Gabe bevorzugt	Durchbruchsblutung	Amenorrhoe
Gewichtszunahme	Rasch, durch Wasserretention	Langsam, unter Appetitsteigerung
Körpertemperatur	Normal	Erhöht

Im einzelnen laufen folgende Reaktionsketten ab (Abb. 16.3-1):
Oestrogene → Hemmung der Ausschüttung und Wirkung von FSH/RH (und LH-RH) → weniger FSH (und LH) → Hemmung der Follikelreifung und der Oestrogenproduktion, in hoher Dosierung sogar Unterdrückung der Ovulation.
Gestagene → Hemmung der Ausschüttung und Wirkung von LH-RH → weniger LH. Bei hoher exogener Zufuhr Unterdrückung des präovulatorischen LH-Gipfel und damit der Ovulation. Niedrige Gaben → uncharakteristische Abweichungen der Basissekretion der Gonadotropine, keine sichere Ovulationshemmung;

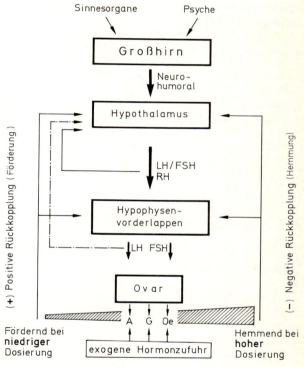

Abb. 16.3-1. Hormonale Regulationsmechanismen (schematisch vereinfacht).
A = Androgene; *G* = Gestagene; *Oe* = Oestrogene

● durch *positive* Rückkopplung auf cyclisches Zentrum (Ovulationszentrum) im Hypothalamus.

Oestrogene und Gestagene: Ihr präovulatorischer Anstieg induziert den periovulatorischen LH-Anstieg und damit die Ovulation.
Exogene Oestrogen-Zufuhr: Aktivierung des cyclischen Zentrums möglich → wiederholte LH-Gipfel → „Durchbruchs-Ovulationen".
Weiteres Beispiel: Ovulationsauslösung mit Epimestrol.

- Weitere Regelkreise sind wahrscheinlich:
  - Gonadotropinsekretion beeinflußt den Hypothalamus („kurzes feedback");
  - Die Releasing-Hormone steuern ihre Sekretion wahrscheinlich selbst („ultrakurzes feedback").

Daraus ergeben sich drei Möglichkeiten einer Behandlung mit Sexualhormonen
1. *Substitution* — bei Fehlen, Unterfunktion, Funktionsruhe oder Dysfunktion des Ovars oder der Hypophyse.
   Beispiel: Cyclische Zufuhr einer Oestrogen/Gestagen-Kombination bei Gonadendysgenesie (Turner-Syndrom). Behandlung mit Gonadotropinen nach Hypophysektomie wegen eines Tumors.
2. *Stimulation* — der körpereigenen Hormonproduktion und -sekretion zentral oder peripher, auch über eine positive Rückkopplung.
   Beispiel: zentrale Stimulation des Hypothalamus durch Clomiphen-Gabe, periphere Stimulation des Ovars durch Gonadotropin-Applikation; auch zu diagnostischen Zwecken.
3. *Hemmung* — Ausschalten oder Abschwächen einer unerwünschten endokrinen Wirkung durch Hormongabe; negative Rückkopplung auf das übergeordnete Zentrum.
   Beispiel: Hemmung der Gonadotropin-Sekretion mittels Oestrogen/Gestagen-Gabe → Hemmung der Ovulation (hormonale Contraceptiva).

16.4 Hormonale Behandlung der gestörten Ovarialfunktion

Pathogenetische Kette: gestörte Ovarialfunktion → gestörter Aufbau des Endometriums → *dysfunktionelle Blutungen.*

Organische Blutungsursachen stets ausschließen (Polyp, Myom, Carcinom), besonders bei präklimakterischen Blutungen!

Dysfunktionelle Blutungen können sich äußern in
- Anomalie des Blutungs*rhythmus:* zu häufig – zu selten (Tempoanomalie);
- Anomalie des Blutungs*typus:* zu schwach – zu stark.

Die Therapie hängt davon ab
- welche Partialfunktion (Follikelreifung? Ovulation? Corpus luteum?) gestört ist,
- ob Substitution oder Stimulation angebracht ist.

Dysfunktionelle Blutungen bei gestörter Follikelreifung

Drei Formen sind zu unterscheiden:
1. Verkürzte Follikelphase bei normaler Corpus luteum-Phase → Polymenorrhoe.
   Therapie: Oestrogengaben (Substitution) oder Clomiphen (Stimulation) zu

Beginn des Cyclus, was zur Verlängerung der Follikelphase und Verschiebung der Ovulation in die Cyclusmitte führt.

2. Verlängerte Follikelphase bei normaler Corpus luteum-Phase → Oligomenorrhoe

   Therapie: Vorverlegen der Ovulation durch Stimulation mit Clomiphen oder kombinierte Gabe von Gonadotropinen (FSH- und LH-wirksame Präparate), vor allem bei Kinderwunsch.

3. Postmenstruelle Blutung bei mangelhafter Regeneration des Endometriums und relativem Oestrogenmangel

   Therapie: Oestrogene vom 2.–7. Cyclustag substituieren.

Dysfunktionelle Blutung bei Anovulation

Der Cyclus kann dabei normal, verlängert (Oligomenorrhoe) oder verkürzt (Polymenorrhoe) sein.
Anovulation bedeutet zugleich Sterilität!

Therapie

a) Bei Kinderwunsch und normalem Verhalten der Gonadotropine versucht man eine Ovulationsauslösung mit Epimestrol, Clomiphen oder Cyclofenil. Bei Kinderwunsch und Gonadotropinmangel stimuliert man mit Gonadotropinen (FSH und LH).

   Cave: Überstimulierung der Ovarien möglich → Cysten, Ascites. Daher sind regelmäßige klinische und Laborkontrollen (Oestradiol im Serum) während der Behandlung notwendig. Basaltemperaturkurve führen.

b) Bei fehlendem Kinderwunsch genügt eine substitutive Cyclusregulierung mit Gestagenen bzw. Oestrogen/Gestagen-Kombination (18.–25. Cyclustag) oder Kaufmann-Schema: Oestrogene vom 5.–25., Gestagene vom 16.–25. Cyclustag als Sequentialpräparat.

Sonderform

Follikelpersistenz → oestrogene Durchbruchsblutung bei zu langer endokriner Funktion des Follikels *ohne* Ovulation, und glandulär-cystische Hyperplasie des Endometriums. Häufig als Dauerblutung in der Prämenopause, aber auch bei Jugendlichen → juvenile Blutung.

Therapie: Blutstillung durch Oestrogen/Gestagen-Kombination anstreben, Therapiedauer über mindestens 10 Tage („Hormonale Kürettage"). Bei Mißerfolg → Abrasio. Nach hormonaler Blutstillung Rezidivprophylaxe durch Substitution mit
– Gestagenen (18.–25. Cyclustag) oder
– Sequentialpräparat.

Dysfunktionelle Blutung bei Minderfunktion des Corpus luteum

Ungenügende Bildung von Gelbkörper-Hormon und wohl auch von Oestrogenen → verkürzte Corpus luteum-Phase (Basaltemperaturkurve!) → Nidationsstörungen → funktionelle Sterilität (mangelnde Transformation des Endometriums).

Corpus luteum-Insuffizienz kann einhergehen mit Polymenorrhoe, Oligomenorrhoe, prämenstrueller Blutung oder Hypermenorrhoe. 80% der Hypermenorrhoen sind allerdings organisch verursacht!

Therapie
- Substitution von Gestagenen, auch als Oestrogen/Gestagen-Kombination, nach erfolgter Ovulation oder
- Stimulation des Corpus luteum durch Injektion eines LH-wirksamen Präparates.

Zwischen- oder Ovulationsblutung

Schwache Blutung aufgrund eines meist kurzfristigen relativen Oestrogenmangels nach der Ovulation (Oestrogen-Entzugsblutung).
Therapie: Substitution von Oestrogenen in der Zeit vom 10.–17. Cyclustag.

16.5 Amenorrhoe

Unterscheide: Primäre Amenorrhoe – Menarche nach 15. Lebensjahr noch nicht eingetreten.
Sekundäre Amenorrhoe – Blutungsintervall länger als 3 Monate.

Mögliche Ursachen sind zahlreich und vielfältig, je nach Lokalisation der Störung
- im Regelkreis Hypothalamus – Hypophyse,
- im Ovar (organisch oder funktionell),
- peripher (Uterus, Vagina).

Also zuerst Funktionsdiagnostik und Lokalisation der Störung!
Hormonale Funktionsdiagnostik in der Praxis durch
- Gestagen-Test (10 mg Gestagen bis zu 10 Tagen),
- Oestrogen-Gestagen-Test (Kaufmann-Schema).

Durch den Spezialisten:	Stimulationsteste mit	gerichtet auf
	Clomiphen (5 Tage bis zu 100 mg tgl.)	Hypothalamus
	LH-RH (25–100 μg)	Hypophyse
	HMG	Ovar

Therapie bei hypergonadotroper Amenorrhoe (primäre Ovarialinsuffizienz) Substitution der fehlenden Steroidhormone durch Kaufmann-Schema (Sequentialpräparat) oder durch konjugierte Oestrogene (3 Wochen, 1 Woche Pause).

Therapie bei normo- oder hypogonadotroper Amenorrhoe
- Substitution (s. oben) oder
- Stimulation mit Epimestrol, Clomiphen oder Gonadotropinen (LH-RH ist noch in Diskussion).

Therapie bei Amenorrhoe und Virilisierung (adrenogenitales Syndrom)
- Hemmung der vermehrten ACTH-Abgabe und der daraus resultierenden adrenalen Androgenproduktion durch Cortisolgaben, dies bedeutet gleichzeitig auch
- Substitution der gestörten Glucocorticoidsynthese.

Therapie bei Amenorrhoe und Galaktorrhoe

Eine *Hyperprolactinämie* hemmt die Gonadotropin-Sekretion; dieser Vorgang ist für 10–20% aller Amenorrhoen verantwortlich.

Die Prolactin-Sekretion wird stimuliert durch
- physiologische Ursachen: Schlaf, Streß, Reizung der Brustwarzen, Coitus, Oestrogene, Schwangerschaft, postpartale Lactation u. a.;
- pathologische Ursachen: Hypophysen-Tumoren, hypothalame Störungen (z. B. Chiari-Frommel-Syndrom), M. Cushing, primärer Hypothyreoidismus, Leberzirrhose, Nierenversagen u. a.
- Pharmaka: Neuroleptica, Histaminantagonisten, Antidepressiva; Antisympathotonica, TRH, Oestrogene (→ hormonale Contraception).

Die *Prolactinsekretion* wird *gehemmt* durch dopaminerge Stimulatoren, von denen *Bromocriptin* die größte Bedeutung besitzt. Bromocriptin (2,5–7,5 mg/tgl.) hemmt auch klinisch das Amenorrhoe-Galaktorrhoe-Syndrom. Die resultierende vermehrte Gonadotropin-Produktion führt dann zu Ovulationen, Gelbkörper-Bildung und Schwangerschaften.

Eine Hyperprolactinämie muß aber nicht immer eine Amenorrhoe bewirken, sondern kann auch nur
- einen Ausfall der Ovulation (Anovulation und Sterilität) bei erhaltener Blutung oder
- eine Minderfunktion des Corpus luteum (nur mäßig erhöhte Prolactinwerte) bedeuten.

Auch in diesen Fällen ist eine Behandlung mit Bromocriptin effektiv.

Auch ein Mangel an Prolactin stört den Cyclus. So führt eine Hypoprolactinämie, durch Gabe von mindestens 5 mg/tgl. Bromocriptin über die gesamte Cyclusdauer provoziert, zu einer verminderten lutealen Progesteronsynthese, ohne daß dies in allen Fällen einer Corpusluteum-Insuffizienz gleichkommt.

> Mißbildungen durch Anwendung weiblicher Sexualhormone in der Frühschwangerschaft werden diskutiert. Daher soll eine sekundäre Amenorrhoe erst dann mit Östrogenen und/oder Gestagenen behandelt werden, wenn mindestens 8 Wochen seit der letzten Regel verstrichen *sind* und eine Schwangerschaft sicher ausgeschlossen ist.

16.6 Hormonale Behandlung geschlechtsspezifischer Beschwerden

Dysmenorrhoe

Unterscheide: Die *primäre* Dysmenorrhoe beginnt bald nach der Menarche; ursächlich kommen meist emotionelle Faktoren in Frage. Die *sekundäre* Dysmenorrhoe beruht oft auf organischen Ursachen (Endometriose, submucöse Myome des Uterus).

Therapie: Organische Ursachen ausschließen. Ansonsten Hemmung der Ovulation durch Oestrogen/Gestagen-Kombinationen (hormonale Contraceptiva) anstreben, weil die Dysmenorrhoe nur bei ovulatorischen Cyclen auftritt. Bei jungen Mädchen kann auch das zentral wenig wirksame (keine Ovulationshemmung) Retroprogesteron erfolgreich sein (10–20 mg/tgl., 5.–25. Cyclustag).

Bei weniger ausgeprägten Beschwerden genügt eine symptomatische Therapie mit Spasmolytica, Analgetica. In Einzelfällen Psychotherapie; meist genügen psychohygienische Maßnahmen.

Bei zusätzlicher Hypoplasie des Uterus kann die Erzeugung einer Pseudogravidität über 2–3 Monate hilfreich sein. Man appliziert hierzu oral oder parenteral größere Mengen von Oestrogenen und Gestagenen in steigender Dosierung. Sie führen zu
- Wachstum des Uterus,
- vorübergehender zentraler Hemmung → anschließendes Rebound-Phänomen?

Eine kontinuierliche Gabe von Gestagenen allein ist vorzuziehen bei Endometriose → therapeutische Amenorrhoe.

Prämenstruelles Syndrom

Es ist weit verbreitet, zeigt eine vielfältige Symptomatik und besitzt unterschiedliche pathophysiologische Ursachen (häufig im Präklimakterium).

Therapie

- Man substituiert durch prämenstruelle Gestagengaben; denn man nimmt relatives Oestrogenübergewicht in der Corpus luteum-Phase an,
- zusätzlich braucht man oft Psychopharmaka; Diuretica sind nützlich bei Wasser-Retention.
- Prolactinhemmung mit Bromocriptin ist vor allem bei begleitender Mastodynie angezeigt; denn Bromocriptin mindert die Schwellung der Brüste.

Menstruationsverschiebung

● *Vorverlegung* ist günstiger, da in der oestrogenen Phase eine bessere psychische und physische Leistungsfähigkeit besteht.

Man erzeugt einen kurzen anovulatorischen Cyclus. Hierzu beginnt man mit einem Kombinationspräparat zwischen dem 3. und 5. Cyclustag und setzt 2 Tage vor dem gewünschten Blutungsbeginn ab (16.–18. Cyclustag).

● Hinauschieben
Am Ende des Cyclus, d. h. 2–3 Tage vor der zu erwartenden Blutung, Beginn bzw. Fortsetzung der Einnahme eines Oestrogen/Gestagen-Präparates (auch hormonale Contraceptiva) über 8–10 Tage; bei weiterem Hinausschieben sind Durchbruchblutungen zu erwarten.

Klimakterische Beschwerden

Das Klimakterium ist charakterisiert durch
– funktionelle Beschwerden, die sich vegetativ und/oder psychisch manifestieren;
– organische Veränderungen, wie Osteoporose, Haut- und Schleimhautatrophien (Craurosis vulvae, atrophische Kolpitiden).
Pathogenetische Kette: Involution des Ovars → Nachlassen der Steroidproduktion → zentrale Enthemmung → gesteigerte Gonadotropin-Produktion.

● *In der Prämenopause* steht die mangelhafte Progesteron-Produktion (Corpus-luteum-Insuffizienz, s. o.) im Vordergrund, die zu dysfunktionellen Blutungen führt. Die übrigen Ausfallserscheinungen sind in dieser Phase seltener und leichter. Cyclusgerechte *Gestagen*-Substitution ist effektiv. In Kombination mit „milden" Oestrogenen nach der Sequentialmethode wird auch eine Besserung der vegetativ-psychischen Beschwerden bei geregelten Blutungen erreicht. Ist eine Kontrazeption erwünscht, bevorzugt man Sequentialpräparate.

● *In der Postmenopause* bessern alle *Oestrogene* die funktionellen und zum Teil auch die organisch bedingten klimakterischen Beschwerden. Wichtigste Zielsymptome sind vasomotorische Regulationsstörungen, Atrophie von Vagina und Vulva sowie Erschlaffung im Urethralbereich.

● Der therapeutische Nutzen einer regelmäßigen Gabe im *Senium* ist nicht erwiesen, etwa gegen eine bestehende Osteoporose, Arteriosklerose, Erschlaffung der Haut. Hingegen scheinen Oestrogene, prophylaktisch gegeben, die Entwicklung einer klimakterischen Osteoporose hintanzuhalten.

Präparate
Es gibt kein ideales Oestrogen für klimakterische Beschwerden. Oft werden natürliche oder synthetische Oestrogen-Ester („konjugierte Oestrogene") benutzt, weil sie relativ gering proliferierend auf das Endometrium wirken und dadurch seltener zu uterinen Blutungen führen.
Oestradiolvalerianat, Oestriol, Oestriosuccinat und Äthinyloestradiol sind ebenfalls brauchbar.

Die Dosierung ist so zu wählen, daß

– die vegetativen Beschwerden aufhören, aber
– eine uterine Blutung vermieden wird.

Stets möglichst niedrig und individuell dosieren! Behandlungsfreie Intervalle einschieben (z. B. 3 Wochen Therapie – 1 Woche Pause)! Halbjährliche gynäkologische Kontrollen! Man prüfe den Bedarf durch einen Auslaßversuch nach 1 Jahr, wenn wegen vasomotorischer Störungen behandelt wurde.

Risiken und Kontraindikationen entsprechen den bei den hormonalen Contraceptiva aufgeführten (s. S. 346 ff.).
Corpus- oder Mammacarcinom stellen nur relative Kontraindikationen dar.
Als wichtigste unerwünschte Wirkungen treten hervor:
– Uterine Blutungen. Sie sind auch durch niedrige und intermittierende Dosierung nicht völlig vermeidbar (bis zu 2%) und machen dann eine diagnostische Abrasio (Ausschluß eines Carcinoms) erforderlich.
– Corpuscarcinome sind wahrscheinlich gehäuft. Das Risiko steigt mit der Dosis und der Dauer der Behandlung. Daher keine generelle Oestrogenprophylaxe in der Postmenopause, sondern klare Indikationsstellung!

Oestrogene sind nicht direkt carcinogen; da sie aber ihre Zielorgane stimulieren, könnten sie als Promoter wirken. Da man den Gestagenen eine protektive Wirkung zubilligt, erscheint eine kombinierte Behandlung auch im Klimakterium sinnvoll.

16.7 Hormonale Kontrazeption

Verwendet werden

– *Oestrogen + Gestagen* als
  orale Einphasen- oder Kombinationspräparate, oder als
  orale Zweiphasen- oder Sequentialpräparate,
– *nur Gestagen* als
  Depotinjektion oder als
  Minipille,
– *nur Oestrogen* hochdosiert
  als Postcoitalpille (morning after pill).

Oestrogen/Gestagen

Oestrogenanteil: Äthinyloestradiol oder Mestranol.
Gestagenanteil:

– seltener Derivate des 17-Hydroxyprogesteron („reine" Gestagene);
– häufiger Derivate des 19-Nortestosterons (zusätzlich geringe oestrogene, antioestrogene bzw. androgene Wirkung);
– in einem Fall Cyproteronacetat, wenn neben der gestagenen auch eine antiandrogene Wirkqualität gewünscht wird (vgl. S. 335).

Wirkungsmechanismus

- der Kombinationspräparate
  - Basissekretion von LH und FSH wird erniedrigt, präovulatorischer LH-Gipfel bleibt aus → Hemmung der Ovulation;
  - Das Ovar wird durch direkte und indirekte Hemmung ruhiggestellt;
  - viscöser, Gestagen-typischer Cervixschleim hemmt Ascension der Spermien;
  - qualitativ und quantitativ veränderter Aufbau des Endometriums → Nidationsstörung;
  - Die Tubenmotilität wird verändert;
- der Sequentialpräparate. Zwei Wege (1., 2.) werden begangen:
  Typ 1 Hemmung der Ovulation, indem die Oestrogenphase verkürzt (auf 7 Tage) oder betont (für 11 Tage) wird.
  Typ 2 (sog. step-up-Methode)
  - Hemmung der Ovulation durch Oestrogen und zugleich
  - Erschwerung der Spermienascension durch minimale Gestagenzufuhr bereits in der 1. Phase (11 Tage).

Tabelle 16.7-1. Vergleich contraceptiver Kombinations- bzw. Sequentialpräparate

	Kombinationspräparate	Sequentialpräparate
Zusammensetzung	Gleichbleibende Mischung von Oestrogen + Gestagen für 21 Tage	Erste Phase: nur Oestrogen (7 oder 11 Tage) oder Oestrogen + geringe Mengen Gestagen (11 Tage) Zweite Phase: Oestrogen + größere Mengen Gestagen (15 bzw. 10 Tage)
Vorteil	Hohe Sicherheit, sicherste der reversiblen Methoden	Aufbau des Endometriums „physiologischer" → weniger Blutungsstörungen
Bevorzugte Indikation	1. Frauen mit stabilem Cyclus 2. Endometriose 3. Dysmenorrhoe	1. Jugendliche mit instabilem Cyclus 2. Cyclusstörungen 3. Hypoplastisches Genitale

Nur Gestagen

- *Depotinjektion*

  Mechanismus: Gestagen bremst LH-Anstieg → Hemmung der Ovulation.
  Vorgehen: Einmalige Gabe einer hohen Gestagen-Dosis mit protrahierter Wirkung (90 Tage, sog. 3 Monats-Spritze).

Nachteile sind Blutungsstörungen, langdauernde Amenorrhoen (auch nach Absetzen), sowie nachlassende Sicherheit am Ende der Depotwirkung.

- *Minipille*
  Es wird eine „Mini-Dosis" an Gestagen (0,03 mg D-Norgestrel oder 0,35 mg Norethisteronacetat oder 0,5 mg Lynestrenol) verabreicht, die nicht zur Ovulationshemmung reicht.
  Wirkungsmechanismus:
  – Gestagen-typischer Cervixschleim → gehemmte Spermien-Ascension;
  – Veränderungen des Endometriums und des Tubenfaktors sind in Diskussion;
  – teilweise doch Unterdrückung des LH-Gipfels?
  Vorteile:
  – Geringe Steroidbelastung;
  – oestrogenfrei; daher geringere Thromboseneigung.
  Nachteile:
  – Häufig Blutungsstörungen; Amenorrhoe (6–7%);
  – geringere Sicherheit (stundengenaue Einnahme ist erforderlich).

Nur Oestrogen

Hohe Oestrogen-Dosen (5 mg Äthinyloestradiol/tgl. über 5 Tage) verhindern oder stören offensichtlich die Nidation. Die Einnahme soll innerhalb von 24–48 Std post coitum beginnen. Ausgeprägte Nebenwirkungen wie Nausea und Emesis machen das Verfahren wenig akzeptabel.

Nebenwirkungen von Ovulationshemmern

Sie sind zwar zahlreich und vielfältig. Sie sollten aber auch unter dem Aspekt der Risiken von Schwangerschaft, Geburt oder Abtreibung bewertet werden.

- *Erwünschte Nebenwirkungen* sind z. B.
  – Cyclusregulation;
  – Besserung der Dysmenorrhoe;
  – Besserung der Acne vulgaris.

- Häufige, eher *subjektiv störende Nebenwirkungen* sind bei

Oestrogenen	Gestagenen
Übelkeit	Müdigkeit
Erbrechen	Depressionen
Wasser- und Na-Retention	Libidoverminderung
Mastodynie	Amenorrhoe
Kopfschmerzen	Hypomenorrhoe
Hypermenorrhoe	

● *Risiken und Kontraindikationen*

Sie sind meist Oestrogen-bedingt, daher
- grundsätzlich oestrogenarme ($\leq$ 50 μg/tgl.) Präparate bevorzugen;
- gegebenenfalls völlig auf Oestrogen verzichten; statt dessen Minipille anwenden.

1. Gynäkologische Risiken

- Cyclusstörungen:
  Schmierblutungen, meist als Zwischenblutungen auftretend, sind Durchbruchsblutungen (spottings) und ohne Bedeutung.
  Amenorrhoen sind selten und die Folge einer Atrophie des Endometriums (silent menstruation). Nach 7tägiger Pause setzt man die hormonale Kontrazeption fort, sofern keine Schwangerschaft vorliegt. Bei wiederholter Amenorrhoe wechselt man auf ein Oestrogen-betontes Präparat.
- *Sterilität* nach Beendigung der hormonalen Kontrazeption: Die erste Regelblutung tritt häufig verspätet (bis zu 10 Tage) nach einem (nicht selten monophasischen) Cyclus ein. Bei Kinderwunsch ist nach Ablauf von 3 Monaten in mehr als 50%, nach 6 Monaten in etwa 80% der Fälle mit einer Konzeption zu rechnen. Eine Amenorrhoe (over suppression-Syndrom) bleibt sehr selten länger bestehen (etwa bei 1% länger als 6 Monate). Die Amenorrhoe kann aber auch die Folge einer Oestrogenstimulierten Hyperprolactinämie sein (vgl. S. 341). Eine Ovulationsauslösung durch Stimulation mit Clomiphen oder Gonadotropinen oder die Anwendung des Prolaktin-inhibierenden Bromocriptin ist dann meist erfolgreich.
- *Störung des Scheidenmilieus* führt zu gehäuften Kolpitiden mit Soor oder Trichomonaden. Man wechselt auf ein Sequentialpräparat und behandelt zusätzlich lokal.
- Für *Psyche* und *Sexualverhalten* wurden sehr unterschiedliche Reaktionen beschrieben. Die Libido kann vermehrt oder vermindert sein; Depressionen kommen vor.
- Der Konzeptionsschutz kann durch *beschleunigten Abbau der Steroide* in der Leber eingeschränkt werden. Beispiele: Induktion des Arzneimittelabbaus durch Barbiturate, Antiepileptica, Rifampicin.
- Eine *Schwangerschaft* ist eine absolute Kontraindikation, weil vielleicht ein erhöhtes Risiko für den Feten besteht, z. B. durch virilisierende Gestagene; Extremitätenfehlbildungen?
- Ein *cancerogener Effekt* ist bisher nicht bewiesen. Gestagene wirken antioestrogen, mitosehemmend und antiproliferativ → Schutzfunktion? Bei bestehenden Hormon-abhängigen Tumoren (Uterus, Ovar, Mamma) *keine* hormonalen Contraceptiva anwenden.

2. Risiken von seiten des Kreislaufs
   Sie nehmen jenseits des 40. Lebensjahres so stark zu, daß oestrogenhaltige Contraceptiva nur von jüngeren Frauen benutzt werden sollten. Rauchen ist ein starker zusätzlicher Risikofaktor, so daß rauchenden Frauen zumindest mit Eintritt in das 40. Lebensjahr von einer hormonalen

Contraception abzuraten ist, es sei denn, sie geben das Rauchen völlig auf und es fehlen weitere prädisponierende Faktoren (s. S. 208).
- Eine *Thromboembolie* mit Manifestationen am Gehirn (Ischämien), am Herzen (Myokardinfarkt) und auch in der Peripherie zählt zu den schweren Risiken. Offensichtlich besteht eine positive Korrelation zwischen dem Embolierisiko und der Oestrogen-Dosis, u. a. durch Einwirkungen auf das Gerinnungssystem. Daher: keine hormonale Kontrazeption bei vorangegangener Thrombose oder Embolie! Absetzen bei Migräne und Sehstörungen! Vorsicht bei Varicosis oder ungeklärten Schmerzen in den Beinen.
- Eine langfristige hormonale Kontrazeption kann zur *Blutdruckerhöhung* führen. Andererseits bewirkt eine hormonale Kontrazeption nicht immer Blutdruckanstieg bei bereits bestehender Hypertonie. Daher: regelmäßige Blutdruck-Kontrollen. Absetzen der hormonalen Kontrazeption bei Blutdruckanstieg. Eine bestehende Hypertonie stellt je nach Schweregrad und Ansprechen auf die Therapie eine relative oder absolute Kontraindikation dar.

3. Risiken von seiten des Stoffwechsels und der Leber
- Tendenz zur *Senkung der Glucosetoleranz,* besonders bei Mestranol und Nortestosteron-Derivaten (bei Diabetes meiden!). Diabetes mellitus eventuell neu einstellen.
- Tendenz zur *Hyperlipidämie.* Angeborene oder bestehende Fettstoffwechselstörungen sind Kontraindikationen.
- *Leberfunktionsstörungen.* Gelegentlich finden sich positive Funktionsteste, selten ein cholestatischer Ikterus. Hormonale Kontrazeption vorsorglich vermeiden bei akuten oder chronischen Leberkrankheiten, vor allem bei Schwangerschaftsikterus oder Schwangerschaftspruritus in der Anamnese.
- Hepatome sind unter hormonaler Kontrazeption gehäuft, bleiben aber insgesamt sehr selten.

4. Risiken bei Erkrankungen, die sich bei Schwangerschaften, also auch bei der schwangerschaftsähnlichen hormonalen Kontrazeption verschlimmern. Sie stellen absolute (a) bzw. relative (r) Kontraindikationen dar.
- Enzymopathien (Rotor-Syndrom, Dubin-Johnson-Syndrom) (a),
- Porphyrie-Syndrom (a),
- Sichelzellanämie (a),
- früherer Schwangerschafts-Ikterus oder -Pruritus (a),
- multiple Sklerose (r),
- Niereninsuffizienz (r).

Folgende *ärztliche Maßnahmen* gehören zur hormonalen Kontrazeption

1. Erstuntersuchung
   - Sorgfältige gynäkologische und allgemeine Anamnese;
   - Gynäkologische Untersuchung einschließlich der Mamma;
   - Blutdruckkontrolle, Urinuntersuchung;
   - cytologische Untersuchung (Abstrich von der Cervix uteri).

2. Erstverordnung nur für 3 Monate, später für 6 Monate.
3. Kontrolluntersuchung – erstmals nach 3 Monaten, dann nach 6 Monaten, Untersuchung wie unter 1. aufgeführt.
4. Dauer der Einnahme bei bestehendem Kinderwunsch auf 1 bis maximal 2 Jahre beschränken.

Bei Erstverordnung werden bevorzugt niedrig dosierte Präparate berücksichtigt. Die auf S. 346 aufgeführten häufigen Nebenwirkungen gestatten Rückschlüsse, ob Oestrogene oder Gestagene überwiegend verantwortlich sind. Dementsprechend wechselt man auf ein geeigneteres Präparat. Man bemüht sich also um gezielten Einsatz der hormonalen Kontrazeption. *Eine „Pille nach Maß" gibt es jedoch nicht!*

> Die Risiken einer hormonalen Kontrazeption über das gesamte gebärfähige Alter hinweg müssen im Vergleich mit einer Gefährdung der Frau durch Schwangerschaft, Geburt und Abtreibung gesehen werden. So gesehen, erscheint das Risiko auch einer langfristigen hormonalen Kontrazeption vertretbar. Dennoch sollte der Arzt darauf hinwirken, daß jenseits des 35. Lebensjahres andere kontrazeptive Maßnahmen zumindest erwogen werden. So erscheint die Empfehlung angemessen, bei jungen Frauen hormonale Kontrazeptiva anzuwenden, in der Mitte der Reproduktionsphase Intrauterin-Pessaren den Vorzug zu geben und später die Sterilisation anzustreben.

16.8 Sonstige Anwendung der Sexualhormone

Drohender Abort in der Frühschwangerschaft

Prinzip: Man vermutet eine Insuffizienz des Corpus luteum graviditatis und substituiert daher oral oder parenteral mit Gestagen, auch unter Oestrogen-Zusatz.

Schon in der Frühschwangerschaft sind die Erfolgsaussichten fraglich. Ab 5. Monat ist die Placenta endokrin aktiv, so daß eine Insuffizienz des Corpus luteum unwichtig wird. Je älter die Schwangerschaft, desto bedeutsamer wird die Wehenhemmung.

Zusatztherapie bei malignen Tumoren, s. S. 130

Prinzip: Die Proliferation verläuft in „ungünstigem" hormonalem Milieu langsamer.
● Progressives, nicht oestrogenabhängiges Mammacarcinom.
Modulatoren: Oestrogene, Gestagene, Androgene und Corticoide, teils kombiniert und in hohen Dosen.

- Corpuscarcinom des Uterus.
  Modulator: Gestagen in hohen Dosen.
- Prostata-Carcinom.
  Modulator: Oestrogen.

Laktations-Hemmung

Während der Schwangerschaft steigt das Prolactin im Serum unter zunehmendem Oestrogeneinfluß etwa um das 10fache an. Nach der Geburt wird die Lactation durch den abrupten Abfall der Steroidhormonkonzentration und die ungehemmte Einwirkung des Prolactins auf die Brustreceptoren in Gang gesetzt.

- *Primäres*, d.h. sofortiges Abstillen noch vor dem Milcheinschuß ist also möglich
  1. durch hormonale Hemmung der Prolactin*wirkung* am Drüsengewebe, z. B. durch
     - Oestrogen, oral über einige Tage,
     - Oestrogen/Gestagen-Kombination (z. B. hormonale Contraceptiva), oral in hoher Dosierung bis zu 10 Tage,
     - einmalige Injektion eines Depotpräparates, meist einer Kombination aus Oestradiol, Gestagenen und Androgenen.
  2. über eine Hemmung der Prolactin*sekretion* durch die Gabe von Bromocriptin ($2 \times 2{,}5$ mg tgl.) über 14 Tage.

- *Sekundär*, d.h. zu einem beliebigen Zeitpunkt nach Einsetzen der Lactation ebenfalls mittels Bromocriptin. Die Milchproduktion sistiert bei diesem Vorgehen meist schon nach 48 Stunden. Man kommt ohne die bisher üblichen Maßnahmen wie Hochbinden der Brust, Einschränken der Flüssigkeitszufuhr und Gabe von Analgetica aus.

17 Die wichtigsten Arzneimittel in der Bereitschaftstasche des Arztes

(Aus: Heidelberger Taschenbücher, Band 18. Lembeck, F., Sewing, K.-F.: Pharmakologie-Fibel, 2., neubearbeitete Aufl. Berlin, Heidelberg, New York: Springer 1973.)

Arzneimittel	Beispiel für eine Spezialität	Menge
1. Internistische Notfälle		
Aminophyllin	Euphyllin®	1 OP 10 Amp. 240 mg/10 ml
Clonidin	Catapresan®	1 OP 5 Amp. 0,15 mg/1 ml
Dexamethason	Fortecortin®	5 OP Mono-Ampulle 4 mg/1 ml
Penicillin G	Penicillin Bayer	2 OP 10 Inj.-Flaschen 1 Mio IE
Morphin	Amphiolen Morphinum hydrochloricum „MBK"	1 OP 10 Amphiolen 0,02 g
Pethidin	Dolantin®	1 OP 5 Ampullen 100 mg/2 ml
Noramidopyrin-methansulfonat	Novalgin®	1 OP 5 Ampullen 5,0 ml
Diazepam	Valium®	1 OP 5 Ampullen 10 mg/2 ml
Haloperidol	Haldol®	1 OP 5 Ampullen 5 mg/1 ml
Chlorpromazin	Megaphen®	1 OP 5 Ampullen 50 mg/2 ml
β-Methyl-digoxin	Lanitop®	1 OP 5 Ampullen 0,2 mg/2 ml
Adrenalin	Suprarenin®	1 OP 10 Ampullen 1 mg/ml
Lidocain	Xylocain® 1%	1 OP 1 Inj.-Flasche zu 50 ml
Furosemid	Lasix®	1 OP 5 Ampullen 20 mg/2 ml
Insulin	Insulin® Hoechst	1 OP 400 IE/10 ml
Glucotest	Glucotest®	1 OP 1 Rolle
Heparin	Liquemin®	1 OP 5 Ampullen 25 000 USP-E
Vitamin K	Konakion®	1 OP 3 Ampullen 10 mg
Physostigminsalicylat DAB VII	Physostigmin Augentropfen (5%)	
Glucose (5%)	Glukose 5 „Braun-Pfrimmer"	1 OP 500 ml
Biperiden	Akineton®	1 OP 5 Ampullen 5 mg/1 ml
Dazu: Tragbares EKG-Gerät.		
2. Vergiftungen		
Atropin	Amphiolen Atropinum sulfuricum „MBK"	2 OP 10 Ampullen 0,0005 g
Obidoxim	Toxogonin®	1 OP 5 Ampullen 250 mg/ml
Cholinesterasetestpapier	Acholest®	1 OP 30 Bestimmungen
Carbo medicinalis	Kohle-Compretten®	2 OP 50 Compretten 0,25 g
Natriumsulfat	Natriumsulfat DAB VII	100 g
Magnesia usta	Magnesia usta DAB VII	100 g
Paraffinum subliquidum	Paraffinum subliquidum DAB VII	100 g

Arzneimittel	Beispiel für eine Spezialität	Menge
2. Vergiftungen (Fortsetzung)		
Dimercaprol	Sulfactin Hamburg®	1 OP 10 Ampullen 2 ml
Naloxon	Narcan®	Ampullen 0,4 mg
Hexobarbital-Na	Evipan®-Natrium	1 OP 5 Ampullen 1,0 g
Bemegrid	Eukraton®	1 OP 3 Ampullen 50 mg/10 ml

3. Unfälle

Spray für Verbrennungen	Myacyne Spray®	1 OP
Infusionsgerät, Lösung	Macrodex® (6%)	1 Infusionsflasche mit 500 ml
Verbandmaterial		
Esmarchbinde		
Atemgerät		
Sauerstoff-Flasche		

Die Auswahl muß je nach Lage der Praxis und nach besonderen Gefahren (Industrie, Verkehr) ergänzt werden.

Literaturverzeichnis

Allgemeine Übersichten

AMA Drug Evaluations, 3rd Ed. Littleton/Mass.: Publishing Sciences Group 1977.

Avery, G. S. (Ed.): Drug treatment: Principles and practice of clinical pharmacology and therapeutics. Sidney: ADIS Press 1976.

Buchborn, E., et al.: Therapie innerer Krankheiten. Berlin–Heidelberg–New York: Springer 1973.

Fülgraff, G., Palm, D.: Pharmakotherapie und klinische Pharmakologie, 2. Aufl. Stuttgart, New York: Fischer 1977.

Kewitz, H. (Hrsg.): Medizinisch und wirtschaftlich rationale Arznei-Therapie. Berlin–Heidelberg–New York: Springer 1978.

Kuschinsky, G.: Taschenbuch der modernen Arzneibehandlung. Angewandte Pharmakologie, 7. Aufl. Stuttgart: Thieme 1975.

Laurence, D. R.: Clinical Pharmacology, 4. Ed. Edinburgh, London: Churchill Livingstone 1973.

Smith, J. W. (Ed.): Manual of medical therapeutics, 19. Ed. Boston: Little, Brown and Comp. 1969.

1. Einige Prinzipien der Arzneitherapie

Arndt, K. A., Jick, H.: Rates of cutaneous reactions to drugs. J. Amer. med. Ass. **235**, 917–923 (1976).

Benson, H., Epstein, M. D.: The placebo effect, a neglected asset in the care of patients. J. Amer. med. Ass. **232**, 1225–1227 (1975).

Caranasos, G. J., et al.: Drug-induced illness leading to hospitalization. J. Amer. med. Ass. **228**, 713–717 (1974).

Chaput de Saintonge, D. M.: Klinische Prüfungen – leichter gesagt als getan. Internist (Berl.) **19**, 349–356 (1978).

Cohen, S. N., Armstrong, M. F.: Drug interactions. Baltimore: Williams and Wilkins 1974.

Dengler, H. J., Lasagna, L.: Report of a workshop on fixed-ratio drug combinations. Europ. J. clin. Pharmacol. **8**, 149–154 (1975).

Dotzauer, G., Prokop, O.: Was hat es mit der Akupunktur auf sich? Dtsch. med. Wschr. **103**, 470–477 (1978).

Hansten, P. D.: Arzneimittel-Interaktionen. Stuttgart: Hippokrates 1974.

Kahl, G. F.: Interaktionen von Arzneimitteln. Ein Problem bei der Therapie. Internist (Berl.) **19**, 366–374 (1978).

Kerp, L., Kasemir, H.: Praxis und Theorie der Arzneimittelallergien. Kurzmonographien Sandoz 9. Nürnberg: Sandoz AG. 1973.

Kewitz, H.: Erfassung von Nebenwirkungen durch systematische und gezielte Untersuchungen. Arzneimittel-Forsch. **23**, 1208–1212 (1973).

Kimbel, K. H.: Arzneimittelsicherheit und Arzneimittelgesetzgebung. Internist (Berl.) **19**, 326–332 (1978).

Koch-Weser, J., Greenblatt, D. J.: Drug interactions in clinical perspective. Europ. J. clin. Pharmacol. **11**, 405–408 (1977).

Kuschinsky, G.: Homöopathie und ärztliche Praxis. Dtsch. Ärztebl. **1975**, 497–502.

Lewandovski, G., Schnieders, B.: Grundzüge der Zulassung und Registrierung von Arzneimitteln in der Bundesrepublik Deutschland. München, Lugano: Aesopus 1977.

Neuvonen, P. J.: Interactions with the absorption of tetracyclines. Drugs **11**, 45–54 (1976).

Parker, C. W.: Drug allergy. New Engl. J. Med. **292**, 511–514; 732–736; 957–960 (1975).

Samter, M. (Ed.): Immunological diseases. Boston: Little, Brown and Co. 1971.

Schindel, L.: Placebo und Placebo-Effekte in Kliniken und Forschung. Arzneimittel-Forsch. *17*, 892–918 (1967).
Seixas, F. A.: Alcohol and its drug interactions. Ann. intern. Med. *83*, 86–92 (1975)
Spath, D.: Zur Frage der immunologischen Kreuzreaktionen zwischen Penicillin- und Cefalosporin-Derivaten. Dtsch. med. Wschr. *100*, 903 (1975).
Van Woert, M. H.: Profitable and nonprofitable drugs. New Engl. J. Med. *298*, 903–906 (1978).
Wagner, J. G., et al.: Pharmakokinetische Aspekte in der Therapie. Triangel *19*, 99–151 (1976).
Werner, M., Gronemeyer, W.: Arzneimittelallergie. Z. Immun. Forsch., Suppl. Bd. 1. Stuttgart: Fischer 1974.
Wissenschaftliche Gruppe der WHO: Richtlinien für die Beurteilung von beim Menschen anwendbaren Arzneimitteln. Aulendorf: Cantor 1976.

2. Arzneimittel bei Patientengruppen

Arzneimittelkommission der Deutschen Ärzteschaft: Zur karzinogenen und teratogenen Wirkung von Diäthylstilboestrol. Dtsch. Ärztebl. *1977*, 131.
Bennett, W. M., et al.: A guide to drug therapy in renal failure. J. Amer. med. Ass. *230*, 1544–1553 (1974)
Bundesärztekammer: Einschränkung der Verkehrstüchtigkeit durch Arzneimittel. Merkblatt. Dtsch. Ärztebl. *1974*, 3374–3376.
Clarren, S. K., Smith, D. W.: The fetal alcohol syndrome. New Engl. J. Med. *298*, 1063–1067 (1978).
Coper, H.: Geriatrica. Dtsch. Ärztebl. *75*, 1069–1073 (1978).
Dost, F. H.: Grundlagen der Pharmakokinetik. Stuttgart: Thieme 1968.
Editorial: Bioavailability after intramuscular injection. Lancet *1975 I*, 261.
Fielding, J. E.: Smoking and pregnancy. New Engl. J. Med. *298*, 337–339 (1978).
Gebhardt, E.: Zur Problematik der Erbgutschädigung durch Arzneimittel. Klinikarzt *4*, 268–276 (1975).

Gibaldi, M.: Biopharmaceutics and clinical pharmacokinetics, 2. Aufl. Philadelphia: Lea and Febiger 1977.
Gillette, J. R., Mitchell, J. R.: Concepts in biochemical pharmacology, Part 3. In: Hdb. exper. Pharmakol. *28* (3), Berlin–Heidelberg-New York: Springer 1975.
Gladtke, E., von Hattingberg, H. M.: Zur Problematik der rektalen Applikation von Arzneimitteln. Dtsch. med. Wschr. *95*, 1494–1496 (1970).
Gladtke, E., von Hattingberg, H. M.: Pharmakokinetik. Berlin–Heidelberg–New York: Springer 1973.
Goedde, H. W.: Therapie und Genetik. Materia Medica Nordmark *27*, 237–258 (1975).
Haller, J.: Arzneimitteltherapie während der Gravidität. Dtsch. Ärztebl. *1974*, 860–864.
Heinonen, O. P., et al.: Cardiovascular birth defects and antenatal exposure to female sex hormones. New Engl. J. Med. *296*, 67–70 (1977).
Iaiya, K., et al.: Fetales Alkoholsyndrom. Dtsch. med. Wschr. *101*, 1563–1567 (1976).
Isselbacher, K. J.: Metabolic and hepatic effects of alcohol. New Engl. J. Med. *296*, 612–616 (1977).
Janz, D.: Haben Antiepileptica eine teratogene Wirkung beim Menschen? Dtsch. med. Wschr. *103*, 485–487 (1978).
Kuschinsky, G.: Biologische Verfügbarkeit von Arzneimitteln bei verschiedenen Zubereitungen. Dtsch. Ärztebl. *1975*, 2299–2302 (1975).
Mirkin, B. L. (Ed.): Perinatal pharmacology and therapeutics. New York: Academic Press 1976.
Moore Ede, M. C.: Circadian rhythmus of drug effectiveness and toxicity. Clin. Pharmacol. *14*, 925–935 (1973).
Morselli, P. L.: Clinical pharmacokinetics in neonates. Clin. Pharmacokinetics *1*, 81–98 (1976).
Neubert, D.: Medikamentöse Noxen als Indikation zum Schwangerschaftsabbruch. Internist (Berl.) *19*, 304–309 (1978).
Ouellette, E. M. et al.: Adverse effects on offspring of maternal alcohol abuse du-

ring pregnancy, New Engl. J. Med. **297**, 528–530 (1977).

Zimmermann, H. J.: Drug-induced liver disease. Drugs **16**, 25–45 (1978).

3. Verschreibung von Arzneimitteln

Arzneimittelkommission der Deutschen Ärzteschaft: Arzneiverordnungen, 13. Aufl. Köln: Deutscher Ärzte-Verlag 1976.

Arzneimittel-Richtlinien des Bundesausschusses der Ärzte und Krankenkassen über die Verordnung von Arzneimitteln in der kassenärztlichen Versorgung. Beilage zum Bundesanzeiger Nr. 59 v. 26. 3. 75, S. 14 ff.

Lembeck, F.: Das 1 × 1 des Rezeptierens, 3. Aufl. Stuttgart: Thieme 1967.

Verordnung über das Verschreiben, die Abgabe und den Nachweis des Verbleibs von Betäubungsmitteln (Betäubungsmittel-Verschreibungs-Verordnung – BTMVV). Bundesgesetzblatt **1978** *I*, 538–544.

von Harnack, G.-A., Janssen, F.: Pädiatrische Dosistabellen, 5. Aufl. Stuttgart: Deutscher Apotheker-Verlag 1977.

4. Externe Dermatotherapie

Brandau, R.: Ein Diskussionsbeitrag zur Definition der Darreichungsformen von Dermatika. Z. Haut- und Geschl.-Kr. **52**, 853–858 (1977).

Hodge, L., Comaish, J. S.: Psoriasis: Current concepts in management. Drugs **13**, 288–296 (1977).

Ippen, H., Bernecker, H. A.: Corticoid-Externa: Wirkungsweise und Wirksamkeit als Ursache von „Nebenwirkungen". Dtsch. med. Wschr. **101**, 1263–1267 (1976).

Korting, G. W.: Therapie der Hautkrankheiten, 3. Aufl. Stuttgart, New York: Schattauer 1974.

Lämmerhirt, K.: Therapeutische Gele. Materia Medica Nordmark **29**, 101–112 (1977).

Nürnberg, E.: Welche galenischen Grundlagen werden heute für die Hautbehandlung eingesetzt? Hautarzt **29**, 61–67 (1978).

Steigleder, G. K.: Therapie der Hautkrankheiten mit Hinweisen zur Differentialdiagnostik. Stuttgart: Thieme 1977.

Stüttgen, G., Schaefer, H.: Funktionelle Dermatologie. Berlin–Heidelberg–New York: Springer 1974.

Tronnier, H.: Arzneimittel in der externen dermatologischen Therapie. Acta derm.-venereol. (Stockh.) *1*, 105–117 (1975).

Weirich, E. G.: Tierexperimentelle Untersuchungen über die Salizylsäurewirkung auf die normale Haut. Ärzt. Kosmetologie **8**, 242–245 (1978).

Weirich, E. G.: Zur Pharmakologie der Dermatocorticoide. Z. Haut- u. Geschl.-Kr. **53**, 133–140; 189–194; 209–216; 247–254 (1978).

5. Mittel zur Behandlung von Infektionen

Appel, G. B., Neu, H. C.: The nephrotoxicity of antimicrobial agents. New Engl. J. Med. **296**, 663–670; 722–728; 784–787 (1977).

Arzneimittelkommission der Deutschen Ärzteschaft: Pseudomembranöse Kolitiden nach Lincomycin-Clindamycin. Dtsch. Ärztebl. **1975**, 481.

Arzneimittelkommission der Deutschen Ärzteschaft: Malariaprophylaxe und Arzneimittelresistenz. Dtsch. Ärztebl. **1978**, 1546.

Blumenthal, D. S.: Intestinal nematodes in the United States. New Engl. J. Med. **297**, 1437–1439 (1977).

Bruce-Chwatt, L. J.: Chemotherapie und Chemoprophylaxe der Malaria. Münch. med. Wschr. **118**, 1097–1102 (1976).

Holloway, B. W., Asche, L. V.: Mechanisms and clinical implications of antibiotic resistance in bacteria. Drugs **14**, 283–290 (1977).

Katz, M.: Anthelmintics. Drugs **13**, 124–136 (1977).

Krogstadt, D. J., Spencer, H. C., Healy, G. R.: Amebiasis. New Engl. J. Med. **298**, 262–265 (1978).

Kuhlmann, J., Rietbrock, N.: Wechselwirkungen bei antiinfektiöser Therapie.

Dtsch. med. Wschr. *100*, 2496–2505 (1975).
McConville, J. H., Rapoport, M. I.: Tuberculosis management in the mid – 1970s. J. Amer. med. Ass. *235*, 172–176 (1976).
Meinhof, W.: Aktuelle Probleme und neuere Entwicklungen in der Therapie der Mykosen. Immunität und Infektion *3*, 17–23 (1975).
Most, H.: Trichinosis – preventable yet still with us. New Engl. J. Med. *298*, 1178–1180 (1978).
Otten, H., Plempel, M.: Wirkungen, Nebenwirkungen und Indikationen der Sulfonamide. Dtsch. Ärztebl. *1973*, 2867–2875.
Otten, H., Plempel, M., Siegenthaler, W.: Antibiotika-Fibel. Stuttgart: Thieme 1975.
Sack, D. A., et al.: Prophylactic doxycycline for travelers' diarrhea. New Engl. J. Med. *298*, 758–762 (1978).
Smith, C. R.: Controlled comparison of amikacin and gentamicin. New Engl. J. Med. *296*, 349–353 (1977).
Steiner, A., Medici, T. C.: Neue Richtlinien zur Therapie der Lungentuberkulose. Dtsch. med. Wschr. *103*, 372–375 (1978).

6. Mittel zur Therapie maligner oder immunologisch bedingter Erkrankungen

Bach, J. F.: The pharmacological and immunological basis for the use of immunosuppressive drugs. Drugs *11*, 1–13 (1976).
Chabner, B. A., et al.: The clinical pharmacology of antineoplastic agents. New Engl. J. Med. *292*, 1107–1113; 1159–1168 (1975).
Chabner, B. A.: Second neoplasma – a complication of cancer chemotherapy. New Engl. J. Med. *297*, 213–215 (1977).
Gerber, N. L., Steinberg, A. D.: Clinical use of immunosuppressive drugs. Drugs *11*, 14–35; 90–112 (1976).
Haskell, C. M., Clive, M. J.: Die Behandlung der akuten Leukämie. Internist (Berl.) *16*, 492–497 (1975).
Pearlman, D. S.: Antihistamines: Pharmacology and clinical use. Drugs *12*, 258–273 (1976).

Schmähl, D.: Toxikologie in der Krebsforschung. I. Kanzerogene Substanzen. II. Kanzerogene Arzneimittel. Dtsch. med. Wschr. *102*, 1015–1018; 1047–1050 (1977).
Wilmanns, W.: Immunsuppression: Biologische Grundlagen und Anwendung. Internist (Berl.) *16*, 451–459 (1975).

7. Mittel zur Behandlung von Anämien

Crosby, W. H.: Who needs iron? New Engl. J. Med. *297*, 543–545 (1977).
Ganzoni, A. M.: Die orale Therapie des Eisenmangels. Dtsch. med. Wschr. *103*, 1257–1258 (1978).
Miescher, P. A., Miescher, A.: Immunologic drug-induced blood dyskrasias. Klin. Wschr. *56*, 1–5 (1978).
Pisciotta, V.: Drug – induced agranulocytosis. Drugs *15*, 132–143 (1978).

8. Mittel zur Verbesserung des Elektrolytstoffwechsels

Cannon, P. J.: The kidney in heart failure. New Engl. J. Med. *296*, 26–32 (1977).
Editorial: Calcium, Magnesium, and Diuretics. Brit. med. J. *1975*, 170–171.
Egberts, E.-H., Malchow, H.: Aminosäuren in der parenteralen Ernährung. Internist (Berl.) *19*, 20–27 (1978).
Feig, P. U., McCurdy, D. K.: The hypertonic state. New Engl. J. Med. *297*, 1444–1454 (1977).
Förster, H.: Energieträger in der parenteralen Ernährung: Kohlenhydrate, Fett, Alkohol. Internist (Berl.) *19*, 2–19 (1978).
Krumlovsky, F. A.: Hyponatriämie. Internist (Berl.) *17*, 114–119 (1976).
Law, D. H.: Total parenteral nutrition. New Engl. J. Med. *297*, 1104–1106 (1977).
Newmark, S., Dluhy, R. G.: Hyperkalemia and Hypokalemia. J. Amer. med. Ass. *231*, 631–633 (1975).
Schulte, M., Lenz, W.: Todesfälle durch Sorbit-Infusionen. Dtsch. Ärztebl. *1977*, 1947–1950.

9. Mittel zur Beeinflussung von Blutgerinnung und Fibrinolyse

Fratanoni, J. C., et al.: Thrombolytic therapy. New Engl. J. Med. **293**, 1073–1078 (1975).
Gallus, A. S., Hirsh, J.: Antithrombotic drugs. Drugs **12**, 41–68; 132–157 (1976).
Mac Leod, S. M., Seller, E. M.: Pharmacodynamic and pharmacokinetic drug interactions with coumarin anticoagulants. Drugs **11**, 461–470 (1976).
Marcus, A. J.: Aspirin and thromboembolism – a possible dilemma. New Engl. J. Med. **297**, 1284–1285 (1977).
Stenflo, J.: Vitamin K, Prothrombin and γ-carboxy-glutamic acid. New. Engl. J. Med. **296**, 624–626 (1977).
Weiss, H. J.: Antiplatelet therapy. New Engl. J. Med. **298**, 1344–1347; 1403–1406 (1978).

10. Mittel zur Normalisierung von Kreislauffunktionen

Anderson, J. L., et al.: Antiarrhythmic drugs: Clinical pharmacology and therapeutic uses. Drugs **15**, 271–309 (1978).
Bauer, G. E., Hunyor, S. N.: Mild hypertension: is treatment worthwile? Drugs **15**, 80–86 (1978).
Binnion, P.: Drug interactions with digitalis glycosides. Drugs **15**, 369–380 (1978)
Bleifeld, W.: Physiologische Grundlagen der medikamentösen Therapie der Koronarinsuffizienz. Inn. Med. **1974**, 100–109.
Bodem, G., Dengler, H. (Eds.): Cardiac Glycosides. Berlin–Heidelberg–New York: Springer 1978.
Chalmers, T. C., et al.: Evidence favoring the use of anticoagulants in the hospital phase of acute myocardial infarction. New Engl. J. Med. **297**, 1091–1096 (1977).
Cohn, J. N., Franciosa, J. A.: Vasodilator therapy of cardiac failure. New Engl. J. Med. **297**, 27–31; 254–258 (1977).
Crook, J. E., Nies, A. S.: Drug interactions with antihypertensive drugs. Drugs **15**, 72–79 (1978).

Effert, S., et al.: Sofortversorgung und akute stationäre Phase beim Myokardinfarkt. Dtsch. Ärztebl. **1977**, 2957–2962.
Erdmann, E.: Bestimmung der Herzglykosidkonzentrationen im Serum. Internist (Berl.) **16**, 185–189 (1975).
Fuchs, E. C., Müller-Busch, H. C.: Was ist gesichert in der Therapie des Hirnödems? Internist (Berl.) **17**, 638–644 (1976).
Goldberg, L. I., Hsieh, Y.-Y.: Klinische Anwendung von Dopamin. Internist (Berl.) **19**, 427–430 (1978).
Greeff, K.: Zur Pharmakokinetik des g-Strophanthins. Dtsch. med. Wschr. **102**, 135–139 (1977).
Gruber, U. F.(Ed.): Schock. Triangel **13**, 81–137 (1975).
Jahrmärker, H., Theisen, K.: Differentialtherapie von Herzrhythmusstörungen. Internist (Berl.) **19**, 241–251 (1978).
Kaste, M., Fogelholm, R., Waltimo, O.: Combined dexamethasone and LMW dextran in acute brain infarction: doubleblind study. Brit. med. J. **1976 II**, 1409–1410.
Keith, T. A.: Hypertension crisis. Recognition and management. J. Amer. med. Ass. **237**, 1570–1577 (1977).
Kramer, P., Scheler, F.: Renale Eliminationskinetik verschiedener Herzglykoside. Dtsch.: med Wschr. **97**, 1485–1490 (1972).
Larbig, D., et al.: Die Glykosidkonzentration und ihre klinische Bedeutung. Forum cardiologicum **15**, 9–139 (1978).
Leydhecker, W., et al.: Die Wirkung gefäßerweiternder Medikamente auf den i. o. Druck. Klin. Monatsbl. Augenheilk. **164**, 293–297 (1974).
Michel, D.: Behandlung des Hochdrucks mit Beta-Sympatholytica. Fortschr. Med. **94**, 1826–1833 (1976).
Neuss, H., Buss, J.: Wirkungsspektrum neuer Antiarrhythmica. Internist (Berl.) **19**, 240 (1978).
Singh, B. N.: β-adrenoceptor blocking drugs and acute myocardial infarction. Drugs **15**, 218–225 (1978).
Tibbutt, D. A., Chesterman, C. N.: Pulmonary embolism: Current therapeutic concepts. Drugs **11**, 161–192 (1976).

Weil, M. H., et al.: Treatment of circulatory shock. Use of sympathomimetic and related vasoactive agents. J. Amer. med. Ass. **231**, 1280–1286 (1975).

Wollam, G. L., et al.: Antihypertensive drugs: Clinical pharmacology and therapeutic use. Drugs **14**, 420–460 (1977).

Zelis, R., Cross, C. E.: Die Behandlung des Lungenödems. Internist (Berl.) **16**, 293–297 (1975).

11. Mittel zur Behandlung von Störungen des Respirationsorgane

Ballin, J. C.: Evaluation of a new aerosolized steroid for asthma therapy. J. Amer. med. Ass. **236**, 2891–2983 (1976).

Doherty, J. E., et al.: Digitalis in pulmonary heart disease (cor pulmonale). Drugs **13**, 142–151 (1977)

Dykes, M. H.: Evaluation of an antiasthmatic agent, cromolyn sodium. J. Amer. med. Ass. **227**, 1061–1062 (1974).

Editorial: Intranasal beclomethasone: wonder drug or hazard. Brit. med. J. **1976 II**, 1522–1523.

Pult, P.: Anwendung lokal wirksamer Pharmaka in den oberen Luftwegen. Atemwegserkrankungen **3**, 20–21 (1977).

Schulte-Werninghaus, G., et al.: Anticholinergica in der Therapie obstruktiver Atemwegserkrankungen. Atemwegs- und Lungenkrankheiten **3**, 5–12 (1977)

Snider, G. L.: The treatment of asthma. New Engl. J. Med. **298**, 397–399 (1978).

von Wichert, P.: Arzneimittelnebenwirkungen an der Lunge. Dtsch. med. Wschr. **103**, 268–274 (1978).

Webb-Johnson, D. C., Andrews, J. L.: Bronchodilator therapy. New Engl. J. Med. **297**, 476–482, 758–764 (1977).

12. Mittel bei Störungen der Magen-Darmfunktionen

Batey, R. G.: Chenodesoxycholic acid in the management of gall stones. Drugs **14**, 116–119 (1977).

Bramble, M. G., Record, C. O.: Drug-induced gastrointestinal diseases. Drugs **15**, 451–463 (1978)

Burchardt, P., Reinecke, F.: Grundlagen einer gezielten Harnsteinprophylaxe. Dtsch. med. Wschr. **101**, 1326–1329 (1976).

Blum, A. L., Siewert, J. R.: Ulcus-Therapie. Berlin–Heidelberg–New York: Springer 1978.

Feldman, M., et al.: Effect of low-dose propantheline on food-stimulated gastric acid secretion. New Engl. J. Med. **297**, 1427–1430 (1977).

Fordtran, J. S.: Placebos, antacids, and cimetidine for duodenal ulcer. New Engl. J. Med. **298**, 1081–1083 (1978).

Heyden, S.: Harmloses Coffein. Materia Medica Nordmark **29**, 273–281 (1977).

Langman, M. J. S.: Drugs in the treatment of gastric and duodenal ulcer. Drugs **14**, 105–115 (1977).

Misiewicz, J. J.: Role of cimetidine in gastrointestinal disease: Present status and future potential. Drugs **15**, 89–92 (1978).

Mörl, M.: Leberschäden durch Laxantien. Medizin **12**, VI–VII (1974).

Northfield, T. C.: Ulcerative Colitis and Crohn's disease: Differential diagnosis and treatment. Drugs **14**, 198–206 (1977).

Oakley, G. P.: The neurotoxicity of the halogenated hydroxyquinolines. J. Amer. med. Ass. **225**, 395–397 (1973).

Peterson, W. L., et al.: Healing of duodenal ulcer with an antacid regimen. New Engl. J. Med. **297**, 341–345 (1977).

Smith, L. H., et al.: Nutrition and urolithiasis. New Engl. J. Med. **298**, 87–89 (1978)

Werner, G. T., Stickl, H.: Reisediarrhoen: eine Crux in warmen Ländern. Dtsch. Ärztebl. **1977**, 2377–2380.

13. Mittel zur Behandlung einiger Stoffwechselkrankheiten

Emrich, D., et al.: Therapie der Schilddrüsen-Überfunktion. Deutsch. med. Wschr. **102**, 1261–1266 (1977).

Fisher, J. N., et al.: Diabetic Ketoacidosis: Low-dose insulin therapy by various routes. New Engl. J. Med. **297**, 238–241 (1977).

Genuth, S. M.: Plasma insulin and glucose profiles in normal, obese, and diabetic persons. Ann. intern. Med. **79**, 812–822 (1973).

Gerdes, H.: Was ist gesichert in der Therapie der Hyperthyreose. Internist (Berl.) **16**, 557–565 (1975).

Greer, M. A., Kammer, H., Bouma, D. J.: Short-term antithyroid drug therapy for the thyrotoxicosis of Graves's disease. New Engl. J. Med. **297**, 173–176 (1977).

Greten, H.,et al.: Die Beeinflussung erhöhter Blutfette. Dtsch. Ärztebl. **1978**, 1739–1744.

Grosser, K. D., Hübner, W.: Stoffwechselkrisen. Internist (Berl.) **16**, 99–107 (1975).

Haas, H. G., Dambacher, M. A., Guncaga, J.: Hypo- und Hypercalcämie als Notfall. Klin. Wschr. **53**, 451–459 (1975).

Haussler, M. R., McCain, T.: Basic and clinical concepts related to vitamin D metabolism and action. New Engl. J. Med. **297**, 974–983; 1041–1050 (1977).

Hövels, O., et al.: Vitamin D-Stoffwechsel, Rachitisprophylaxe und Fluoridsupplementierung. Dtsch. Ärztebl. **1978**, 1605–1608.

Jowsey, J.: Ätiologie und Therapie der Osteoporose. Kurzmonographien Sandoz **17**, 7–34 (1976).

Kraft, D., et al.: Antikonvulsiva und Vitamin D-Stoffwechsel. Münch. med. Wschr. **116**, 1579–1584 (1974).

Kuhlencordt, F., Kruse, H.-P.: Was ist gesichert in der Therapie des Osteoperose und Osteomalacie? Internist (Berl.) **15**, 588–593 (1974).

Mann, G. V.: Diet-Heart: The end of an era. New Engl. J. Med. **297**, 644–650 (1977).

Mehnert, H., Schöffling, K.: Diabetologie in Klinik und Praxis, Teile 1–6. Stuttgart: Thieme 1974.

Mehnert, H.: Therapie des coma diabeticum. Dtsch. med. Wschr. **103**, 592–594 (1978).

Mertz, D. P.: Gicht, 2. Aufl. Stuttgart: Thieme 1973.

Offermann, G., Biehle, G.: Vitamin D-Mangel und Osteomalacie beim alten Menschen. Dtsch. med. Wschr. **103**, 415–419 (1978).

Rudorff, K.-H., et al.: Differentialtherapie mit Schilddrüsenhormonen? Inn. Med. **2**, 86–91 (1974).

Scriba, P. C.: Strumaprophylaxe durch jodiertes Speisesalz. Gegenwärtiger Stand und Ziele. Dtsch. Ärztebl. **1977**, 1955–1958.

Shen, S.-W., Bressler, R.: Clinical pharmacology of oral antidiabetics. New Engl. J. Med. **296**, 493–497; 787–793 (1977).

Small, D. M.: Cellular mechanisms for lipid deposition in atherosclerosis. New Engl. J. Med. **297**, 873–877; 924–929 (1977).

Vesell, E. S., et al.: Altered plasma half-lives of antipyrine, propylthiouracil, and methimazole in thyroid dysfunction. Clin. Pharmacol. **17**, 48–56 (1975).

14. Mittel zur Behandlung von Entzündungen und Gelenkserkrankungen

Cooke, A. R.: Drugs and gastric damage. Drugs **11**, 36–44 (1976).

Fye, K., Talal, N.: Cytotoxische Arzneimittel zur Behandlung der rheumatoiden Arthritis. Internist (Berl.) **17**, 56–60 (1976).

Kaiser, H.: Cortisonderivate in Klinik und Praxis, 6. Aufl. Stuttgart: Thieme 1973.

Luckert, B.: Die Behandlung des M. Paget. Internist (Berl.) **17**, 527–531 (1976).

Miehlke, K.: Die chronische Polyarthritis (rheumatoide Arthritis) und ihr therapeutisches Konzept. Kurzmonographien Sandoz **11**, 6–55 (1974).

Ott, V. R., Schmidt, K. L.: Die Behandlung mit d-Penicillamin bei rheumatoider Arthritis. Internist (Berl.) **15**, 328–335 (1974).

Schwartz, B.: The glaucomas. New Engl. J. Med. **299**, 182–184 (1978).

15. Mittel zur Behandlung zentralnervöser Funktionen

Anthony, M.: β-Blockers in migraine prophylaxis. Drugs **15**, 249–250 (1978).

Arzneimittelkommission der deutschen Ärzteschaft: Warnung vor Methadon-

"Behandlung" Rauschmittelabhängiger. Dtsch. Ärztebl. *1973*, 1181.
Arzneimittelkommission der Deutschen Ärzteschaft: Achtung bei der Verschreibung methaqualonhaltiger Präparate. Dtsch. Ärztebl. *1973*, 1383.
Arzneimittelkommission der Deutschen Ärzteschaft: Information der Patienten und regelmäßige Blutbildkontrollen bei Gabe trizyklischer Neuroleptica. Dtsch. Ärztebl. *1975*, 2291.
Baldessarini, R. J.: Schizophrenia. New Engl. J. Med. *297*, 988–995 (1977).
Bassuk, E. L., Schoonover, S. C.: The practicioner's guide to psychoactive drugs. New York, London: Plenum Press 1977.
Benkert, O., Hippius, H.: Psychiatrische Pharmakotherapie, 2. Aufl. Berlin–Heidelberg–New York: Springer 1976.
Bianchine, J. R.: Drug therapy of parkinsonism. New Engl. J. Med. *295*, 814–818 (1976).
Borbély, A. A.: Die Beeinflussung des Schlafes durch Schlafmittel. Schweiz. med. Wschr. *103*, 1585–1591 (1973).
Browne, T. R.: Clonazepam. New Engl. J. Med. *299*, 812–816 (1978).
Busse, O., Kunkel, H.: Status epilepticus. Dtsch. Ärztebl. *1978*, 1987–1992.
Craddock, D.: Anorectic drugs: Use in general practice. Drugs *11*, 378–393 (1976).
Davis, J. M., Casper, R.: Antipsychotic drugs: Clinical pharmacology and therapeutic use. Drugs *14*, 260–282 (1977).
Editorial: Paracetamol (Acetaminophen) and the liver. Brit. med. J. *1975 I*, 536–537.
Editorial: Use and misuse of pentazocine. J. Amer. med. Ass. *225*, 1530–1531 (1973).
Feuerlein, W.: Therapie des Alkoholismus. Dtsch. Ärztebl. *1977*, 2911–2914.
Fieve, R. R.: Clinical use of lithium in affective disorders. Drugs *13*, 458–466 (1977).
Glassman, A. H., Percl, J. M.: The clinical pharmacology of imipramine. Implications for Therapeutics. Arch. gen. Psychiat. *28*, 649–653 (1973).
Höffler, D., et al.: „Phenacetin-Niere". Symptomatik und Verlauf bei 53 Patienten. Dtsch. med. Wschr. *98*, 2012–2016 (1973).
Hollister, L. E.: Drugs for emotional disorders. Current problems. J. Amer. med. Ass. *234*, 942–947 (1975).
Kampffmeyer, H.: Wirkt Aminophenazon karzinogen? Münch. med. Wschr. *118*, 7–8 (1976).
Keup, W.: Das Abhängigkeits-Potential des Clomethiazol (Distraneurin®). Dtsch. Ärztebl. *30*, 1903–1906 (1977).
Kobayashi, R. M.: Drug therapy of tardive dyskinesia. New Engl. J. Med. *296*, 257–260 (1977).
Lader, M.: Antianxiety drugs: Clinical pharmacology and therapeutic use. Drugs *12*, 362–373 (1976).
Lasagna, L.: The clinical evaluation of morphine and its substitutes as analgesics. Pharmacol. Rev. *16*, 47–82 (1964).
Livingston, S., et al.: Anticonvulsant drug levels. J. Amer. med. Ass. *232*, 60–62 (1975).
Moertel, C. G., et al.: Relief of pain by oral medications. A controlled evaluation of analgesic combinations. J. Amer. med. Ass. *229*, 55–59 (1974).
Mühlendahl, K. E. v., et al.: Physostigmintherapie bei Vergiftungen. Dtsch. med. Wschr. *101*, 1401–1402 (1976).
Raaflaub, J., Dubach, U. C.: On the pharmacokinetics of phenacetin in man. Europ. J. clin. Pharmacol. *8*, 261–265 (1975).
Richens, A.: Interactions with antiepileptic drugs. Drugs *13*, 266–275 (1977).
Schneider, H., et al. (Eds.): Clinical pharmacology of antiepileptic drugs. Berlin-Heidelberg-New York: Springer 1975.
Schönhöfer, P. S., Hasse, H. E.: Diskussion der Methadon-Programme in der Bundesrepublik. Dtsch. med. Wschr. *98*, 2038–2043 (1973).
Schwabe, U.: Jährlich 1000 Todesfälle durch rezeptfreie Bromcarbamid-haltige Schlafmittel in der Bundesrepublik? Dtsch. med. Wschr. *102*, 885–888 (1977).
Way, E. L., Settle, A. A.: Verwendung von Betäubungsmittel-Antagonisten. Internist (Berl.) *16*, 551–555 (1975).
Whitlock, F. A., Evans, L. E. J.: Drugs and depression. Drugs *15*, 53–71 (1978).

16. Mittel zur Beeinflussung der Sexualfunktionen

Arzneimittelkommission der Deutschen Ärzteschaft: Weibliche Sexualhormone und Endometriumkarzinom. Dtsch. Ärztebl. *1978*, 1306–1308.

Deutsche Gesellschaft für Bevölkerungswissenschaft e. V., Wiesbaden, Schering AG., Berlin/Bergkamen (Hrsg.): Orale Kontrazeption. Medizinische und gesellschaftswissenschaftliche Aspekte. Symposium, Berlin, Schering (Selbstverlag) 1977.

Döring, G. K.: Klimakterische Beschwerden. 2. Die Therapie der klimakterischen Beschwerden. Fortschr. Med. **94**, 1118–1126 (1976).

Hammerstein, J.: Komplikationen und Spätfolgen der Kontrazeption einschließlich der Sterilisation. In: Verhandlungen der Deutschen Gesellschaft für Gynäkologie und Geburtshilfe (Thomsen, K., Schmidt-Matthiesen, H., Hrsg.). Arch. Gynäkol. **224**, 1–21 (1977).

Hempel, E., Klinger, W.: Drug-stimulated biotransformation of hormonal steroid contraceptives: Clinical implications. Drugs **12**, 442–448 (1976).

Hennekens, C. H., MacMahon, B.: Oral contraceptives and myocardial infarction. New Engl. J. Med. **296**, 1166–1167 (1977).

Insler, V., Lunenfeld, B.: Diagnose und Therapie endokriner Fertilitätsstörungen der Frau. Berlin: Grosse 1977.

Jaffe, F. S.: The pill: A perspective for assessing risks and benefits. New Engl. J. Med. **297**, 612–614 (1977).

Kaiser, R.: Hormonale Behandlung von Zyklusstörungen. Ein Leitfaden für die Praxis 5. Aufl. Stuttgart: Thieme 1975.

Keller, P. J.: Hormonale Störungen in der Gynäkologie. Diagnostik und Behandlung. Berlin-Heidelberg-New York: Springer 1977.

Leyendecker, G., Nocke, W.: Die endokrine Regulation des menstruellen Zyklus. Fortschr. Med. **94** (33), 1910 (1976).

Leyendecker, G., Wyss, H. I.: Prolaktin in der Reproduktionsphysiologie und-pathologie; klinische Konsequenzen. Gynäkologe **10** (2), 1977.

Lording, D. W.: Impotence: Role of drug and hormonal treatment. Drugs **15**, 144–150 (1978).

Obolensky, W., Käser, O. (Hrsg.): Ovulation und Ovulationsauslösung. Perioperative Probleme. Bern-Stuttgart-Wien: Huber 1975.

Proudfit, C. M.: Estrogens and menopause. J. Amer. med. Ass. **236**, 939–940 (1976).

Stokes, G. S.: Drug-induced hypertension: Pathogenesis and management. Drugs **12**, 222–230 (1976).

Ufer, J.: Hormontherapie in der Frauenheilkunde. Grundlagen und Praxis, 5. Aufl. Berlin-New York: De Gruyter 1978.

Pharmakaverzeichnis [1]

Acenocoumarol – Sintrom® 167
Acetazolamid – Diamox® 158, 163
N-Acetylcystein – Mucolyticum „Lappe"® 226
α-Acetyldigoxin – Lanadigin® 183
β-Acetyldigoxin – Novodigal® 183
Acetylsalicylsäure – Aspirin®; mikroverkapselte Zubereitung: Colfarit® 168, 242, 254, 282, 323
Actinomycin D = Dactinomycin – Lyovac-Cosmegen® 129
Adrenalin = Epinephrin – Suprarenin® 136
Adrenocorticotropes Hormon s. Corticotrophin
ätherische Öle im Ozothin® 226
Äthinyloestradiol – Progynon® C und M 336
Äthylendiamintetraacetat (EDTA) – Calciumedetat „Heyl"® 144
Äthylmorphin – Dionin® 61
Agar-agar – im Agarol® 238
Ajmalin – Gilurytmal® 193
Albumin – Humanalbumin „Behringwerke" 176, 177
Alclofenac – derzeit in der BRD nicht im Handel 282
Allopurinol –Zyloric® 160, 254
Aluminiumhydroxid – Aludrox® 243
Amantadin – Symmetrel® 321
Amikacin – Biklin® 109
Amilorid – Arumil® 161
Aminophyllin – Euphyllin® 151, 229, 234
Aminopyrin (= Aminophenazon) – nicht mehr im Handel 144, 324
Aminorex – außer Handel 234
p-Aminosalicylsäure – PAS-Fatol® 121
Amitriptylin – Saroten® 297

Ammoniumchlorid – Ammonchlor SSW 158, 226
Amodiaquin – Camochin® 124
Amoxicillin – Amoxypen® 98, 101
Amphotericin B – Amphotericin B „Squibb"® (zur Infusion); Amphо-Moronal® (lokal) 86, 127
Ampicillin – Binotal® 92, 96, 98, 99, 101, 115
Aprindin – Amidonal® 195
Aprotinin – Trasylol® 171
Arning'sche Lösung DRF 80
Asparaginase – Crasnitin® 129
Atenolol – Tenormin® 202
Atropin – Atropinum sulfuricum Comprette®, Amphiole® 197
Aurothioglucose – Aureotan® 284
Azapropazon – Prolixan® 282
Azathioprin – Imurek® 128, 240, 255, 285
Azidocillin – Nalpen® 98, 101
Azlocillin – Securopen® 99, 102

Bacampicillin – Penglobe® 102
Beclomethason-Ester – Viarox® 230
Bemegrid – Eukraton® 309
Benserazid (+ Levodopa) – im Madopar® 321
Benzathin-Penicillin® – Tardocillin® 98, 286
Benzbromaron – Uricovac® 254
Benzoctamin – Tacitin® 180, 300
Betamethason – Betnesol® 278
Betain-HCl – im Acidol®-Pepsin 246
Biperiden – Akineton® 296, 321
Bisacodyl – Dulcolax® 238
Bleomycin – Bleomycinum „Mack"® 129, 234
Bromazepam – Lexotanil® 302
Bromhexin – Bisolvon® 226

---

[1] Die Arzneimittelgruppen (z. B. Aminoglykosid-Antibiotika) findet man im Sachverzeichnis, während ihre in diesem Buch genannten Vertreter (z. B. Gentamicin) hier erscheinen. Angeführt ist ein gebräuchlicher, nicht geschützter Name, der meist, aber nicht immer identisch mit dem von der WHO vorgeschlagenen „International non proprietary name" (INN) ist. Ihm wird jeweils nur eine einzige warenzeichengeschützte Zubereitung zugeordnet. Damit ist keinesfalls eine vergleichende Wertung beabsichtigt. Zur umfassenden Information bediene man sich der „Roten Liste" des Bundesverbandes der Pharmazeutischen Industrie.

Bromisoval – Bromural® 309
Bromocriptin – Pravidel® 341, 350
Bromsalicylchloranilid – im Multifungin®
  Puder 85
Broxaldin = Broxyquinolin–Fenilor®
  126
Busulfan – Myleran® 128
N-Butylscopolamin – Buscopan® 245

Calcitonin – nicht handelsüblich 272
Calciumcarbonat – im Stromigen® 243
Calciumsalze, parenteral – Calcium-
  Sandoz® 138, 274
Capreomycin – Ogostal® 121
Carbamazepin – Tegretal® 313
Carbenicillin – Anabactyl® 102
Carbenoxolon – Biogastrone® 244
Carbidopa (+ Levodopa) – im
  Nacom® 321
Carbimazol – Neo-Thyreostat® 267
Carbromal – Adalin® 309
Castellani-Lösung DRF 80
Cefacetril – Celospor® 103
Cefalexin – Oracef® 103
Cefalot(h)in – Cephalotin® 103
Cefazolin – Gramaxin® 103
Cefoxitin – Mefoxitin® 103
Cefradin – Sefril® 103
Cefuroxim – Zinacef® 103
Cetobemidon – Cliradon® 62
Chenodesoxycholsäure – Chenofalk® 245
Chinin – Compretten® Chininum
  hydrochloricum 124
Chinidin – Chinidin-Duriles® 135, 144,
  192
Bis-Chloräthyl-Nitrosoharnstoff – nicht im
  Handel 129
Chloralhydrat – Chloralhydrat Rectiole®
  49, 67, 310
Chlorambucil – Leukeran® 128
Chloramphenicol – Paraxin® 97, 105, 115
Chlordiazepoxid – Librium® 310
Chlormadinonacetat – Gestafortin® 336
Chloroquin – Resochin® 124, 126
Chlorpropamid – Diabinese® 258
Chlorprothixen – Truxal® 290, 297
Chlorthalidon – Hygroton® 159
C(h)olestyramin – Quantalan® 251
Cignolin 77, 84
Cimetidin – Tagamet® 244
Citronensäure – im Citro-Pepsin® 246
Clemastin – Tavegil® 137

Clemizol – Penicillin G – Megacillin® 98
Clenbuterol – Spiropent® 228
Clindamycin – Sobelin® 107
Clioquinol – Entero-Vioform® 126
Clofibrat – außer Handel 250
Clomethiazol – Distraneurin® 302, 312
Clomiphen (= Clomifen) – Dyneric®
  335, 341
Clonazepam – Rivotril® 318
Clonidin – Catapresan® 212
Clotrimazol – Canesten® 127
Clozapin – Leponex® 292
Cocain – Cocainhydrochlorid DAB 7 63
Codein – Codeinum phosphoricum
  Compretten® 61, 67, 226, 326, 327
Colecalciferol – D_3-Vicotrat® 272
Colchicin – Colchicum-Dispert® 255
Corticotrophin – ACTH „Schering"®
  230, 281
Cortisol s. Hydrocortison
Cotrimoxazol – Bactrim® 92, 111, 115
Cyanocobalamin – Cytobion® 142
Cyclobarbital – Phanodorm® 311
Cyclofenil – Fertodur® 335
Cyclophosphamid – Endoxan® 128
Cycloserin – Cycloserin KABI® 121
Cyproheptadin – Periactinol® 326
Cyproteronacetat – Androcur® 86, 335
Cytosinarabinosid – Alexan® 128

Dacarbazin – DTIC® 129
Daunorubicin – Daunoblastin® 129
Desferrioxamin = Deferoxamin –
  Desferal® 141
Desipramin – Pertofran® 297
Desoxycorticosteron s. Desoxycorton
Desoxycorton – Cortiron® 278
Dexamethason – Millicorten® 151, 278,
  313
Dextran 40 – Rheomacrodex® 176, 221,
  223
Dextran 60; 75 – Macrodex® 176
Dextropropoxyphen – Develin® 327
Dextrothyroxin-Natrium – Dynothel®
  251
Diäthylpentenoylamid – im
  Betadorm N® 310
Diazepam – Valium® 23, 66, 157, 180, 234,
  303, 318
Diazoxid – Hypertonalum® 218
Dibenzepin – Noveril® 297

363

Dibrommannitol = Mitobromitol – Myelobromol® 128
Diclofenac – Voltaren® 282
Dicloxacillin – Dichlor-Stapenor® 92, 98, 101
Digitoxin – Digimerck® 184
Digoxin – Lanicor® 184
Dihydralazin – Nepresol® 210
Dihydroergocornin, -kryptin, -cristin – Hydergin® 326
Dihydroergotamin – Dihydergot® 166, 220, 325
Dihydrotachysterol – AT 10® 274
Dihydroxyanthranol s. Cignolin
Dimenhydrinat – Vomex A® 236
Dimercaprol – Sulfactin® 144
Dinatrium-Cromoglycat – Intal® 230, 235
Diphenhydramin – in zahlreichen Zubereitungen 137, 310
Diphenoxylat – mit Atropin im Reasec® 239
Dipyron – Novalgin® 245, 324
Disopyramid – Rythmodul® 193
L-Dopa s. Levodopa
Dopamin – Dopamin-Giulini® 178, 206
Doxepin – Aponal® 297
Doxorubicin – Adriblastin® 129
Doxycyclin – Vibramycin® 104
Droperidol – Dehydrobenzperidol® 294

Eisen(III)gluconat – Ferrlecit®-Amp. 141
Eisen(III)sorbitol-Citrat – Jectofer® 141
Eisen(II)sulfat – Ferro 66® 140
Eisen(II)sulfat + Vitamin C – Eryfer® 140
Ephedrin – Ephedrin „Knoll"® 228
Epicillin – Spectacillin® 98, 102
Epimestrol – Stimovul® 335, 341
Ergotamin – Gynergen® 325
Erythromycin – Erycinum® 92, 107
Erythromycin-Estolat – Neo-Erycinum® 107
Etacrynsäure – Hydromedin® 160, 162
Ethambutol – Myambutol® 121
Ethinamat – Valamin® 310
Ethosuximid – Suxinutin® 315

Fenoterol – Berotec® 228
Fentanyl – Fentanyl Janssen® 63, 331
Fludrocortison – Astonin H® 378
Fluocortolon – Ultralan® 278

5-Fluor-cytosin – Fluorcytosin „Roche"® 127
5-Fluorouracil – Efudix® 128
Folinsäure – Leucovorin® 11, 128
Folsäure – Cytofol® 142
Fominoben – Noleptan® 226
Furosemid – Lasix® 151, 160, 178
Fusidinsäure – Fucidine® 108

Gelatine-Derivat – Haemaccel® 176
Gentamicin – Refobacin® 109
Glibenclamid – Euglucon® 258
Glucocorticoid-Rectalinstillation – s. Betamethason 240
Glutethimid – Doriden® 311
Goldkomplexe – Auro-Detoxin® 284
Gonadotrophinum chorionicum (HCG) – Primogonyl® 335
Griseofulvin – Likuden® 76, 85, 127
Guanethidin – Ismelin® 213

Haloperidol – Haldol Janssen® 296
Heparin-Na – Liquemin® 166, 206
Heptabarb(ital) – Medomin® 311
Hexobarbital – Evipan® 311
Hydralazin, z. Z. nur als Dihydralazin verfügbar s. Dihydralazin
Hydrocodon – Dicodid® 62
Hydrocortison – Hydrocortison Hoechst® 278
Hydromorphon – Dilaudid® 62, 245
Hydroxocobalamin – Aquo-Cytobion® 142
Hydroxy-Harnstoff – Litalir® 129
Hydroxyäthylstärke – Plasmasteril® 176, 177
8-Hydroxychinolin – im Mexaform S® 239

Ibuprofen – Brufen® 282
Ifosfamid – Holoxan® 128
Imipramin – Tofranil® 297
Indometacin – Amuno® 255, 283
Insulin-Alt – Insulin Hoechst®; Insulin S Hoechst® 260
Insulin-Depot (Langzeit) – Insulin Novo Lente® 260
Insulin-Depot (schnell wirkend) – Insulin Initard Leo® 260
Insulin-Depot (Verzögerungs-Insulin) – HG-Insulin „Hoechst"® 260
Ipratropiumbromid – Atrovent® 228

Isoniazid – Neoteben® 53, 119, 144
Isoproterenol – Aludrin® 228
Isosorbid-Dinitrat – Isoket® 201

Jodiertes Speisesalz – Gelbes Bayerisches Vollsalz® 266

Kaliumchlorid – Kalinor® 154
Kaliumjodid – Kalium jodatum Compretten® 226
Kaliumpermanganat – Kaliumpermanganat DAB 7 76
Kanamycin – Kanabristol® 109
Kationen-Austauscher, Na$^+$-Salz – Resonium A 155
–, Ca$^+$-Salz – Calcium Resonium 155

Laevomepromazin s. Levomepromazin
Leinsamen – Linusit® 238
Levodopa – Larodopa 320
Levomepromazin – Neurocil® 293, 303
Levomethadon – L-Polamidon® 62, 331
Levorphanol – Dromoran® 62
Levothyroxin – L-Thyroxin „Henning"® 265
Lidocain – Xylocain® 193, 205
Lincomycin – Albiotic® 107
Liothyronin – Thybon® 265
Lithiumsulfat – Lithium-Duriles® 305
Loperamid – Imodium® 239
Lynestrenol – Orgametril® 336

Mafenid – Napaltan® Creme 76
Magnesium-Aluminium-Silikat – Gelusil® 243
Mannit 161
Maprotilin – Ludiomil® 297
Mebendazol – Vermox® 123
Mebhydrolin – Omeril® 137
Meclozin – Bonamine® 137, 236
Medazepam – Nobrium® 302
Medigoxin – Lanitop® 183
Medroxyprogesteronacetat – Clinovir® 336
Melphalan – Alkeran® 128
Menopausen-Gonadotropin (Harn) = HMG – Pergonal-500® 335
Meprobamat – Miltaun® 300, 310
Meproscillarin – Clift® 183
Mercaptopurin – Purinethol® 128, 255
Mestranol – in Ortho-Novum® $\frac{1}{50}, \frac{1}{80}$ 336
Methamphetamin – Pervitin® 62

Metformin – Glucophage retard® 259
Methadon s. Levomethadon
Methaqualon – Revonal® 311
Methotrexat – Methotrexat „Lederle"® 128, 144
Methoxypsoralen – Meladinine® 84
β-Methyldigoxin s. Medigoxin
α-Methyldopa – Presinol® 212
Methylphenidat – Ritalin® 62, 304
Methylprednisolon – Urbason® 278
Methysergid – Deseril® 234, 326
Metoclopramid – Paspertin® 236
Mezlocillin – Baypen® 99, 102
Mianserin – Tolvin® 297
Miconazol – Daktar® 85, 127
Minocyclin – Klinomycin® 96, 104
Minoxidil – noch nicht im Handel 210
Mithramycin – Mithramycin Pfizer® 275
Mitomycin C – nicht im Handel 129
D-Moramid – Palfium® 62
Morphin – Amphiole® Morphinum hydrochloricum 62, 65, 189, 329

Nalidixinsäure – Nogram® 115
Nalorphin – Lethidrone® 329
Naloxon – Narcan® 329, 332
Naproxen – Proxen® 282
Natamycin – Pimaricin® 127
Natrium bicarbonicum 158, 242
Natriumcitrat – Uralyt U® 253
Natriumfluorid – Natriumfluorid Chemipharm® 275
Neomycin – Bykomycin® 109, 115
Niacin s. Nicotinsäure
Niclosamid – Yomesan® 123
Nicotinsäure – Niconacid® 221, 251
Nifedipin – Adalat® 204
Nifuratel – inimur® 111
Nitrazepam – Mogadan® 302, 310
Nitrofural – Furacin® 111
Nitrofurantoin – Furandantin® 112, 115
Nitroglycerin – Nitrolingual® 189, 201, 206
Nitroprussidnatrium – Nipride® 189, 206, 219
Nomifensin – Alival® 296
Norgestrel – im Duoluton® 336
Normethadon – im Ticarda® 62, 226
Nortriptylin – Nortrilen® 297
Noscapin – Capval® 226

365

Novaminsulfon – s. Dipyron
Nystatin – Moronal® 127

Oestradiolvalerianat – Progynova® 336, 343
Oestriol – Ovestin® 343
Oestriolsuccinat – Synapause® 343
Oestrogene, konjugierte – Presomenspezial®-mite 343
Opipramol – Insidon® 300
Opium – als Konzentrat im Pantopon® 61, 62
Opium-Tinctur – Opiumtinktur DAB 7 239
Orciprenalin – Alupent® 199, 228
Ornidazol – Tiberal® 126
Oxacillin – Stapenor® 92, 96, 98, 101
Oxazepam – Adumbran® 302, 310
Oxycodon – Eukodal® 62
Oxymetholon – Plenastril® 143
Oxyphenbutazon – Tanderil® 283

Paracetamol – Ben-u-ron® 323
Paraffinöl – Paraffinum subliquidum DAB 7; in zahlreichen Zubereitungen 238
Paramethason – Monocortin® 278
Peciloin – Supral® 127
Penicillin G – Penicillin (mit Firmennamen®) 98, 100, 286
Penicillin V (= Phenoxymethyl-Penicillin) – Beromycin® 98
d-Penicillamin – Trovolol® 144, 285
Pentaerythrityltetranitrat – Dilcoran 80® 201
Pentazocin – Fortral® 328
Pentobarbital – Nembutal® 311
Perchlorat-Na – Irenat® 268
Perphenazin – Decentan® 236
Pethidin – Dolantin® 63, 331
Phenacetin – nur in Kombinationen 67, 323
Pheneticillin – Pen 200® 98
Phenmetrazin-8-Chlorotheophyllinat – Cafilon® 62
Phenobarbital – Luminal® 311, 315, 318
Phenolphthalein – Darmol® 238
Phenprocoumon – Marcumar® 167
Phenylbutazon – Butazolidin® 144, 255, 282

Phenytoin – Phenhydan® 142, 182, 195, 313
Pindolol – Viscon® 203
Piritramid – Dipidolor® 63
Pizotifen – Sandomigran® 326
Plasmin – Fibrinolysin (Human) Lyovac® 170
Prajmatium Bitartrat – Neo-Gilurytmal® 193
Prapranolol – Dociton® 202
Prazosin – Minipress® 210
Prednisolon – Scherisolon® 278
Prednison – Prednison Ferring® 278
Primaquin – Primaquin „Bayer"® 124
Primidon – Liskantin® 313
Probenecid – Benemid® 99, 254
Procain-Penicillin G – im Aquacillin® 98
Procainamid – Novocamid® 193
Procarbazin – Natulan® 129
Progesteron – Proluton® 336
Proguanil – Paludrin® 124
Promethazin – Atosil® 137, 234, 292
Propafenon – Rytmonorm® 193
Propicillin – Oricillin® 98, 101
Protamin – Protaminsulfat „Novo"® 166
Prothionamid – Ektebin® 121
Prothipendyl – Dominal® 293
Pyrazinamid – Pyrafat® 121
Pyridoxin – Benadon® 143
Pyrimethamin – Daraprim® 124, 126, 144
Pyrimethamin mit Sulfadoxin – Fansidar® (in der BRD nicht im Handel) 124
Pyrrolidinomethyl-Tetracyclin s. Rolitetracyclin
Pyrvinium – Molevac® 123

Radix Ipecacuanhae – Ipecacuanha-Tinktur DAB 7 226, 247
Reserpin – Serpasil® 211
Ricinusöl – Ricinuskapseln „Pohl"® 67, 237
Rifampicin – Rimactan® 121
Rolitetracyclin – Reverin® 105

Salazosulfapyridin – Azulfidine® 239
Salbutamol – Sultanol® 228
Schlangengiftenzym, antikoagulierendes – Arwin® 164, 221
Scopolamin – Scopolaminum hydrobromicum „Eifelfango"® 236
Silbernitrat – Argentum nitricum DAB 7 76

Sisomycin – Extramycin® 109
Sitosterin – Sitosterin Delalande® 251
Sorbit 161
Spectinomycin – Stanilo® 109
Spironolacton – Aldactone® 161
Streptokinase – Streptase® 170
Streptomycin – Streptomycin-Heyl®
  109, 121
g-Strophanthin – g-Strophanthin Drobena®
  183
Sulfadiazin – Sulfadiazin-Heyl® 110, 286
Sulfafurazol s. Sulfisoxazol
Sulfamethoxazol – im Cotrimoxazol 111
Sulfamethoxydiazin – Durenat® 110
Sulfinpyrazon – Anturano® 254, 283
Sulfisoxazol – Gantrisin® 110
Sulindac – Imbaral® 282

Tamoxifen – Nolvadex® 129
Tannin – im Tannalbin® 239
Terbutalin – Bricanyl® 228
Testosteron – Testoviron® 333
Tetracyclin – Hostacyclin® 86, 92, 104, 115, 121
Thebacon – Acedicon® 62
Theophyllin mit Sympathomimeticum –
  Akrinor® 220
Theophyllin-Äthylendiamin s. Aminophyllin
Thiamazol – Favistan® 267
Thiamphenicol – Urfamicina® 106
Thioguanin – Thioguanin Wellcome® 128
Thioridazin – Melleril® 296

D-Thyroxin s. Dextrothyroxin
L-Thyroxin (T_4) s. Levothyroxin
Tiabendazol – Minzolum® 123
Tierkohle – Compretten Kohle® 239
Ticarcillin – Aerugipen® 102
Tilidin – im Valoron N® 328
Tinidazol – Simplotan® 126
Tobramycin – Gernebcin® 109
Tolbutamid – Rastinon® 258
Tolmetin – Tolectin® 282
Tolnaftat – Tonoftal® 85
Triamcinolon – Volon® 278
Triamteren – Jatropur® 161
Trihexyphenidyl – Artane® 321
Trijodthyronin (T_3) s. Liothyronin
Trimethroprim – im Cotrimoxazol
  111, 115, 232
Trometamol (= TRIS = THAM) –
  Tris-Steril „Fresenius"® 158

Undecylensäure – in Benzoderm® Seife 85
Urokinase – Urokinase Abbott/Winthrop® 170

Valproat – Ergenyl® 313
Verapamil – Isoptin® 196, 204
Vinblastin – Velbe® 129
Vincristin – Vincristin Lilly® 129
Vitamin A-Säure – Airol® 86

Wilkinson Salbe 81

Xylometazolin – Otriven® 235

Hormonale Contraceptiva

	Oestrogen (mg)	Gestagen (mg)		WZ® (Beispiel)
Orale Einphasen- oder Kombinationspräparate				
–Oestrogenanteil niedrig: < 0,05 mg	Äthinyloestradiol 0,03 Äthinyloestradiol 0,035 Äthinyloestradiol 0,04	Norgestrel Norethisteron Lynestrenol	0,15 0,5 2	Microgynon Ovysmen Yermonil
–Oestrogenanteil höher: 0,05 mg	Äthinyloestradiol 0,05 Äthinyloestradiol 0,05 Äthinyloestradiol 0,05 Mestranol 0,05	Lynestrenol Norgestrel Cyproteronacetat Norethisteron	1 0,25 2 1	Anacyclin Neogynon Diane Ortho-Novum 1/50
Orale Zweiphasen- oder Sequentialpräparate	1. Mestranol 0,1 2. Mestranol 0,1 1. Äthinyloestradiol 0,05 2. Äthinyloestradiol 0,05 1. Äthinyloestradiol 0,05 2. Äthinyloestradiol 0,05	– Chlormadinonacetat – Lynestrenol Norgestrel Norgestrel	 2 2,5 0,05 0,125	} Eunomin } Ovanon } Sequilar
„Minipille"	– – –	Lynestrenol Norethisteron Norgestrel	0,5 0,35 0,03	Exlutona Micronovum Microlut
„Dreimonatsspitze"	–	Medroxyprogesteronacetat	150	Depo-Clinovir 150
„Morning-after pill"	Äthinyloestradiol 1 (×5)	–		Lynoral

Sachverzeichnis

Acidose 156, 158
Abort, drohender 349
Abführmittel 236
Abusus 308
Acne vulgaris 86
β_2-adrenerge Bronchialerweiterer 227
adrenogenitales Syndrom 341
Aerobacter, Empfindlichkeit 115
Aerosole 226, 230
ärztliche Erfahrung 5
Aflatoxine 133
Agranulozytose 29, 144, 268, 296
Akathisie 295
akute Dystonie 295
Aldosteron-Antagonisten 161
Aldosteronismus 151, 161
alkalisierende Substanzen 158
Alkalose 154, 157, 159
Alkohol, Mißbildungen 39, 41
–, Wechselwirkungen 23
– und Herzinsuffizienz 180
– und zentral wirksame Mittel 23, 55
Alkylantien 128, 134
Allergie durch Arzneimittel 27
allergische Reaktionen 27, 134
– Rhinitis 235
Alopecie 87
Alter, Arzneimittel 46
Amenorrhoe 340
Aminoglykosid-Antibiotica 108
Amoebenruhr 126
Anabolica 334
Anämie 139
–, aplastische 143
–, hämolytische 29, 143
–, sideroachrestische 143
Analgetica 322
anaphylaktische Reaktion 28, 134
anaphylaktoide Reaktion 28
Ancylostoma duodenale 123
Androgene 333
Anfallskrankheiten 312
Angina pectoris 200
Angina tonsillaris 112
Anovulation 339
Antacida 242
Anthrachinon-Laxantien 238

Antiandrogene 335
Antiarrhythmica 191
– beim Myokardinfarkt 205
Antibiotica 88
–, cytostatische 129
–, Dosierungsrichtlinien 96
–, Metaphylaxe 94
–, Prophylaxe 94
–, Risiken 91
–, Therapieversager 97
Anticholinergica s. Parasympatholytica
Antidepressiva 296
Antiemetica 236
Antiepileptica 312
Antihistaminica (H_1) 79, 137, 179, 235, 236
Antihistaminica (H_2) 244
Antihypertensiva 209
Antikoagulantien, Heparin 166
– beim Myokardinfarkt 206
–, orale 167, 206
Antikörper bei Immunreaktionen 135
Antimetaboliten 128, 134
antimikrobielle Mittel 88
Antimykotica, lokale 85, 127
–, systemische 85, 127
Antiphlogistica 276
– bei Gicht 255
Antipyretica 323
Antitussiva 224
Apotheken 56
Appetitzügler 304
– und Hypertonie 218
Arrhythmien, kardiale 190
Arsen 133
Arteriosklerose 249
Arthrosis deformans 288
Arthusreaktion 134
Arzneibuch 56
Arzneimittel, Definition 2
–, Entwicklung 2
–, Prüfung 2, 5
–, Sicherheit 8
–, Thesen zum Umgang 15
–, Todesfälle 15, 25
–, Verbrauch 11, 60
–, Zulassung 9

369

Arzneimittelexantheme 29, 87
Arzneimittelfieber 28
Arzneimittelgesetz 9
Arzneimittelkommission 9
Ascaris lumbricoides 123
Ascites 151
Asthma bronchiale 224
„Asthmapulver" 229
Atemdepression durch Opiate 233, 330
Atemtherapie, Indikationen 174
Atemwegerkrankungen, obstruktive 224
Augentropfen 68
Ausscheidung von Arzneimitteln 21

bactericide Mittel 91
bacteriostatische Mittel 91
Badezusätze 75
Bandwurm 123
Barbiturate 311, 313
Bateman-Funktion 35
Beinleiden 83
Benzodiazepine 300, 310, 315
Benzol 133
Betäubungsmittel, analgetische 328
–, Höchstmengen 63
–, Verschreibung 61
Biguanide 258
Bioavailability 35, 184
biologische Verfügbarkeit 35, 184
Blutgerinnung 164
Blutschäden, arzneimittelbedingte 29, 144
Blutungen, dysfunktionelle 338
Bromid 310
Bronchialerweiterung 227
Bundesgesundheitsamt 3, 10

Calcinose-Effekt 273
Calcium-Antagonisten 196, 204
Calciumstoffwechsel 271
Calorienbedarf, Substitution 148
Candidiasis 86
Carboanhydrase 158, 163
Carcinogene 133
Cephalosporine 92, 102
Chemoprophylaxe der Tuberkulose 122
Chemotherapeutica 88
Cholelitholyse 245
Cholinesterase 53
Clearance 36, 50
Colitis ulcerosa 239
Cor pulmonale 232

Coronardilatatoren 201
Coronarinsuffizienz, Risikofaktoren 200
Corpus luteum, Insuffizienz 340
Cremes 73, 81
Cushing-Syndrom 276
Cyclothymie 305
Cytostatica 128, 134
–, adjuvante Therapie 132
–, Lungenfibrosen 234
–, Mißbildungen 39
– Psoriasis 84
cytotoxische Reaktion 134

Darminfektionen 116
Defibrillation 190
Delirien 302
Dependenz 307, 329
Depression 296, 304
Dermatophyten 85, 127
Dermatotherapie 69
Diabetes 256, 280
– und Coronarien 200
Diät bei Diabetes 256
– bei Gicht 253
– bei Hypertonie 209
–, lipidsenkende 250
– beim peptischen Ulcus 241
Diarrhoen 238
Digitalis 181
–, Toxicität 182
Diuretica 158, 254
– bei Hypertonie 209
–, Synopsis 162
Dosisfindung 37
Dosis-Wirkungsbeziehungen 5
Dysmenorrhoe 342

Eisenmangel 139
Eisenvergiftung 141
Ekzem, Behandlung 85
–, Vehikel 70
Elektrokrampf 299
Elektrolyte 145
Elektrolytstoffwechsel bei Leberschäden 52
Elektrostimulation 190
Elimination 33
Endokarditis, bakterielle 116
Entamoeba histolytica 126
Enterobius vermicularis 123
Enterokokken 115, 116
Erbrechen 236
Erythrozyten, Enzymdefekte 54

Escherichia coli, Empfindlichkeit 115
Exantheme, arzneimittelbedingte 29, 87
Expectorantien 226
Externa, antimikrobielle 76
–, antimykotische 76, 127
–, insecticide 77
–, keratolytische 77
externe Therapie 69
extrapyramidale Effekte von Arzneimitteln 295, 297
Extrasystolen 199

feuchte Verbände 70, 71
Fibrinolyse 170
First-pass-Effekt 35
Fließgleichgewicht 37
Follikelpersistenz 339
Follikelreifung, gestörte 338
Folsäure 142
forcierte Diurese 49

Galactorrhoe 341
Galenica, Rezeptur 66
Galenik, Bedeutung 15
Gallensäurecyclus 19
Gallenkolik 245
Gastroenteritis 116
Gele 73
Geriatrica 49
Gerinnungsfaktoren, Substitution 171
gerinnungswirksame Mittel 164
Geschichte 1
Gesetz über das Apothekenwesen 56
Gestagene 336
Gestose 42
Gewöhnung 307, 329
Gewohnheitsbildung 308
Gicht 160, 252
Glaukom 54
Glucocorticoide 276
– bei allergischen Reaktionen 136, 179
– und Asthma 229
– am Bewegungsapparat 286
–, externe 77, 84, 85, 86
–, Indikationsliste 281
–, Risiken 279
– beim Schock 178
Goldverbindungen 284
Gonadotropine 335
Grand mal 313, 314
Grau-Syndrom 44

Habituation 308
Hämatokrit 147, 152
hämatologische Reaktionen, arzneimittelbedingte 29
Hämophilie 172
Hafnia, Empfindlichkeit 115
Hakenwurm 123
Halbwertszeit 34
Haptene 27
Harnsäure 252
Harnsteine 245
Harntrakt, Infektionen 115
Hautmykosen, Mittel 85
Hautveränderungen durch Arzneimittel 87
hepatotoxische Substanzen 53
Herzglykoside 181, 193
– bei Angina pectoris 204
– beim Myokardinfarkt 205
–, Pharmakokinetik 183
–, Plasmakonzentrationen 187
–, Prophylaxe 184
Herzinsuffizienz 179
Hirndurchblutung 49, 207, 222
Hirsutismus 335
historische Entwicklung 1
Hochdruck und Coronarien 200
homöopathische Mittel 1, 9
Hospitalismus, bakterieller 93
Hustenstillung 224
Hypercalcämie 274
Hyperemesis gravidarum 40
Hyperglykämie, s. a. Diabetes 160
Hyperkaliämie 154, 161
Hyperlipidämien 249
– und Coronarien 200
Hypernatriämie 152
Hyperparathyreoidismus 274
Hyperprolactinämie 341
hypertensive Krise 218
Hyperthyreoidismus 269
Hypertonie 207
Hyperurikämie 160
Hypnotica 306
Hypocalcaemie 274
Hypoglykämie 261
Hypokaliämie 154, 159
Hyponatriämie 151, 160, 188
Hypoparathyreoidismus 273
Hypothyreoidismus 269
Hypotonie 219
Hypovolämie 150, 174

371

Idiosynkrasie 26, 54
Immunsuppression 133, 239, 285
Insulin 256
Infektionskrankheiten, Behandlung 112
Information 10
Informationsquellen 11
Infusionen, Risiken 149
Initialdosis 37
Inkompatibilitäten 17, 79
Intrinsic factor 142
Irritables Colon 241
Ischämien, cerebrale 49, 207, 222
Ischämien der Extremitäten 221
ischämische Herzerkrankungen 199
Isoionie 147
Isotonie 147
Invasion 35

Jodid 226, 266
Jodmangel-Prophylaxe 266
Juckreizstillung 77, 85

Kalium 148, 152, 196
– bei Digitalisvergiftung 182
Kammertachycardien 199
Kardioversion 190
Ketoacidose 262
Kind, Dosierung 45
–, Pharmakokinetik 43
Kindesalter, Arzneimittel 43
klimaterische Beschwerden 343
klinische Prüfung 3, 6
Knochenmarksschäden durch Chloramphenicol 105
Kohlenhydrate, Substitution 148
Koliken 245
Koma, hyperosmolares 263
–, hypoglykämisches 262
–, ketoacidotisches 262
–, lactatacidotisches 263
Kombinationen, analgetische 326
– zwischen Antihypertensiva 215
–, antimikrobielle 90
–, Arzneimittel- 24
–, Cytostatica- 131
Kombinationspräparate, kontrazeptive (s. Sondertabelle S. 368)
Kompartimente 32
Kontaktdermatitis 85
Kontaktekzem, arzneimittelbedingtes 29, 85

Kontrazeption, hormonale 344
Kontrazeptiva und Hypertonie 209, 348
– und Ischämien 348
Kopfwäschen 76
Kreislaufversagen, akutes 173
Kreuz-Allergien 28
Kumulation 37

Lactat-Acidose 157, 259
Lactation 42
Laktations-Hemmung 350
Lamblia intestinalis 126
Laxantien 237
Leber, Arzneimittel 52
–, Tuberkulostatica 120
Leukämien 130
Leukopenie 29
Lipidlöslichkeit 33
Lipoproteine 250
Lithiumsalze 305
Lösungen 67, 71
Löwe, zahnloser 9
Lotionen 72, 81
Luftwege, Infektionen 112
Lungenembolie 171
Lungenfibrosen, fremdstoffbedingte 234
Lungenödem, kardiales 189
–, Morphin beim 189
– beim Schock 178
Lupus erythematodes 87

Magensekret, Substitution 246
Magenspülung 247
Magie 1
Makrolid-Antibiotica 106
Malaria 124
maligne Erkrankungen 128
MAO-Hemmer 296
– und Hypertonie 209
Megaloblasten-Anämien 141
Meningitis, bakterielle 117
Menstruationsverschiebung 342
Metabolismus von Arzneimitteln 20
Methämoglobin nach Phenacetin 54, 323
– beim Säugling 44
Migräne-Mittel 325
Mikroorganismen, Diagnostik 89, 112–118
–, Oekologie 89, 93
Milch-Alkali-Syndrom 243
Milchsekretion 42, 350
,,Minipille" 346

Mißbildungen 39
Morbus Crohn 239
"Morning-after pill" 346
Mucolytica 226
Mykosen 76, 85, 127
Myokardinfarkt 204
Myokarinsuffizienz 179
–, refraktäre 188
Myopathie durch Glucocorticoide 280

Natrium 149
Natriumbicarbonat als Antacidum 243
Nebennierenrindeninsuffizienz 279
Nebenwirkungen 25
Nephrolithiasis 245, 252
Nephropathie nach Analgetica 323
nephrotoxische Substanzen 50, 52
Neuroleptanalgesie 294
Neuroleptica 292
Niere, Arzneimittel 21, 49
Niereninsuffizienz, Antihypertensiva 51
–, antimikrobielle Mittel 51
–, Diuretica 51
Nierenkolik 245
Nierenversagen 151
– beim Schock 178
"Nitrate" bei Angina pectoris 200
Nitrofurane 111

Obstipation 236
Ödeme 150
Öle 72, 80
Oestrogene 336
– und Hypertonie 209, 348
– und Thromboembolie 348
Okklusionsverbände 70
Oligo-Anurie 151
Ophthalmopathie, endokrine 296
Opiate als Analgetica 328
– als Antitussiva 226
– als Betäubungsmittel 62
– beim Säugling 44
Opiatvergiftung, akute 331
Oralpenicilline 98, 100
Orthostase 219
Osmotische Diuretica 161
Osteomalacie 273, 274
Osteoporose 275, 280
Ototoxicität bei Aminoglykosiden 109
Oudenotherapie 1

Ovarialfunktion, gestörte 338
Ovulationshemmer, Nebenwirkungen 346
Oxyuren 123

Parasympatholytica 228, 243, 245
Paratyphus 116
Parkinsonismus 295, 319
paroxysmale Tachycardie 198
Pasten 74, 81
Peitschenwurm 123
Penicilline 98
–, penicillinasefeste 101
–, unerwünschte Wirkungen 99
perinatale Periode und Arzneimittel 42
Petit mal 313, 314
Pflaster 75
Phäochromozytom 219
Pharmakogenetik in der Arzneimittelelimination 53
– in der Arzneimittelwirkung 54
Pharmakokinetik, Grundlagen 31
– bei Niereninsuffizienz 49
Pharmakopoen 56
Phasendreieck der Externa 70
Photodermatosen 29
Physostigmin als Antidot 298
Pillen 67
Pilzinfektionen s. Mykosen
Placebos 14
Plasmaeiweißbindung und Antikoagulantien 168
"Plasmaexpander" 176
Plasmodien 124
Pleurafibrosen 234
Pneumonien 113
praemenstruelles Syndrom 342
Prolactin 341, 350
prospektive Studien 7
Psychotonica 304
Proteinbindung 20, 32
– beim Säugling 44
Proteus, Empfindlichkeit 115
Protozoen 124
Pseudomonas-Infektionen 102
Psoriasis 84
psychomotorische Erregung 303, 304
Psychopharmaka 291
Psychostimulantien 304
Pubertas praecox 341
Puder 74, 80
Pyelonephritis 115
Pyrazolonderivate 245, 324

373

Rachitis 273
Radio-Jod 267
Rauchen und Gefäße 200, 220
β-Receptorenblocker 196, 202, 214, 260
Reisediarrhoe 239
Releasing-Hormone für Gonadotropine 335
Resistenzentwicklung 91
Resorption, Definition 35
–, enterale 18
–, parenterale 19
Retard-Präparate 38
retrolentale Fibroplasie 45
retrospektive Studien 7
Rezept, Abkürzungen 60
–, Dosisüberschreitung 58
–, Formalitäten 57
–, Kosten 59
Rezeptur für Abwesende 16
rheumatisches Fieber 286
rheumatiode Arthritis 287
Rhinitis, allergische 235
Rhythmusstörungen, bradykarde 192
–, tachycarde 197

Säugling, Arzneimittelelimination 44
–, Pharmakokinetik 43
säuernde Substanzen 158
Säure-Basen-Haushalt 155
Salben 72, 80
salicylatähnliche Mittel 282
Salicylate 282, 323
–, Gerinnungswirksamkeit 168
Salicylatvergiftung 324
Salicylsäure 78
salinische Abführmittel 237
Salmonellen 116
Sauerstoffzufuhr 173, 233
Schilddrüsenerkrankungen 264
Schlafmittel 306
Schlafmittelvergiftung, akute 309
–, chronische 307
Schmerzbekämpfung 322
Schock 173
–, anaphylaktischer 179
–, hypovolämischer 174
–, kardiogene Formen 174
Schüttelmixtur 72, 81
Schwangerschaft, antibakterielle Mittel 41
–, Antikoagulantien 41
–, Arzneimittel 39
–, hormonale Mittel 41

–, Pharmakokinetik 39, 40
–, Substitution 43
Schwindel 305
Sedativa 306
Sekretverflüssigung 226
Sensibilisierungen 78
Sepsis 118
Sequentialpräparate, kontrazeptive (s. Sondertabelle S. 368) 345
Serumkrankheit 28
Sexualfunktionen 333
Sexualhormone 333
Sexualtrieb 333
Shigellen 116
Signaturen 1
Sinusbradykardie 197
Sinustachycardie 197
Somogyi-Phänomen 260
Spättyp, allergische Reaktion 134
Spezialitäten, Rezeptur 66
Spondylitis ancylopoetica 288
Spulwurm 122
Status asthmaticus 233
Status epilepticus 318
„Steal"-Effekte 221
Steinleiden 245
Sterilität 339, 340
Stickstoffbefarf, Substitution 149
Stimulationstests, gynäkologische 340
Stoffwechselkrankheiten 249
Stomachica 247
Straßenverkehr, Arzneimittel 55
Streptococcus-viridans 116
Struma 268
Succinimide 315
Suicidgefahr 303
Sulfonamide 92, 110, 125, 126
Sulfonylharnstoffe 257
Superinfektion 93
Suppositorien 67
Sympathektomie 221
β-Sympatholytica (s. β-Receptorenblocker)
Sympathomimetica bei Immunreaktionen 136, 179
– bei Orthostase 220
– beim Schock 178

Taenia saginata 123
Tardive Dyskinesie 295
Teere 77
Tetracycline 76, 86, 92, 104
Thalidomid 39

Thiazid-Diuretica 159
Thiocyanat aus Nitroprussid-Na 219
Thioharnstoff-Derivate 267
Thrombozyten, Substitution 171
Thrombocytopenie 29, 135
Thrombolyse 170
Thromboseneigung nach Glucocorticoiden 280
Thymoleptica 296
Thyreostatica 297
thyreotoxische Krise 271
Tierversuch 5
Tinkturen 71, 80
Toleranz 307, 329
Toxoplasma gondii 126
Tranquilizer 299
Trichinen 123
Trichiuris trichiura 123
Trichomonas vaginalis 126
tricyclische Antidepressiva und Hypertonie 209
Tuberkulose 118
Tumore 128
Tumorhäufung durch Fremdstoffe 133
Typhus 116

Ulcerogene Fremdstoffe 242
Ulcus cruris 83
Ulcus pepticum 241
Ulcus und Glucocorticoide 279
unerwünschte Wirkungen 25
Unguenta hydrophilica 73, 81
– lipophilica 72, 80
Untersuchungen am Menschen 6
– am Tier 5
Uricosurica 253
Urticaria, arzneimittelbedingte 28, 134

Varicen 83
Vasodilatantien 221
Vehikel 71
Verbrennungen, Substitution 179
Verdauungsenzyme, Substitution 246
Verödungsmittel 84
Verteilungsvolumen 32, 145
Verwirrtheitszustände im Alter 48
Vinylchlorid 133
Virilisierung 334, 335
Vitamin B_{12} 142
Vitamin D_3 272
Vitamin K und Antikoagulantien 168
Vitaminsynthese, Antibiotica 93
Vollblut, Substitution 177
Vollwirkspiegel der Herzglykoside 183
volumenwirksame Zubereitungen 176
Vorhofarrhytmien 198

Wasser 148, 150
–, ,,freies" 148
Wechselwirkungen zwischen Arzneimitteln 17
–, multiple 23
–, pharmakodynamische 21
–, pharmakokinetische 18
–, pharmazeutische 17
Wehen 42
Werbung 10
Wirkstoffe, externe 76
Wurmkrankheiten 123

Xanthinderivate 151, 158, 229

zentralnervös angreifende Mittel 289

Titel des Lehrbuches: **Heidelberger Taschenbücher, Band 166**
HABERMANN·LÖFFLER: Spezielle Pharmakologie und Arzneitherapie
3., verbesserte und erweiterte Auflage

Was können wir bei der nächsten Auflage besser machen?

Zur inhaltlichen und formalen Verbesserung unserer Lehrbücher bitten wir um Ihre Mithilfe. Wir würden uns deshalb freuen, wenn Sie uns die nachstehenden Fragen beantworten könnten.

1. Finden Sie ein Kapitel besonders gut dargestellt? Wenn ja, welches und warum? ....

2. Welches Kapitel hat Ihnen am wenigsten gefallen. Warum? ....

3. Bringen Sie bitte dort ein X an, wo Sie es für angebracht halten.

	Vorteilhaft	Angemessen	Nicht angemessen
Preis des Buches	....	....	....
Umfang	....	....	....
Aufmachung	....	....	....
Abbildungen	....	....	....
Tabellen und Schemata	....	....	....
Register	....	....	....

	Sehr wenige	Wenige	Viele	Sehr viele
Druckfehler	....	....	....	....
Sachfehler	....	....	....	....

4. Spezielle Vorschläge zur Verbesserung dieses Textes (u.a. auch zur Vermeidung von Druck- und Sachfehlern) ....

bitte wenden!

5. Bitte teilen Sie uns mit, auf welchen Fachgebieten Ihrer Meinung nach moderne Lehrbücher fehlen. Dazu folgende kurze Charakterisierung unserer eigenen Werke:

Fragensammlungen = Examensfragen zur Vorbereitung auf Prüfungen
Basistexte = vermitteln nach der neuen Approbationsordnung das für das Examen wichtige Stoffgebiet
Kurzlehrbücher = zur Vertiefung des Basiswissens gedacht; für den sorgfältigen Studenten
Lehrbücher = Umfassende Darstellungen eines Fachgebietes; zum Nachschlagen spezieller Informationen

Fachgebiet	Fragensammlungen	Basistexte	Kurzlehrbücher	Lehrbücher
....	....	....	....	....
....	....	....	....	....
....	....	....	....	....
....	....	....	....	....
....	....	....	....	....
....	....	....	....	....
....	....	....	....	....
....	....	....	....	....
....	....	....	....	....

Bei Rücksendung werden Sie automatisch in unsere Adressenliste aufgenommen.
Name ....
Adresse ....
....
Fachstudium ....
Semester ....
Ärztliche Vorprüfung ....
Datum / Unterschrift ....

Wir danken Ihnen für die Beantwortung der Fragen und bitten um Einsendung des Blattes an:

Frau M. Kalow
Springer-Verlag
6900 Heidelberg 1
Neuenheimer Landstraße 28

Medizinisch und wirtschaftlich rationale Arzneitherapie

Herausgeber: H. Kewitz
Unter Mitarbeit von U. Abshagen, H. Coper, E. Fähndrich, I. Falck, R. Gotzen, H. Kaiser, S. Kanowski, D. Kraft, H. Leonhardt, H. Marquardt, D. Michel, B. Müller-Oerlinghausen, R. Nagel, E. Oberdisse, G. Palme, H.-D. Pohle, W. Pribilla, K.-P. Schüren, T. Schwartzkopff, W. Thimme

1978. 55 Abbildungen, 69 Tabellen. Arzneimittelverzeichnis. XXI, 358 Seiten. DM 38,–
ISBN 3-540-08619-6

Entwicklung, Herstellung und Verteilung qualitativ hochwertigster Arzneimittel in so großen Mengen, daß zahllosen Menschen in den verschiedenen Teilen der Welt geholfen werden kann, gehören zu den faszinierenden Leistungen unserer Zeit. Die Fortschritte der medizinischen Wissenschaft sind dadurch in einer bis dahin undenkbaren Weise zum Nutzen der Allgemeinheit beschleunigt worden. Diese rasante Entwicklung hat allerdings auch eine unsinnige Ausweitung des Angebotes durch unzählige Präparate mit sich gebracht, was einen erheblichen Faktor in der Kostenexplosion im Gesundheitswesen darstellt.
Dieses Buch zeigt an Beispielen die Prinzipien rationaler und wirtschaftlich vernünftiger Therapie auf. Die vorgeschlagenen therapeutischen Konzepte basieren stets auf der Pathogenese der Krankheiten und der für den therapeutischen Effekt maßgeblichen Wirkungsweise der verschiedenen Arzneimittel. Die empohlenen Arzneimittel wurden nach den Gesichtspunkten einer Kosten-Nutzen-Analyse ausgewählt. Dies galt insbesondere für die Kombinationspräparate.
Das Buch erleichtert den Studenten und niedergelassenen Ärzten die Orientierung auf dem Arzneimittelmarkt. Es gehört heute mehr denn je in die Hand eines jeden Arztes.

Preisänderungen vorbehalten

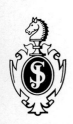

Springer-Verlag
Berlin
Heidelberg
New York

Für den dritten Abschnitt der ärztlichen Prüfung

K.-H. Bässler, W. Fekl, K. Lang
Grundbegriffe der Ernährungslehre
3. Auflage 1979
(Heidelberger Taschenbücher,
Band 119, Basistext Medizin)
In Vorbereitung

R. C. Curran
Farbatlas der Histopathologie
3., verbesserte Auflage 1975
Gebunden DM 64,-
ISBN 3-540-07191-1

R. C. Curran, E. L. Jones
Farbatlas der makroskopischen Pathologie
1976
DM 78,-
ISBN 3-540-07643-3

H. Daweke, J. Haase, K. Irmscher
Diätkatalog
Diätspeisepläne, Indikation und klinische Grundlagen
1976. (Kliniktaschenbücher)
DM 24,80
ISBN 3-540-07665-4

Interne Notfallmedizin
Programmierter Leitfaden für Praxis und Klinik
Herausgeber: G. Junge-Hülsing
2., völlig überarbeitete Auflage 1977
DM 38,-
ISBN 3-540-08394-4

Lehrbuch der Anesthesiologie, Reanimation und Intensivtherapie
Herausgeber: H. Benzer, R. Frey, W. Hügin, O. Mayrhofer
4., völlig neubearbeitete Auflage 1977
Gebunden DM 168,-
ISBN 3-540-07676-X

P. G. Scheurlen
Systematische Differentialdiagnose innerer Krankheiten
Unter Berücksichtigung des Gegenstandskataloges
1977. (Heidelberger Taschenbücher, Band 188)
DM 19,80
ISBN 3-540-08281-6

Therapie innerer Krankheiten
Herausgeber: E. Buchborn, R. Gross, H. Jahrmärker, H. J. Karl, G. A. Martini, W. Müller, G. Riecker, H. Schwiegk, W. Siegenthaler
3., überarbeitete Auflage 1977
Gebunden DM 68,-
ISBN 3-540-08073-2

Preisänderungen vorbehalten

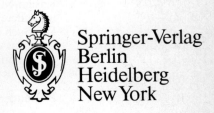

Springer-Verlag
Berlin
Heidelberg
New York

Also:

- Keine spezifische Wirkung irgend eines Präparates auf arteriellen oder Venendruck oder „Altersherz" oder Niere (Cave Werbung!). Die dem „Strophanthin" (nur in Mitteleuropa!) zugeschriebene Sonderstellung ist unberechtigt.
- Keine Inotropie ohne Wirkung auf Reizbildung und Reizleitung. Im Tierversuch ist keine Spezifität eines Glykosids in diesem Sinne faßbar. Beim Menschen haben *vielleicht* die kürzerwirkenden Glykoside eine relativ geringere Wirkung auf das RLS. Sie werden aber auch häufiger unterdosiert. Ihre Resorption (auch beim Digoxin!) ist weniger sicher. Bei bradykarden Insuffizienzen sind sie, unabhängig von diesen Erwägungen, vorzuziehen, weil sie besser steuerbar sind.
- *Alle Glykoside kumulieren,* wenn sie täglich in hinreichender Dosis angewandt werden. Es gibt kein „nicht kumulierendes Glykosid". Cave Werbung!
- Herzglykoside sind nicht direkt coronar wirksam (auch nicht Strophanthin!).
- Der Effekt aller Herzglykoside hängt vom $\frac{Ca^{2+}}{K^+}$-Quotienten ab. Zunahme des Effektes bei massiver Diurese (→ Hypokaliämie) oder Ca^{2+}-Gabe (Cave!).
- Ziel der Anwendung von Herzglykosiden ist die Verbesserung der Herzarbeit, jedoch nicht primär die Normalisierung von Reizbildung oder Reizleitung.
- Bei Anoxie, Hyperthyreose, Entzündungen enttäuschen die Glykoside zumeist.
- Es gibt *keinen* (synthetischen oder natürlichen) *Ersatz* für Herzglykoside. *Galenica* (Folia, Infus, Tinktur) sind *obsolet* wegen unsicherer Resorption, unsicherer Wertbemessung im Tierversuch, stärkerer gastrointestinaler Nebenwirkungen.
- *Fixe Kombinationen* mit anderen Arzneimittel *sind abzulehnen,* weil Herzglykoside genau dosiert werden müssen. Das führt in der Regel zu Fehldosierungen des Begleitstoffs (der meist ohnehin unwirksam ist; cave Werbung!). Beispiel für unerwünschte Kombinationen: Zusätze von Adenylsäure, K-Mg-Asparaginat, Crataegus, sogenannten Coronardilatatoren.
- *Merke:* Einmal Digitalis – immer Digitalis. Jedoch kann bei manchen Patienten Digitalis abgesetzt werden, weil es aus falscher Indikationsstellung (z. B. Ödeme wegen Varicen) benutzt wurde. Im Zweifelsfall setze man Digitalis probeweise ab.
- *Je niedriger die Resorptionsquote, desto höhere Streuungen* der Wirksamkeit treten auf, desto wichtiger wird die Galenik für die Resorption (sog. „Bioavailability").
- Der Begriff der „kleinen Herztherapie" ist ein gefährliches Schlagwort, hinter dem sich die sicher unzureichende Dosierung meist unsicher resorbierter Digitaloide verbirgt. Eine orale Therapie mit Digitaloiden, vor allem Strophanthinpräparaten, ist daher abzulehnen.

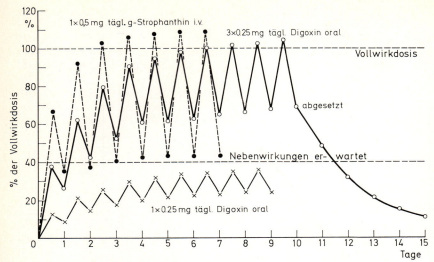

Abb. 10.2-1. Kumulation von Digoxin und g-Strophanthin
Zugrundegelegt: Digoxin   g-Strophanthin
Resorptionsquote (%)   75   —
Eliminationsquote (%)   33   60
Vollwirkdosis (mg)   2   0,75

Die refraktäre Herzinsuffizienz

Sie ist eine Angelegenheit der *Klinik*.

Vorgehen

- Ursachen suchen!
  - Ist Digitalis kaum wirksam oder gar kontraindiziert, z. B. bei reiner Mitralstenose mit Sinusrhythmus, bei idiopathischer hypertropher subaortaler Stenose, bei Herzinsuffizienz bei Thiaminmangel, beim Panzerherz?
  - Bestehen besondere Risikofaktoren? Ist eine Kausaltherapie möglich? (s. 10.2, S. 180).
  - Wurde Digitalis unterdosiert (Vertrauensperson einschalten) oder überdosiert (Auslaßversuch)?
- Stufenweise Steigerung der Menge an Furosemid bis zu 2 (–4!) g tgl. Spironolacton oder Triamteren zulegen.
- Vermeidung oder Behandlung der Elektrolytstörungen, die auch aus der Diuretica-Gabe (s. vorhergehenden Punkt!) resultieren können:
  - Hyponatriämie mit Ödemen („Verdünnungs-Hyponatriämie") ist ein fehlgeschlagener Kompensationsversuch des Organismus. Na^+-Bestand *und* Flüssigkeit sind vermehrt; daher beides (!) strikt einschränken; nicht mehr als 600 bis 800 ml Wasser tgl. Diuretica erst nach Normalisierung des Serum-Na^+ einsetzen.